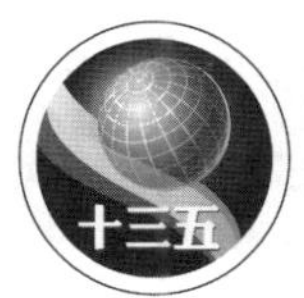

中等卫生职业教育“十三五”创新规划教材
供护理、助产专业用

解剖学基础

主　编　袁耀华　冷子花
副主编　刘　斌　郝海峰　钟金彪
编　者（以姓氏笔画为序）
王　宇（甘肃省甘南州卫生学校）
成书明（重庆市三峡卫生学校）
刘　斌（甘肃省天水市卫生学校）
李　智（石河子卫生学校）
杨继碧（川北幼儿师范高等专科学校）
冷子花（山东省日照市卫生学校）
郝海峰（河南护理职业学院）
钟金彪（福建省龙岩卫生学校）
袁耀华（郑州市卫生学校）
渠忠海（伊宁卫生学校）
蒋孝东（郑州市卫生学校）（兼秘书）

人民卫生出版社

图书在版编目（CIP）数据

解剖学基础 / 袁耀华，冷子花主编. —北京：人民卫生出版社，2018

ISBN 978-7-117-25852-4

Ⅰ. ①解… Ⅱ. ①袁…②冷… Ⅲ. ①人体解剖学－中等专业学校－教材 Ⅳ. ①R322

中国版本图书馆 CIP 数据核字（2018）第 032128 号

人卫智网	www.ipmph.com	医学教育、学术、考试、健康，购书智慧智能综合服务平台
人卫官网	www.pmph.com	人卫官方资讯发布平台

解剖学基础

主　　编： 袁耀华　冷子花
出版发行： 人民卫生出版社（中继线 010-59780011）
地　　址： 北京市朝阳区潘家园南里 19 号
邮　　编： 100021
E - mail： pmph @ pmph.com
购书热线： 010-59787592　010-59787584　010-65264830
印　　刷： 人卫印务（北京）有限公司
经　　销： 新华书店
开　　本： 787 × 1092　1/16　　**印张：** 20
字　　数： 499 千字
版　　次： 2018 年 4 月第 1 版　2023 年 6 月第 1 版第 11 次印刷
标准书号： ISBN 978-7-117-25852-4/R · 25853
定　　价： 72.00 元
打击盗版举报电话：010-59787491　E-mail：WQ @ pmph.com
（凡属印装质量问题请与本社市场营销中心联系退换）

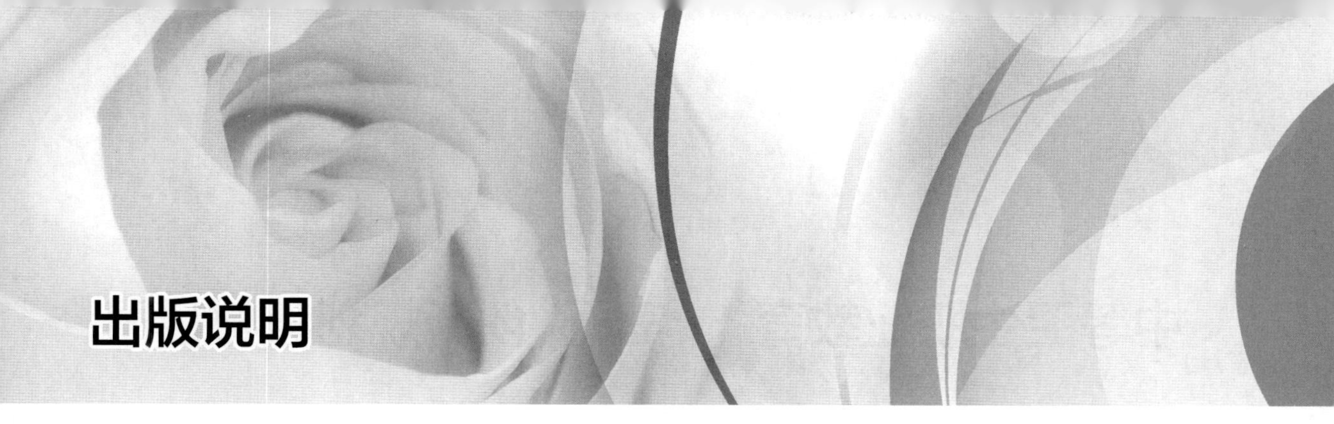

出版说明

为了认真学习贯彻党的十九大精神和习近平新时代中国特色社会主义思想，依据《国务院关于加快发展现代职业教育的决定》要求，更好地服务于现代卫生职业教育快速发展的需要，适应健康中国建设对医药卫生职业人才的需要，按照教育部《中等职业学校专业教学标准》（简称《标准》）要求，人民卫生出版社经过充分的调研论证，启动了护理、助产专业中等卫生职业教育创新规划教材的编写工作。

随着我国医药卫生事业和卫生职业教育事业的不断发展，“十三五”规划的发展理念成为了中等卫生职业教育改革发展的新指针。本系列教材在调研、论证、组织、编写中，坚持教材建设“三基、五性、三特定”的原则，严格执行教材质量控制体系，以“创新”与“共享”为基本共识，以增强学生的创新精神和实践能力为教材编写工作的重点，汇聚七省专家智慧与院校力量，在教材体系设计、内容构建与形式上做了新的尝试：

1. **明确人才培养目标**　按照《标准》要求，本套教材坚持立德树人，培养职业素养与专业知识、专业技能并重，德智体美全面发展的技能型卫生专门人才。

2. **贯彻现代职教理念**　体现“以就业为导向，以能力为本位，以发展技能为核心”的职教理念。理论知识强调“必需、够用”；突出技能培养，提倡“做中学、学中做”的理实一体化思想，在教材中编入实训（实践）指导。

3. **数字化学习资源与教材实现高度融合**　书中设置了二维码，对应的数字化学习资源可通过扫描二维码在移动终端上学习与共享，为学生理解、巩固知识提供了全新的途径与独特的体验，全面体现“以学生为中心”的教材开发与建设理念。

本系列教材共28种，2018年6月前出版，供中等卫生职业院校护理、助产专业师生使用。

中等卫生职业教育“十三五”创新规划教材目录

序号	教材名称	主编	适用专业
1	解剖学基础	袁耀华、冷子花	护理、助产
2	生理学基础	宁华、罗桂霞	护理、助产
3	生物化学基础	莫小卫、张信	护理、助产
4	护用药理学基础	沙红、严秀芹	护理、助产
5	病理学基础	裴喜萍、魏严	护理、助产
6	病原生物与免疫学基础	薛士鹏、韩冬霞	护理、助产
7	护理学基础	吴俊晓、周小菊	护理、助产
8	健康评估	张淑爱	护理、助产
9	内科护理	江乙、罗卫群	护理、助产
10	外科护理	吴文秀、张继新	护理、助产
11	妇产科护理	谭菁、牛会巧	护理
12	儿科护理	郑丹丹、杨广毅	护理、助产
13	老年护理	李延玲、王春先	护理、助产
14	急危重症护理	刘端海、杨峰	护理、助产
15	社区护理	朱秀敏	护理、助产
16	心理与精神护理	林国君	护理、助产
17	护理礼仪与人际沟通	张静、尚东丽	护理、助产
18	中医护理	封银曼	护理、助产
19	五官科护理	白建民、邱四可	护理、助产
20	传染病护理	谭丹群、赵霞	护理、助产
21	康复护理	刘晓辉、柳明仁	护理、助产
22	营养与膳食	冯峰	护理、助产
23	护士人文修养	陈运英、王建林	护理、助产
24	护理伦理与法律法规	崔香淑、钟会亮	护理、助产
25	护理管理	王新科、秦军	护理、助产
26	妇科护理	张欣	助产
27	助产学	周清、高丽	助产
28	遗传与优生	赵文忠	助产

数字资源编者名单

主　编　袁耀华　冷子花

副主编　刘　斌　郝海峰　钟金彪

编　者　（以姓氏笔画为序）

王　宇（甘肃省甘南州卫生学校）
成书明（重庆市三峡卫生学校）
刘　斌（甘肃省天水市卫生学校）
李　智（石河子卫生学校）
杨继碧（川北幼儿师范高等专科学校）
冷子花（山东省日照市卫生学校）
郝海峰（河南护理职业学院）
钟金彪（福建省龙岩卫生学校）
袁耀华（郑州市卫生学校）
渠忠海（伊宁卫生学校）
蒋孝东（郑州市卫生学校）（兼秘书）

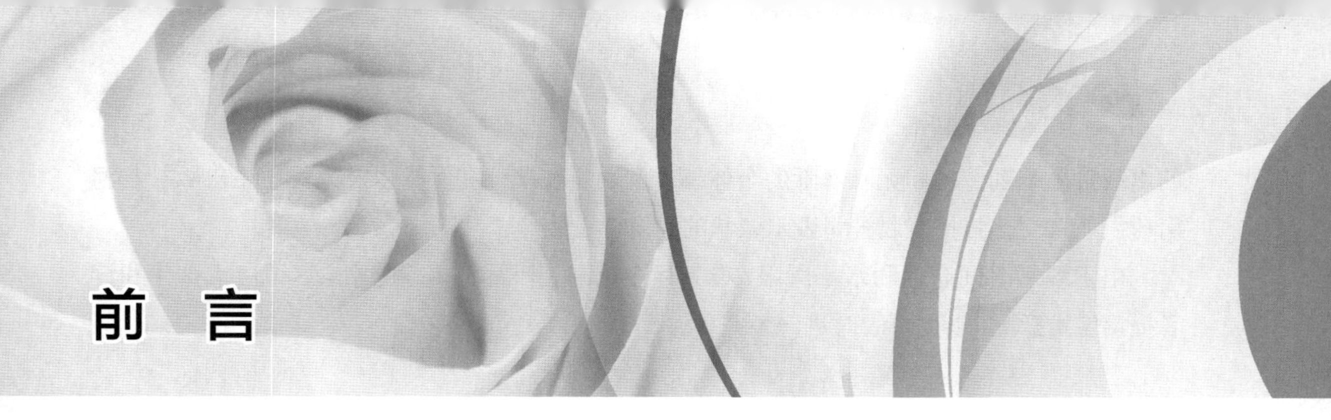

前 言

为全面落实《国家中长期教育改革和发展规划(2010—2020)纲要》和《国务院关于加快发展现代职业教育的决定》精神，按照教育部颁发的《中等职业学校专业教学标准(试行)》中护理专业教学标准及培养目标要求，编写了全国中等卫生职业教育“十三五”创新规划教材《解剖学基础》。本次编写遵循：以服务为宗旨，以就业为导向，遵循技术技能型人才成长规律，按照建立职业教育人才成长“立交桥”的要求，充分体现职业教育特点与护理、助产专业特点的紧密结合，坚持“三基、五性”的原则，与国家护士资格认证考试接轨，贴近临床、贴近岗位、贴近学生。本教材供中等卫生职业教育护理、助产专业使用。培养从事临床护理、社区护理、临床助产、母婴保健等工作，德智体美全面发展的技能型卫生专业人才。

为了使教材内容更加符合时代要求，适应护理、助产专业岗位需求，与高职高专教育有机衔接，我们吸纳了全国中等卫生职业教育卫生部“十一五”“十二五”规划教材的实践应用经验，广泛征集了以上教材使用过程中学生和一线教师的意见与建议，对教材内容进行整体梳理，结合专业需求、传承与创新，进行了修订，力求内容适度、编排合理、体例新颖。本教材的编写有以下特点：

1. 紧扣专业教学大纲，突出重点内容，对接执业资格考试、专业教学目标和职业岗位需求。在内容的选择和表述上尽量变难为易，化繁为简，加强归纳总结。

2. 各章节开篇明确了学习目标，设置了章首富媒体资料和随文富媒体资料。注重运用现代信息技术创新教材呈现形式，使教材更加生活化、情景化、动态化、形象化，以激发学生的学习激情。

3. 在教材结构上，每章学习目标下都设置了“导学”，使教材更加生动，阅读性更强。每章至少给出 2～3 个 Box，其内容有“解剖与临床”“知识链接”等，以提高学生的学习兴趣、开阔学生眼界，活跃课堂气氛。

4. 每章末均附有“目标检测”，包括选择题和思考题，便于学生同步练习，提升学生思维能力，并与护士执业资格考试紧密接轨。

5. 全书彩色印刷，充分体现形态学科特点。

本教材编写团队的组建，体现了中高职衔接、基础与临床结合的原则，编写团队由高职高专院校教师、教学经验丰富的中职学校教师和多年在临床从事护理工作的专家组成。全体编委在编写过程中同心协力、精诚合作，付出了大量的心血和劳动。在此，我们向为本书的出版付出辛勤劳动和无私奉献的全体编委及其所在单位和领导以及人民卫生出版社与河南树人教育文化传播有限公司表示诚挚的谢意。

由于编写时间仓促和水平所限，难免存在疏漏和不尽如人意之处，恳请广大师生和读者提出宝贵意见，以便再版时进一步完善。

袁耀华　冷子花

2017年11月

目 录

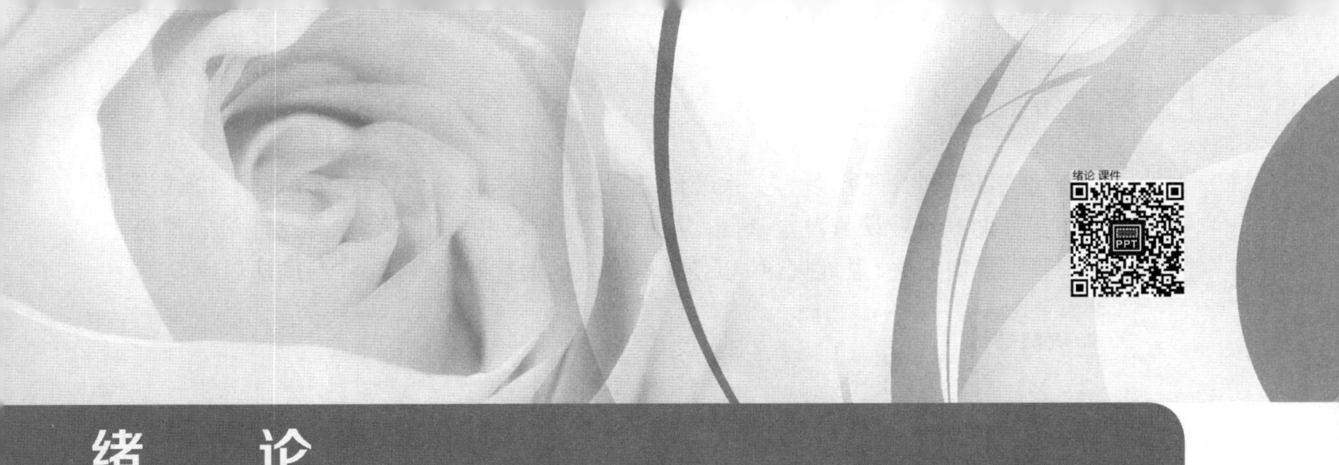

绪　论

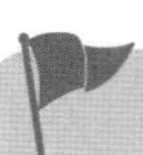

学习目标

1. 掌握人体的组成和分部；解剖学姿势、方位术语及人体的轴和面。
2. 熟悉解剖学基础的定义及其在护理、助产专业中的地位。
3. 了解组织切片常用染色法；学习解剖学基础的基本观点和方法。

导学

人体是大自然精妙绝伦的创造。当你凝视自己的五官、皮肤和肢体时，有没有想过它们是如何构成，又是如何有机地联系在一起的？现在，让我们带着所有的好奇，一起走进解剖学的世界，一起来研究这台世界上最精密的"仪器"！

当您步入博大精深的医学殿堂，首先跃入眼帘的便是解剖学基础这门古老而经典的学科。恩格斯说："没有解剖学，就没有医学"。精辟论述了解剖学在医学中的重要地位。因此，想在医学事业上有所成就的医学生，都应首先努力学好解剖学基础。

一、解剖学基础的定义及其在护理、助产专业中的地位

解剖学基础的定义

解剖学基础是研究正常人体形态结构的科学。其基本任务是探索和阐明人体器官与组织的形态特征、生长发育规律及其与功能间的关系。它与医学各学科之间有着密切的联系，在护理、助产专业中应用十分广泛，是一门重要的医学基础课程，其内容包括系统解剖学、组织学。

1. 系统解剖学是按照人体的器官功能系统描述其形态结构的科学。除系统解剖学外，根据研究角度、方法和目的不同，人体解剖学又可分为：按局部分区，研究人体各局部的层次结构、器官位置毗邻关系的**局部解剖学**；密切联系护理操作技术的**护理应用解剖学**；应用X线技术研究人体形态结构的**X线解剖学**；与影像技术相关的**断层解剖学**；联系临床应用，研究人体表面形态特征的**表面解剖学**；采用数字化技术研究人体结构的**数字解剖学**，等等。

2. 组织学是借助显微镜观察的方法，研究正常人体的细胞、基本组织和器官微细结构及其相关功能的科学。

学习解剖学基础的目的，是为了系统地掌握正常人体形态、结构，为学习后续的医学基础课程和护理、助产专业课程奠定基础，从而更好地理解和分析人体生理功能与病理变化，正确认识、鉴别疾病发生、发展规律，以便采取有效的治疗和护理措施，帮助病患康复。

知识链接

微细结构

微细结构是指在显微镜下才能清晰地观察到的结构，显微镜包括光学显微镜（简称光镜）、电子显微镜（简称电镜）和扫描探针显微镜。光镜结构常用微米（μm）来度量（1mm＝100μm），其分辨率（即指能够区分相近两点的最小距离）为0.2μm，用于光镜观察的组织切片厚度一般为5～10μm。电镜结构又称超微结构，常用纳米（nm）来度量（1μm＝1000nm），其分辨率为0.2nm。扫描探针显微镜的分辨率和可操控的颗粒在纳米水平，故又称纳米显微技术。

二、人体解剖学发展简史

人体解剖学的形成和发展经历了漫长的历程，通常认为有文字记载的解剖学资料，始于古希腊和中国。

（一）国外解剖学发展史

在西方医学中对解剖学的记载是从古希腊名医希波克拉底（公元前460—公元前337）开始的。古罗马名医盖伦（公元130—201年）在《医经》中明确指出了血管内运行的是血液而不是空气，但他的资料是以动物解剖学为基础，欧洲文艺复兴时期（15～16世纪），宗教统治被摧毁，科学艺术得到蓬勃发展，出现了达•芬奇精美的人体解剖图谱，堪称伟大的时代巨著。比利时的维萨利（1514—1564）冒着受宗教迫害的危险，夜间从墓地里盗出尸体，藏在家中亲自解剖，1543年出版了划时代的人体解剖巨著《人体结构》（图绪论-1），纠正了前人的许多错误，奠定了现代人体解剖学的基础，被世人称之为“解剖学之父”西班牙的赛尔维特（1511—1553）发现了人体“肺循环”的奥秘。哈维（1578—1657）证明了血液是在一个封闭的管道系统内循环的。达尔文（1809—1882）的《物种起源》提出了人类起源和进化的理论，为探索人体形态结构和发展规律提供了强有力的理论武器。

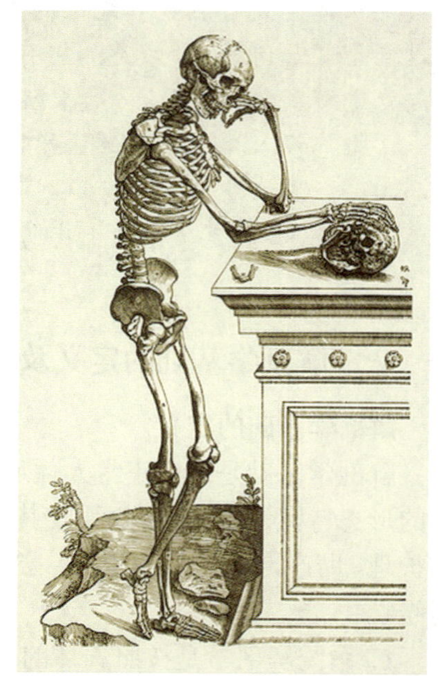

图绪论-1　解剖学史上第一幅人体骨架图

（二）中国解剖学发展史

我国传统医学中的解剖学记载历史悠久，早在公元前500年的《黄帝内经》中就已有了相关记载。汉代名医华佗医术高超，说明他是熟悉解剖学的外科专家。宋代王惟一铸造的铜人是人类历史上最早创造的人体模型，南宋人宋慈所著《洗冤录》（约1247年）已绘制了精美的检骨图。清代名医王清任（1768—1831）撰著《医林改错》的殷实内容，是亲自解剖尸体的结果。虽然我国的解剖学研究在古代已硕果累累，但由于长期受封建社会制度的束缚，解剖学始终融合在传统医学之中，没有形成独立的学科体系。清代末年，西方现代解剖学逐渐传入我国，但在新中国成立前发展缓慢。新中国成立后，特别是在改革开放以来，在党的“科教兴国”方针指引下，解剖科学工作者的积极性得到了极大的调动，经过长期不懈的努力，在众多领域取得了令世人瞩目的研究成果。自 1956 年开始，解剖学界相继有 9 位教授被推选为两院院士，其中，中国科学院院士有马文昭（1956 年）、汪堃仁（1980 年）、吴汝康（1980 年）、薛社普（1991 年）、鞠躬（1991 年）、吴新智（1999 年）、苏国辉（香港，1999 年），中国工程院院士钟世镇（1997 年）、顾晓松（2015 年）。他们在学科建设、科学研究和教书育人等方面均做出了历史性贡献，是我们永远学习的榜样。

三、人体的组成和分部

（一）人体的组成

人体的基本结构和功能单位是**细胞** cell。形态结构相似和功能相近的细胞借细胞间质结合在一起构成**组织** tissue。人体的基本组织有 4 种，即上皮组织、结缔组织、肌肉组织、神经组织。几种不同的组织构成具有一定形态、功能的结构称**器官** organ，如心、肝、脾、肺、肾等。许多功能相关的器官连接在一起，共同完成某一特定的连续性的生理功能的结构称**系统** system。人体可分为 9 大系统，即运动系统、消化系统、呼吸系统、泌尿系统、生殖系统、脉管系统、神经系统、内分泌系统和感觉器官。其中消化系统、呼吸系统、泌尿系统、生殖系统 4 个系统的大部分器官位于胸腔、腹腔和盆腔内，并借一定的孔道与外界相通，总称**内脏** viscera。各个器官和系统，虽然都有各自的生理功能，但它们通过神经、体液的调节，相互联系，密切配合，构成了一个完整的人体。

（二）人体的分部

按照人体的形态和部位，可将人体分为头、颈、躯干和四肢 4 个部分。头分为颅部和面部；颈分为颈部和项部；躯干的前面分为胸、腹、盆部和会阴：躯干的后面背和腰；四肢分为上肢和下肢，上肢分为肩、臂、前臂和手，下肢分为臀、大腿、小腿和足（图绪论 -2）。

四、常用解剖学术语

在生活中，人体各部与器官结构的位置关系不是恒定不变的。为了准确描述人体各部、各器官的形态结构及相互间的位置关系，需要有公认的统一的标准和规范的语言，解剖学确定了统一的标准解剖学姿势、方位、轴和面等术语。

（一）标准解剖学姿势

标准解剖学姿势 anatomical position 是指身体直立，两眼平视前方，上肢下垂于躯干两侧，掌心向前，下肢并拢，足尖向前（图绪论 -2）。

描述人体任何结构时，均应以标准解剖学姿势为依据。即使观察对象（活体、标本、模型等）处于不同位置，或仅是身体的某一局部，仍应依据标准解剖学姿势进行描述。

（二）轴

为了准确叙述关节的运动形式，以标准解剖学姿势为依据，作出相互垂直的 3 种轴（图绪论 -3）。

1. 垂直轴　为上下方向与身体长轴平行、与地平面垂直的轴。
2. 矢状轴　为前后方向与身体长轴垂直、与地平面平行的轴。

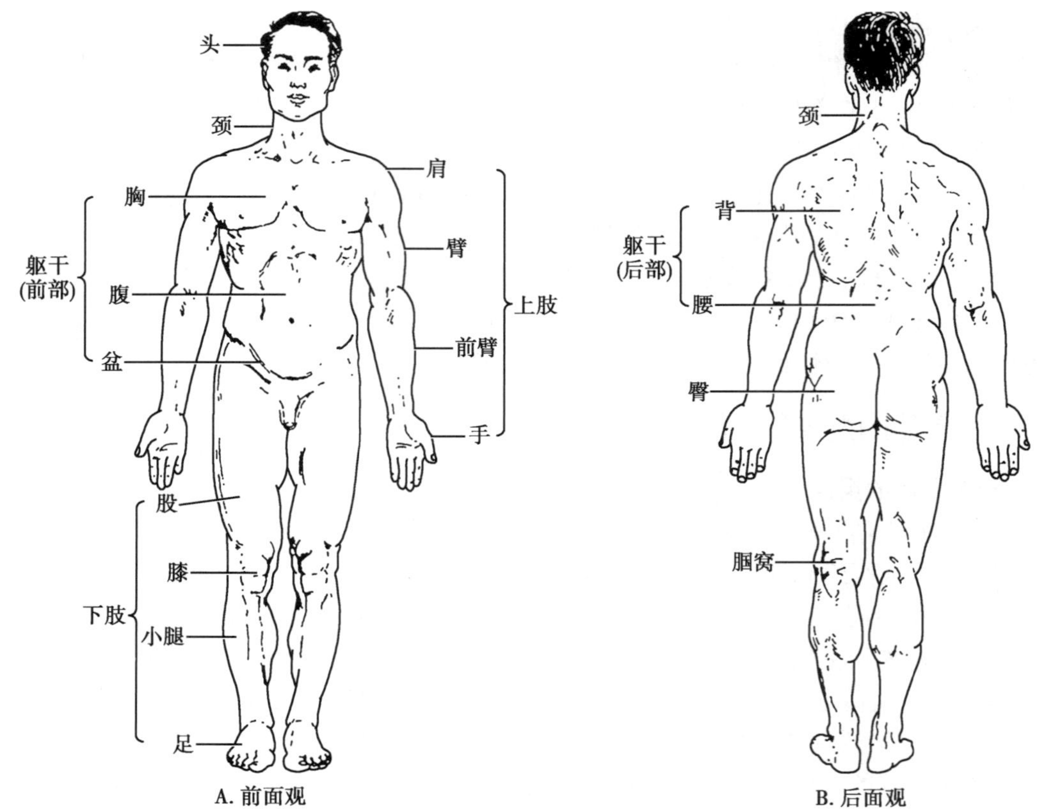

图绪论 -2 标准解剖学姿势及人体的分部

3. 冠状轴 或称额状轴，为左右方向与身体长轴垂直、与地平面平行的轴。

（三）面

人体或其任何一个局部，均可在标准解剖学姿势条件下，作出 3 种相互垂直的切面（图绪论 -3）。

1. 矢状面 沿矢状轴方向将人体纵行切开的剖面。将人体分为左、右两个部分，通过人体正中的矢状面称为正中矢状面。

2. 冠状面 沿冠状轴方向将人体纵行切开的剖面，将人体分为前、后两个部分又称额状面。

3. 水平面 沿水平方向，同时与上述两种切面垂直的剖面，将人体分为上、下两个部分，又称横切面。

（四）方位术语

方位术语以标准解剖学姿势为依据，用以标准描述人体各结构间的位置关系。

1. 上和下 描述部位高低的术语。近头者为上，近足者为下。

2. 前和后 距身体腹面者为前（腹侧），距近背面为后（背侧）。

3. 内侧和外侧 描述各部位与正中面相对距离的位置关系术语。距身体正中面近者为内侧，远者为外侧。在四肢、前臂的内侧又称尺侧，外侧又称桡侧；小腿的内侧又称胫侧，外侧又称腓侧。

4. 内和外 描述空腔器官相互位置关系术语。凡是空腔器官，腔里者为内，腔外者为外。

5. 浅和深 描述与皮肤表面相对距离关系的术语。近皮肤近者为浅，为远者为深。

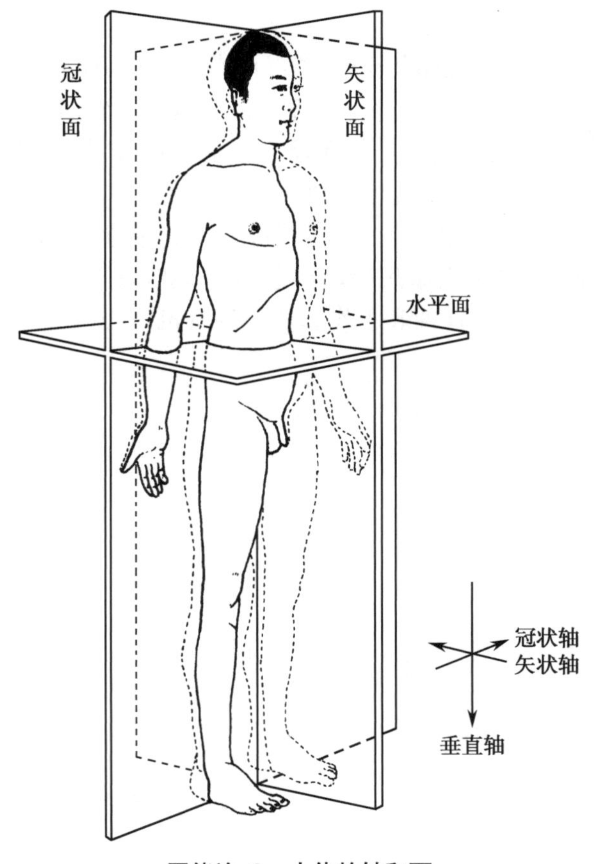

图绪论-3 人体的轴和面

6. 近侧和远侧　描述四肢各部相互位置关系的术语，距躯干较近者称为近侧，距躯干较远者称为远侧。

五、组织切片常用染色法

大多数组织细胞没有颜色，在光镜下难以分辨其微细结构，应用天然或人工合成的染料把组织切片上不同的微细结构染成不同的颜色，便于光镜下观察。染色方法很多，最常用的是苏木精和伊红染色法，简称**HE染色法**，苏木精是碱性染料，可将细胞核和细胞质中的核糖体等酸性物质染成紫蓝色；伊红是酸性染料，可将细胞质和细胞外基质中的碱性成分染成红色。组织结构与碱性染料亲和力强，易被染色的特性称**嗜碱性**；与酸性染料亲和力强，易被染色的特性称**嗜酸性**；若与两种染料的亲和力都不强，则称**中性**。

六、学习解剖学基础的基本观点和方法

（一）学习解剖学基础的基本观点

应以辩证唯物主义的观点为指导，树立进化发展的观点、形态与功能相联系的观点、局部与整体相统一的观点、理论联系实际的观点。努力做到外形结合内部结构、平面结合立体形象、静态结合动态活体。逐步建立从细胞到组织、从组织到器官、从器官到系统、从局部到整体的概念，用整体的、动态的、对立统一的观点去全面科学地理解人体的形态结构与功能活动。

（二）学习解剖学基础的学习方法

解剖学基础是一门实践性很强的形态科学，形态结构复杂，名词术语繁多（近 1/3 以上的医学名词），在理解的基础上加强记忆是其特点。因此，在学习的过程中，既要重视基本理论的学习，又要积极参与实践实习。注意理论联系实际、结构联系功能、标本联系活体。重视标本观察，加强体表定位，注重活体触摸，遵循记忆规律，增强记忆效果，提高学习成效，逐步养成独立思考、主动涉猎知识的良好习惯，努力摸索出一套适合自己的有效学习方法。通过上课认真听讲，课后动脑思考、动眼观察、动口请教和动手操作（多摸、多写、多画），把书本知识与标本、模型、挂图和多媒体课件等有机结合，最终达到掌握重点、突破难点、明确考点。

（渠忠海）

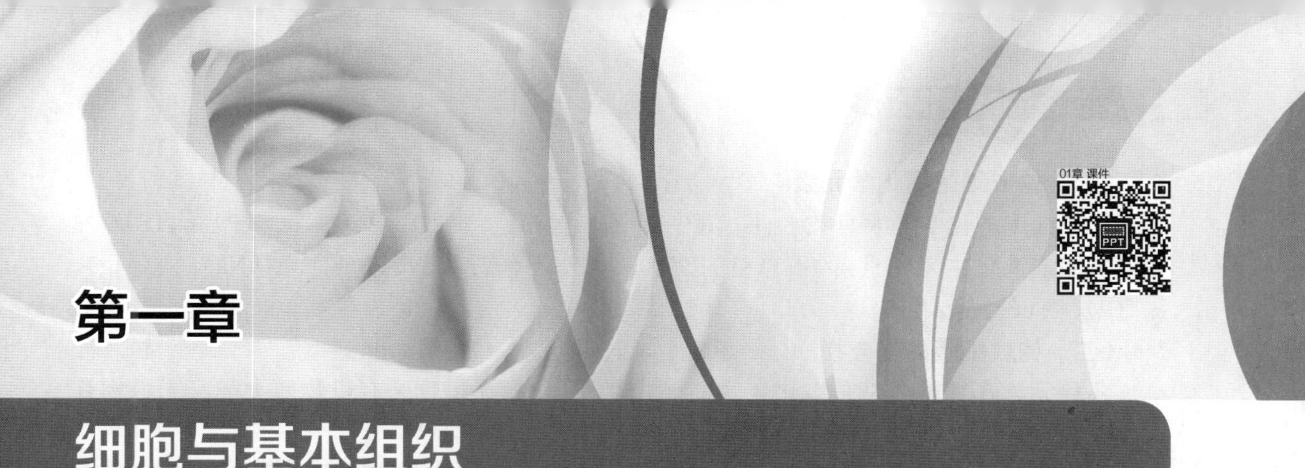

第一章 细胞与基本组织

学习目标

1. 熟悉各血细胞的基本形态和结构、神经元的形态和结构。

2. 了解细胞的形态和结构、固有结缔组织、骨骼肌的形态和结构、神经胶质细胞功能。

第一节 细　胞

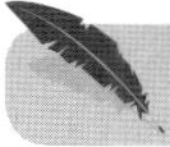

导学

细胞是生命在进化过程中的早期产物，它的发生经历了漫长的年代。先是从无机物演变成有生命的蛋白质，以后才发展成为细胞，再由细胞演变成今天地球上形形色色，千姿百态的生物。细胞是一切生物新陈代谢、生长发育和繁殖分化的形态基础。细胞是构成人体的形态结构、生理功能和生长发育的基本单位。许多形态结构相似、功能相同或相近的细胞借细胞间质有机地组合地一起，形成具有一定形态结构和生理功能的细胞群，称为组织。根据它们的结构和功能特点，一般将人体的组织分为 4 种，即上皮组织、结缔组织、肌组织和神经组织。这 4 种组织是人体各器官的基本结构成分，故又称为基本组织。

细胞 cell 是构成人体的形态结构、生理功能和生长发育的基本单位，不同形态结构和生理功能的细胞按照一定的规律组合起来，构成了完整的人体。人体内所有的生理功能和生化反应，都是在细胞及其产物的基础上进行的，即使是人体疾病的发生、发展也离不开细胞的结构基础。因此，阐明人类疾病的发生、发展的规律，必须对细胞的基本结构和功能有所认识。

一、细胞的化学组成和成分

细胞的化学成分主要是构成细胞的化学元素和由化学元素组成的各种化合物，这些化合物是细胞结构和生命活动的物质基础。

（一）构成细胞的化学元素

构成细胞的化学元素有数十种。其中碳（C）、氢（H）、氧（O）、氮（N）、磷（P）、硫（S）6种元素是组成人体主要元素，约占总量的97%。另外还有钙（Ca）、钾（K）、钠（Na）、镁（Mg）、氯（Cl）、铁（Fe）等。

（二）构成细胞的化合物

各种元素在细胞内都是以化合物的形式存在，包括无机物和有机物两大类。无机物有水和无机盐，有机物包括糖、脂类、蛋白质、核酸、维生素等。

1. 水　约占细胞重量的60%～90%。细胞内一系列的代谢过程都必须有水的参与，水是良好的溶剂，具有运输物质和调节体温的作用。

2. 无机盐　约占细胞干重的2%～5%。大多数无机盐以离子状态存在于细胞中，含量较多的阳离子有Na^+、K^+、Ca^{2+}、Mg^{2+}、Fe^{2+}或Fe^{3+}等，阴离子有Cl^-、SO_4^{2-}、PO_4^{3-}、HCO_3^-、HPO_4^{2-}等。

3. **蛋白质** protein　蛋白质不仅是细胞的结构成分，而且与酶的催化作用、体内物质的运输、人体生长发育的调节和机体的免疫作用等密切相关。

4. **核酸** nucleic acid　核酸有两类一类是脱氧核糖核酸，简称DNA，主要存在于细胞核内，是遗传信息的载体，决定着生物体的遗传特征；另一类是核糖核酸，简称RNA，主要存在于细胞质中，分为信使核糖核酸（mRNA）、转运核糖核酸（tRNA）和核糖体核糖核酸（rRNA）3种，这3种RNA在蛋白质的合成中发挥着重要作用。

5. 糖类与脂类　糖类包括单糖、双糖和多糖。糖类是细胞代谢活动的重要能源物质，也是细胞的组成部分。糖与蛋白质结合成糖蛋白，与脂类结合成糖脂，都是细胞膜的组成成分。脂类包括脂肪和类脂，脂肪可以作为储存能量的物质，填充在组织和器官间，起保护作用，并能维持体温。类脂中的磷脂是构成细胞膜的重要成分。

二、细胞的基本结构

组成人体的细胞，大小不一，形态多样，结构复杂，功能各异。细胞的形态与其的生理功能和所处的环境条件密切相关。例如，具有接受刺激、传导冲动的神经细胞有很多细长突起；流动的血细胞多数呈球形；紧密排列的上皮细胞呈立方形、柱状和扁平形等等。

人体细胞的形态及大小虽然各不相同，但它们均具有相同的基本结构，光镜下，可分为细胞膜、细胞质和细胞核3部分。电镜下细胞结构模式图见图1-1。

知识链接

细胞的发现

1665年，英国物理学家胡克用自己设计并制造的显微镜观察栎树软木塞切片时，发现其中有许多小室，状如蜂窝，称为“cell”，这是人类第一次发现细胞，不过，胡克发现的只是死的细胞壁。胡克的发现对细胞学的建立和发展具有开创性的意义。其后，生物学家就用“cell”一词来描述生物体的基本结构。

1839年，德国动物学家施旺提出了细胞学说的两条最重要的基本原理：①地球上的生物都是由细胞构成的；②所有的生活细胞在结构上都是类似的。

细胞学说的创立大大推进了人类对生命自然界的认识，有力地促进了生命科学的进步。它与进化论和能量守恒定律并列为19世纪的三大发现。

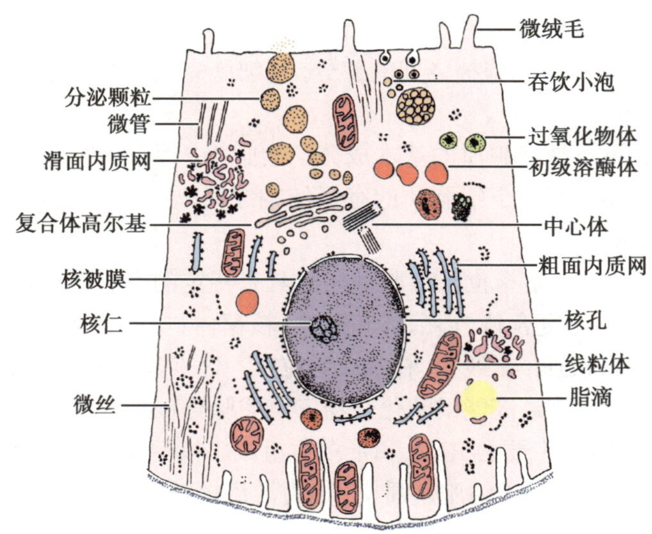

图 1-1　电镜下的细胞结构模式图

（一）细胞膜

1. **细胞膜** cell membrane 的结构　是细胞外的一层薄膜。这个膜是一切生物膜所具有的共同特征，故又称单位膜。

2. **细胞膜的化学成分**　主要由脂质（占 50%）、蛋白质（占 40%）、少量糖类（占 2%～10%）和微量核酸组成。

3. **细胞膜的分子结构**　目前公认的是"液态镶嵌模型"学说。该学说认为，细胞膜主要以液态的脂质双分子层为基架，其中镶嵌着各种不同生理功能的球状蛋白质，嵌入的蛋白质可以在其中自由移动。脂质分子的亲水极都位于细胞膜的内、外表面，疏水极表面的蛋白质都朝向细胞膜的中央部。蛋白质分子不同程度地嵌入脂质分子之间，称为镶嵌蛋白质；附着在脂质分子层内表面的蛋白质，称为膜周边蛋白质。一部分暴露在细胞膜外表面的脂质分子和蛋白质可与多糖分子结合成糖脂或糖蛋白，它们的糖链伸向细胞膜的外侧形成细胞衣。这一结构使细胞膜能完成各种生理功能（图 1-2）。

4. **细胞膜的功能**　①维持细胞的完整性，保持一定的细胞形态；②选择性通透作用，保持细胞内环境的相对稳定；③细胞膜受体功能；④构成细胞的支架；⑤与细胞识别、代谢、调节控制、免疫、细胞粘连和细胞运动等有关。

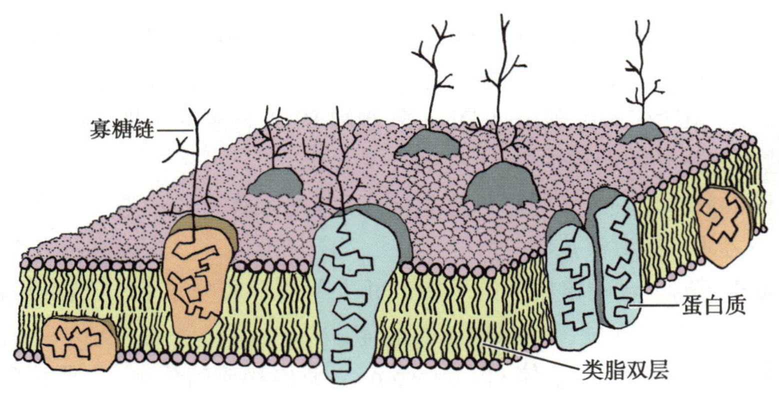

图 1-2　细胞膜结构模式图

（二）细胞质

细胞质是位于细胞膜与细胞核之间的部分，是细胞完成多种重要生命活动的场所。包括基质、细胞器和包涵物3部分。

1. **基质** cytoplasm　是细胞质的基本成分，是细胞进行多种物质代谢的重要场所。生活状态下呈透明胶状物，填充于细胞质的有形结构之间，由可溶性蛋白质、糖、脂类、无机盐、酶和大量的水组成。

2. **细胞器** cell organ　是指位于细胞基质内具有特定的形态结构和功能的微结构。包括线粒体、内质网、高尔基复合体、溶酶体和微体，核糖体、中心体和细胞骨架。

（1）**线粒体** mitochondria：呈线状、杆状或颗粒状。含有多种酶，能将细胞摄入的蛋白质、脂肪、糖等分解、氧化，并制造高能磷酸化合物三磷酸腺苷（ATP），为细胞活动提供能量。

（2）**核糖体** ribosome：主要由RNA和蛋白质组成。核糖体的功能是合成蛋白质。核糖体以两种形式存在，一种游离于细胞基质中，称为游离核糖体，另一种附着于内质网和核外膜表面，称为附着核糖体。

（3）**内质网** endoplasmic reticulum：是由单位膜围成的扁囊或小管泡状结构，这些结构在细胞质中纵横交错，相互沟通并连接成网。根据其外表面有无核糖体附着，可分为粗面内质网和滑面内质网两种。粗面内质网在膜外表面有核糖体附着，其主要功能是合成和分泌蛋白质；滑面内质网膜外表面光滑，无核糖体附着，其功能多样，随所在细胞而异。滑面内质网是一种功能比较复杂的结构，主要功能是参与脂质代谢、合成固醇类激素、储存和释放离子以及解毒等。

（4）**高尔基复合体** Golgi apparatus：高尔基复合体是由扁平囊泡、小泡和大泡3部分构成的复合体。其主要功能是参与细胞的分泌活动，能将粗面内质网中合成的蛋白质进一步加工、浓缩、包装成分泌颗粒。

（5）**溶酶体** lysosomes：溶酶体是由一层单位膜围成的、大小不等的圆形或卵圆形小体。内含多种酸性水解酶，能对外源性有害物质（如细菌）及内源性衰老破损的细胞器（如破损的线粒体、内质网等）进行消化分解。

（6）**微体** microbody：微体是由一层单位膜围成的圆形或椭圆形小体。

（7）**中心体** centrebody：中心体多位于细胞核附近，由中心粒和中心球构成。

3. **包涵物** inclusion　包括分泌颗粒、糖原、色素颗粒和脂滴等。它们不属于细胞器，并随细胞的生理状态不同而发生变化。

（三）细胞核

人类除成熟的红细胞无细胞核外，其余所有种类的细胞都有**细胞核** nucleus。多数细胞只有一个核，少数细胞为双核，个别细胞为多核。细胞核的大小、形态、数量及位置一般与细胞的形态和功能相适应。细胞核是DNA复制和RNA转录的基地，也是细胞代谢、生长、分化、生殖、遗传和变异的调控中心。

1. **膜** caryotheca　由内、外两层单位膜构成，其间隙称为核周隙。有许多部位内、外两层互相融合形成小孔，称为核孔。

2. **核仁** nucleolus　合成核糖体的场所。其主要化学成分是RNA、DNA和蛋白质。核仁的主要功能是合成rRNA和组装核糖体的前体。

3. **染色质** chromatin 与**染色体** chromosome　遗传物质的载体，主要化学成分是DNA和蛋白质。染色质与染色体是同一物质在细胞不同时期的两种表现形式。染色质或染色体

中的 DNA 是生物遗传的物质基础，是遗传信息复制和基因转录的模板。

每一种属动物体细胞的染色体数目、形态、大小和内部结构都是恒定的，人类体细胞的染色体有 46 条，其中 44 条是常染色体，2 条是性染色体，它决定人类的性别。在男性，体细胞核型是 46，XY；而女性是 46，XX。在生殖细胞，染色体为单倍体，23 条。在男性生殖细胞核型为 23，X 或 23，Y，在女性生殖细胞核型是 23，X。

4. **基质** nuclear matrix　核基质由核液和核骨架组成。

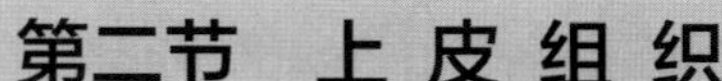

第二节　上皮组织

上皮组织 epithelial tissue，简称上皮，是由大量密集排列的上皮细胞和极少量的细胞间质所组成。

上皮虽有多种，但都具有以下共同特征：①细胞多，细胞间质少，细胞排列紧密。②上皮细胞具有明显的极性。朝向身体的表面或有腔器官的腔面，称为游离面，与其相对的一面为基底面，基底面借助于基膜与深部的结缔组织相连。③上皮组织内一般无血管和淋巴管，所需营养物质依靠结缔组织内的毛细血管透过基膜供给。④上皮组织内有丰富的感觉神经末梢分布。

依据结构和功能的不同，将其分为被覆上皮、腺上皮和特殊上皮三大类，具有保护、吸收、分泌和排泄等功能。

一、被覆上皮

（一）被覆上皮的类型、结构及分布

被覆上皮 covering epithelium 是指覆盖于身体的表面（如皮肤表皮）、衬贴于体腔（胸腔、腹腔、盆腔）和有腔器官内表面的上皮。一般所说的上皮组织是指被覆上皮而言。根据上皮细胞的排列层数和在垂直切面上细胞的形态进行分类（表 1-1）。

表 1-1　被覆上皮的分类和分布

分类		主要分布
单层上皮	单层扁平上皮	内皮　心、血管和淋巴管的腔面 间皮　胸膜、心包膜和腹膜的表面 其他　肺泡和肾小囊壁层等处
	单层立方上皮	甲状腺滤泡、肾小管等处
	单层柱状上皮	胃、肠和子宫等腔面
	假复层纤毛柱状上皮	呼吸道等处
复层上皮	复层扁平上皮	角化复层扁平上皮　皮肤表皮 非角化复层扁平上皮　口腔、食管和阴道等腔面
	变移上皮	肾盏、肾盂、输尿管和膀胱等腔面

1. **单层上皮**　由一层细胞组成，细胞基底面均附着于基膜，根据细胞的形态可分为以下 4 种

（1）**单层扁平上皮** simple squamous epithelium 由一层扁平细胞构成（图 1-3），从表面观察，细胞呈多边形，边缘锯齿状，互相嵌合，连接紧密；核椭圆形，位于细胞中央。从垂直切

面观察，细胞扁薄，胞质很少，只有含核的部分略厚。衬贴于心、血管和淋巴管腔内表面的单层扁平上皮，称为内皮。内皮表面光滑，有利于血液和淋巴液的流动，也有利于内皮细胞内、外的物质交换。分布于胸膜、腹膜和心包膜表面的单层扁平上皮，称为间皮。间皮表面湿润光滑，可减少器官间的摩擦，有利于器官的运动。

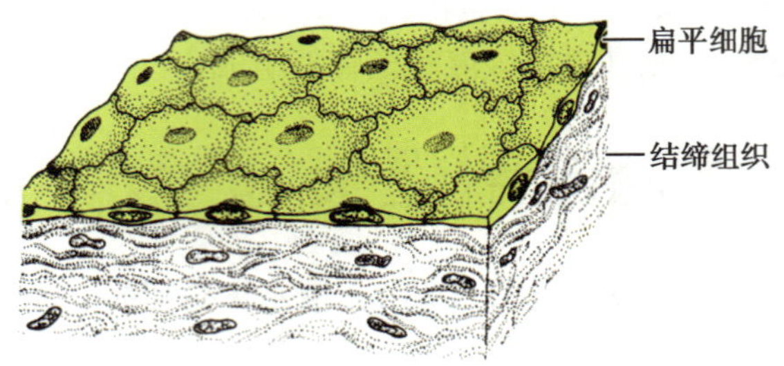

图 1-3 单层扁平上皮

（2）**单层立方上皮** simple cuboidal epithelium 由一层近似立方形细胞构成（图 1-4）。从上皮表面观察，细胞呈多边形；在垂直切面上，细胞呈立方形，核圆形，位于细胞中央。分布于肾小管、甲状腺滤泡等处，具有吸收和分泌功能。

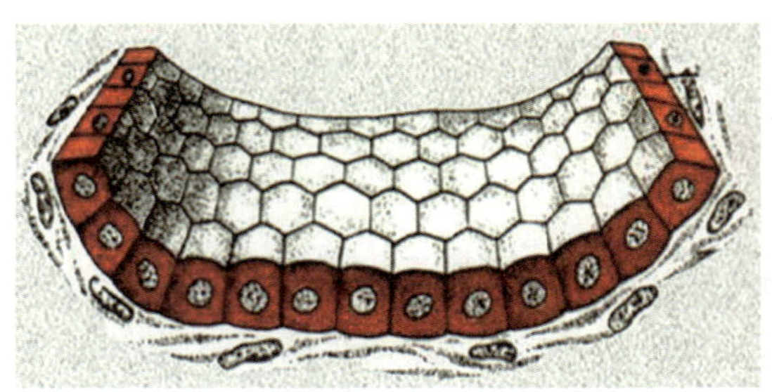

图 1-4 单层立方上皮

（3）**单层柱状上皮** simple columnar epithelium 由一层棱柱状细胞构成（图 1-5）。从上皮表面观察细胞呈六角形或多边形，在垂直切面上，细胞呈柱状，核椭圆形，常位于细胞近基底部。多分布于胃、肠、子宫、输卵管和胆囊等器官的腔面，具有吸收或分泌功能。分布在肠壁的单层柱状上皮细胞之间，常夹有单个的杯状细胞。

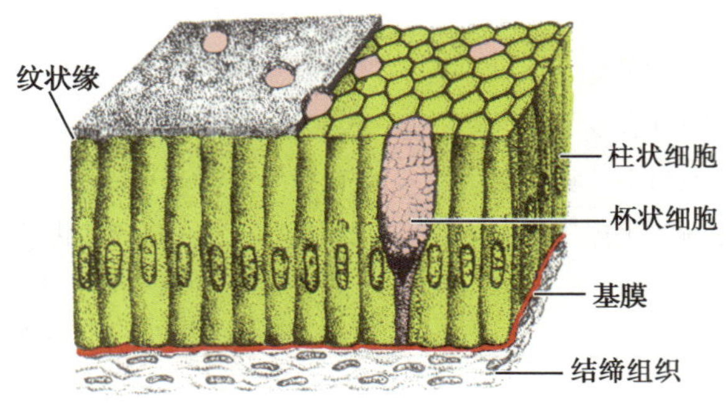

图 1-5 单层柱状上皮模式图

（4）**假复层纤毛柱状上皮** stratified ciliated columnar epithelium 由柱状细胞、锥形细胞、梭形细胞和杯状细胞组成，其中柱状细胞最多，游离面有大量纤毛。由于上述 4 种细胞形态不同，大小不等，高矮不一，核的位置不在同一平面上，但其基底面均附着在同一基膜上，其中只有柱状细胞和杯状细胞的顶端能达到上皮的游离面。因此，在垂直切面上观察，形似复层，实际为单层上皮（图 1-6）。又由于柱状细胞的游离面有纤毛，故称此上皮为假复层纤毛柱状上皮。该上皮主要分布在呼吸管道的内表面，具有重要的保护功能。

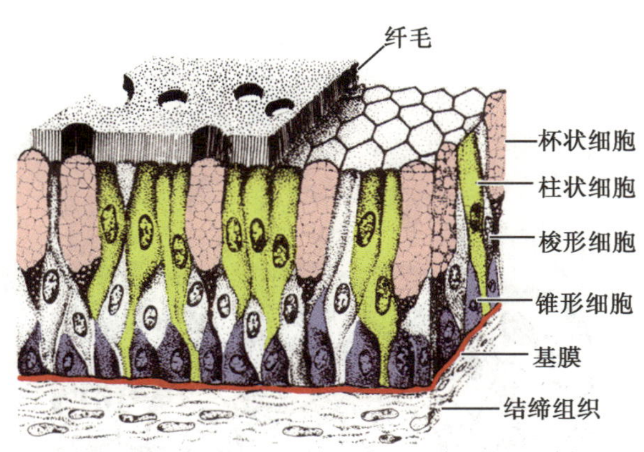

图 1-6　假复层纤毛柱状上皮模式图

2. **复层上皮** stratified epithelium　由多层细胞构成，只有表层细胞抵达游离面，最深层的细胞附着于基膜，中间层既不抵达游离面也不与基膜接触。

（1）**复层扁平上皮** stratified squamous epithelium：因表层细胞是扁平鳞片状，又称**复层鳞状上皮** Stratified squamous epithelium，各层细胞的形态不同。在垂直切面上，基底层为一层体积较小的紧靠基膜的矮柱状或立方形细胞，具有较强大的分裂增殖能力的干细胞，部分子细胞向不断向表层推移，以补充表层不断衰老脱落的细胞。浅层有数层扁平细胞，核呈卵圆形；中间层有数层体积较大的梭形和多边形细胞，核呈圆形（图 1-7）。

分布于皮肤表皮的复层扁平上皮，浅层细胞的核消失，胞质内充满角蛋白，细胞干硬，并不断脱落，称为角化的复层扁平上皮。衬贴在口腔、食管和肛管等腔面的复层扁平上皮，浅层细胞是有核的活细胞，含角蛋白少，称为未角化的复层扁平上皮。复层扁平上皮具有耐摩擦和阻止异物侵入等作用，损伤后有很强的再生修复能力。

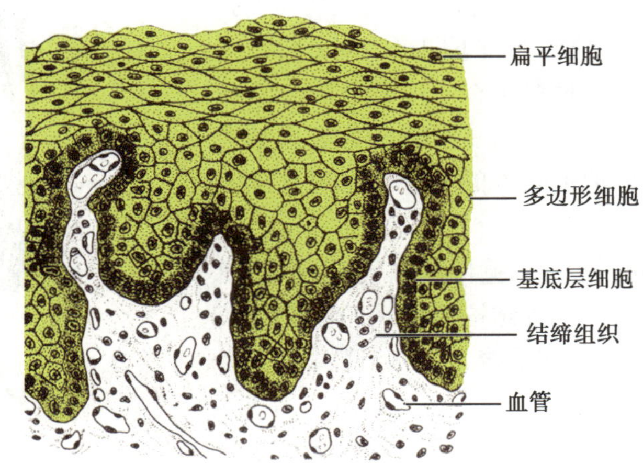

图 1-7　复层扁平上皮模式图

（2）**变移上皮** transitional epithelium：分布于肾小盏、肾大盏、肾盂、输尿管和膀胱的腔面。由多层细胞构成，可分为表层细胞、中间层细胞和基底细胞。其特点是细胞的形态和层数可随器官的收缩与扩张状态而发生变化。如膀胱收缩（空虚）时，上皮变厚，细胞层数增多，表层细胞体积较大，呈大立方形，一个表层细胞可覆盖其深面的几个细胞，故称之为盖细胞，有的盖细胞含有两个核。膀胱扩张（充盈）时，上皮变薄，细胞层数减少，表层细胞变扁（图 1-8）。

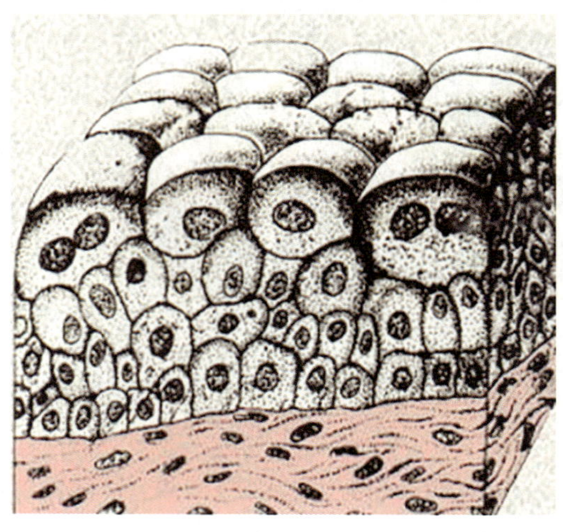

图 1-8 **变移上皮**（膀胱空虚时）

（二）上皮组织的特殊结构

1．上皮细胞的游离面

（1）**微绒毛** microvilli：微绒毛是上皮细胞游离面的细胞膜和细胞质向细胞表面伸出的细小指状突起。在吸收功能旺盛的细胞，如小肠吸收细胞和肾近端小管的上皮细胞，微绒毛则多而长，且排列致密整齐，分别形成了光镜下所见的纹状缘（图 1-9）。微绒毛的出现，大大增加了细胞的表面积，有利于细胞的吸收功能。

（2）**纤毛** cilia：是上皮细胞游离面的细胞膜和细胞质伸出的能摆动的粗长突起，光镜下即可清晰分辨。纤毛能作定向节律性摆动，把黏附在上皮表面的分泌物和颗粒状物质定向推送。呼吸道的腔面为假复层纤毛柱状上皮以此方式，可把被吸入的灰尘和细菌等排出体外。

2．上皮细胞的侧面　是细胞的相邻面，在上皮细胞之间形成的特殊的细胞连接结构，称为细胞连接，细胞连接可分为紧密连接、中间连接、桥粒和缝隙连接。

3．上皮细胞的基底面

（1）**基膜** basement membrane：是上皮细胞基底面与深部结缔组织之间形成的一层薄膜。基膜对上皮细

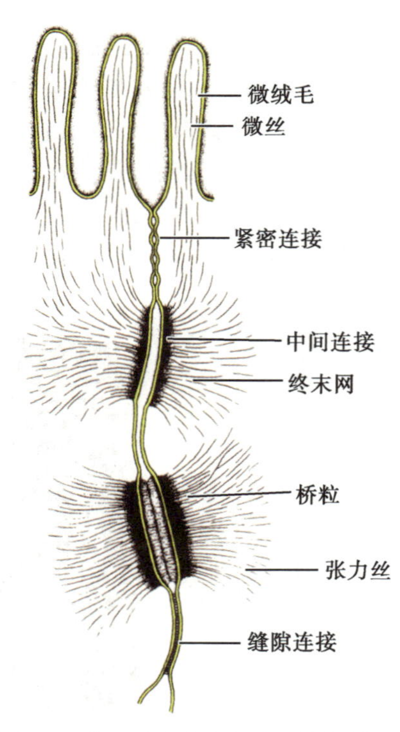

图 1-9 **单层柱状上皮细胞连接超微结构模式图**

胞有支持、连接和固着作用。基膜还是一种半透膜，具有选择性通透作用，有利于上皮细胞与深部结缔组织间进行物质交换。

（2）**质膜内褶** plasma membrane fold：是上皮细胞基底面的细胞膜折向胞质内所形成的许多内褶。质膜内褶扩大了细胞基底面的表面积，有利于水和电解质的迅速转运。

二、腺上皮和腺

腺上皮 glandular epithelium 是由腺细胞组成的以分泌功能为主的上皮，腺 gland 是以腺上皮为主要成分所构成的器官。

（一）外分泌腺和内分泌腺

根据排出分泌物方式的不同，可将腺分为外分泌腺 exocrine gland 和内分泌腺 endocrine gland 两类。分泌物经导管排到身体的表面或体内有腔器官腔面的腺体，称为外分泌腺（如汗腺、唾液腺等）；若腺体没有导管，其分泌物直接释放入血液或淋巴中而运送到作用部位，称为内分泌腺，内分泌腺的分泌物称为激素 hormone。

（二）外分泌腺的分类与结构

1. **外分泌腺的分类** 外分泌腺的种类繁多，根据外分泌腺的腺细胞数，可分为单细胞腺和多细胞腺。分泌黏液的杯状细胞是一种典型的单细胞腺。人体绝大多数外分泌腺均属于多细胞腺，多细胞腺一般由分泌部和导管两部分组成。

2. **外分泌腺的结构** 多细胞腺由分泌部和导管两部分组成。

（1）**分泌部** secretory portion：又称腺泡，是产生分泌物的结构，一般由单层腺细胞围成，中央有腺腔。

（2）**导管** catheter：是与分泌部直接通连的上皮性管道，由单层或复层上皮围成。导管的主要功能是排出分泌物，但有的导管还兼有吸收和分泌的功能。

第三节 结 缔 组 织

结缔组织 connective tissue 是人体内分布广泛、形态多样、结构复杂的一种组织，由细胞和大量细胞间质构成。细胞的类型和数量随结缔组织的类型不同而有差异。细胞间质由细胞产生，它包括纤维、基质以及基质内的组织液，参与构成细胞生存的微环境，起支持、营养和保护细胞的作用。

结缔组织包括柔软的**固有结缔组织** connective tissue proper、液态的**血液** blood 及**淋巴** lymph、坚硬的**软骨组织** cartilaginous tissue 及**骨组织** bone tissue。一般所说的结缔组织是指固有结缔组织而言，据其结构和功能的不同，固有结缔组织分为疏松结缔组织、致密结缔组织、脂肪组织和网状组织。结缔组织功能复杂，具有连接、支持、保护、营养、运输、防御和修复等功能。

结缔组织与上皮组织比较，具有如下结构特点：①细胞数量少，种类多，功能不同，散在分布于细胞间质中，无极性；②细胞间质多，形态多样，功能复杂，包括无定性的基质、细丝状的纤维和不断循环更新的组织液，构成细胞生存的微环境；③结缔组织均由胚胎时期的间充质分化而来，不直接与外环境接触，因而又称为内环境组织；④一般都有血管分布。

一、固有结缔组织

（一）疏松结缔组织

疏松结缔组织 loose connective tissue 特点是细胞种类多而分散，细胞间质丰富，纤维种类全而排列疏松，组织松软而状如蜂窝，故又称蜂窝组织（图 1-10）。广泛分布于器官之间、组织之间以及细胞之间具有连接、支持、防御和修复等功能。

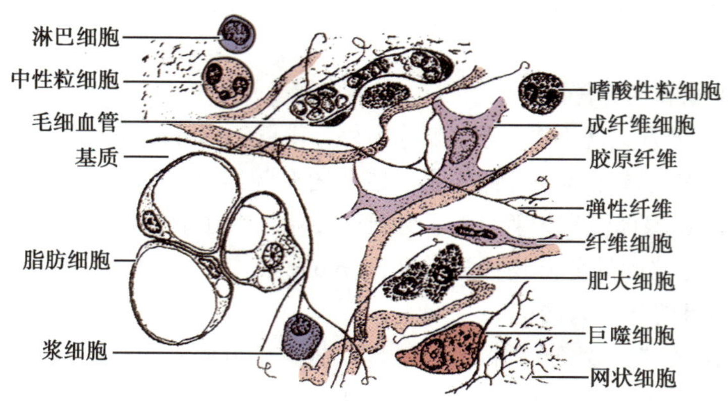

图 1-10 疏松结缔组织的铺片模式图

1. 细胞

（1）**成纤维细胞** desmocyte：形态不规则，胞体大而扁平，突起多。胞核较大，呈扁卵圆形，染色质稀疏，着色浅、核仁明显。胞质较丰富，呈弱嗜碱性。是疏松结缔组织中的主要细胞，数量多且分布广。胞质内含有丰富的粗面内质网、游离核糖体和发达的高尔基复合体。成纤维细胞的功能是合成疏松结缔组织中各种纤维和基质。

（2）**巨噬细胞** macrophage：巨噬细胞的形态多样，一般情况下多呈圆形或椭圆形。功能活跃时，巨噬细胞常伸出较长的伪足而呈不规则形。胞核较小，呈圆形或椭圆形，着色深。是人体内广泛存在的一种免疫细胞，由血液内的单核细胞穿出血管分化而成。胞质内含有大量的溶酶体、吞噬体和吞饮小泡。

巨噬细胞具有趋化性定向运动和强大的吞噬能力，还具有参与和调节免疫应答和活跃的分泌功能，能合成和分泌多种生物活性物质。

（3）**浆细胞** phlogocyte：浆细胞呈圆形或卵圆形，核小而圆，常偏于细胞一侧，染色质呈粗块状，沿核膜内呈辐射状排列，形似车轮状。胞质丰富，呈嗜碱性，近核处有一浅染区。胞质内含有大量平行排列的粗面内质网和游离核糖体，浅染区内有发达的高尔基复合体和中心体。

浆细胞来源于 B 淋巴细胞，在抗原的刺激下，B 淋巴细胞被激活、增殖、分化为浆细胞，具有合成和分泌免疫球蛋白即抗体的功能，参与体液免疫应答。

（4）**肥大细胞** mast cell：肥大细胞较大，呈圆形或椭圆形。核小而圆，位于细胞中央。胞质内充满粗大的水溶性、嗜碱性和异染性颗粒。广泛分布于毛细血管周围的结缔组织中。

肥大细胞颗粒内含有肝素、组胺和嗜酸性粒细胞趋化因子等物质，胞质内含有白三烯。肝素具有抗凝血作用；组胺和白三烯能使微静脉及毛细血管扩张，通透性增大，细支气管平滑肌收缩，从而引起全身或局部的过敏反应，如荨麻疹，支气管哮喘等。

（5）**脂肪细胞** adipose cell：常沿血管单个或成群分布。细胞体积大，呈圆形或多边形，胞质内充满脂滴，胞质和细胞核被挤到细胞的边缘。核被挤压成扁圆形，位于细胞一侧。脂肪细胞能合成和储存脂肪，参与机体的能量代谢。

2. **细胞间质** intercellular substance　纤维在疏松结缔组织中有3种纤维，即胶原纤维、弹性纤维和网状纤维。

（1）**胶原纤维** collagenous fiber：是结缔组织中的主要纤维，数量最多，新鲜时呈白色，有光泽，故又称白纤维。胶原纤维的韧性大，抗拉力强。

（2）**弹性纤维** elastic fiber：弹性纤维比胶原纤维少而细，新鲜时呈黄色，故又称黄纤维。弹性纤维较细，有分支交织成网。弹性纤维具有弹性，常与胶原纤维交织分布，使疏松结缔组织既有弹性又有韧性。

（3）**网状纤维** lattice fiber：是一种很细而分支较多的纤维，彼此交织成网。银染法可将其染成棕黑色，故又称嗜银纤维。

基质 base material 基质是无定性的胶状物质，填充在细胞和纤维之间，其化学成分主要为蛋白多糖、糖蛋白和水。蛋白多糖是基质的主要成分。其分子排列较紧密，能阻止大分子物质、细菌和肿瘤细胞等通过，从而起到屏障作用。

（二）致密结缔组织

致密结缔组织 dense connective tissue 是一种以纤维为主要成分构成的固有结缔组织，具有连接和支持功能。其结构特点是细胞成分和基质较少，细胞主要是成纤维细胞；纤维粗大，数量多而排列致密，绝大多数的致密结缔组织是以大量的胶原纤维为主，极少数以弹性纤维为主（图1-11）。根据纤维的性质和排列方式可将其分为以下3种。

1. **规则致密结缔组织**　主要分布于肌腱、腱膜和韧带等处，胶原纤维平行排列成束，纤维束之间有形态特殊的成纤维细胞，称为腱细胞。

2. **不规则致密结缔组织**　主要分布于皮肤的真皮、巩膜、硬脑膜及许多器官的被膜等处，粗大的胶原纤维彼此纵横交织，排列致密，纤维之间仅有少量基质和成纤维细胞。

3. **弹性组织**　是以弹性纤维为主的致密结缔组织。如项韧带和黄韧带主要由粗大的、平行排列成束的弹性纤维构成，以适应脊柱的运动；而弹性动脉中膜的弹性膜主要由弹性纤维编织成膜状，以缓冲血流压力。

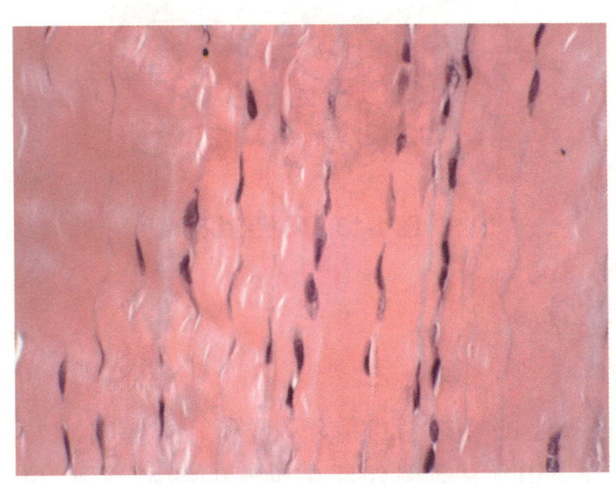

图1-11　规则致密结缔组织（肌腱纵切面）

（三）脂肪组织

脂肪组织 adipose tissue 是由大量脂肪细胞聚集而成，主要分布在皮下组织、网膜、肠系膜、肾及肾上腺周围和黄骨髓等处，约占成人体重的10%，具有储存脂肪、产生热量、维持体温、缓冲外力和充填固定等作用（图1-12）。

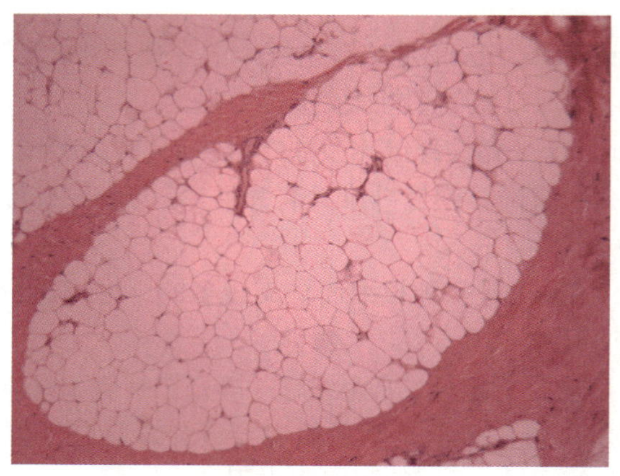

图1-12 脂肪组织

（四）网状组织

网状组织 reticular tissue 由网状细胞、网状纤维和基质构成。网状细胞为星状多突起的细胞，相邻的网状细胞以突起互相连接成网（图1-13）。网状细胞具有产生网状纤维的功能。网状纤维细而有分支，沿网状细胞的胞体和突起分布并交织成网，成为网状细胞依附的支架。在体内，网状组织不单独存在，主要分布在骨髓、淋巴结、脾和淋巴组织等处，为血细胞的发生和淋巴细胞的发育提供适宜的微环境。

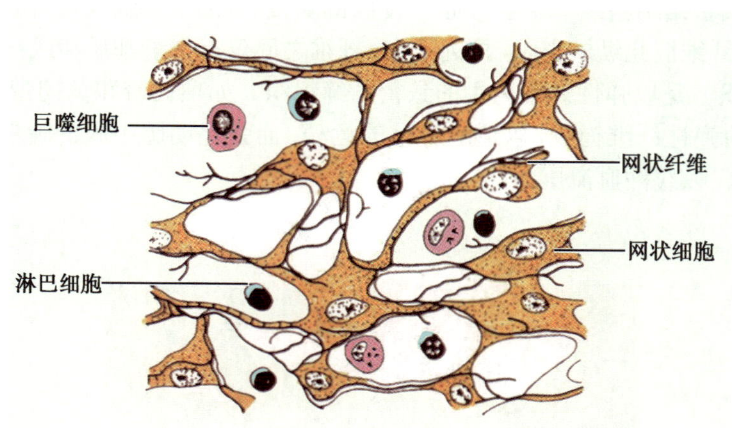

图1-13 网状组织

二、软骨组织与软骨

（一）软骨组织

软骨组织 cartilaginous tissue 由软骨细胞、基质和纤维构成。

1. **软骨细胞** cartilage cell 是软骨组织中唯一的细胞类型，位于软骨陷窝内。软骨细胞的大小、形态和分布有一定的规律，在软骨组织周边部的细胞为幼稚的软骨细胞，体积较

小，呈扁圆形，常单个分布。从周边向中央，软骨细胞逐渐长大成熟，呈圆形或椭圆形，成群分布，多为 2～8 个细胞为一群存在于一个软骨陷窝内，它们是由一个幼稚的软骨细胞分裂增殖而来，故称为同源细胞群。软骨细胞具有合成和分泌软骨组织中的纤维与基质的功能。

2. **软骨基质** mesochondrium 呈凝胶状，具有韧性，主要化学成分是蛋白多糖和水。软骨组织内无血管、淋巴管和神经，其营养来自软骨膜内血管，借助通透性很强的基质供给软骨细胞。

（二）软骨

软骨 cartilage 作为一种器官，由软骨组织和周围的软骨膜构成。软骨是胚胎时期的主要支架，以后逐渐被骨取代，在成人体内仅散在分布。

根据软骨组织中所含纤维成分的不同，可将软骨分为透明软骨、纤维软骨和弹性软骨 3 种。

1. **透明软骨** hyaline cartilage 是一种分布较广的软骨，肋软骨、关节软骨、鼻软骨、大部分喉软骨、气管和支气管软骨等。其结构特点是基质内含有许多细小的胶原原纤维，纤维相互交织成网（图 1-14）。

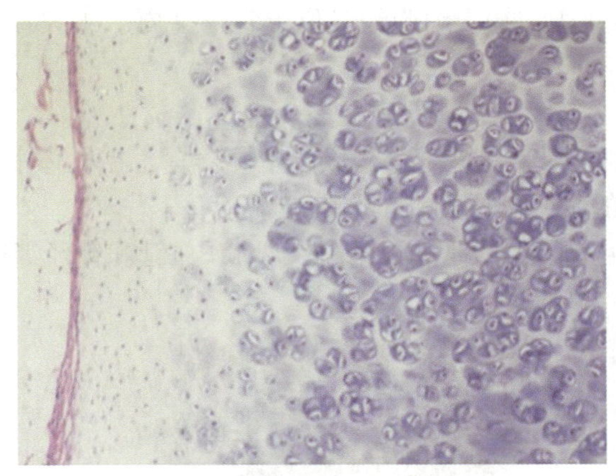

图 1-14 透明软骨

2. **纤维软骨** fibrocartilage 分布于椎间盘、关节盘、关节唇、耻骨联合及某些肌腱和韧带附着于骨的表面。其结构特点是基质内含有大量平行或交错排列的胶原纤维束，故具有较强的韧性。基质很少，呈弱嗜碱性，软骨细胞常成行排列于纤维束之间（图 1-15）。

3. **弹性软骨** elastic cartilage 分布于耳廓、外耳道的软骨部、咽鼓管和会厌等处。其结构特点是基质内含有大量交织成网的弹性纤维，具有较强的弹性。

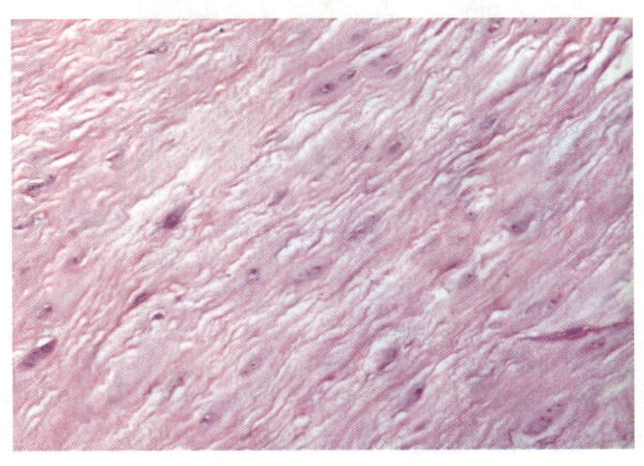

图 1-15 纤维软骨

三、骨组织与骨

（一）骨组织

骨组织 bone tissue 是人体内最坚硬的组织之一，由多种细胞和大量钙化的细胞间质构成。钙化的细胞间质称为骨基质。细胞包括骨原细胞、成骨细胞、骨细胞和破骨细胞 4 种。其中骨细胞最多，位于骨基质内，其余 3 种细胞均位于骨组织边缘。

1. 骨基质　即钙化的细胞间质，包括有机质和无机质两部分。有机质由大量胶原纤维和少量无定形凝胶状的基质组成。无机质又称骨盐，主要为羟磷灰石结晶。有机质使骨具有韧性，无机质使骨更加坚硬。

骨基质中的胶原纤维成层排列，并与骨盐及无定性基质紧密结合，构成板层状的结构，称为骨板。不论骨密质还是骨松质都是由骨板构成的。在骨板内或骨板间有许多小腔，称为骨陷窝，由骨陷窝发出的许多放射状细管，称为骨小管，相邻骨陷窝的骨小管相互连通。

2. 骨组织的细胞　①骨原细胞：是骨组织的干细胞。②成骨细胞：能合成和分泌骨基质中的有机质，形成类骨质。③骨细胞最多位于骨陷窝内。④破骨细胞：参与骨组织的重建和维持血钙的平衡。

（二）骨

骨 bone 是由骨组织、骨膜和骨髓等构成的坚硬器官。在机体中主要起支持、运动和保护作用，骨髓是血细胞的发生部位，骨还是钙、磷储存库。

长骨的结构：长骨由骨松质、骨密质、骨膜、骨髓、血管和神经等构成（图 1-16）。

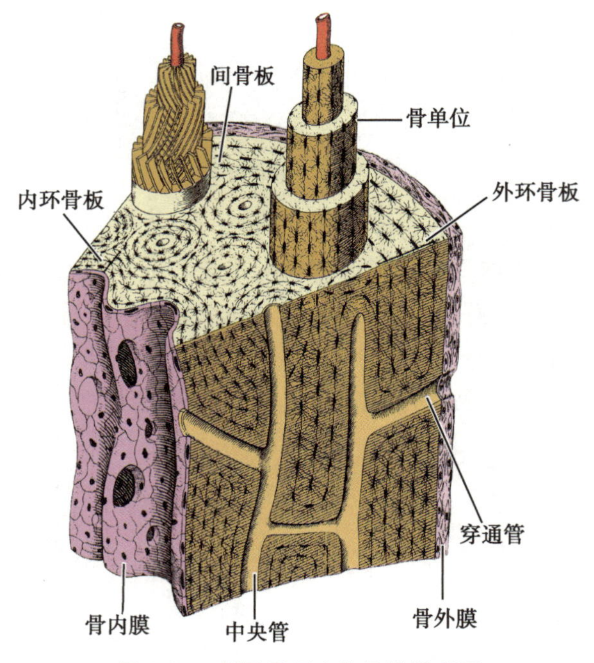

图 1-16　长骨骨干立体结构模式图

1. **骨松质** cancellous bone　分布于长骨两端的骨骺和骨干的内侧面，由大量针状或片状骨小梁相互交织形成的多孔隙网架结构，孔内充满红骨髓。骨小梁是由几层平行排列的骨板和骨细胞构成的。

2．**骨密质** compact bone substance 多分布于长骨骨干和骨骺的表面，骨干处骨密质较厚，骨板紧密结合，排列有序。根据骨板的排列方式，可分为环骨板、骨单位和间骨板 3 种。

（1）**环骨板**：分布于长骨骨干的外侧面及骨髓腔的内侧面，分别称为外环骨板和内环骨板。外环骨板较厚，排列较整齐；内环骨板较薄，排列不甚规则。来自骨膜的血管、神经横穿环骨板时形成的骨性小管，称为穿通管，它与纵向走行的骨单位的中央管相连通，穿通管内的小血管、神经及组织液等可进入中央管。

（2）**骨单位**：位于内、外环骨板之间，是长骨骨干内起支持作用的主要结构和营养单位。骨单位呈圆筒状，其长轴与骨干长轴平行。由中央管和周围 10～20 层同心圆排列的环形骨板形成的圆筒状结构，称为骨单位。同一骨单位内的骨小管相互连通，最内层的骨小管均开口于中央管，构成血管系统与骨单位中骨细胞之间物质交换的通路。

（3）**间骨板**：位于骨单位之间或骨单位与内、外环骨板之间形态不规则的骨板，是骨生长和改建过程中原有的骨单位或内、外环骨板被吸收后的残留部分。

3．**骨膜** periosteum 分为骨外膜和骨内膜。

四、血液

血液 blood 是流动于心血管内的液态结缔组织，由血浆和血细胞组成。成人循环血容量约为 5L，占体重的 7%～8%。

（一）血浆

血浆 blood plasma 相当于细胞间质，约占血液容积的 55%，其中 90% 是水，其余为血浆蛋白（白蛋白、球蛋白、纤维蛋白原）、脂类、脂滴、无机盐、酶、激素、维生素和各种代谢产物等。血液凝固后析出淡黄色透明的液体，称为血清。血清的成分基本上与血浆一致，只是不含纤维蛋白原。

（二）血细胞

血细胞 haemocytes 约占血液容积的 45%，包括红细胞、白细胞和血小板（血细胞形态结构）的光镜观察，通常采用瑞特（Wright）或吉姆萨（Giemsa）染色的血涂片标本（图 1-17）。

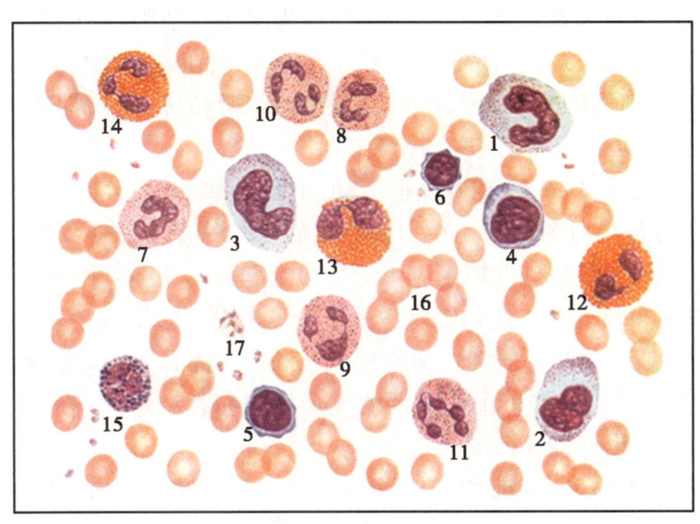

图 1-17 各种血细胞

1．红细胞；2～8．中性粒细胞；9、10．嗜酸性粒细胞；11．嗜碱性粒细胞；12～16．淋巴细胞、17．单核细胞

血细胞形态、数量、比例和血红蛋白含量的测定称为血象。患病时，血象常有显著变化，故检查血象对了解机体状况和诊断疾病有重要意义。血细胞分类和正常值见表1-2。

表1-2 血液组成、血细胞分类和血细胞正常值

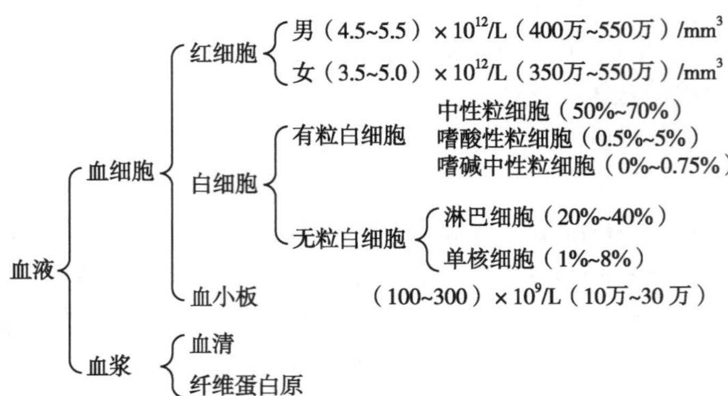

1．**红细胞** red blood cell　血液中数量最多的一种细胞。成熟的红细胞呈双面微凹的圆盘状，中央较薄，周缘较厚，无细胞核和细胞器，胞质内充满血红蛋白（Hb）。血红蛋白具有结合与运输 O_2 和 CO_2 的功能。

知识链接

贫血

外周血中红细胞数少于 3.0×10^{12}/L 或 Hb 低于 100g/L，称为贫血。引起贫血的原因很多，包括造血材料的缺乏、长期慢性失血、造血功能障碍等。因此，贫血常是一种症状，而非具体疾病。但不同类型贫血，都有共同的临床表现，最早出现的症状是疲乏、困倦、软弱无力、皮肤苍白、面色无华。

血液中血红蛋白的含量男性为120～150g/L，女性为110～140g/L。外周血中除大量成熟红细胞以外，还有少量未完全成熟的红细胞，称为网织红细胞，在成人约为红细胞总数的0.5%～1.5%，新生儿可达3%～6%。网织红细胞的计数在临床上可作为衡量红骨髓造血功能的一项指标。红细胞的寿命为120天，衰老的红细胞被肝、脾、骨髓等处的巨噬细胞所吞噬。

2．**白细胞** white blood cell　能做变形运动，具有防御和免疫功能。根据白细胞胞质有无特殊颗粒，可分为有粒白细胞和无粒白细胞。有粒白细胞又根据颗粒的嗜色性，分为中性粒细胞、嗜酸性粒细胞和嗜碱性粒细胞。无粒白细胞分为单核细胞和淋巴细胞。

（1）**中性粒细胞** neutrophil：在白细胞中数量最多，细胞呈球形。核的形态多样。细胞核一般分为2～5叶，以2～3叶者居多。细胞质中充满细小而分布均匀的淡紫红色颗粒，内含有多种水解酶。中性粒细胞具有十分活跃的变形运动和吞噬功能，在吞噬、分解细菌等异物后，中性粒细胞本身也变性坏死成为脓细胞。

（2）**嗜酸性粒细胞** eosinophil：细胞呈球形。核常分2叶。胞质内充满粗大而分布均匀的橘红色嗜酸性颗粒，内含有组胺酶和多种酸性水解酶。嗜酸性粒细胞能吞噬抗原抗体复合物，减轻过敏反应，并可杀灭寄生虫。患过敏性疾病或寄生虫感染时，血液中嗜酸性粒细胞数量可明显增多。

（3）**嗜碱性粒细胞** basophilic cell：细胞呈球形。核呈球形或不规则形，常被胞质颗粒掩盖。胞质内充满大小不等、分布不均的蓝紫色嗜碱性颗粒，内含有肝素和组胺等。功能与肥大细胞类似，可参与过敏反应。

（4）**单核细胞** monocyte：在白细胞中体积最大，呈圆形或椭圆形。胞核呈卵圆形、肾形、马蹄形或不规则形。胞质较多，弱嗜碱性，染成淡灰蓝色。单核细胞是巨噬细胞的前身，具有变形运动和一定的吞噬功能。

（5）**淋巴细胞** leukocyte：细胞呈圆形或椭圆形，分大、中、小 3 种。小淋巴细胞数量最多，细胞核圆形，一侧常有小凹陷，染色质致密呈块状，着色深，核占细胞的大部；胞质很少，在核周围，嗜碱性，染成蔚蓝色。淋巴细胞可分为 T 淋巴细胞和 B 淋巴细胞等。T 淋巴细胞参与细胞免疫，B 淋巴细胞参与体液免疫。

3. **血小板** platelet：又称为血栓细胞，它是骨髓中巨核细胞胞质脱落下来的小块。血小板体积甚小，呈双凸扁盘状。血小板常呈不规则，聚集成群。血小板在止血和凝血过程中起重要作用。当血小板低于 100×10^9/L 时会导致皮下出血，临床上称为血小板减少性紫癜。

第四节　肌　组　织

肌组织 muscular tissue 主要由具有收缩功能的肌细胞构成，肌细胞间仅有有少量的结缔组织、血管、淋巴管和神经等。肌细胞呈细长纤维状，故又称为肌纤维。肌细胞膜称为肌膜，细胞质称为肌浆，其中的滑面内质网称为肌质网。肌细胞的结构特点是肌浆内含有大量的肌丝，它们是肌细胞收缩与舒张运动的主要物质基础。根据结构和功能特点将肌组织分为骨骼肌、心肌和平滑肌 3 种。

一、骨骼肌

骨骼肌 skeletal muscle 因主要附着于骨骼而得名，分布于头颈部、躯干和四肢等处。

（一）骨骼肌细胞的光镜结构

骨骼肌细胞呈细长圆柱状，有横纹的多核细胞，长一般为 1～40mm，直径 10～100μm。细胞核呈扁椭圆形，骨骼肌细胞可有几十个甚至几百个细胞核，位于肌浆的周边，紧靠肌膜排列（图 1-18）。肌浆内含有大量与肌细胞长轴平行排列的肌原纤维。在每条肌原纤维上有着色浅的明带（又称 I 带）和着色深的暗带（又称 A 带），I 带和 A 带交替排列。在同一肌细胞中，所有肌原纤维的 I 带和 A 带都互相对齐，准确地排列在同一平面上，因而肌细胞都呈现出明暗相间的周期性横纹（图 1-19）。

肌原纤维 A 带的中部，有一较明亮的窄带，称 H 带；H 带的中央有一条深色的 M 线。在 I 带的中央有一条深色的细线，称 Z 线。相邻两条 Z 线之间的一段肌原纤维，称为肌节，每个肌节都由 1/2I 带 +A 带 + 1/2I 带所组成。肌节是骨骼肌细胞结构和功能的基本单位（图 1-20）。

（二）骨骼肌细胞的超微结构

1. **肌原纤维** myofibril　每条肌原纤维由粗、细两种肌丝有规律地平行排列组成。粗肌丝位于肌节的 A 带，中央借 M 线固定，两端游离。细肌丝位于 Z 线的两侧，其一端固定于 Z 线上，另一端伸入 A 带内的粗肌丝之间，直达 H 带的边缘。因此，I 带内只有细肌丝，H 带内只有粗肌丝，而 H 带两侧的 A 带内既有粗肌丝又有细肌丝（图 1-21）。

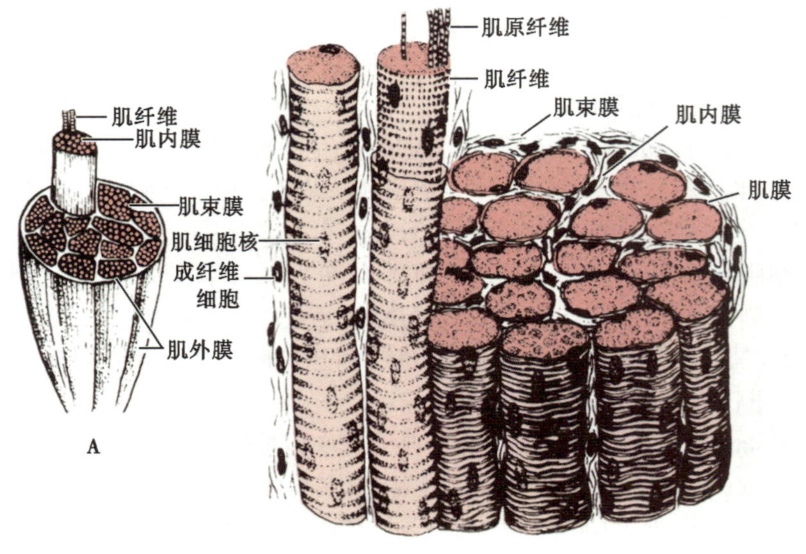

图 1-18 骨骼肌立体结构

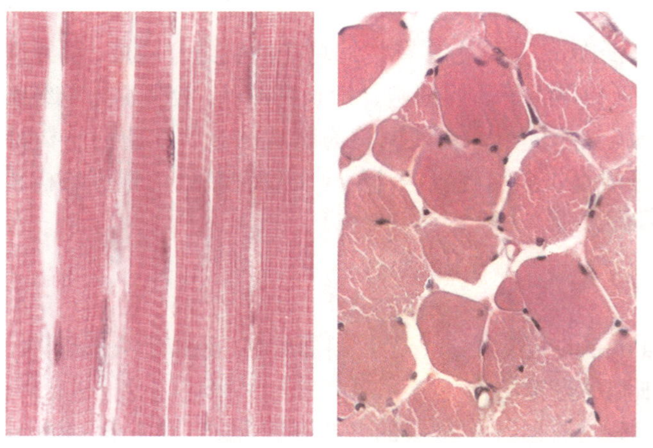

图 1-19 骨骼肌细胞的纵切和横切面

知识链接

肌丝的结构

1. **粗肌丝的分子结构** 粗肌丝由若干个肌球蛋白分子组成。若干肌球蛋白分子的杆状部聚合在一起形成粗肌丝的主干，头部突出于主干四周的表面，形成电镜下所见的横桥。横桥在粗肌丝上的分布是有规律的，而且正好与粗肌丝周围的细肌丝相邻。横桥有两个主要特征：一是具有 ATP 酶的活性，在一定的条件下酶的活性增高，可分解 ATP 而获得能量；二是在一定的条件下能与细肌丝中的肌纤蛋白分子发生可逆性的结合，从而拖动细肌丝向粗肌丝之间滑行。

2. **细肌丝的分子结构** 细肌丝由肌动蛋白、原肌球蛋白和肌钙蛋白组成。肌动蛋白构成细肌丝的主干，其上有能与横桥结合的位点。原肌球蛋白在肌细胞舒张时，位于横桥与肌纤蛋白之间，刚好遮盖住肌动蛋白上的结合位点，从而阻止了横桥与肌纤蛋白的结合。肌钙蛋是 Ca^{2+} 的受体。它按一定的间隔与原肌球蛋白分子结合在一起。

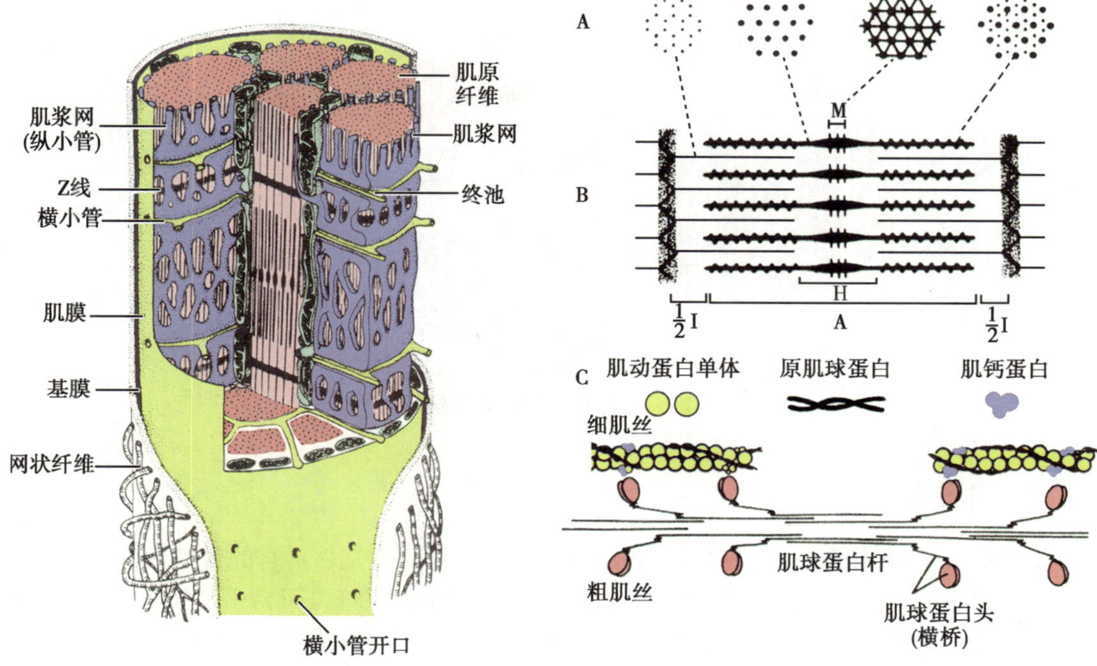

图 1-20 骨骼肌细胞的超微结构模式图

图 1-21 粗、细肌丝的分子结构示意图

2. **肌管系统** myotubule system 是指包绕在每一条肌原纤维周围的膜性囊管状结构，由横小管和肌质网两个独立的系统所组成。

(1) **横小管** transverse tubule：是由肌膜向肌浆内凹陷形成的小管，其走行方向与肌细胞长轴垂直。横小管的功能是将肌膜的兴奋性快速同步地传至每根肌原纤维的每个肌节。

(2) **肌质网** sarcoplasmic reticulum：是肌细胞内的滑面内质网，位于相邻两条横小管之间，包绕在肌原纤维的周围，大部分走行方向与肌细胞的长轴一致。肌质网在靠近横小管的两侧较扩大，并互相吻合成与横小管平行并紧密相贴的环形扁囊，称为终池。横小管及其两侧的终池合称三联体。终池的作用是通过对 Ca^{2+} 的储存、释放和再聚集，调节肌浆内 Ca^{2+} 浓度的功能，在肌细胞的收缩过程中起重要作用。

二、心肌

心肌 cardiac muscle 分布于心壁和邻近心脏的大血管壁上。心肌收缩有自动节律性，缓慢而持久，不易疲劳。

心肌细胞的光镜结构

心肌细胞呈不规则的短圆柱状，有分支，互联成网状。互相连接处，染色较深的线状结构，称为闰盘。心肌细胞的核呈卵圆形，一般仅有一个，位于细胞的中央，少数为双核。心肌细胞内的横纹不如骨骼肌细胞的明显（图 1-22）。心肌细胞一般无再生能力，损伤后有结缔组织替代。

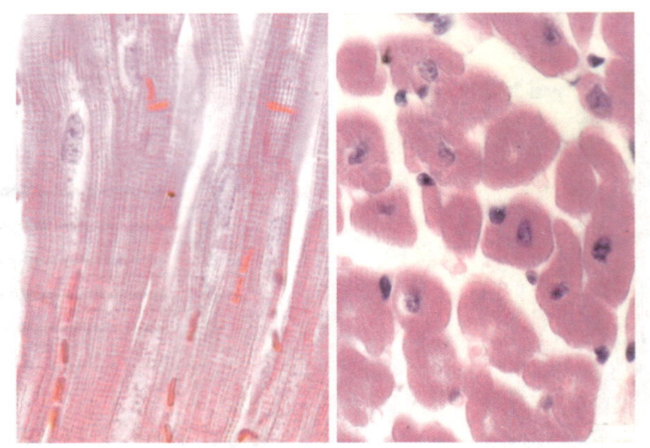

图 1-22 心肌细胞的纵切和横切面

三、平滑肌

平滑肌 smooth muscle 广泛分布于内脏器官和血管壁等中空性器官的管壁内。

平滑肌细胞呈长梭形，短的只有 20μm，长者可达 500μm（妊娠子宫平滑肌）。每条平滑肌细胞只有一个杆状或椭圆形细胞核，位于细胞中央。胞质呈嗜酸性，染色较深（图 1-23）。

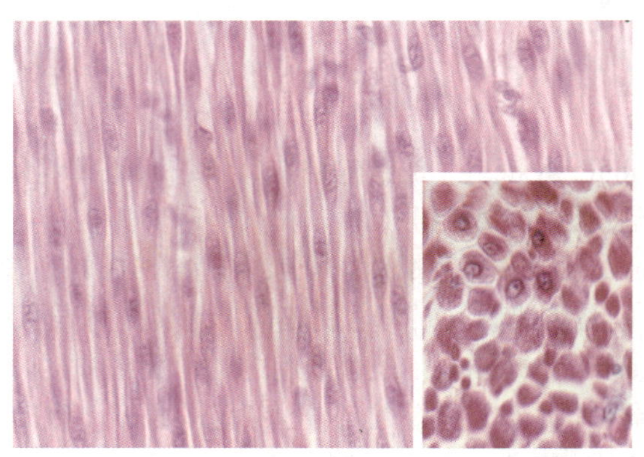

图 1-23 平滑肌细胞纵切和横切面

第五节 神经组织

神经组织 nervous tissue 由神经细胞和神经胶质细胞组成，它们都是高度分化具有突起的细胞，是神经系统中最主要的组成部分。神经细胞是神经系统的结构和功能单位，故又称**神经元** neure，约有 10^{12} 个。具有感受刺激、整合信息和传导冲动的功能，有些神经元还具有内分泌功能。神经胶质细胞分布于神经元之间，无传导神经冲动的功能。对神经元起营养、支持、保护和绝缘等作用，构成神经元生长、分化和功能活动的微环境。

一、神经元

（一）神经元的形态结构

神经元的形态多样，大小不一，但都有突起。神经元一般由胞体和突起两部分构成。

1. 胞体 是神经元的营养和代谢中心。胞体形态多样，大小悬殊。细胞核位于细胞的中央，核大而圆，染色浅，核仁大而明显。细胞膜具有接受刺激、处理信息、产生和传导神经冲动的功能。细胞质又称核周质，除有一般的细胞器外，还有神经元特殊性的结构如尼氏体和神经原纤维（图 1-24）。

（1）**尼氏体** Nissl body：是神经元细胞质内呈嗜碱性的颗粒状或小块状物质。尼氏体由许多平行排列的粗面内质网和游离核糖体构成。神经元胞体内含有大量的尼氏体和发达的高尔基复合体，表明该细胞具有旺盛的合成蛋白质的功能。

（2）**神经原纤维** nerve fibril：在镀银染色的切片中，神经原纤维呈棕黑色细丝，相互交织成网，伸入轴突和树突内。神经元纤维是由排列成束的神经丝和微管构成。它们构成神经元的细胞骨架，除有支持作用外，还参与细胞内的物质运输。

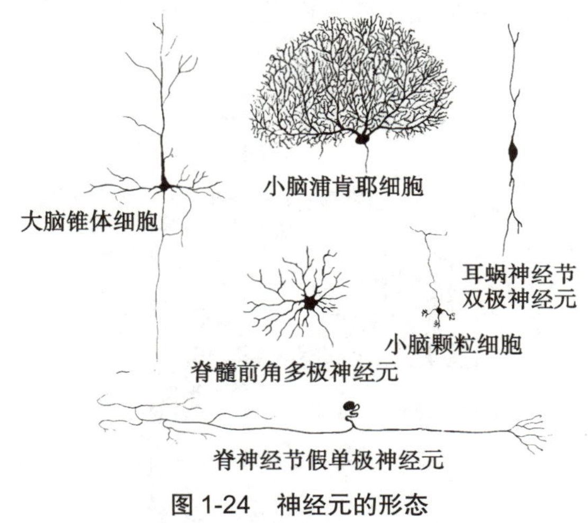

图 1-24 神经元的形态

2. 突起 由神经元的细胞膜和细胞质向表面突出形成，分为树突和轴突两种（图 1-25）。

（1）**树突** dendron：一个神经元有一个或多个树突，其内部结构与核周质基本相似，也含有尼氏体和神经原纤维等。树突呈树枝状分支。树突由于分支多，又有树突棘，因而极大地增加了神经元接受刺激的表面积。树突的功能主要是接受刺激，并将神经冲动传向胞体。

（2）**轴突** axis cylinder：一个神经元只有一个轴突，轴突一般比树突细而长，短者仅仅数微米，长者可达 1m 以上，表面光滑，粗细均匀，可有侧支呈直角分出，轴突末端的分支较多，形成轴突终末。轴突内无尼氏体。轴突的主要功能是传导神经冲动至效应细胞。

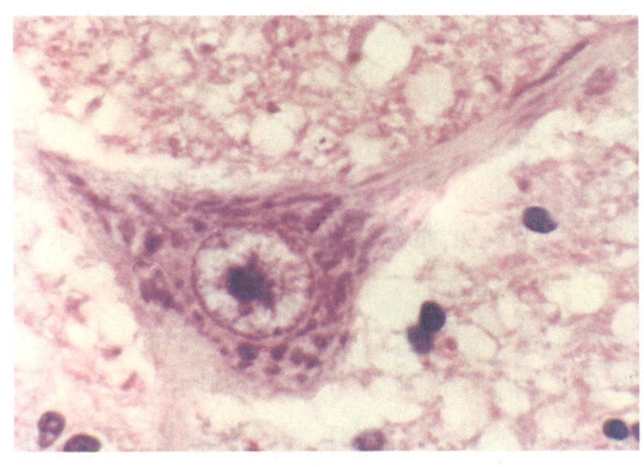

图 1-25 脊髓运动神经元（HE 染色）

（二）神经元的分类

1. 根据神经元突起的数目　可将神经元分为 3 类：①多极神经元：有一个轴突和多个树突，运动神经元和中间神经元一般都是多极神经元；②双极神经元：有两个突起，一个是树突，另一个是轴突；③假单极神经元：从胞体发出一个突起，距胞体不远处又分为两支，一支分布到外周的其他组织和器官，称为周围突；另一支则进入中枢神经系统，称为中枢突。

2. 根据神经元的功能　可将神经元分为 3 类：①感觉神经元：又称传入神经元，多为假单极神经元，它能接受体内、外的化学或物理性刺激，并将信息传向中枢；②运动神经元：又称传出神经元，多为多极神经元，它能将神经冲动传至肌细胞或腺细胞，从而引起肌细胞的收缩或腺细胞的分泌；③中间神经元：又称联络神经元，主要为多极神经元，位于感觉神经元与运动神经元之间，起信息加工和传递作用。人类的神经系统中，中间神经元最多，占神经元总数的 99% 以上，在中枢神经系统内构成复杂的神经元网络，是学习、记忆和思维的重要结构基础（图 1-26）。

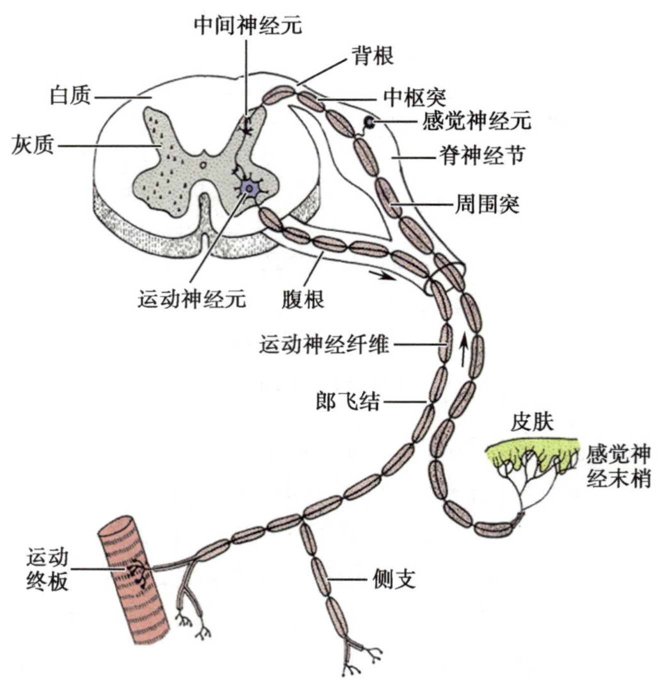

图 1-26　不同功能的神经元

二、突触

（一）突触的概念

突触 synapse 是神经元与神经元之间，或神经元与非神经细胞之间一种的细胞连接，是神经元传递信息的重要结构。神经元通过突触相互衔接组成复杂的神经网络和神经传导通路，从而完成神经系统的各种功能活动。

（二）突触的分类

根据突触传导信息的方式，可将突触分为化学突触和电突触两大类。

1. **电突触** electrical synapse　是以电流作为信息载体，冲动的传导是双向性的。人类很少。

2. **化学突触** chemical synapse　是以某种化学物质作为传递信息的媒介，这种化学物质称为神经递质。人类的神经系统中以化学突触占大多数，通常所说的突触是指化学突触而言。在神经元之间的化学突触中，最常见的是一个神经元的轴突与另一个神经元的树突、树突棘或胞体连接，分别构成轴 - 树突触、轴 - 棘突触和轴 - 体突触。

（三）化学突触的结构

在电镜下，化学突触由突触前膜、突触间隙和突触后膜 3 部分构成。两者之间宽约 15～30nm 的狭窄间隙称为突触间隙。突触前膜通常是神经元的轴突终末，内含大量突触小泡和少量线粒体等。突触小泡内含神经递质。突触后膜上具有特异性的接受神经递质的受体，一种受体只能与一种神经递质相结合（图 1-27）。

当神经冲动传递到突触前膜时，突触小泡贴近突触前膜并与之融合，神经递质以胞吐方式释放到突触间隙内，并与突触后膜上的相应受体结合，从而引起突触后神经元的兴奋或抑制。突触的兴奋或抑制，取决于神经递质及其受体的种类。化学突触在神经元之间的冲动传递是单向性传导，且有时间延搁。

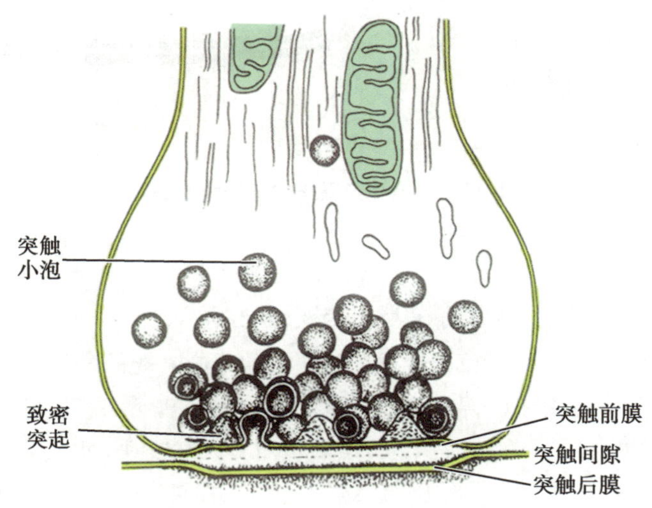

图 1-27　化学突触超微结构模式图

三、神经胶质细胞

神经胶质细胞 neuroglial cell 与神经元一样具有突起，但不分树突和轴突，也没有传导神经冲动的功能，其数量比神经元多 10～50 倍。在神经元与神经元之间，或神经元与非神经细胞之间，除了突触部位外，一般都被神经胶质细胞分隔、绝缘，从而保证信息传递的专一性和不受干扰。神经胶质能分泌神经营养因子和多种生长因子，对神经元的分化、营养和功能的维持以及损伤后的神经元可塑性变化等有重要作用。

根据其分布位置的不同，可分为以下两类。

（一）中枢神经系统的神经胶质细胞

包括**星形胶质细胞** astrocyte、**少突胶质细胞** oligodendroglia、**小胶质细胞** microglia、**室管膜细胞** ependymal cell（图 1-28）。

（二）周围神经系统的神经胶质细胞

包括施万细胞 Schwann cell、卫星细胞 satellite cell。

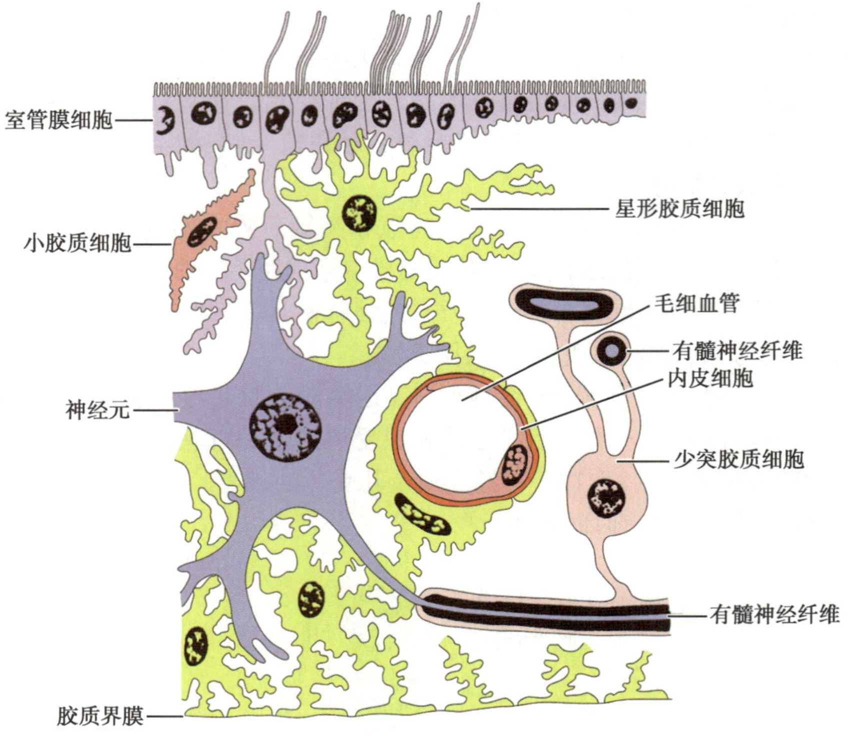

图 1-28　中枢神经系统的神经胶质细胞

知识链接

爱因斯坦的大脑之迷

爱因斯坦是天才的科学家，他的大脑始终是医学家感兴趣的研究课题。1955 年 4 月，爱因斯坦博士逝世于美国东海岸新泽西州的普林斯顿市，享年 76 岁（图 1-29）。他逝世后，由 3 位科学家保存了他的大脑，经过辗转周折，1985 年，由美国加州大学伯克莱分校的神经科学家戴蒙德教授做了脑组织切片研究，在与 11 名死者的脑切片比较后发现，爱因斯坦的大脑神经胶质细胞非常多，每个神经元周围神经胶质细胞数量比普通人多 73% 以上。有些学者因而推测，神经元执行的功能越复杂，越需要神经胶质细胞的支持。神经胶质细胞的增多，对思维活动的保持具有重要意义，对人的智力也产生举足轻重的影响。

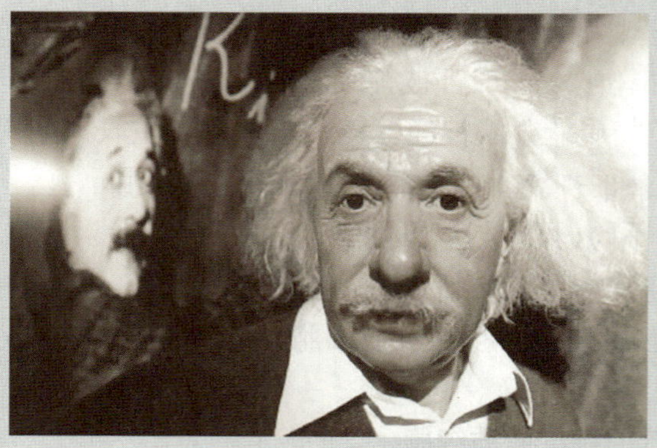

图 1-29　爱因斯坦

四、神经纤维

神经纤维 nerve fiber 由神经元的长突起和包在它外面的神经胶质细胞构成。中枢神经系统中神经纤维的胶质细胞是少突胶质细胞，周围神经系统中神经纤维的胶质细胞是施万细胞。根据包裹轴突的神经胶质细胞是否形成髓鞘，可将神经纤维分为有髓神经纤维和无髓神经纤维两种。神经纤维主要构成中枢神经系统的白质和周围神经系统的脑神经、脊神经和内脏神经。

（一）有髓神经纤维

有髓神经纤维 myelinated fiber 的轴突，除起始段、终末段和郎飞结外，均包有髓鞘。髓鞘呈节段性包绕轴突，相邻节段间无髓鞘的狭窄处，称为郎飞结，轴突的侧支均自郎飞结处发出。相邻两个郎飞结之间的一段神经纤维，称为结间体（图 1-30）。

有髓神经纤维的神经冲动是通过郎飞结处裸露的轴膜呈跳跃式传导的，即从一个郎飞结跳跃到下一个郎飞结，故传导速度快。

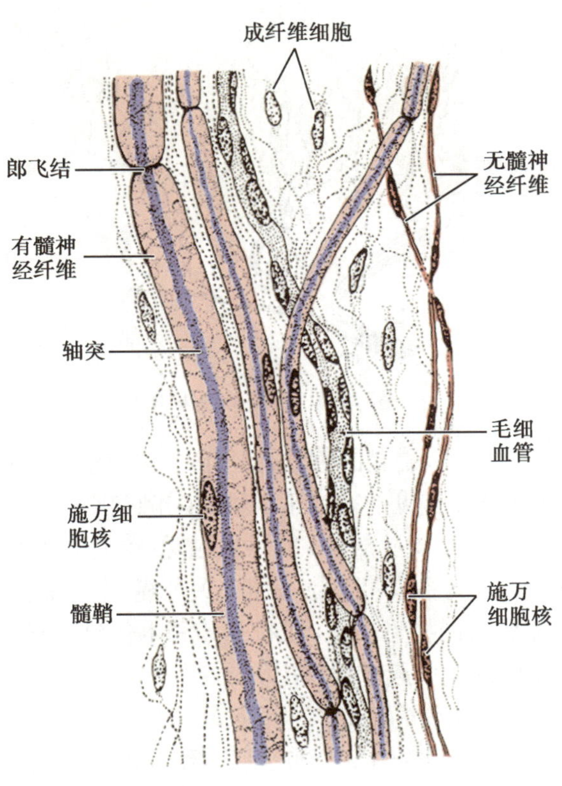

图 1-30 有髓神经纤维

（二）无髓神经纤维

周围神经系统内的**无髓神经纤维** unmyelinated nerve fiber 由神经元的突起和包在它外面的施万细胞构成。施万细胞不形成髓鞘，故无郎飞结。中枢神经系统内的无髓神经纤维则由神经元的突起及和包在它外面的少突胶质细胞构成。

无髓神经纤维因无髓鞘和郎飞结，神经冲动是沿着细胞膜连续传导的，故其传导速度比有髓神经纤维慢得多。

五、神经末梢

神经末梢 nerve ending 是周围神经纤维的终末部分，终止于全身各种组织或器官内，形成各式各样的末梢装置。按其功能可分为感觉神经末梢和运动神经末梢两大类。

（一）感觉神经末梢

感觉神经末梢 sensory nerve ending 是指感觉神经元（假单极神经元）周围突的终末部分，与其他组织共同构成感受器。它能接受内、外环境的各种刺激，并将刺激转化为神经冲动，传向中枢，产生感觉。感觉神经末梢按其结构可分为游离神经末梢和有被囊神经末梢两类。

1. **游离神经末梢** free nerve ending　是感觉神经元周围突的终末部分失去髓鞘后裸露的终末细小分支。分布于皮肤表皮、角膜和毛囊的上皮细胞间，或分布在各种结缔组织内，如骨膜、脑膜、血管外膜、关节囊、肌腱、韧带、筋膜和牙髓等处。能感受冷、热、疼痛等刺激（图 1-31）。

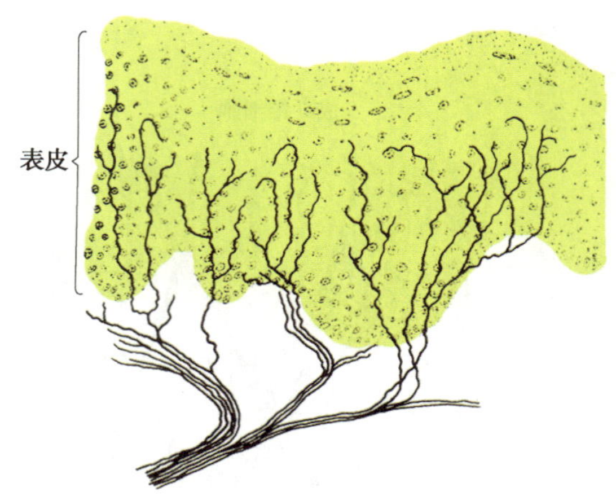

图 1-31　游离神经末梢

2. **有被囊神经末梢**　由失去髓鞘的感觉神经元周围突的终末部分和包裹在它外面的结缔组织被囊构成，其种类很多，常见的有以下 3 种。①触觉小体呈卵圆形，分布于皮肤真皮乳头层内，以手指和足趾的掌侧皮肤居多，能感受触觉；②环层小体体积较大，呈圆形或椭圆形，广泛分布于皮下组织、肠系膜、腹膜、韧带、关节囊、骨骼肌等处，能感受压觉和震动觉；③肌梭是分布于骨骼肌内的梭形小体，肌梭是一种本体感受器，主要感受骨骼肌细胞的伸缩变化，在调节骨骼肌的活动中起重要作用。

（二）运动神经末梢

运动神经末梢是运动神经元的轴突分布于肌组织和腺体内的终末部分，支配肌细胞的收缩和腺细胞的分泌，并与骨骼肌、平滑肌和腺体组成相应的效应器。运动神经末梢可分为躯体和内脏运动神经末梢两类。

1. **躯体运动神经末梢**　分布于骨骼肌内。神经纤维抵达骨骼肌细胞之前失去髓鞘并反复分支，每个分支终末与一条骨骼肌细胞形成一个椭圆形板状隆起，称为运动终板（图 1-32），运动终板的结构与化学突触极其相似，故又称**神经肌突触** neuromuscular synapse。

2. **内脏运动神经末梢**　分布于内脏及心血管的平滑肌、心肌和腺体等处，与效应细胞构成突触结构。当神经冲动传至神经末梢时，神经递质释放，作用于效应细胞膜上的相应受体，从而引起肌细胞的收缩和腺细胞的分泌。

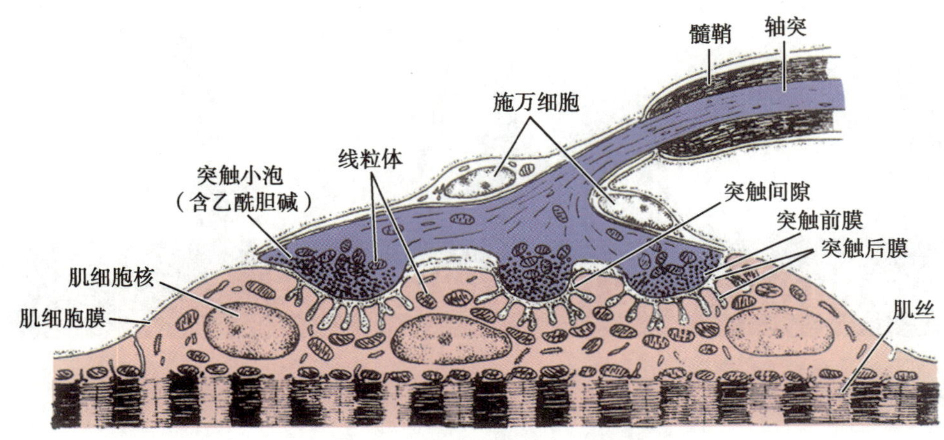

图 1-32　运动终板超微结构模式图

神经细胞和神经胶质细胞在结构和功能方面虽有区别，但又是密切相关的统一体，以特有的形式组成极其复杂的神经组织。

（李　智）

实践 1

显微镜的构造、使用与被覆上皮

【实践目的】

1. 知道显微镜的主要结构和功能。
2. 学会低倍镜和高倍镜的正确使用。
3. 学会用显微镜观察各上皮组织镜下结构。
4. 说出各类被覆上皮的形态特点。
5. 观察上皮细胞游离面的某些特殊结构，如纤毛。

【实践器材准备】

显微镜，单层柱状上皮（胆囊切片、HE 染色），假复层纤毛柱状上皮（气管横切片，HE 染色），复层扁平上皮（食管横切片，HE 染色）

【实践学时】 2 学时

显微镜的使用

【实践步骤】

（一）实践内容

显微镜的构造（实践图 1）

（1）机械部分

镜座：显微镜的底座，呈马蹄形、方形或圆形。

镜臂：显微镜的支柱，也是手持的部位。

载物台：放置切片的平台，其中央为聚光镜镜片。上面装有切片夹，用来固定切片。侧面或上面有载物台螺旋，用于在前后、左右方向上移动切片。

镜筒：位于镜臂前上方，上接目镜，下接物镜。

焦距调节螺旋：调节物镜与载物台之间的距离，从而调节焦距。常有两组调节螺旋，即粗调（进行较大幅度的调节）和细调（进行精细的调节），一般向前旋转，镜筒下降，向后旋转则上升。

旋转盘：安装在镜筒下端的圆盘，装有不同放大倍数的物镜。旋转时可将不同的物镜镜头对准镜筒。

（2）光学部分

目镜：装于镜筒的上端，镜头上标有 5×、10× 等放大倍数。

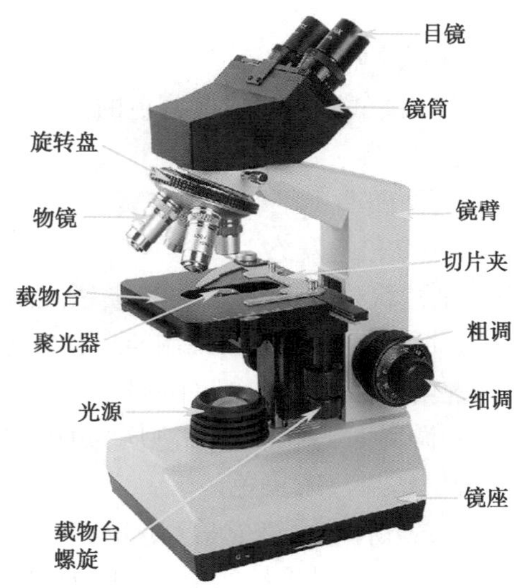

实践图 1 显微镜的构造

物镜：装于旋转盘的下端，一般分为低倍镜（10×）、高倍镜（40×）和油镜（100×）。

聚光器：装于载物台的下方，可聚集光线，增强视野的亮度。在聚光器后方的右侧有聚光器升降螺旋，可使聚光器升降，从而调节视野的亮度。聚光器的底部装有光圈，可开大或缩小，控制光的进入量。

光源：装于聚光器下方，现光源一般都内置。

（二）实践方法

1. 取镜　取显微镜时，右手握住镜臂，左手托住镜座。放置显微镜时，应使镜臂朝向自己，轻放、放稳，离实验台边缘 5～10cm。

2. 对光　用旋转盘将目镜切换至低倍镜，通过升高或降低坐凳，把显微镜调整到适于观察的位置；左眼对准目镜，打开光圈，调节聚光器，使视野的亮度适宜、均匀；右眼可观察资料或注意绘图。

3. 低倍镜的使用　取一组织切片，正面朝上放在载物台上，用载物台螺旋将切片标本移到中央（聚光器的上方）；用粗调将目镜移至距标本 3～5mm 处。用目镜边观察边转动粗调，使物镜与载物台之间的距离逐渐增大，当视野中有物像时，改用细调，直到看清楚物像为止。

4. 高倍镜的使用　先在低倍镜下找到需要放大观察的结构，并将其用载物台螺旋移到视野中央；换用高倍镜，同时调节细调，便可看清楚物像。

显微镜使用结束后，下降载物台，取下玻片，转动旋转盘使物镜呈八字形，并转动粗调物镜与载物台之间的距离为最大。用绸布擦拭镜筒、镜臂等处，放回显微镜箱。

注意事项：看显微镜时两眼都要睁开，左眼看镜下结构，右眼可绘图；调焦用左手，右手用于画图或其他操作。

被覆上皮实践

【实践步骤】

（一）实践内容

镜下观察单层柱状上皮、假复层纤毛柱状上皮、复层扁平上皮。

（二）实践方法

单层柱状上皮（胆囊切片，HE染色）。

1. 肉眼观察　切片呈长条形，高低不平染成紫蓝色的部分是胆囊内面的黏膜皱襞。将此层放于载物台中央，先用低倍镜观察。

2. 低倍镜观察　胆囊壁的内面凹凸不平即黏膜皱襞。表层上皮是单层柱状上皮，选择结构典型的上皮移至视野中央，换高倍镜观察。

3. 高倍镜观察　上皮细胞呈柱状，排列紧密。细胞质染成粉红色，细胞核呈椭圆形，位于细胞的基底部，染成深蓝色。所有上皮细胞的细胞核，基本位于同一平面上。紧贴上皮细胞基底面的粉红色细线为基膜的切面。选一段外形整齐、结构典型的单层柱状上皮，在高倍镜下绘图。注明上皮细胞的游离面、基底面、细胞质和细胞核。

假复层纤毛柱状上皮（气管横切片，HE染色）。

1. 肉眼观察　切片呈环形，靠近管腔面染成紫蓝色的部分是气管的上皮。

2. 低倍镜观察　气管腔面的假复层纤毛柱状上皮，上皮细胞排列紧密，分界不清，游离面和基底面较为整齐，核的位置高低不等，很像复层上皮。选一段结构清晰的上皮，移至视野中央，换高倍镜观察。

3. 高倍镜观察　假复层纤毛柱状上皮中的柱状细胞、杯状细胞、梭形细胞和锥形细胞的界限不清晰，细胞质染成粉红色。由于各类细胞的高低不一，所以细胞核也不在同一平面上。上皮的基膜较厚，染成粉红色。在柱状细胞之间，呈空泡状或染成深蓝色的形似高脚酒杯的是杯状细胞。在柱状细胞的游离面，排列整齐的丝状结构为纤毛，转动细调节螺旋，可观察得更加清晰。

实践内容

复层扁平上皮（食管横切片，HE染色）。

1. 肉眼观察　食管管腔面染紫蓝色部分为复层扁平上皮。

2. 低倍镜观察　上皮由多层细胞构成，上皮基底面凹凸不平，是因为结缔组织呈乳头样突入造成。

3. 高倍镜观察　上皮细胞的形态因位置深浅的不同而形状各异，基底层有一层矮柱状细胞，细胞质嗜碱较强，染色较深。中间层为几层多边形的细胞，表层为几层较小的扁平细胞，有的细胞开始和下方细胞分离。

【实践报告】

镜下绘制单层柱状上皮图片。

实践2

结缔组织　肌肉组织　神经组织

【实践目的】

(1) 了解疏松结缔组织的结构特点。

(2) 认识各种血细胞。

(3) 观察骨骼肌的光镜结构。

(4) 示教观察神经元的形态。

【实践内容及材料】

显微镜、疏松结缔组织(铺片)血涂片、(人血液涂片,染色方法瑞特(Wright)氏染色法、骨骼肌(切片:舌,染色方法:HE染色)

【实践学时】 2学时

【实践步骤】

(一)实践内容

镜下观察疏松结缔组织、血涂片、骨骼肌。

(二)实践方法

疏松结缔组织(铺片,活体注射台盼蓝的家兔皮下疏松结缔组织,HE染色)

1. 肉眼观察　标本染成淡紫红。纤维互相交织成网。

2. 低倍镜观察　选择标本最薄处,可以见到交叉成网的纤维和散在纤维之间的细胞。

3. 高倍镜观察　胶原纤维数量较多,为界限不清楚、粗细不等的束状结构,染成粉红色,有些较直,有些呈波浪形。成纤维细胞:数量很多,其整体轮廓不甚清楚。大多数细胞往往只能看到椭圆形的细胞核,染色质很少,核仁较清楚。巨噬细胞胞体不规则,核染色较深,细胞质内可见大小不等的蓝色颗粒,此即被吞噬的异物颗粒。

血涂片[人血液涂片,染色方法瑞特(Wright)氏染色法]

1. 低倍镜　先选择血细胞分布比较均匀,有核细胞(白细胞)比较多,红细胞染成橘红色的部位,然后转用油镜(或高倍镜)观察。

2. 油镜结合高倍镜

(1) 红细胞:体积较小,无核。染成粉红色,中央染色比较浅,边缘染色比较深。

(2) 白细胞:体积较大,有核的细胞。

①中性粒细胞:体积较大,呈圆形。颗粒有两种,特殊颗粒细小,大小一致,分布均匀呈淡粉红色;嗜天青颗粒较大呈紫红色;核呈分叶状或杆状,一般分2～5叶。

②嗜酸性粒细胞：颗粒粗大，大小一致，分布均匀呈鲜红色；核多为2叶。

③嗜碱性粒细胞：数量极少。颗粒粗细不等，分布不均匀，呈蓝紫色；核为S形或不规则形，常被颗粒遮盖故模糊不清。

④淋巴细胞：多数为小淋巴细胞，其大小与红细胞相近，细胞核呈圆形或椭圆形，一侧常有浅凹，占细胞的大部分，染色质呈团块状，着色很深；细胞质很少，强嗜碱性呈天蓝或灰蓝色。中淋巴细胞比中性粒细胞小，核染色质略稀疏，着色略浅，有的可见核仁；胞质较多，蔚蓝色，含少量嗜天青颗粒。

⑤单核细胞：是血细胞中体积最大的细胞，圆形或卵圆形；细胞核呈肾形、马蹄铁形或不规则形，核染色质较疏松，染色浅；胞质丰富，呈浅蓝色或灰蓝色，内含许多细小的紫色嗜天青颗粒。

⑥血小板：常成群集合在血细胞之间；体积小，呈卵圆形或不规则形；其中央部常有蓝紫红色血小板颗粒，周围呈均质的浅蓝色。

骨骼肌（切片　舌　染色方法：HE染色）

1. 肉眼观察　除标本一侧有一染色较蓝的带（这是上皮组织）外，其他染成红色者为骨骼肌组织及少量腺泡。

2. 低倍镜观察　可以看到肌纤维的各种切面，在肌纤维之间还有腺组织和结缔组织等。

3. 高倍镜观察

（1）纵切面：肌纤维呈长带状（立体是圆柱状），有多个细胞核，呈扁圆形，位于细胞周边。把视野光线调暗，在肌纤维上，可看到明暗相间的周期性横纹。

（2）横切面：肌纤维呈圆形或多边形，其内有被切断的肌原纤维，呈点粒状，肌细胞核位于周边。

示教　神经元（切片：脊髓前角，HE染色）

【实践报告】

镜下绘制血细胞图片。

（李　智）

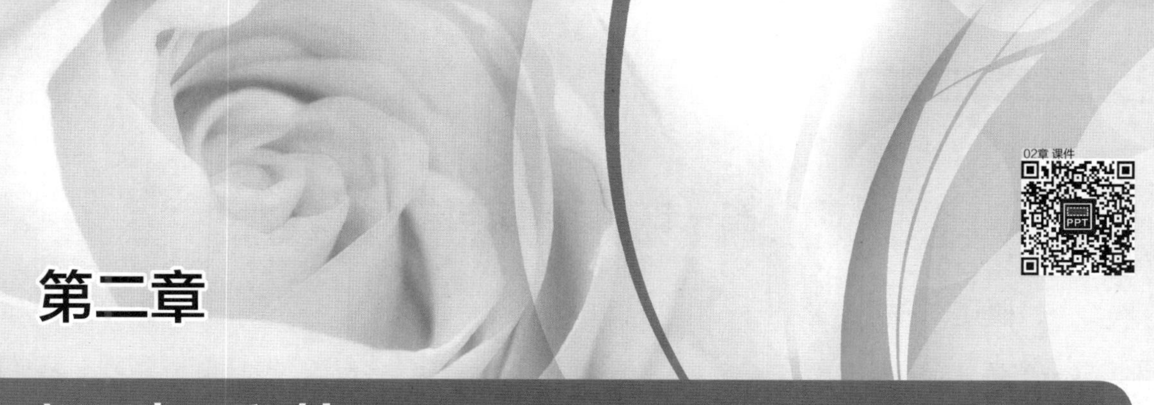

第二章

运 动 系 统

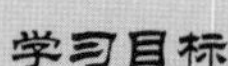

学习目标

1. 掌握全身重要的体表标志，能在活体或标本上准确定位；骨盆的构成、分界及性别差异。

2. 熟悉主要骨的名称、位置和主要结构；脊柱、胸廓的组成、形态、功能及运动形式；主要关节的组成、结构特点及运动形式；全身浅层肌肉的名称、位置、形态和功能；腹股沟管、白线、腹直肌鞘、股三角、腋窝等主要肌间结构的位置、结构。

3. 了解骨的形态分类、构造、化学成分及物理特性；骨连结的分类以及关节的结构、运动形式；肌的形态、构造、起止、辅助结构。

4. 具备应用运动系统基本理论分析、解释相关生活或临床问题的能力。

导学

生命在于运动，运动是生命的本质。田径场上的奋勇争先，舞台上的翩翩起舞，都是由人体的运动系统完成的；英姿挺拔的军姿，均匀节律的呼吸，也是由人体的运动系统来维持的。那么，人体的运动系统是由哪些部分构成的？各自的形态结构如何？它们又是如何协调共同完成上述功能的呢？现在就让我们开启学习之旅，来了解运动系统的相关知识。

运动系统由骨、骨连结和骨骼肌三部分组成。全身的骨和骨连结构成人体的支架，称为**骨骼** skeleton（图 2-1）。骨骼肌附着于骨的表面，它与骨骼共同完成支持、保护和运动等功能。在运动过程中，骨是运动的杠杆，骨连结是杠杆的支点，骨骼肌是动力部分，通过肌的收缩可牵引骨产生运动。

体表标志是指在体表能直接看到、摸到的骨性或肌性的隆起或凹陷，对于确定内脏器官、血管、神经的位置具有重要标志意义。

第一节 骨和骨连结

一、概述

（一）骨

骨 bone 是一种器官，主要由骨组织构成，富含血管、神经和淋巴管。

1. **骨的分类** 正常成年人共有骨 206 块，按所在部位可分为躯干骨、颅骨和四肢骨三部分。按形态可分为长骨、短骨、扁骨和不规则骨四类（图 2-1）。

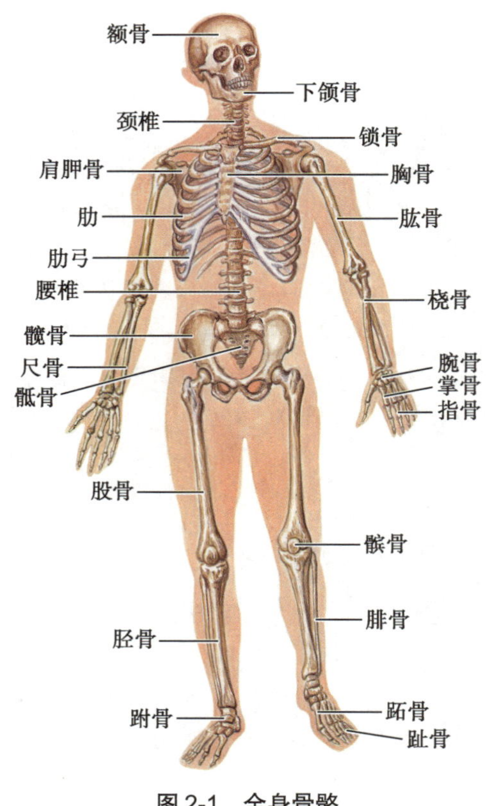

图 2-1 全身骨骼

2. **骨的构造** 骨主要由**骨质** sclerotin、**骨膜** periosteum 和**骨髓** bone marrow 等构成（图 2-2）。

（1）**骨质**：即骨组织，可分为**骨密质**和**骨松质**两类。骨密质致密坚硬，主要配布于长骨的骨干和其他骨的表面。骨松质结构疏松，呈海绵状，主要分布于长骨骨骺和其他骨的内部。

（2）**骨膜**：除关节面外，新鲜骨的表面均被有骨膜。主要成分为致密结缔组织，同时富含血管、神经和成骨细胞等，对骨的生长、营养及损伤后的修复有重要作用。

（3）**骨髓**：分**红骨髓** red bone marrow 和**黄骨髓**两种，充填于骨髓腔和骨松质的间隙内，质地软且富含血管。红骨髓具有造血功能。婴幼儿的骨髓全是红骨髓，从 5 岁以后开始，长骨骨髓腔内的红骨髓会逐渐被脂肪组织代替，转变成为黄骨髓，失去造血功能。但在机体失血过多或重度贫血时，黄骨髓可转化为红骨髓，恢复造血功能。

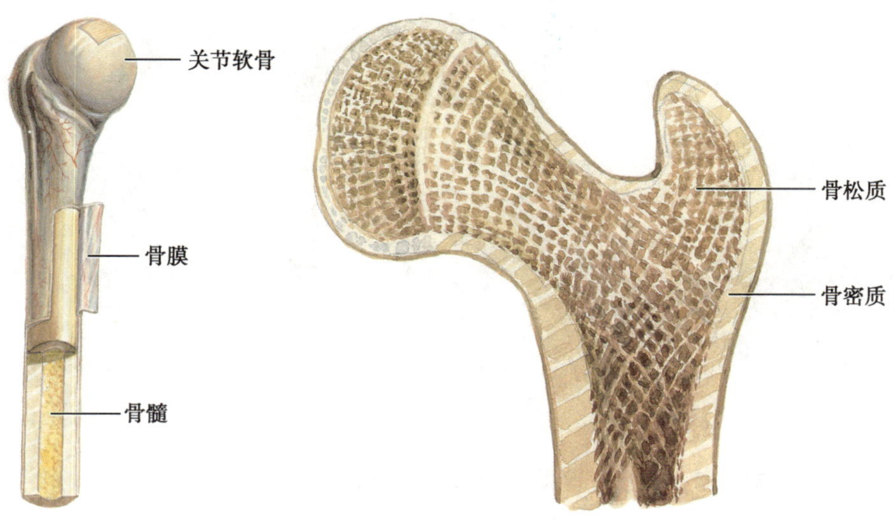

图 2-2 骨的构造

髂骨、肋骨、胸骨和椎骨等处终生保留有红骨髓。因此，临床上多在髂骨、胸骨和椎骨等处进行穿刺，抽取骨髓以检查机体的造血功能。

知识链接

骨髓移植

骨髓移植即造血干细胞移植，是将他人或患者自身的骨髓植入到患者（白血病、再生障碍性贫血、重症免疫缺陷病、急性放射病、地中海贫血等。）体内、使患者恢复正常造血及免疫功能。

骨髓移植通常分为三大类：①自体骨髓移植；②同基因骨髓移植（同卵双胞胎）；③同种异基因骨髓移植。非同卵（异基因）双生或亲生兄弟姐妹是相合的几率 1/4，人类非血缘关系的相合的几率为十万分之一。目前一般家庭中亲生兄弟姐妹少，高相合率人群减少，骨髓移植主要依靠在非血缘关系供者中寻找相合者。我国骨髓库的最高机构是中国红十字会所属的中华骨髓库，此外，各省会均建立有骨髓分库。希望大家踊跃加入到捐献造血干细胞捐助中华骨髓库的建设队伍中来。

3. **骨的化学成分和物理特性** 骨的化学成分包括有机质和无机质两种成分。有机质约占 1/3，主要成分为胶原纤维，使骨具有一定的韧性和弹性；无机质约占 2/3 主要成分是钙盐（结晶的羟基磷灰石），使骨具有很强的硬度。有机质和无机质的比例会随年龄变化而发生变化。

（二）骨连结

骨与骨之间的连接装置称为**骨连结** bony union，根据连结的形式不同，可分直接连结和间接连结两种。

1. **直接连结** 骨与骨之间借致密结缔组织、软骨或骨直接相连。构成连结的两块骨之间没有腔隙，二者之间几乎不能活动或活动性很小（图 2-3）。

2. **间接连结** 又称**滑膜关节**，简称**关节** articulation，是骨与骨之间借膜性的结缔组织囊相连，两骨面之间有明显的腔隙，内有滑液，活动度较大。

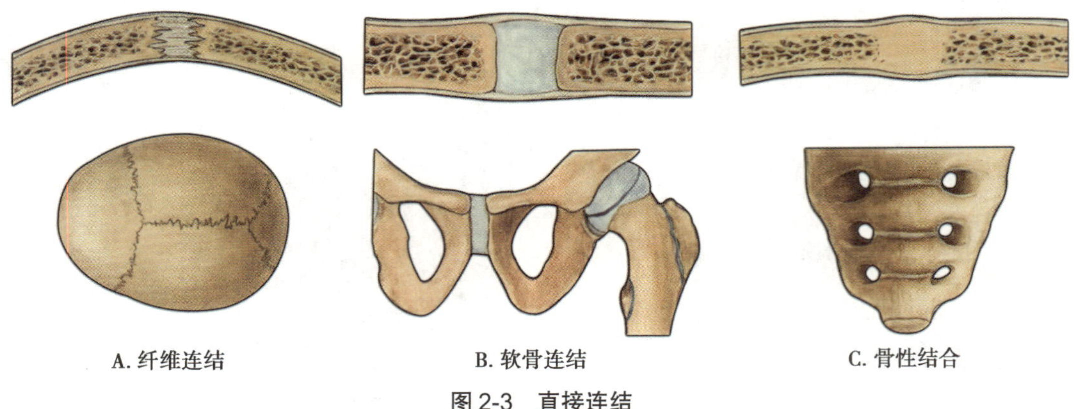

图 2-3 直接连结

（1）**关节的基本结构**：包括**关节面**、**关节囊**和**关节腔**（图 2-4）。

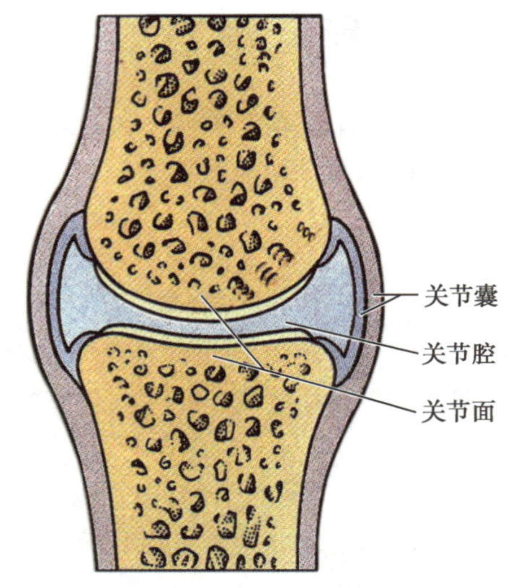

图 2-4 关节的基本结构

1）**关节面** articular surface：是构成关节各骨的对接面，表面覆有关节软骨，富有弹性，在关节运动时可减少骨面之间的摩擦和冲击。

2）**关节囊** articular capsule：是由结缔组织构成的膜性囊，可分为内、外两层。外层为纤维膜，主要成分为胶原纤维，比较坚韧；内层为滑膜层，可向关节腔内分泌滑液。

3）**关节腔** articular cavity：是由关节囊的滑膜层和关节面所围成的密闭腔隙，内含少量滑液，腔内为负压。

（2）**关节的辅助结构**：关节的辅助结构有韧带、关节盘（半月板）和关节唇等，具有增加关节的灵活性、稳固性等作用，以适应部分关节的特殊功能和需要。

（3）**关节的运动**：关节可以围绕一定的轴的运动，基本运动形式有 4 种：屈和伸、内收和外展、旋转、环转。但由于所处位置和结构不同，不同关节的运动形式、幅度有明显差别。

二、全身骨及其连结

（一）躯干骨及其连结

躯干骨共 51 块，包括椎骨、胸骨和肋三部分，借骨连结构成脊柱和胸廓。

1. **脊柱** vertebral column 由33块椎骨(颈椎7块,胸椎12块,腰椎5块,骶椎5块和尾椎4块)及其连结构成,位于躯干后壁的正中,具有支持体重、保护内部器官和运动等功能。

(1)椎骨的一般形态:**椎骨** vertebrae 可分为前部的椎体和后部的椎弓两部分,二者围成**椎孔**,所有椎骨的椎孔连成**椎管**,管内容纳脊髓。椎体呈短圆柱状,主要功能是承受压力。椎弓呈半环状,两侧与椎体相连部分称**椎弓根**,后方扁阔部分称**椎弓板**。椎弓根上、下缘分别有**椎上切迹**和**椎下切迹**,相邻椎骨的上、下切迹围成**椎间孔**,活体上有脊神经和血管通过。椎弓上有7个突起,分别为:后方1个**棘突**、两侧1对**横突**、上方和下方各有1对**上关节突**和**下关节突**(图2-5)。

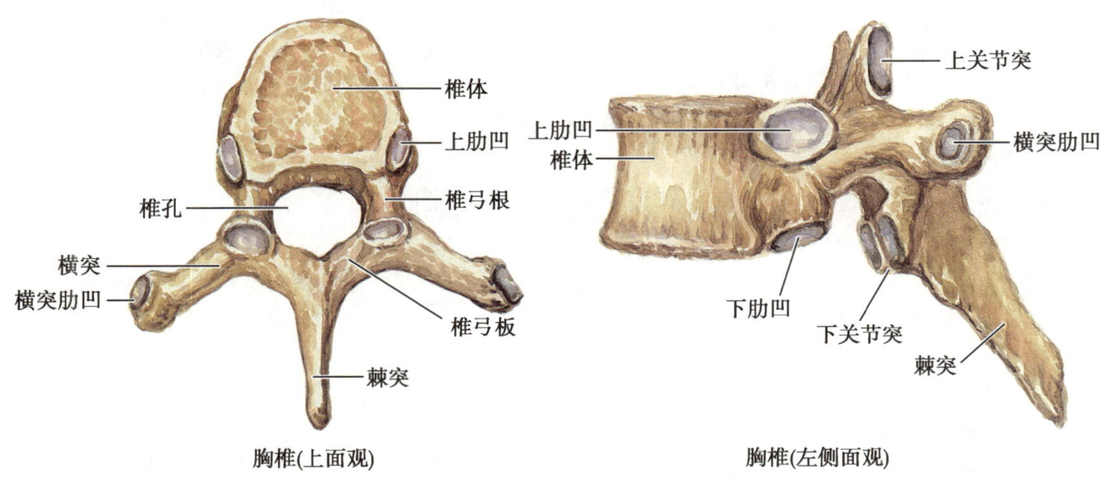

图2-5 胸椎

椎体表面为少量骨密质,内部主要由骨松质构成,故受暴力挤压时易导致压缩性骨折。

(2)各部分椎骨的主要特征

1)**颈椎** cervical vertebrae:椎体较小,棘突较短,末端有分叉,横突的根部有**横突孔**,孔内有血管通过(图2-6)。

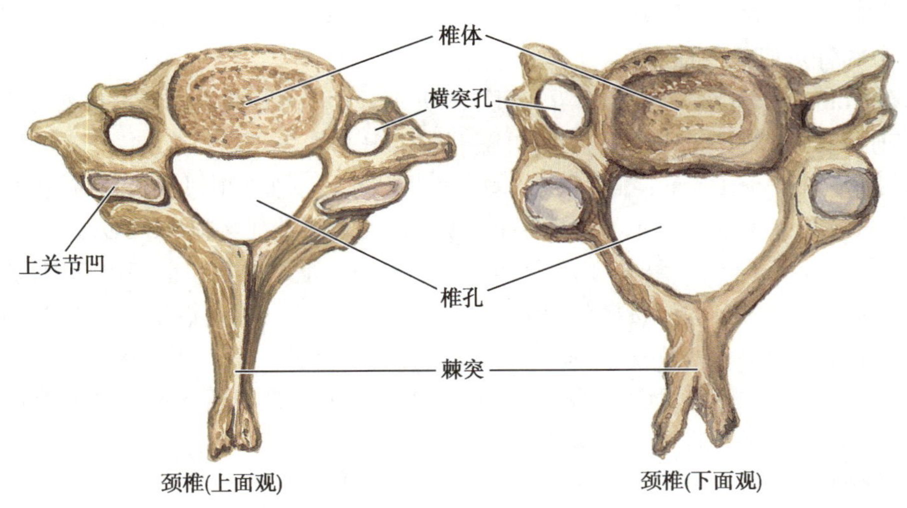

图2-6 颈椎

其中第1、2、7颈椎尤为特殊。

第1颈椎：又称**寰椎**，无椎体、棘突，近呈环形（图2-7）。

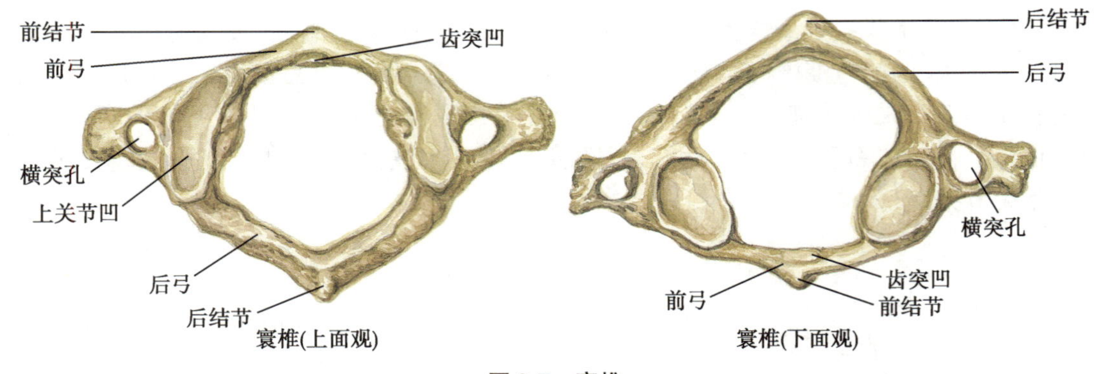

图2-7 寰椎

第2颈椎：又称**枢椎**，椎体向上有突状突起称齿突（图2-8）。

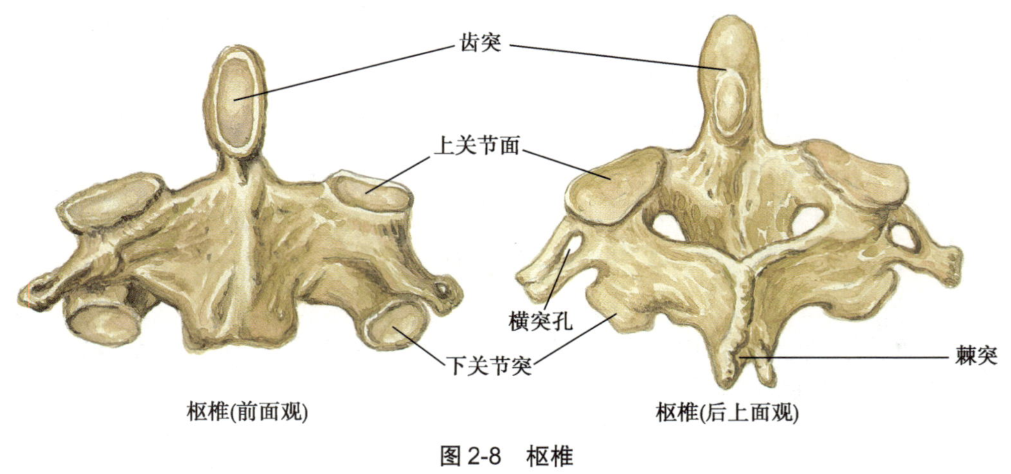

图2-8 枢椎

第7颈椎：又称**隆椎**，棘突较长且末端不分叉。当头前屈时，在颈根部易于触及，是计数椎骨序数和针灸取穴的标志。

2）**胸椎** thoracic vertebrae：椎体呈心形，棘突细长，斜向后下方。在椎体前外侧面和横突末端的前面有关节面称肋凹，与肋头构成胸肋关节（见图2-5）。

3）**腰椎** lumbar vertebrae：椎体粗大，棘突呈板状水平后伸，相邻棘突间隙较大，临床上常在下腰部（第3、4腰椎或第4、5腰椎之间）腰椎棘突之间进行穿刺（图2-9）。

4）**骶骨** sacrum：呈倒三角形，由5块骶椎融合而成。上缘中部向前突出称**岬**，为测量女性骨盆的重要标志。尖向下，接尾骨。骶骨的前面微凹，有4对**骶前孔**；后面粗糙有4对**骶后孔**。骶骨两侧面的上部有粗糙的**耳状面**，与髂骨构成骶髂关节。骶骨内部有上下纵行的管道为**骶管**，与骶前、后孔相通。骶管下端向后下方裂开形成**骶管裂孔**。骶管裂孔两侧的突起称**骶角**，是骶管麻醉的定位标志。

5）**尾骨** coccyx：由4块退化的尾椎融合而成（图2-10）。

（3）椎骨的连结：椎骨之间的连结主要有椎间盘、韧带和关节（图2-11）。

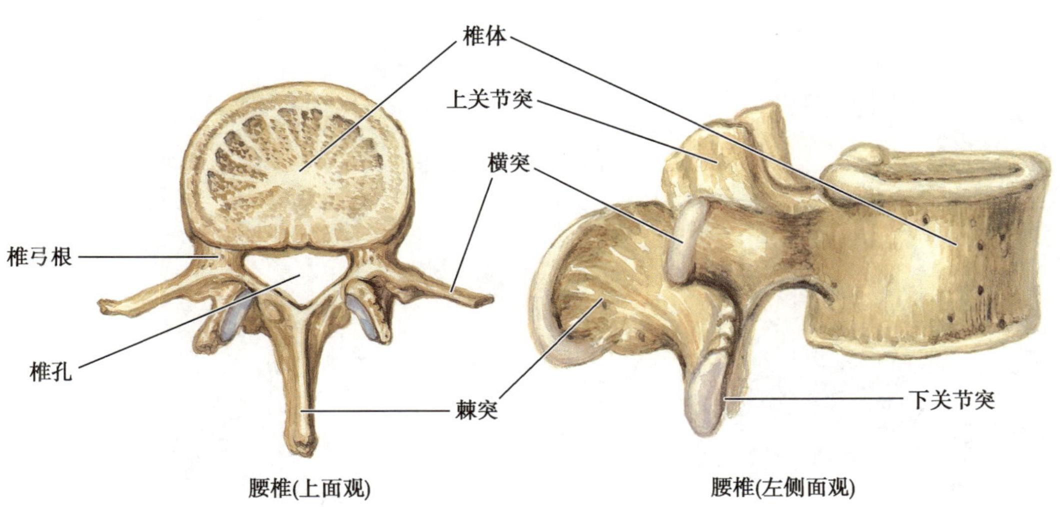

图 2-9 腰椎

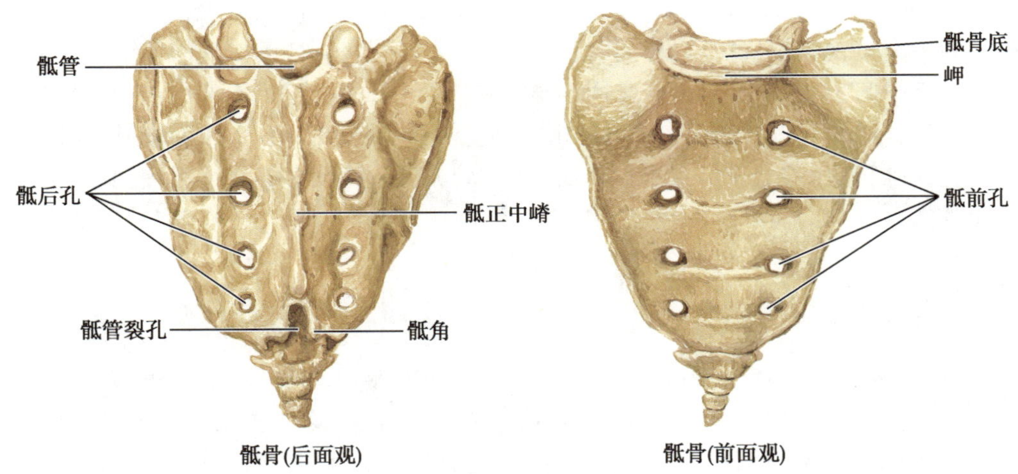

图 2-10 骶骨与尾骨

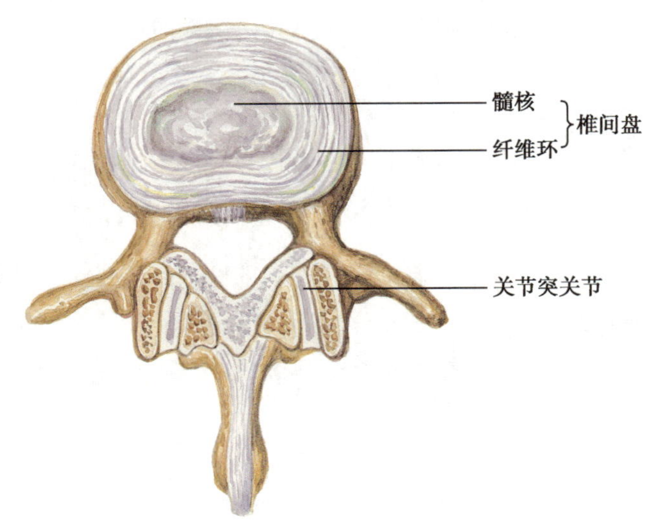

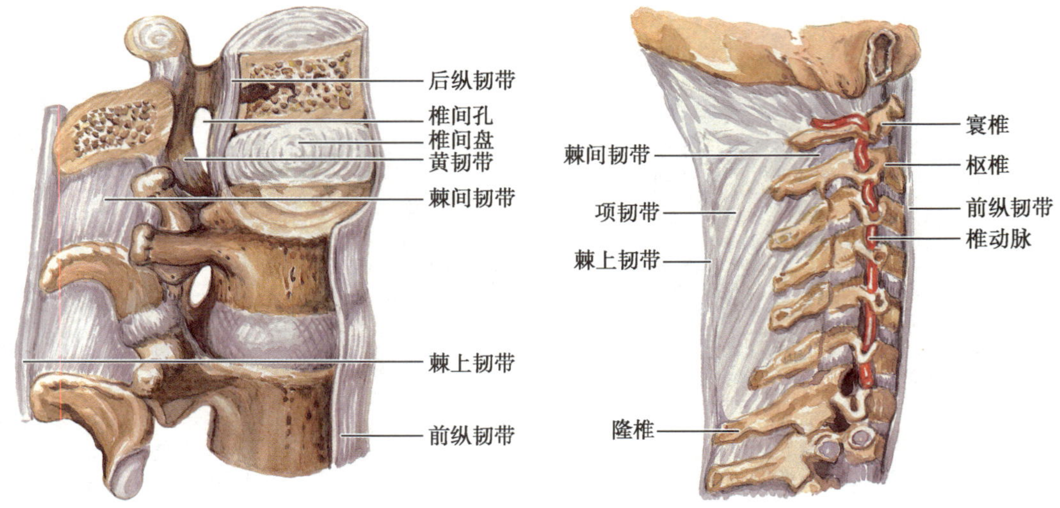

图 2-11 椎骨之间的连结

1）**椎间盘** intervertebral disc：位于相邻的两个椎体之间，由中央的**髓核**和外周的**纤维环**构成。髓核为柔软的胶状物质，富有弹性；纤维环为多层呈同心圆排列的纤维软骨，比较坚韧。椎间盘坚韧而有弹性，它既能牢固连结椎体，又可起“弹性垫”样作用，在运动时可减缓对脑的震荡。纤维环的后外侧较薄弱，由于猛力弯腰或劳损引起纤维环破裂时，髓核可突向椎间孔或椎管，压迫脊神经或脊髓，临床上称为椎间盘突出症。椎间盘突出好发于腰部，其次为颈部。

 解剖与临床

颈椎病及其防治

颈椎病指颈椎间盘退行性变、颈椎肥厚增生以及颈部损伤等引起颈椎骨质增生，或椎间盘脱出、韧带增厚，刺激或压迫颈脊髓、颈部神经、血管而产生一系列症状的临床综合征。主要表现为颈肩痛、头晕头痛、上肢麻木、肌肉萎缩、严重者双下肢痉挛、行走困难，甚至四肢麻痹，大小便障碍，出现瘫痪。颈椎病多发于中老年人，但随着文案工作的增加及电脑的普及，手机功能的强大，颈椎病出现逐渐年轻化的趋势。防治措施：

1. 纠正与改变不良姿势和习惯。不断改变头部及颈部体位，避免长时间保持一种姿势；工作时间较长时，要定期远望。调整桌面高度与倾斜度，使之与身体相适应。调整枕头与睡眠体位。
2. 进行适当运动，加强颈肩部肌肉的锻炼。做头及双上肢的前屈、后伸及旋转运动，既可缓解疲劳，又能使肌肉发达，韧度增强，有利于颈段脊柱的稳定性，增强颈肩顺应颈部突然变化的能力。
3. 及早彻底治疗颈肩、背软组织劳损，防止其发展为颈椎病。
4. 服用适当的药物，如复方软骨素、维生素E等。
5. 佩戴简易颈围，可限制颈部过度活动，同时起到颈部支撑作用。

2）韧带：连结椎骨的韧带有长、短两类。

长韧带：有3条，分别是**前纵韧带**、**后纵韧带**和**棘上韧带**。前、后纵韧带都较宽阔，分别

位于椎体和椎间盘的前面和后面，对连结椎体和固定椎间盘具有重要作用，同时还有限制脊柱过度伸、屈的功能。棘上韧带连于各个棘突的尖端，细长而坚韧，项部的明显增宽呈膜状，特称为**项韧带**(图 2-11)。棘上韧带主要功能为限制脊柱过度前屈。

短韧带：连于相邻的椎弓板和突起之间。**黄韧带**连于相邻两个椎弓板之间，参与围成椎管后壁，可增强脊柱弹性和限制脊柱过度前屈。**棘间韧带**连于相邻棘突之间。

腰椎穿刺时，穿刺针在穿过皮肤、皮下组织后，还要依次经过棘上韧带、棘间韧带和黄韧带。

3）关节：椎骨之间的关节主要有关节突关节和寰枢关节。前者数量较多，由相邻两椎骨的上、下关节突组成，运动幅度很小；后者由寰椎和枢椎组成，可使寰椎连同头部绕枢椎齿突作旋转运动(图 2-12)。

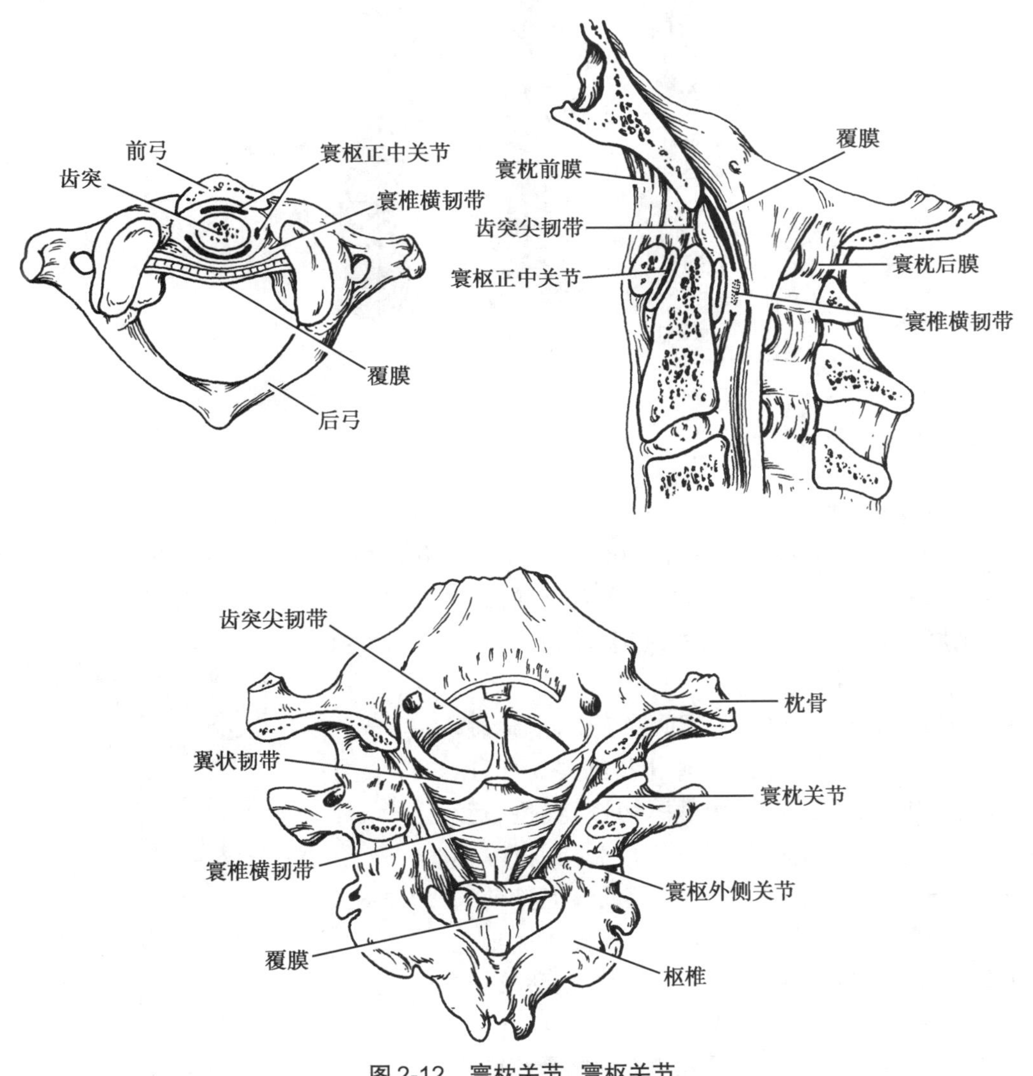

图 2-12 寰枕关节、寰枢关节

(4) **脊柱的整体观**：正常成年男性脊柱长约 70cm，其中椎间盘总厚度约占 1/4(图 2-13)。

前面观：可见椎体自上而下逐渐增大，到骶骨底达最宽，从骶骨耳状面以下又渐次缩小，这种变化与负重逐渐增加相关。

侧面观：可见有4个**生理性弯曲**，即颈曲、胸曲、腰曲和骶曲。其中颈曲和腰曲凸向前，胸曲和骶曲凸向后。生理性弯曲使得脊柱具有一定的弹性，对维持人体的重心稳定和减轻震荡具有重要意义。

后面观：可见棘突纵行排列成一条直线。颈椎棘突水平向后，末端分叉；胸椎棘突斜细长，斜向后下方；腰椎棘突呈板状，水平向后伸出，间隙较大。

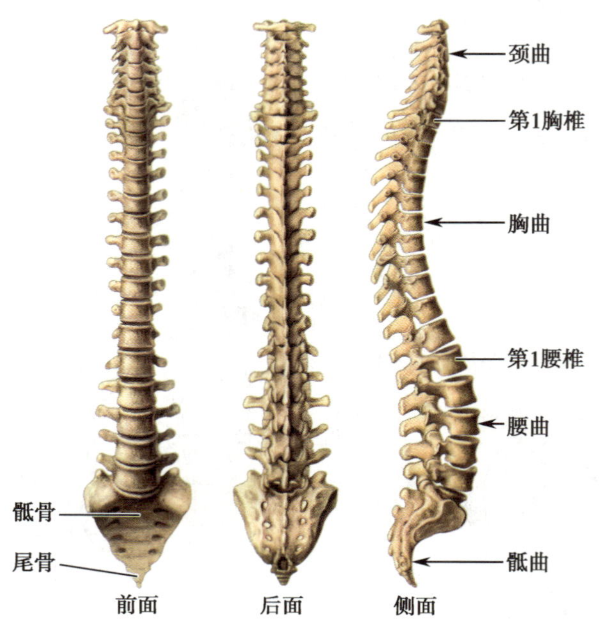

图2-13 脊柱整体观

（5）**脊柱的运动**：脊柱在相邻两个椎骨之间的运动幅度很小，但由于脊柱运动时是许多椎骨连结同时运动，故整体运动幅度相当大。脊柱可作前屈、后伸、侧屈、旋转和环转运动。

脊柱运动幅度最大的部位在下颈部和下腰部，同时脊柱的损伤也以这两处较为多见。

2. **胸廓** thorax 由12块胸椎、12对肋、1块胸骨及它们之间的连结构成。

（1）**胸骨** sternum：位于胸廓前壁正中，长而扁，自上而下依次分为胸骨柄、胸骨体和剑突3部分。**胸骨柄**的上缘中部微凹，称**颈静脉切迹**，两侧有**锁切迹**。胸骨柄和胸骨体的连结处形成微向前凸，称**胸骨角** sternal angle，向两侧平对第2肋，是胸前壁计数肋和肋间隙序数的重要标志。**胸骨体**呈长板状，外侧缘与第2～7肋软骨相连。**剑突**扁薄狭长，末端游离（图2-14）。

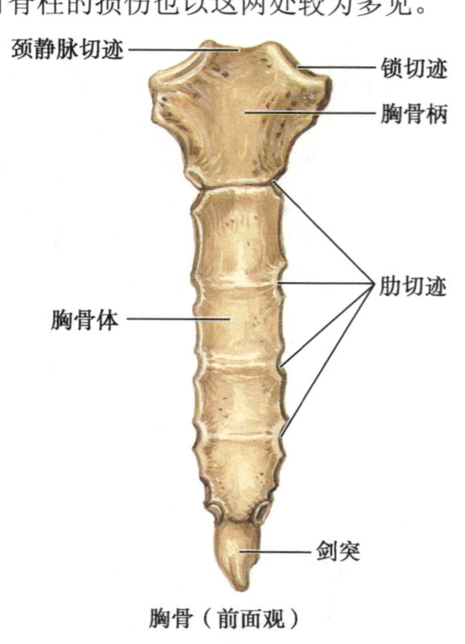

图2-14 胸骨

（2）**肋** ribs：共12对，由后外侧部的**肋骨**和前部的**肋软骨**构成。肋骨扁而细长，呈弓状，内面近下缘处有浅沟称肋沟，内有肋间神经和血管走行。

肋前端的连结形式不完全相同：第1～7肋前端直接与胸骨的外侧缘相连，称**真肋**；第8～10肋的肋软骨依次连于上位肋软骨，称**假肋**；第 11、12 肋游离于腹肌内，故称**浮肋**（图 2-15）。

第 8～10 肋软骨依次相连形成**肋弓**，是触诊肝、脾的重要标志。两侧肋弓在中线构成向下开放的夹角称**胸骨下角**。

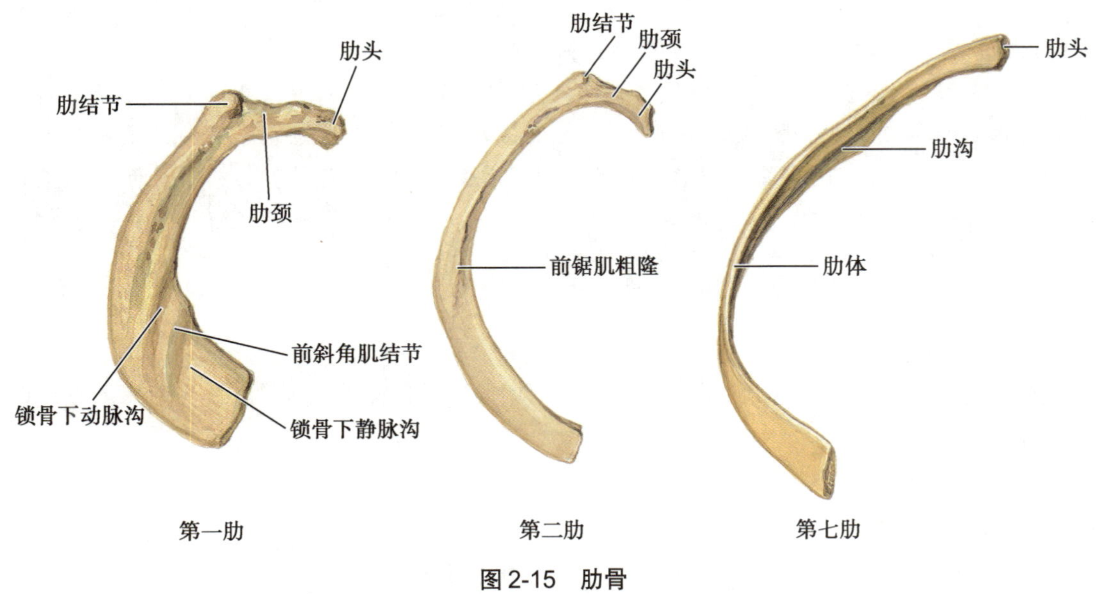

图 2-15 肋骨

（3）**胸廓的整体观及功能**：成人胸廓呈上窄下宽、前后略扁的圆锥状，有上、下两口（图 2-16）。胸廓上口由第 1 胸椎、第 1 对肋和胸骨柄上缘围成，为颈部与胸腔的通道。胸廓下口由第 12 胸椎、第 12 对肋、第 11 对肋前端部分、肋弓及剑突围成。胸廓上、下相邻 2 肋之间的间隙，称**肋间隙** intercostal space。

胸廓除具有保护胸腔脏器、支持功能外，主要参与呼吸运动。在呼吸肌的作用下，吸气时，肋前端上升，胸廓前后径、左右径均扩大，胸腔容积也相应增大；呼气时，恰好相反。

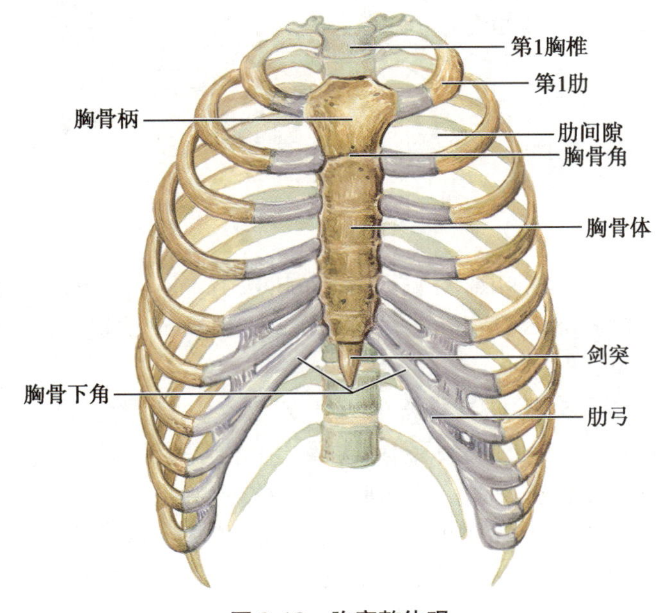

图 2-16 胸廓整体观

解剖与临床

胸廓畸形

胸廓外形可因年龄不同而有变化。成人胸廓前后径较横径短，前后径与横径比例约为 1∶1.5。小儿和老年人的前后径略小于或者等于横径。常见的胸廓畸形：①扁平胸：见于瘦长体形者，也可见于慢性消耗性疾病，如肺结核等。②桶状胸：可见于老年人、小儿、矮胖体型者及严重肺气肿患者。③佝偻病胸：多见于儿童，漏斗胸、鸡胸。④脊柱畸形引起的胸廓改变：脊柱异常，尤其是胸椎畸形可引起胸部变形。如严重的脊柱前凸、后凸等，使胸廓不对称、肋间隙增宽或变窄、胸腔内器官与胸壁表面标志关系发生改变，同时可造成胸腔内脏位置发生改变引起呼吸循环功能障碍。常见于脊柱结核、发育畸形等。

（二）颅骨及其连结

颅骨 cranial bone 共 23 块（3 对听小骨除外），通过骨连结构成颅，可分为**面颅**和**脑颅**两部分（图 2-17）。

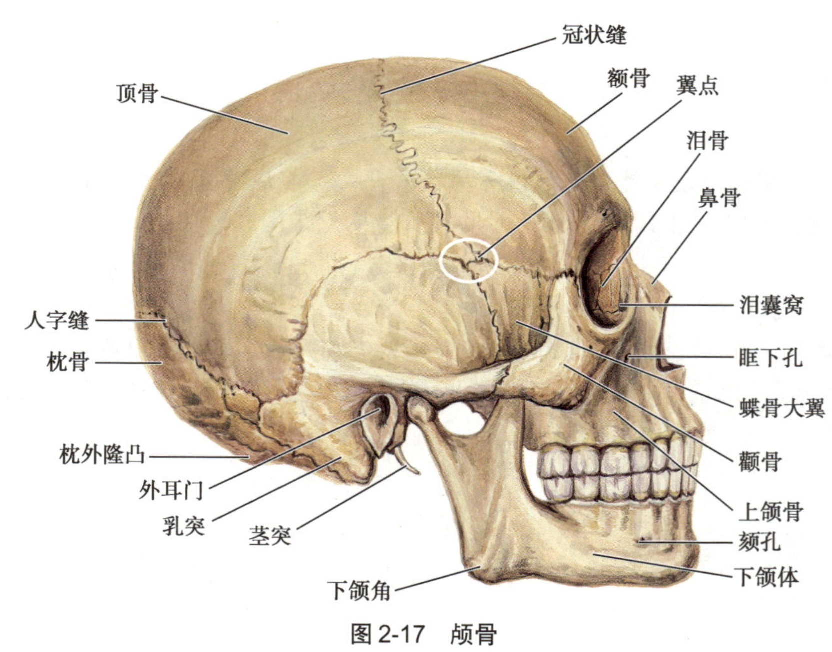

图 2-17 颅骨

1. **脑颅** 脑颅骨 8 块，共同围成颅腔，位于颅的后上部。不成对的有**额骨** frontal bone、**筛骨** ethmoid bone、**蝶骨** sphenoid bone 和**枕骨** occipital bone 四块；成对的有**顶骨** temporal bone 和**颞骨** parietal bone 两对。

2. **面颅** 面颅骨共 15 块，构成面部的骨性支架。不成对的三块，分别是**犁骨**、**下颌骨**和**舌骨**。成对的六对，分别是**上颌骨**、**颧骨**、**鼻骨**、**泪骨**、**腭骨**和**下鼻甲骨**。

下颌骨可分一体两支。**下颌体**呈马蹄形，位于前下部，其上缘构成牙槽弓，有容纳下颌牙牙根的牙槽。下颌体前外侧面有一对小孔称**颏孔**。**下颌支**略呈长方形，位于后部，其上端有 2 个突起，前方的称**冠突**，后方的称**髁突**，髁突上端膨大称**下颌头** head of mandible。下颌支后缘与下颌体相交处形成的钝角，称**下颌角** angle of mandible。下颌支内面上央有**下颌**

孔，由此通入下颌体内的下颌管，向前与颏孔相通（图 2-18）。

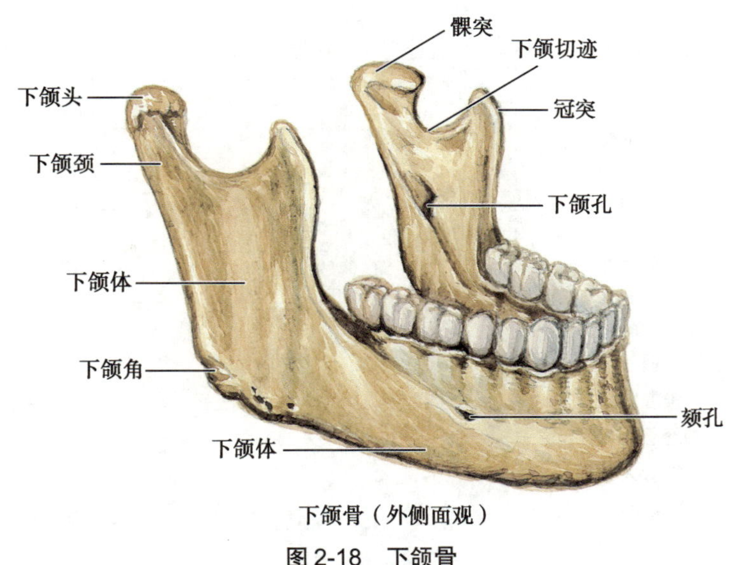

图 2-18 下颌骨

3. **颅的整体观**

（1）**颅顶外面观**：可见各骨之间紧密相连的骨缝，其中额骨与两侧顶骨之间的为**冠状缝**，左、右顶骨之间的为**矢状缝**，两侧顶骨与枕骨之间的为**人字缝**。新生儿的颅骨之间有尚未全部骨化的结缔组织区，称为**囟** cranial fontanelle。位于两顶骨与额骨之间为**前囟**，呈菱形，于 1.5 岁前后闭合；位于两顶骨与枕骨之间的为**后囟**，呈三角形，出生后不久即闭合（图 2-19）。

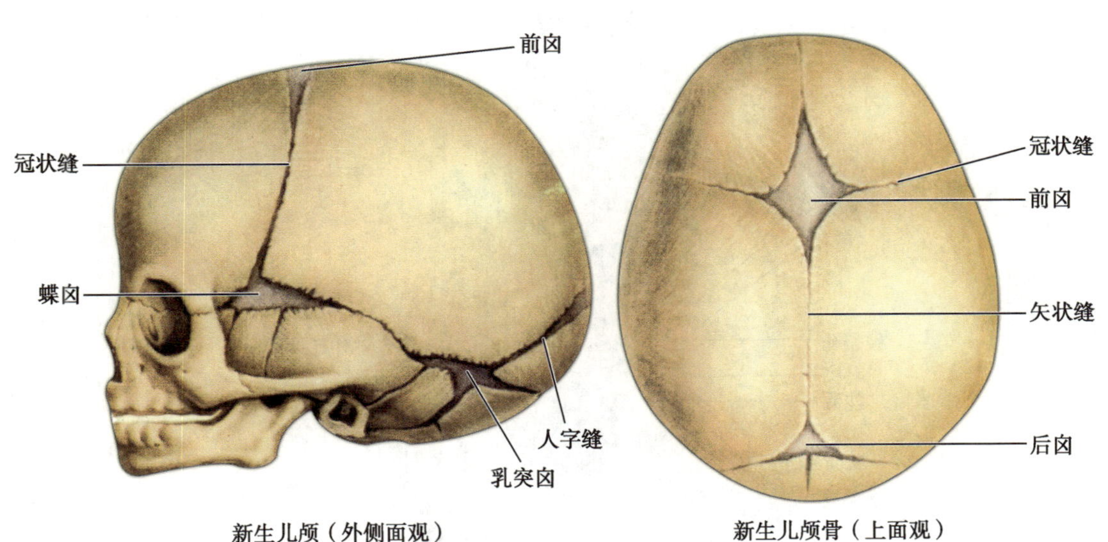

图 2-19 新生儿颅

（2）**颅底内面观**：颅底内面深浅不一，由前向后依次可分为颅前窝、颅中窝和颅后窝 3 部分，窝内有许多神经、血管通过的孔裂（图 2-20）。

颅前窝：主要有**筛孔**。

颅中窝：中部为蝶骨体，其上有垂体窝。垂体窝前外侧有**视神经管**、**眶上裂**，其外侧由前内向后外依次有**圆孔**、**卵圆孔**、**棘孔**等。

颅后窝：中央为**枕骨大孔**，其前外侧依次有**舌下神经管内口**、**颈静脉孔**、**内耳门**等。

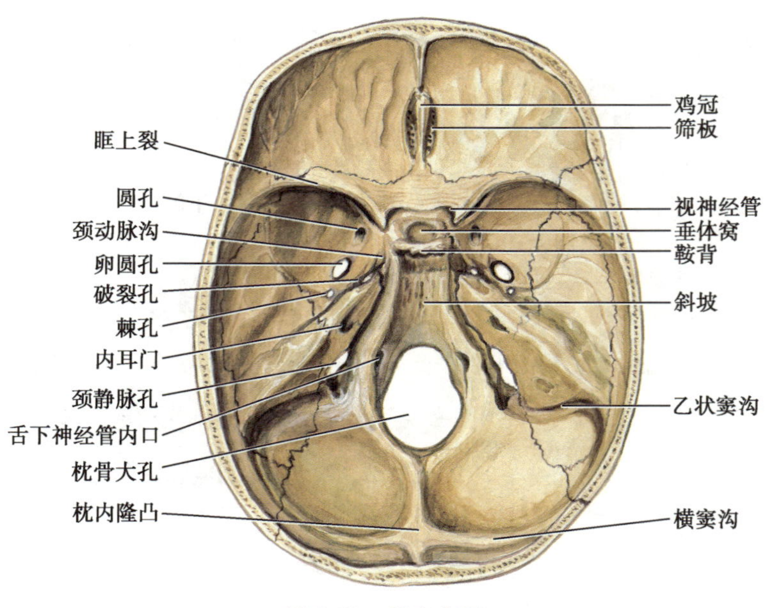

图 2-20 颅底内面

（3）**颅底外面观**：颅底外面高低不平，可分前、后 2 部分。前部可见分隔口腔和鼻腔的水平骨板称**骨腭**，由上颌骨和腭骨构成，其后上方有 1 对**鼻后孔**。后部中央可见**枕骨大孔**，其两侧为**枕髁**，后上方有粗糙隆起称**枕外隆突**。颧弓后方有**下颌窝**，下颌窝前缘隆起称**关节结节**。此外，颅底还可见其他孔裂，这些孔裂多与颅底内面孔裂相通（图 2-21）。

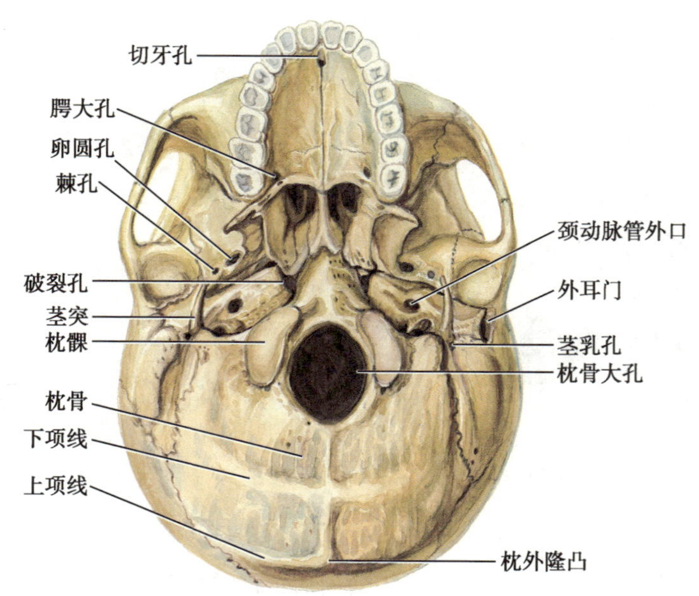

图 2-21 颅底外面

（4）**颅的侧面观**：颅的侧面中央可见外耳门，向内为外耳道。外耳门后方可见**乳突**，前方可见弓形骨性隆起为**颧弓**，其上方的浅窝称**颞窝**，窝内有额、顶、颞、蝶 4 块骨汇合形成的

“H”形骨缝，称**翼点** pterion，此处骨质较薄，内面有脑膜中动脉前支通过，当外伤骨折时易伤及该血管，引起颅内硬膜外血肿，严重者可危及生命（图 2-17）。

（5）**颅的前面观**：颅的前面主要可见两个**眶**和一个骨性鼻腔（图 2-22）。

眶：略呈四棱锥体形，其顶端借视神经管与颅中窝相通，容纳眼球及其附属结构。在眶上缘和下缘分别有**眶上孔（眶上切迹）**和**眶下孔**。

骨性鼻腔：位于面颅中央，被骨性鼻中隔分为左、右两半。外侧壁由上向下有三个卷曲薄骨片，分别称为**上鼻甲**、**中鼻甲**和**下鼻甲**，各鼻甲下方分别称**上鼻道**、**中鼻道**和**下鼻道**（图 2-23）。

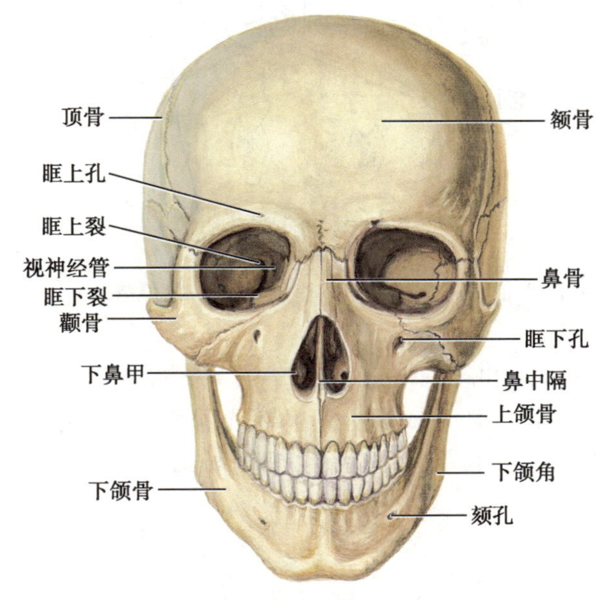

图 2-22 颅前面观

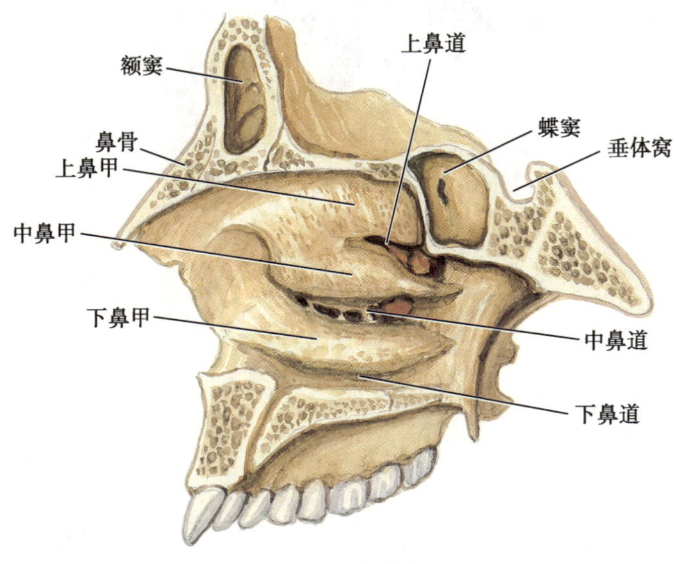

图 2-23 鼻腔外侧壁

骨性**鼻旁窦** paranasal sinus：为鼻腔周围的颅骨内含气的空腔，并有开口与鼻腔相通。鼻旁窦共有4对，分别为额窦、上颌窦、筛窦和蝶窦，它们的名称与所在骨的名称一致（图2-24）。

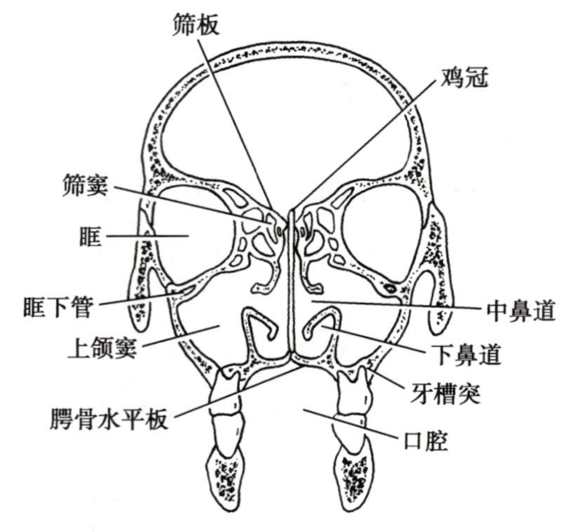

图2-24 颅的冠状切

4. **颅骨的连结** 颅骨之间多借缝或软骨直接相连，非常牢固，多数几乎没有活动性，唯有颞下颌关节活动性较大。

颞下颌关节 temporomandibular joint（简称下颌关节）由下颌骨的**髁突**与颞骨的**下颌窝**及**关节结节**组成。其主要特点是关节囊较松弛，关节腔内有关节盘。运动时可使下颌骨完成开口闭口、前进后退、左右侧移等运动（图2-25）。

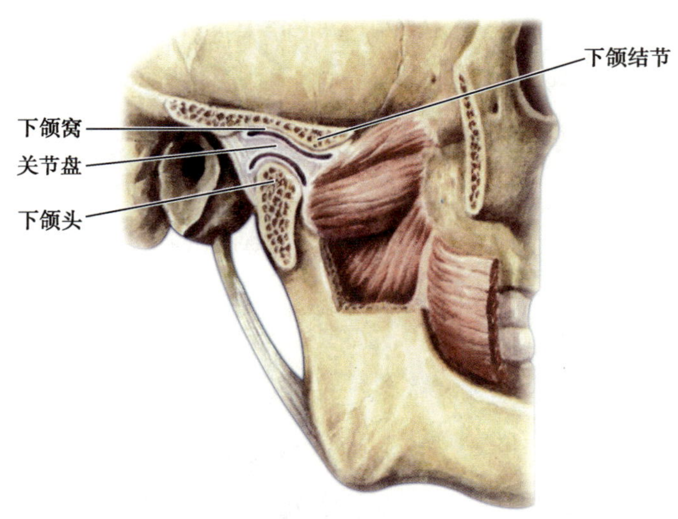

图2-25 颞下颌关节

（三）四肢骨及其连结

1. 上肢骨及其连结

（1）上肢骨：每侧共32块。

1）**肩胛骨** scapula：位于胸廓后面的外上方，呈三角形，可分两面、三缘和三角。前面微凹，称**肩胛下窝**。后面有一斜向外上的高嵴，称**肩胛冈**，其上、下方的浅窝分别称**冈上窝**、

冈下窝。肩胛冈外侧端扁平，称**肩峰**，是肩部的最高点。肩胛骨的上角和下角分别平对第 2 肋和第 7 肋（或第 7 肋间），为背部计数肋和肋间隙序数的标志。外侧角有一朝向外侧的卵圆形浅凹，称**关节盂**（图 2-26）。

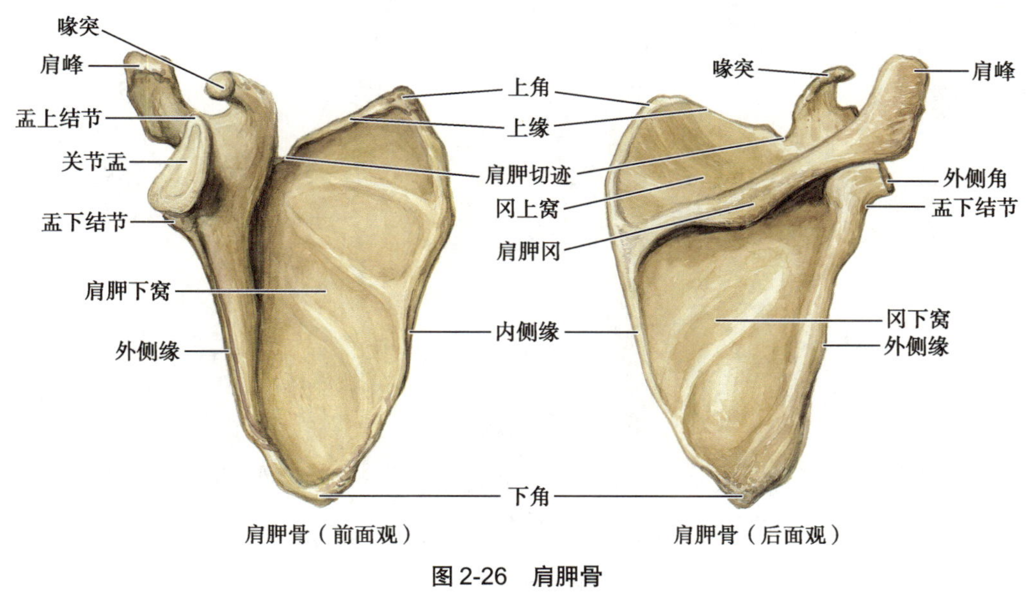

图 2-26　肩胛骨

2）**锁骨** clavicle：略呈“～”形（图 4-31），横位于颈根部，全长都可摸到。锁骨内侧 2/3 凸向前，外侧 1/3 凸向后。锁骨的内侧端粗钝，与胸骨柄相接；外侧端扁平，与肩胛骨的肩峰相连（图 2-27）。

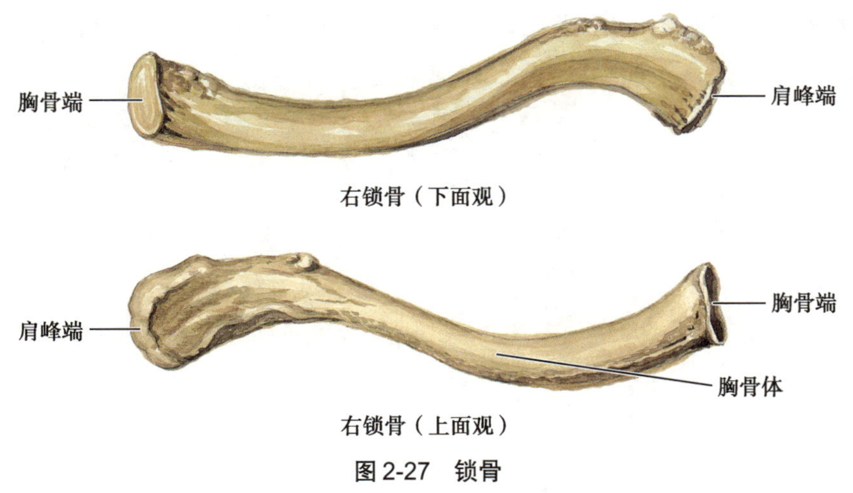

图 2-27　锁骨

3）**肱骨** humerus：位于臂部，分肱骨体和上、下两端。上端内上部呈半球形，称**肱骨头**。上端与体交界处较细，称**外科颈**，是肱骨上最易发生骨折的部位，骨折时易伤及腋神经。肱骨体中部的前外侧面有一粗糙隆起，称**三角肌粗隆**，后面自内上斜向外下方的浅沟，称**桡神经沟**，活体上有桡神经经过，故肱骨体中部骨折易伤及桡神经。肱骨的下端内、外侧各有一突起，分别称**内上髁**和**外上髁**。内上髁的后方有一浅沟，称**尺神经沟**，有尺神经经过，故内上髁骨折易伤及尺神经。下端的外侧的呈球状，称**肱骨小头**，内侧呈滑车状，称**肱骨滑车**。肱骨滑车的后上方有一深窝，称**鹰嘴窝**（图 2-28）。

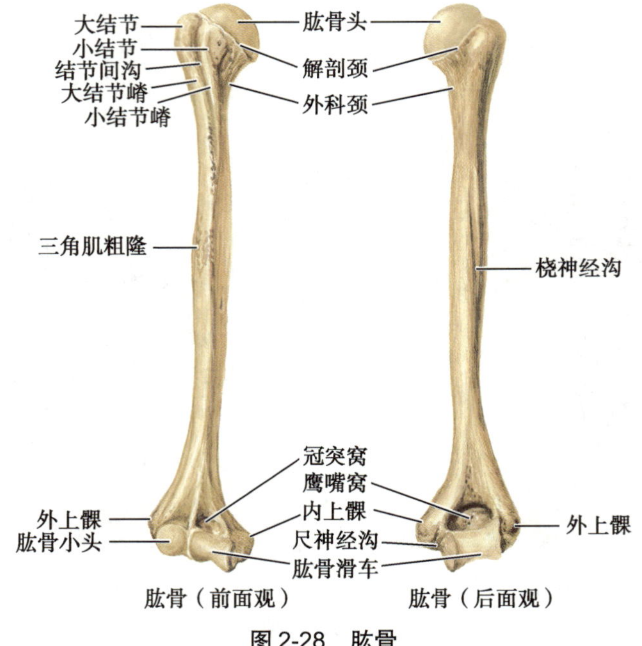

图 2-28　肱骨

4）**桡骨** radius：位于前臂外侧，上端膨大呈短柱状，称**桡骨头**。桡骨下端粗大，内侧面有一弧形凹面，称**尺切迹**，外侧面向下突起称**桡骨茎突**，是桡骨骨折的易发部位。

5）**尺骨** ulna：位于前臂内侧。上端粗大，前面有一半月形切迹，称**滑车切迹**，与肱骨滑车相关节。滑车切迹的上、下方各有一个突起，分别称**鹰嘴** olecranon 和**冠突**。冠突的外侧面有一凹面，称**桡切迹**。尺骨下端称尺骨头，内后侧向下伸出的锥状突起，称**尺骨茎突**（图 2-29）。

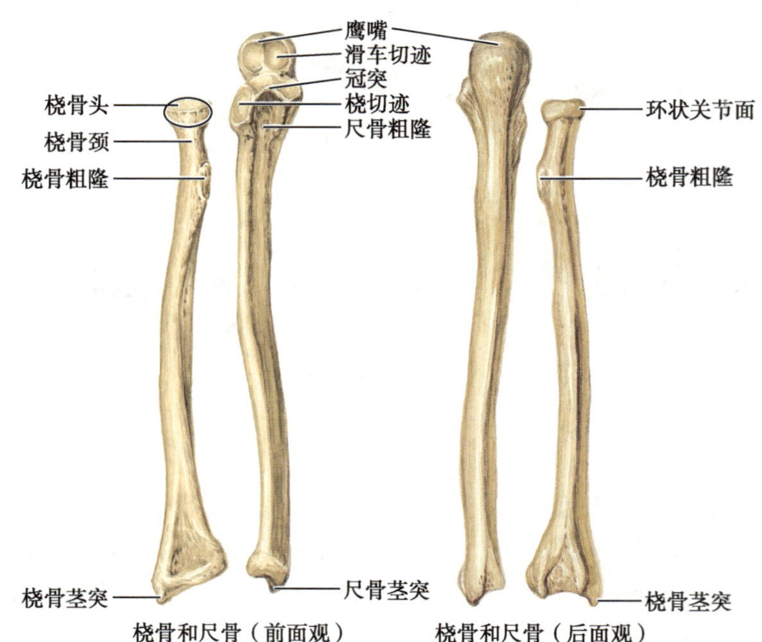

图 2-29　桡骨与尺骨

6）**手骨**：包括腕骨、掌骨和指骨，其中腕骨有8块，排成近侧、远侧两列，近侧列从桡侧向尺侧依次为手舟骨、月骨、三角骨和豌豆骨，远侧列从桡侧向尺侧依次是大多角骨、小多角骨、头状骨和钩骨（图2-30）。

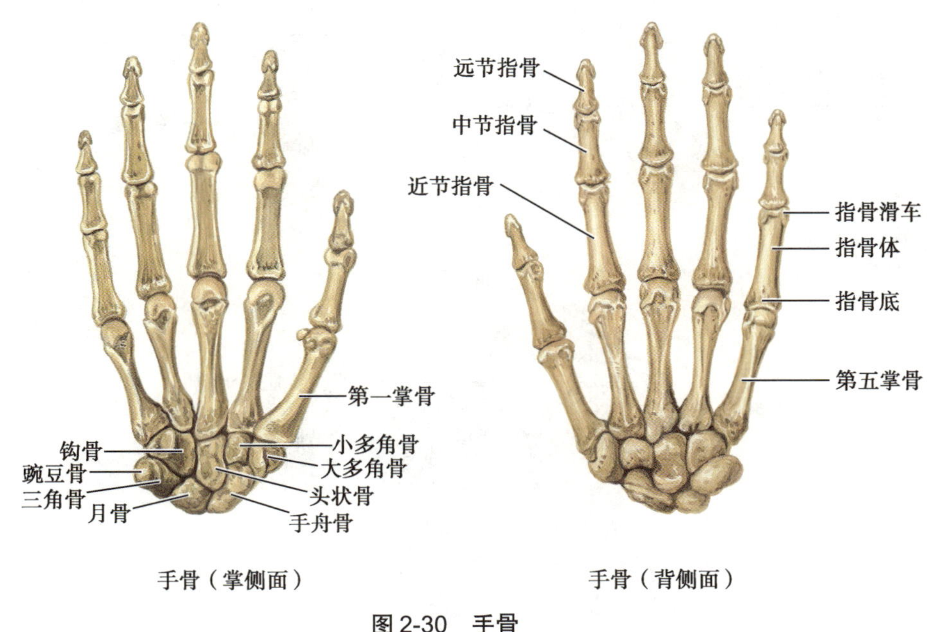

图2-30 手骨

（2）上肢骨的连结

1）**肩关节** shoulder joint：由肩胛骨的关节盂和肱骨头连结而成。其主要特点为：肱骨头大，关节盂浅小；关节囊松弛，其前、后和上方均有韧带或肌腱加强，下方最薄弱，是最常见的脱位部位。

肩关节是全身运动最灵活、运动幅度最大的关节，可做屈伸、收展、旋转和环转运动（图2-31）。

2）**肘关节** elbow joint：由肱骨下端和桡、尺骨的上端构成，包括三个关节：即**肱桡关节**、**肱尺关节**、**桡尺近侧关节**。其主要特点为：关节囊的前、后壁薄弱而松弛，后壁最薄弱，故脱位以后脱位常见；内、外两侧壁厚而坚韧，分别有尺侧副韧带和桡侧副韧带加强。肘关节可作屈、伸运动。

伸肘时，肱骨内、外上髁和尺骨鹰嘴三点在一条直线上；屈肘至90°时，三点成一尖朝下的等腰三角形。在肘关节脱位时这种关系就发生改变，但肱骨髁上骨折时这种关系不改变（图2-32）。

3）**前臂骨的连结**：包括桡尺近侧关节、前臂骨间膜和桡尺远侧关节。桡尺近侧关节和桡尺远侧关节同时活动时，可使前臂作旋前和旋后运动（图2-33）

4）**手关节**：包括桡腕关节、腕骨间关节、腕掌关节、掌指关节和指骨间关节。

桡腕关节 radiocarpal joint：结构较为复杂，它由桡骨下端的远侧面、尺骨头下方的关节盘和手舟骨、月骨、三角骨共同组成，可作屈、伸、内收、外展和环转运动（图2-33）。

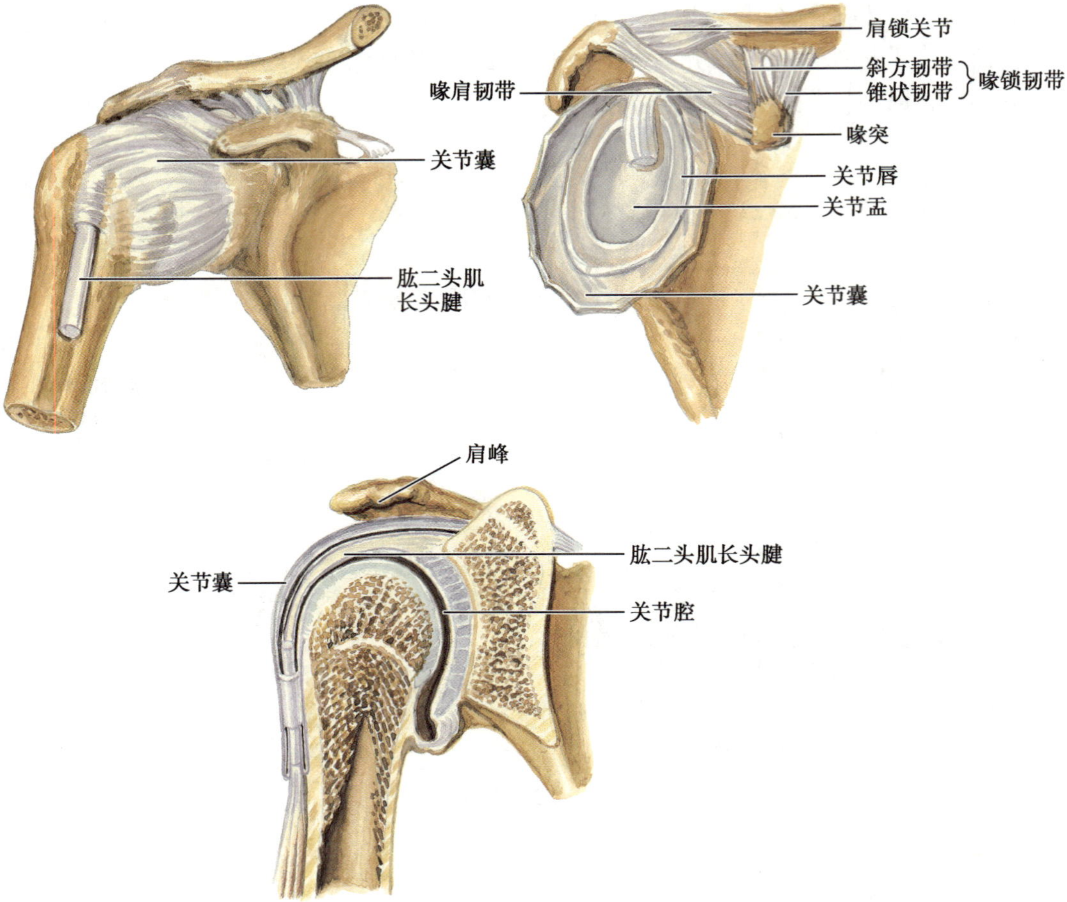

肩锁关节
斜方韧带
锥状韧带
喙锁韧带
喙肩韧带
喙突
关节囊
关节唇
关节盂
肱二头肌
长头腱
关节囊
肩峰
肱二头肌长头腱
关节囊
关节腔

图 2-31　肩关节

肱骨
桡侧副韧带
尺侧副韧带
肱二头肌肌腱
桡骨
尺骨
关节囊
关节腔
肱骨滑车(切面)
滑车切迹(切面)
冠突(切面)
尺骨
桡骨

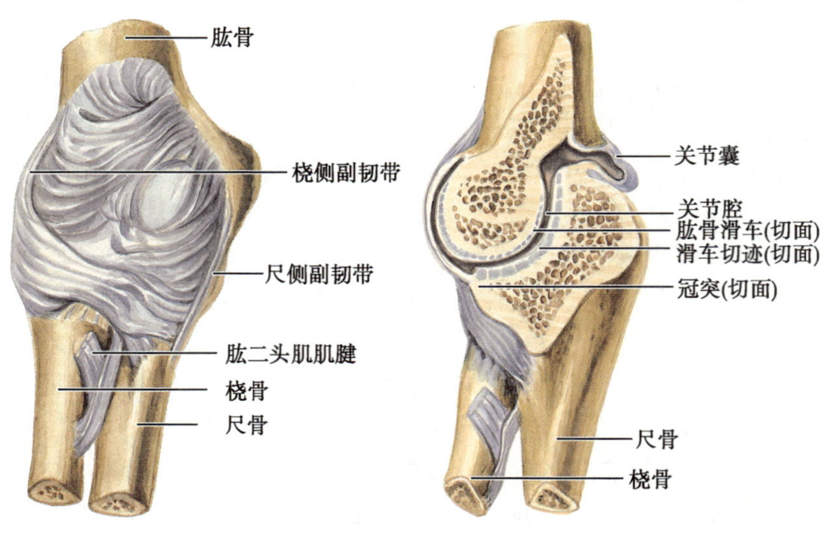

图 2-32　肘关节

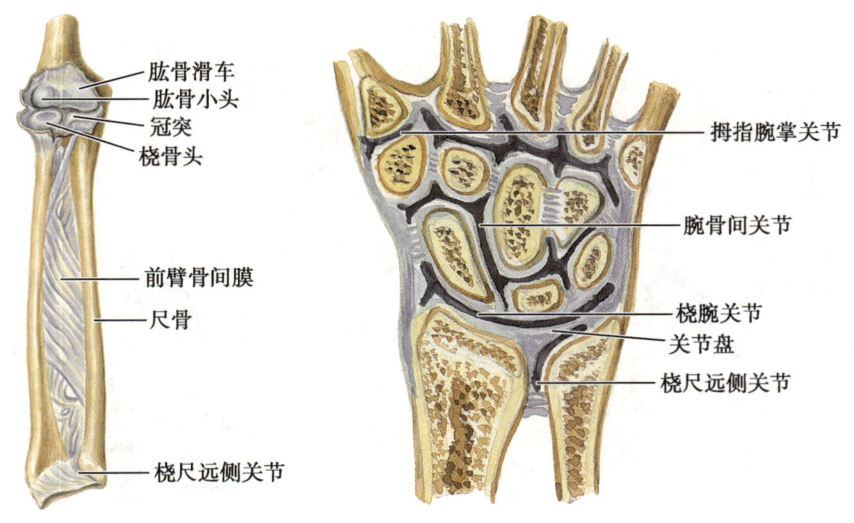

图 2-33 前臂骨连结和手关节

2. 下肢骨及其连结

(1) 下肢骨：每侧共 31 块。

1）**髋骨** hip bone：由髂骨、耻骨和坐骨融合而成。三骨融合处外侧面有一深窝，称**髋臼**，其前下方有卵圆形的**闭孔**，活体上有神经、血管通过。

髂骨 ilium：位于髋骨的后上部，可髂骨体和髂骨翼 2 部分。髂骨翼上缘厚钝，称**髂嵴**，两侧髂嵴最高点的连线平第 4 腰椎的棘突，是腰椎穿刺的定位标志。髂嵴前端的突出部分称**髂前上棘**，在髂前上棘的后上方约 5～7cm 处，髂嵴向外侧突出，形成**髂结节**。髂骨内面光滑而微凹，称**髂窝**，髂窝的下界为一圆钝的弓形隆起，称**弓状线**，向前延伸与耻骨的**耻骨梳**相续。

耻骨 pubis：位于髋骨的前下部，可分为耻骨体、耻骨上支和耻骨下支 3 部分。耻骨体肥厚，参与形成髋臼。耻骨上支的上缘薄锐，称**耻骨梳**，与髂骨的弓状线相连，向前内侧终于的**耻骨结节** pubic tubercle。

坐骨 ischium：位于髋骨后下部，较肥厚，可分为坐骨体和坐骨支 2 部分。坐骨体参与构成髋臼的后下部，其最低部有粗糙的**坐骨结节** ischial tuberosity，为骨盆最低处。坐骨结节后上方的三角形突起，称**坐骨棘** ischial spine，其上、下方有**坐骨大切迹**和**坐骨小切迹**。坐骨结节向前内上方延伸为**坐骨支**，与耻骨下支相接（图 2-34）。

2）**股骨** femur：是人体最长的长骨，分股骨体和上、下两端。上端伸向内上方的球状膨大，称**股骨头**，其外下方缩细的部分称**股骨颈**，是老年人最易发生骨折的部位。股骨颈以下为股骨体，颈、体的交接处有两个突起：外上方的为**大转子**，内下方的为**小转子**。股骨体呈圆柱形，稍向前凸弯，后面有**臀肌粗隆**。股骨下端膨大，向后方突出形成两个关节面，分别为**内侧髁**和**外侧髁**，二者之间有**髁间窝**。内、外侧髁向侧方的最突出部分分别称**内上髁**和**外上髁**（图 2-35）。

3）**髌骨** patella：位于股骨下端的前方。略呈底向上、尖向下的三角形（图 2-36）。

4）**胫骨** tibia：位于小腿内侧。上端膨大，向后方和两侧突起形成**内侧髁**和**外侧髁**，二者之间为**髁间隆起**。体上端前面有一粗糙隆起称**胫骨粗隆**。胫骨体呈三棱柱体，前缘和内侧面浅居皮下可直接摸到。胫骨下端朝向内下的突起称**内踝** medial malleolus。

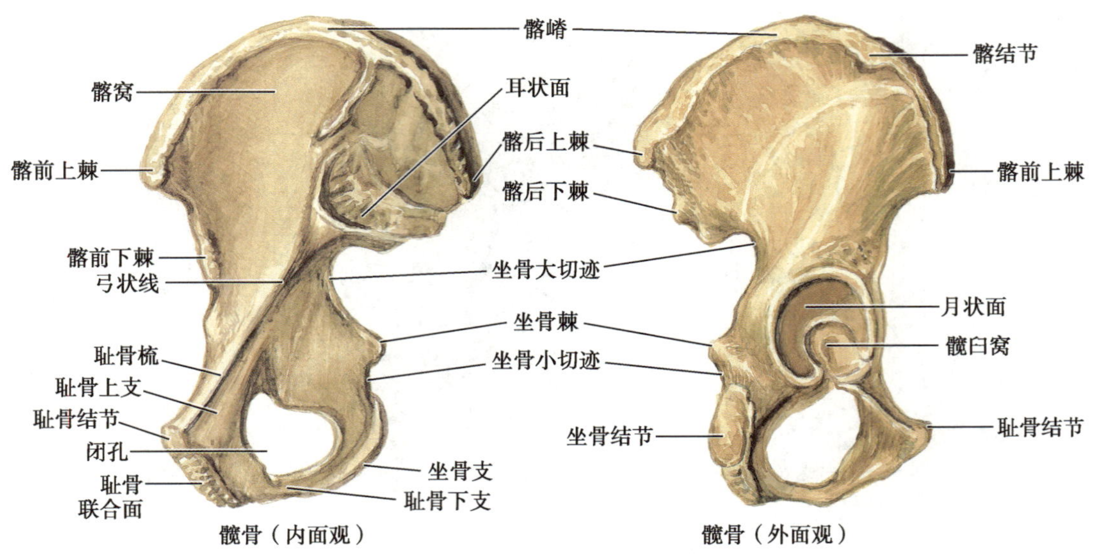

图 2-34 髋骨

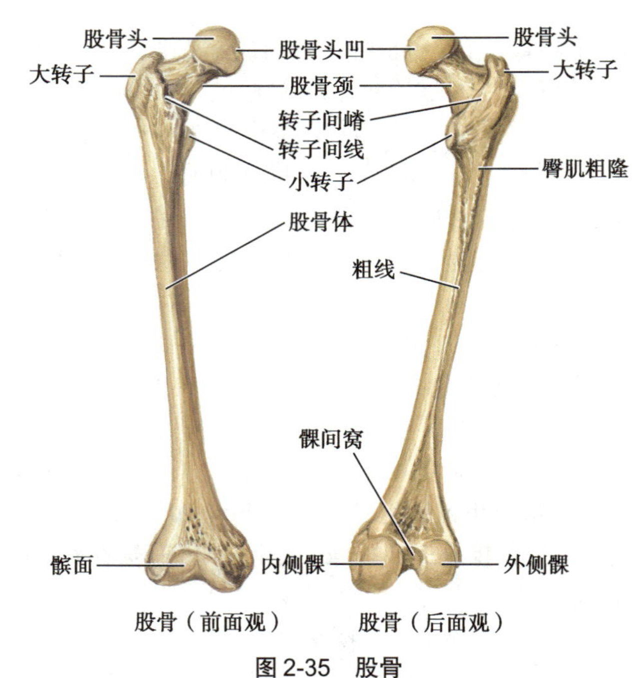

图 2-35 股骨

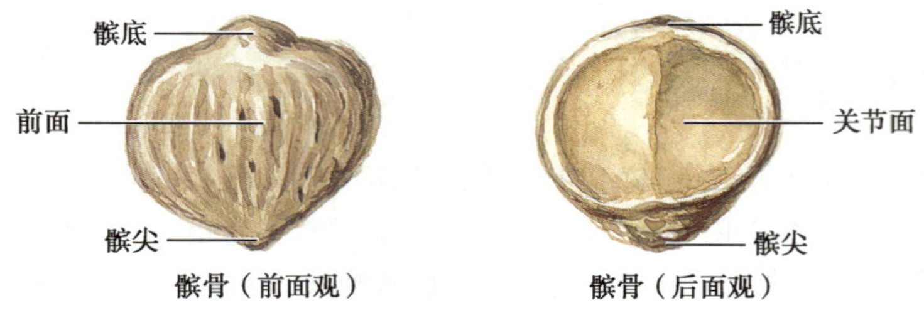

图 2-36 髌骨

5）**腓骨** fibula：细长，上端膨大称腓骨头，下端略呈扁三角形称**外踝** lateral malleolus（图2-37）。

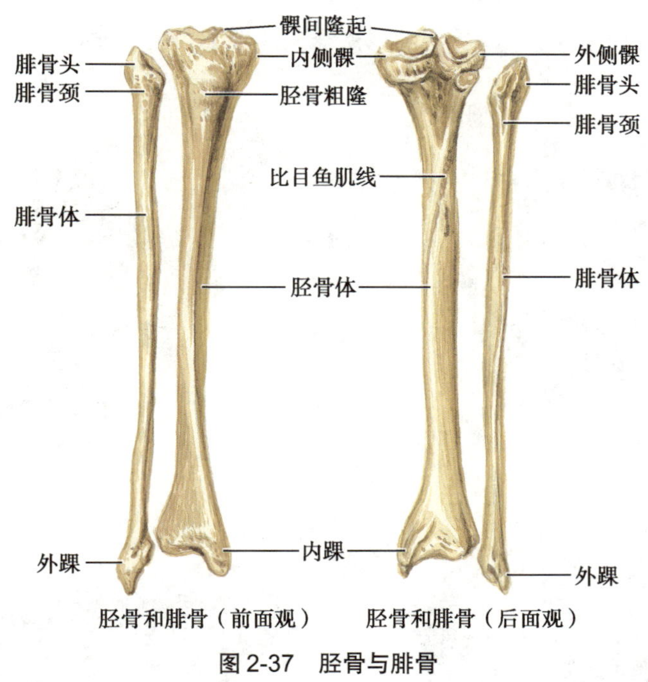

图2-37 胫骨与腓骨

6）**足骨**：有跗骨7块、跖骨5块和趾骨14块（图2-38）。

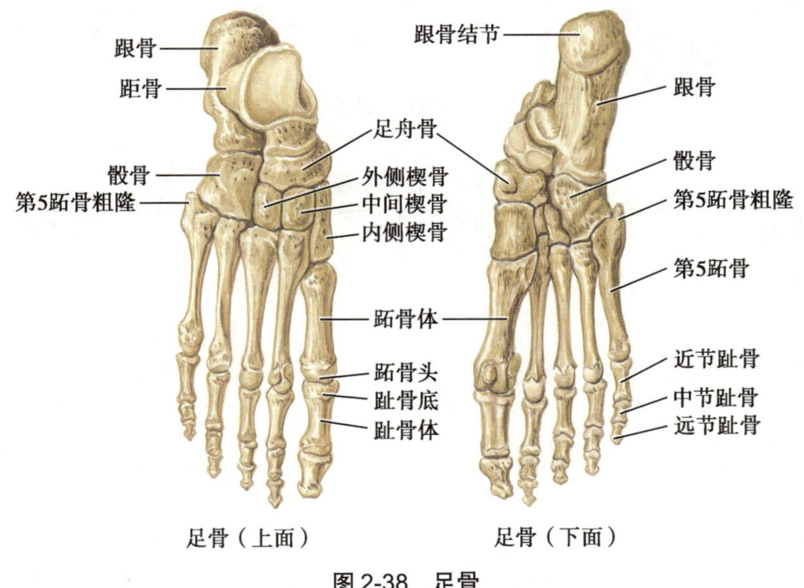

图2-38 足骨

（2）下肢骨的连结

1）**骨盆** pelvis：由骶骨、尾骨和左、右髋骨连结而成，具有保护骨盆腔内的器官和传递重力等功能。

骨盆以界线为界可分为上方的大骨盆和下方的小骨盆。**界线**自后向前依次由骶骨岬、弓状线、耻骨梳和耻骨联合上缘围成。小骨盆有上、下两口，上口即由界线围成，下口由尾骨、骶结节韧带、坐骨结节、坐骨支、耻骨下支和耻骨联合下缘围成。上、下两口之间为**骨盆腔**，女性的骨盆腔也是胎儿娩出的产道。两侧的坐骨支和耻骨下支连成耻骨弓，其间的夹角，称**耻骨下角**。从青春期开始，骨盆的形态会出现明显的性别差异（图2-39，表2-1）。

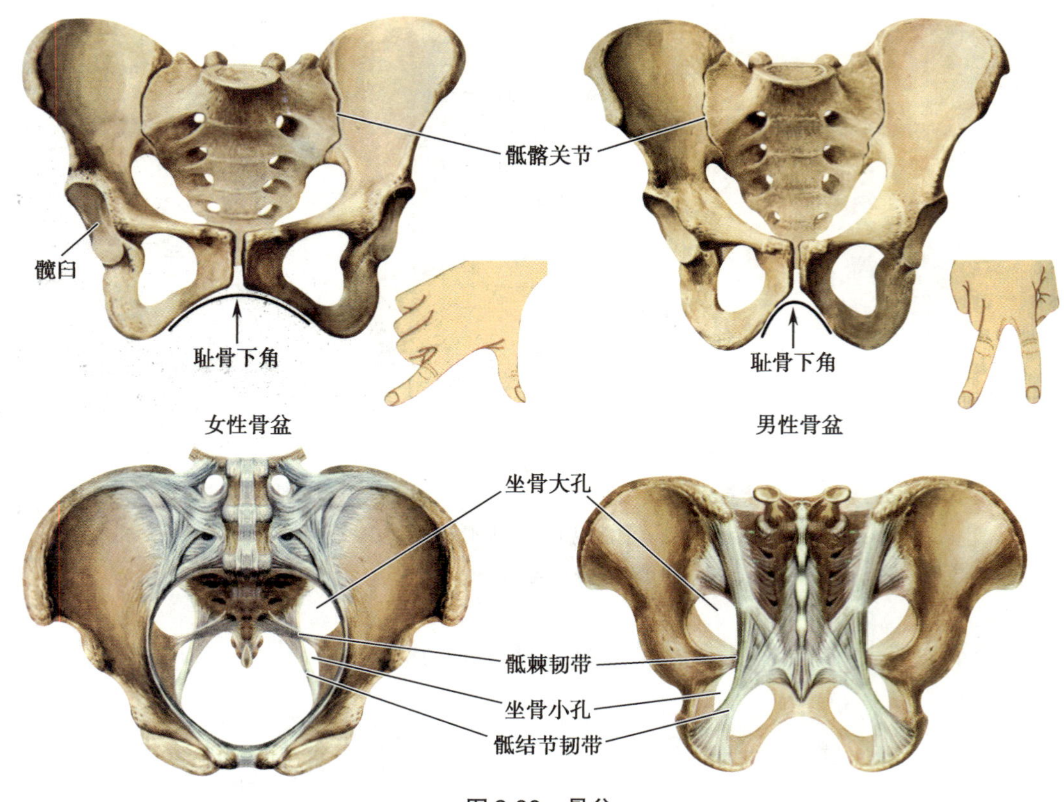

图2-39 骨盆

表2-1 男、女性骨盆形态的差别

结构特点	男性骨盆	女性骨盆
骨盆外形	窄而长	宽而短
骨盆上口	呈心形	椭圆形
骨盆下口	较窄小	较宽大
骨盆腔	漏斗形	圆桶状
耻骨下角	较小，70°～75°	较大，90°～100°

解剖与临床

完美骨盆，完美生育通道

自然分娩时，骨盆是宝宝降临人世的必经之道，作为女人来说，骨盆不仅仅是为了“输送”孩子的“通道”，骨盆和脊椎更担负着支撑整个身体的重任。产前检查中很重要的一项是测量骨盆直径，以决定分娩方式。骨盆在结构上有两个直径，前后径短，左右径宽的利于胎儿通过，可以自然生产，如果天生骨盆窄小，前后径长、左右径窄，胎儿不易自然娩出。因此，骨盆的大小对生育有直接的影响，正直“端庄”的完美骨盆有利于自然分娩。

打造完美骨盆：一是行为纠错：①少穿高跟鞋；②不跷二郎腿；③床垫软硬适度；④不要把纠偏重任交给紧身衣；二是骨盆运动：①双手着地，跪撑。把其中一只脚举起，然后往后伸展，要感觉到自己的臀到脚踝有伸展的感觉。左右脚轮替5次。②脚掌相对而坐，双手放在脚尖上拉，把重心放在大腿根部，慢慢地把身体向前弯。维持这个动作约30秒。③坐在地上把双脚打开，把右脚弯曲折进来，左腿保持伸直，左手抓左脚脚踝。右手放在脑后，接着慢慢地往左边弯曲，停留大约20秒左右两边互换。三是加强骨质营养：骨质要强硬，骨盆不易损伤，多食增加骨质的食物，如钙牛奶、牡蛎、蛋黄、核桃、榛子等。

2）**髋关节** hip joint：由髋臼和股骨头组成，髋臼深陷。其主要结构特点为：股骨头几乎全部纳入髋臼内；关节囊厚而坚韧，表面有韧带增强，囊内有股骨头韧带；关节囊后下部较薄弱，是股骨头脱位易发部位（图2-40）。

髋关节可作屈、伸、内收、外展、旋内、旋外和环转运动。但与肩关节相比，运动幅度较小。

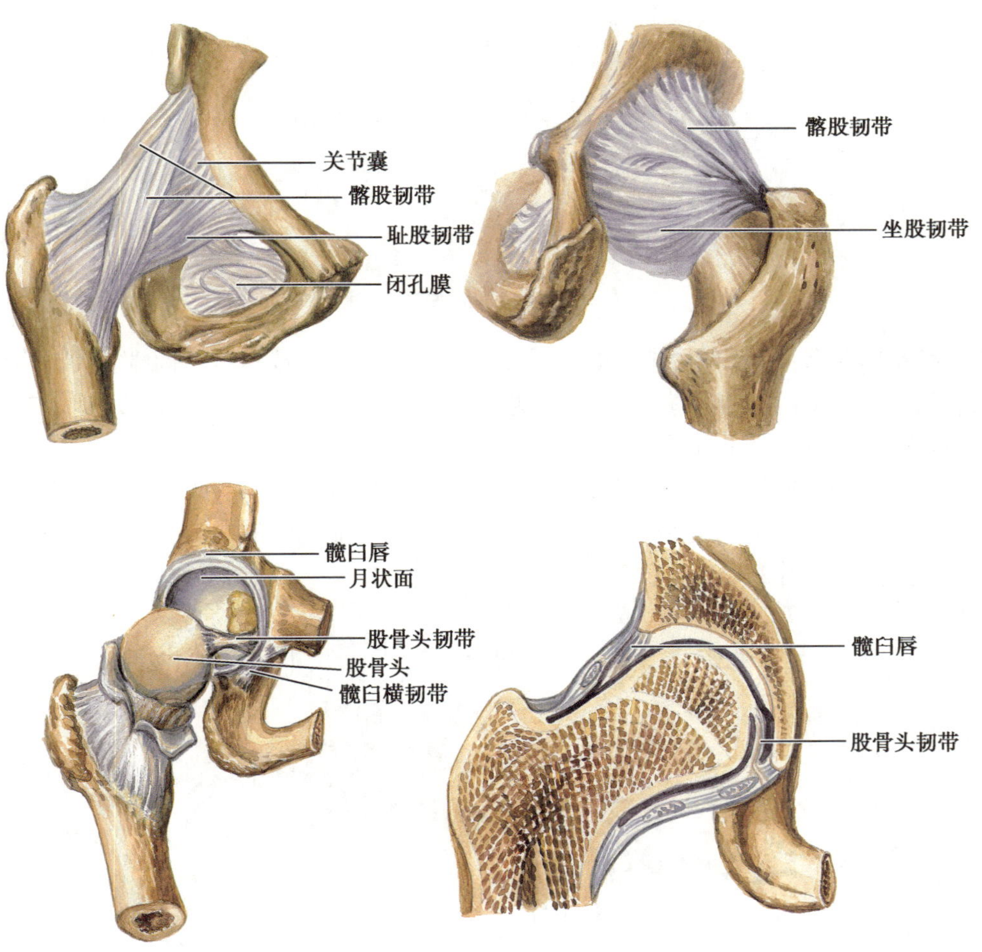

图2-40 髋关节

3）**膝关节** knee joint：是人体上体积最大、结构最复杂的关节，由股骨下端、胫骨上端和髌骨共同构成。其主要结构特点为：关节囊宽阔而松弛，关节囊前壁由**髌韧带**加强，两侧有**胫、腓侧副韧带**加强；囊内有前、后**交叉韧带**和内、上侧**半月板**（图2-41）。

膝关节可作屈、伸运动；当膝关节处于半屈位时，还可作轻度的旋内和旋外运动。

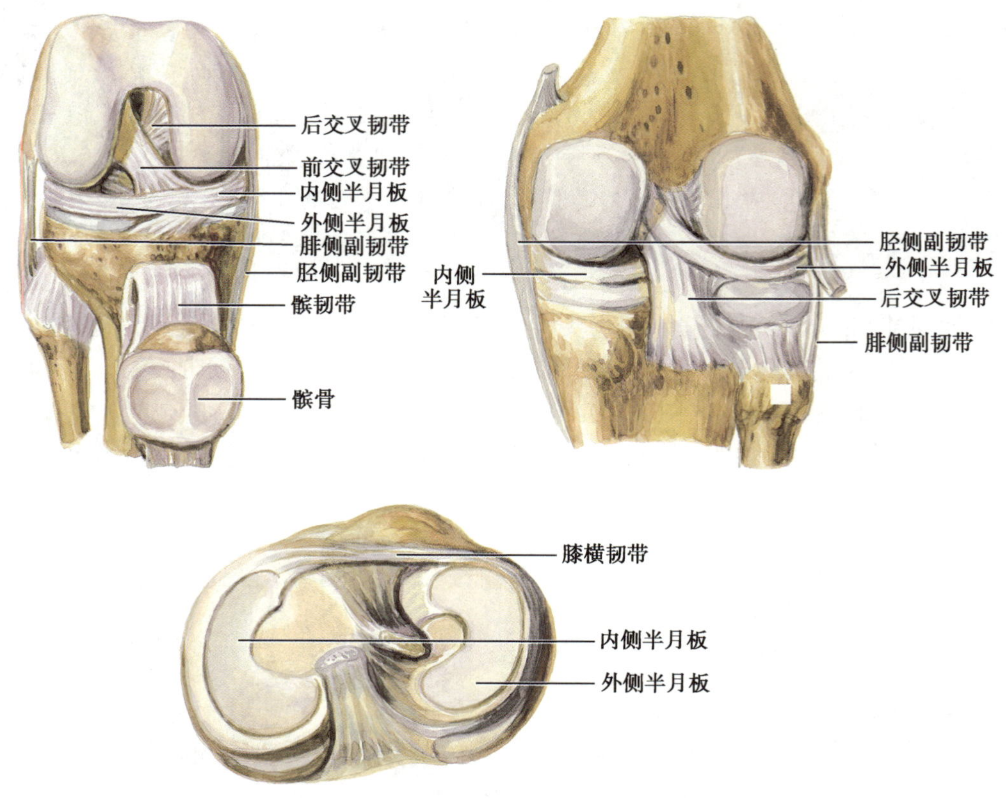

图2-41 膝关节

4）**距小腿关节**：又称**踝关节** ankle joint，由胫、腓骨的下端和距骨构成。关节囊的前、后壁薄弱而松弛，两侧有韧带增强。距小腿关节可作背屈（伸）和跖屈（屈）运动，与跗骨间关节协同作用时，可使足内翻和外翻。

5）足弓：足底的骨借关节和韧带紧密相连，在纵、横方向上都形成凸向上方的弓形，称足弓。足弓具有弹性，在行走跳跃或负重时，可缓冲与地面之间的冲击，同时也可使足底血管、神经免受压迫（图2-42）。

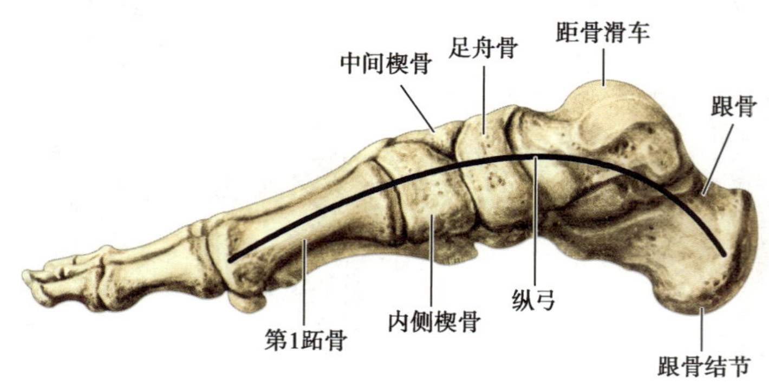

图2-42 足弓

第二节 骨 骼 肌

一、概述

运动系统的肌均属骨骼肌。每一块骨骼肌都具有一定的形态、结构和功能，故每一块肌都是一个器官。骨骼肌活动受人意识直接支配，又称随意肌。

（一）肌的分类和构造

全身骨骼肌共有600多块，以不同的划分标准可进行多种分类。根据位置可分为头肌、颈肌、躯干肌、四肢肌等。根据外形可分长肌、短肌、扁肌和轮匝肌4种（图2-43）。根据作用，又可分为屈肌、伸肌、内收肌、外展肌、旋内肌和旋外肌等。

肌由**肌腹**和**肌腱**构成。肌腹位于肌的中部，由肌纤维构成，具有收缩功能。肌腱多位于肌的两端，主要由致密结缔组织构成，非常强韧，无收缩功能，仅具有传递拉力的作用。扁肌的肌腱呈膜状，特称为**腱膜**。

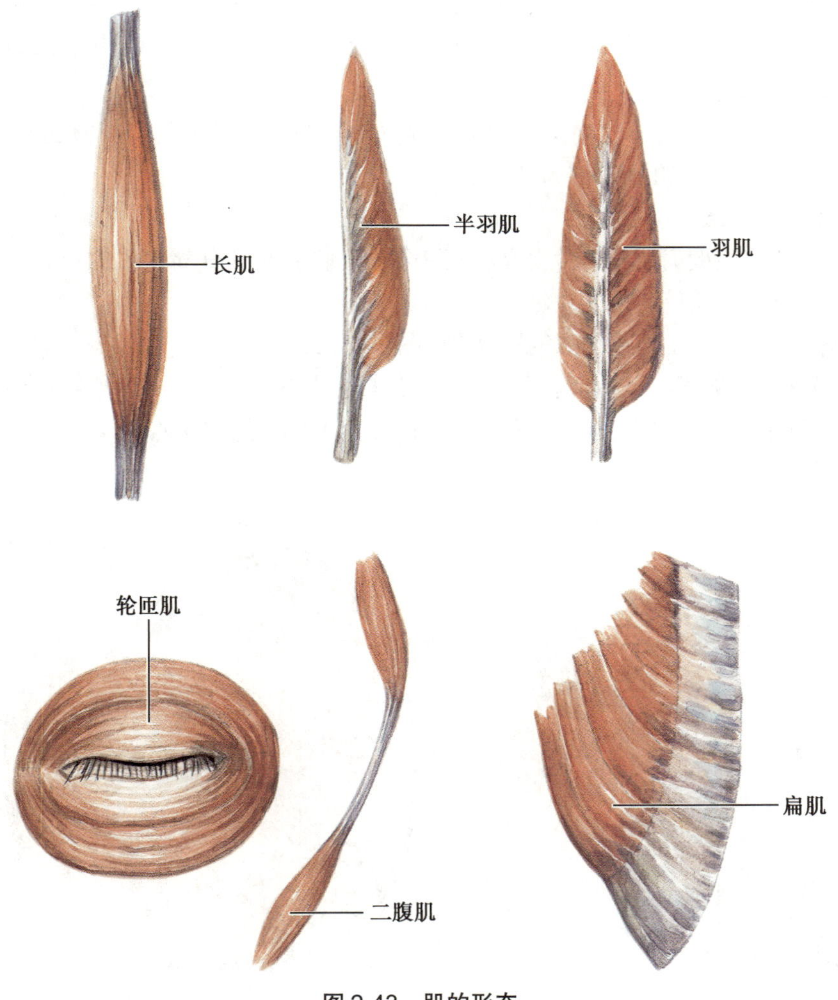

图2-43 肌的形态

解剖与临床

体育锻炼与肌纤维

肌纤维面积大小取决于肌纤维的直径并受年龄、训练和肌纤维类型的影响。一般情况下，出生后到青春发育期结束，肌纤维的面积随年龄的增长呈线性递增。生命在于运动，运动强健肌肉。长期参加体育锻炼能使骨骼肌强壮发达，肌肉功能得以改善。锻炼引起肌节增长，肌丝和肌节增多，使肌原纤维变粗增长；线粒体等细胞器及贮存的糖原增加；毛细血管和结缔组织细胞增多。相反长期不参加劳动、运动，肌肉就会出现废用性萎缩。

近几年研究发现，有、无训练以及不同形式的运动训练对肌纤维类型的影响，可以更为准确和敏感地在肌球蛋白分子组成上得以反映和证实。骨骼肌是一种具有很大可塑性的组织，长时间的运动训练不仅可以改变肌纤维的类型，而且这种变化可以在肌球蛋白分子水平上得到敏感地反映；研究运动训练对肌球蛋白分子异形体的影响，对进一步阐明肌纤维类型变化的机制及探讨肌肉蛋白质的基因表达具有重要理论意义。

（二）肌的起止点和配布

肌通常都越过一个或多个关节，其两端分别附于不同骨的表面。一般情况下，肌在固定骨上的附着点称为起点，在移动骨上的附着点称为止点。在特殊情况下，肌的起止点可以相互转换（图2-44）。

肌大多成群配布在关节的周围。对同一个关节而言，作用相同或相似的肌互称为协同肌，作用相反、相互对抗的肌互称为拮抗肌。

（三）肌的辅助结构

肌的辅助结构主要有筋膜、滑膜囊和腱鞘等，它们主要具有固定肌的位置、减少肌运动时的摩擦及保护肌等功能。

1. **筋膜** fascia　分浅筋膜和深筋膜两种（图2-45）。

（1）**浅筋膜**：又称皮下筋膜，紧位于皮下，遍布全身各处，主要由疏松结缔组织构成，内含脂肪、皮下动静脉、皮神经及淋巴管等。皮下注射就是将药物注入此层。

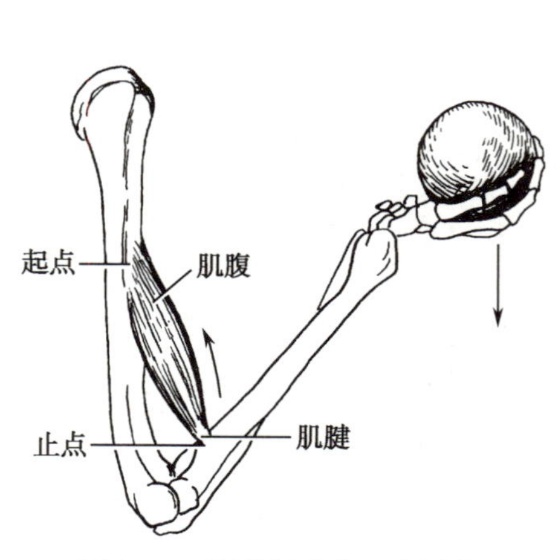

图2-44　肌的起止点（示意图）

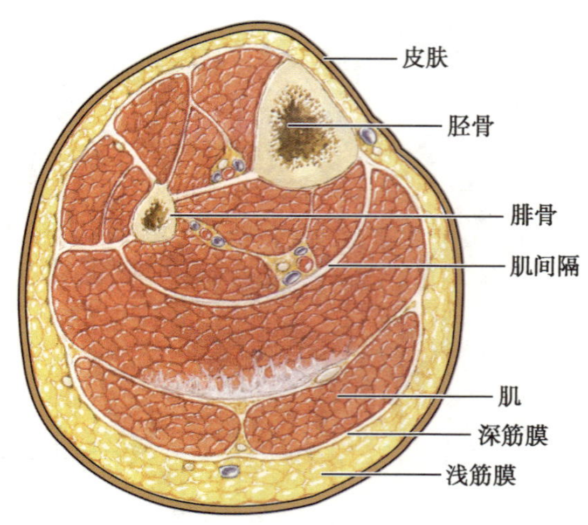

图2-45　小腿中部横切（示筋膜）

（2）**深筋膜**：又称固有筋膜，由致密结缔组织构成。位于浅筋膜的深面，呈鞘状包裹各肌或肌群。

2. **滑膜囊** synovial bursa　为密闭的结缔组织小囊，形扁壁薄，内含少量滑液，多肌腱与骨面之间，具有减少二者之间摩擦的作用。

3. **腱鞘** tendinous sheath　是包围在长肌腱外面的结缔组织鞘管，多位于手、足活动较大的部位。呈双层套管状，内层为腱滑膜鞘，外层为腱纤维鞘。腱鞘主要对肌腱有固定作用，同时在肌收缩时，可以减少腱与骨之间的摩擦（图 2-46）。

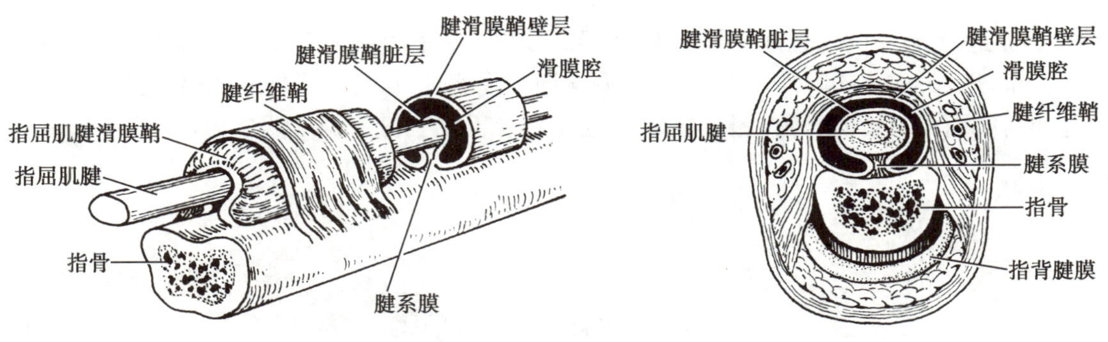

图 2-46　腱鞘（示意图）

二、头肌

头肌分为面肌和咀嚼肌两部分（图 2-47）。

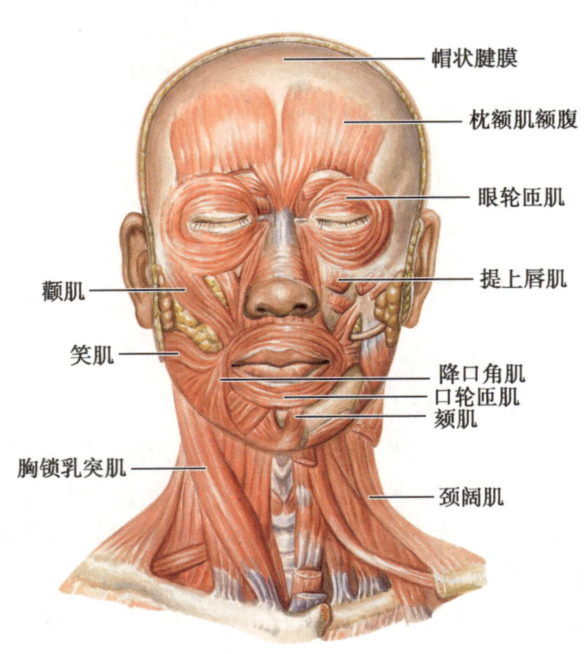

图 2-47　头肌（前面）

（一）面肌

面肌位于面部和颅顶，为扁薄皮肌，多起自颅骨，止于头面部皮肤，收缩时可改变面部皮肤的位置、外形，显示为各种表情，故又称表情肌。主要的面肌有眼轮匝肌、口轮匝肌、枕额肌等。

（二）咀嚼肌

咀嚼肌主要配布于颞下颌关节的周围，参与完成咀嚼运动，主要有咬肌、颞肌、翼内外肌等。

三、颈肌

颈肌位于颅和胸廓之间，分浅、深两层。浅层主要有胸锁乳突肌和颈阔肌。**胸锁乳突肌** sternocleidomastoid 斜列于颈部两侧，两侧同时收缩时，可使头后仰；一侧收缩时，可使头偏向同侧，而面部转向对侧（图 2-48）。深层主要有舌骨上、下肌群（图 2-49）。

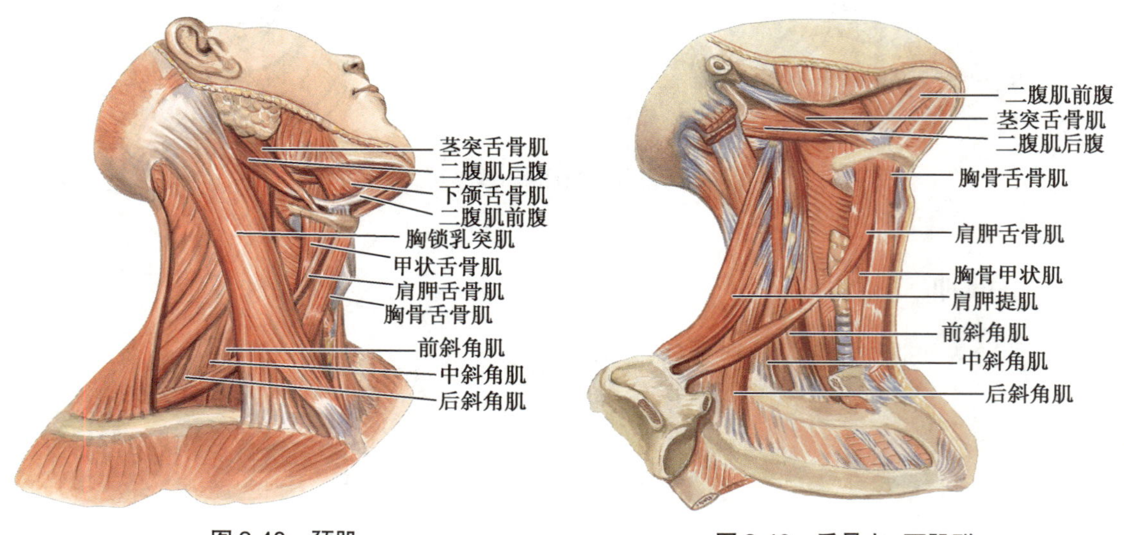

图 2-48 颈肌

图 2-49 舌骨上、下肌群

四、躯干肌

躯干肌按位置可分为背肌、胸肌、膈、腹肌和会阴肌。

（一）背肌

背肌位于躯干背侧面，分浅、深两群（图 2-50）。

1. 浅层主要有斜方肌和背阔肌。

（1）**斜方肌** trapezius：位于背上部和项部，单侧呈三角形，两侧相接呈斜方形。收缩时，可使肩胛骨完成上提、下降、向脊柱靠拢等动作；当肩胛骨固定时，可使头后仰。

（2）**背阔肌** latissimus：位于背下部，为全身最宽阔的扁肌。收缩时，可使臂后伸、内收、旋内，完成“背手”姿势；上肢固定时可引体向上。

2. 深层主要有**竖脊肌** erector spinae，收缩时可使脊柱后伸并仰头。

（二）胸肌

主要有胸大肌、胸小肌、肋间肌、前锯肌等（图 2-51）。

1. **胸大肌** pectoralis major　覆盖胸廓前壁大部分，收缩时可使肩关节内收和旋内；当上肢固定时，可上提躯干，也可提肋助吸气。

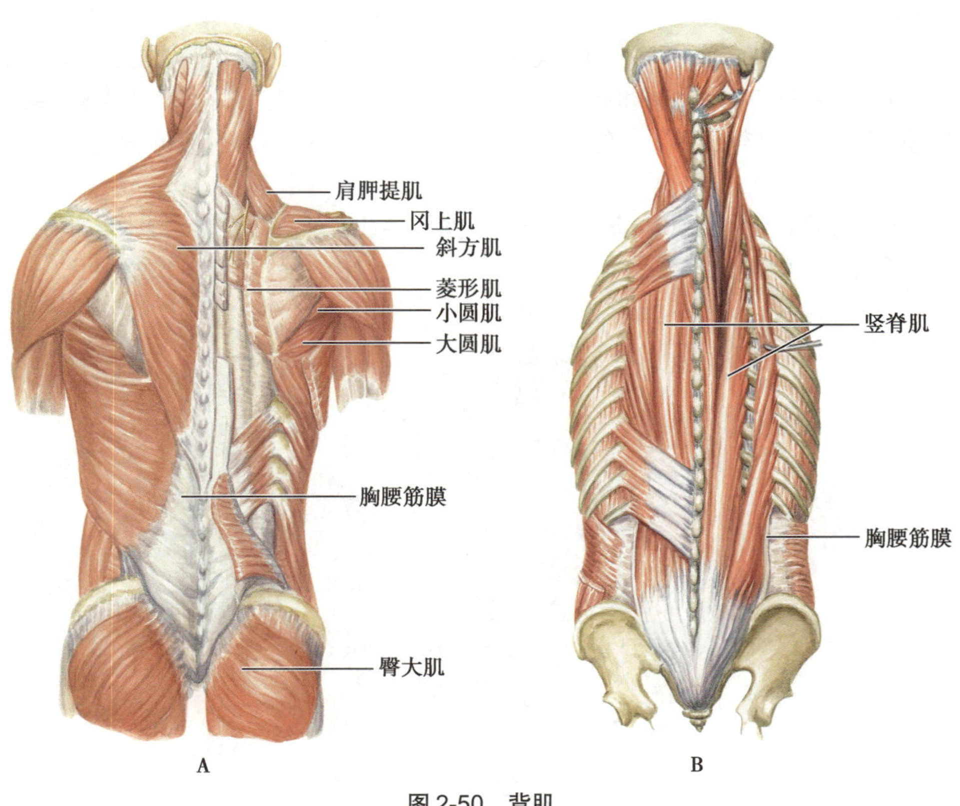

图 2-50　背肌

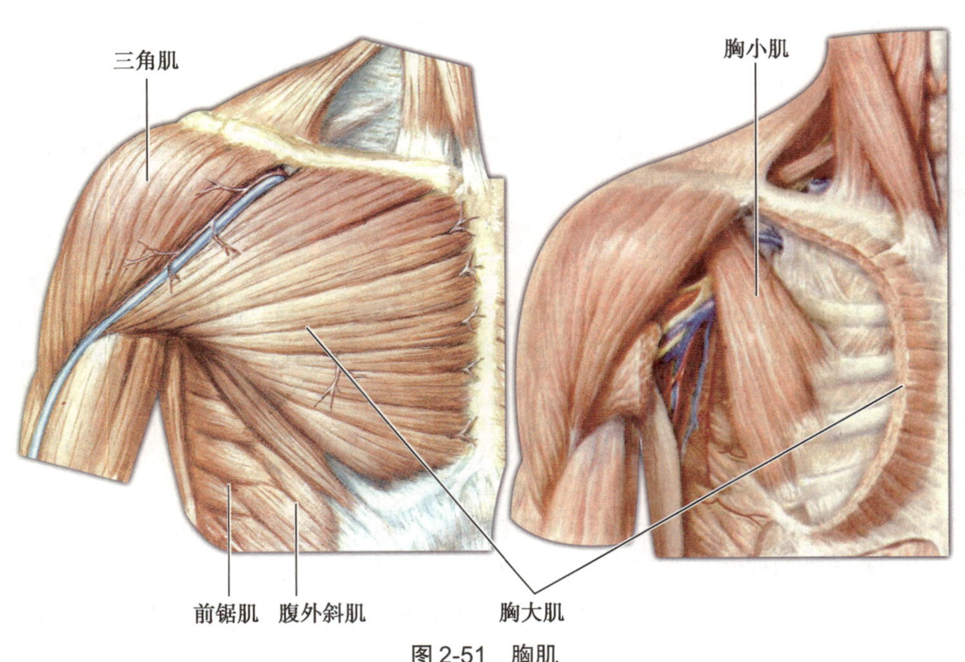

图 2-51　胸肌

2. **肋间肌** 分浅、深两层，分别为肋间外肌和肋间内肌，收缩时分别可以提肋和降肋，分别助吸气和呼气。

（三）膈

膈 diaphragm 分隔胸腔和腹腔，为一向上膨隆的扁肌。膈起自胸廓下口周缘，肌腹由周边向中央汇合，连于中央部的腱膜称**中心腱**。膈上有三个裂孔：位于脊柱前方的称**主动脉裂孔**，约平第 12 胸椎，有主动脉和胸导管通过；主动脉裂孔的左前方有**食管裂孔**，约平第 10 胸椎，有食管和迷走神经通过；在食管裂孔的右前方，在中心腱内有**腔静脉孔**，约平第 8 胸椎，有下腔静脉通过（图 2-52）。

膈是重要的呼吸肌，收缩时，膈顶部下降，胸腔容积扩大，助吸气；舒张时，膈顶上升恢位，胸腔容积缩小，助呼气。

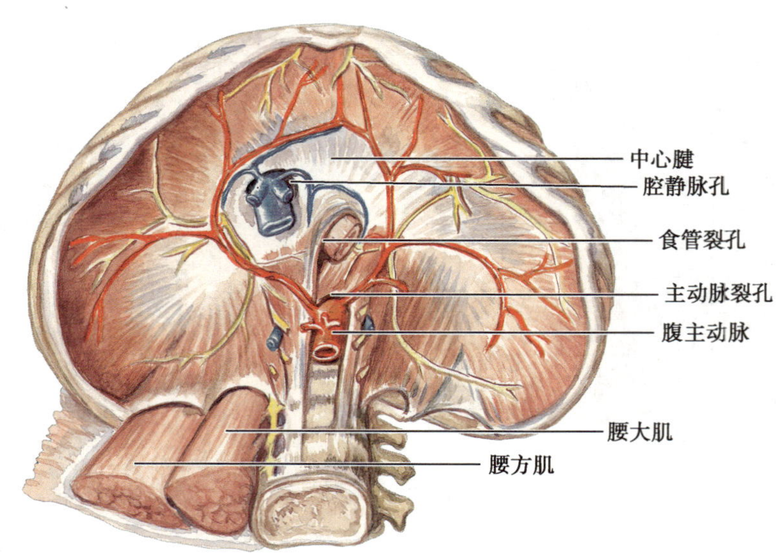

图 2-52 膈与腹肌后群

（四）腹肌

腹肌位于胸廓下部和骨盆上缘之间，是构成腹壁的主要结构，可分为前外侧群和后群。

1. 前外侧群 主要有腹直肌、腹外斜肌、腹内斜肌和腹横肌（图 2-53）。

（1）**腹直肌** rectus abdominis：位于腹前壁正中线两侧，腹直肌鞘内，肌腹中间有 3～4 条横行的腱性结构称**腱划**。

（2）**腹外斜肌** obliquus externus abdominis：肌束由外上斜向内下，至腹直肌外侧缘移行为腱膜，其下缘内卷增厚连于髂前上棘与耻骨结节之间，称**腹股沟韧带** inguinal ligament，在耻骨结节外上方有一裂孔，称**腹沟管浅环**。

（3）**腹内斜肌** obliquus internus abdominis：在腹外斜肌深面，肌束由外下斜向内上，至腹直肌外侧缘移行为腱膜。

（4）**腹横肌** transversus abdominis：在腹内斜肌深面，肌束横行向前。

腹前外侧群肌的肌束相互交错，可增加腹壁张力，有利于保护和支持腹腔内部器官。收缩时，可降肋助呼气；使脊柱作前屈、侧屈和旋转运动。与膈共同收缩时，可增加腹压，有助于排便、排尿、呕吐和分娩。

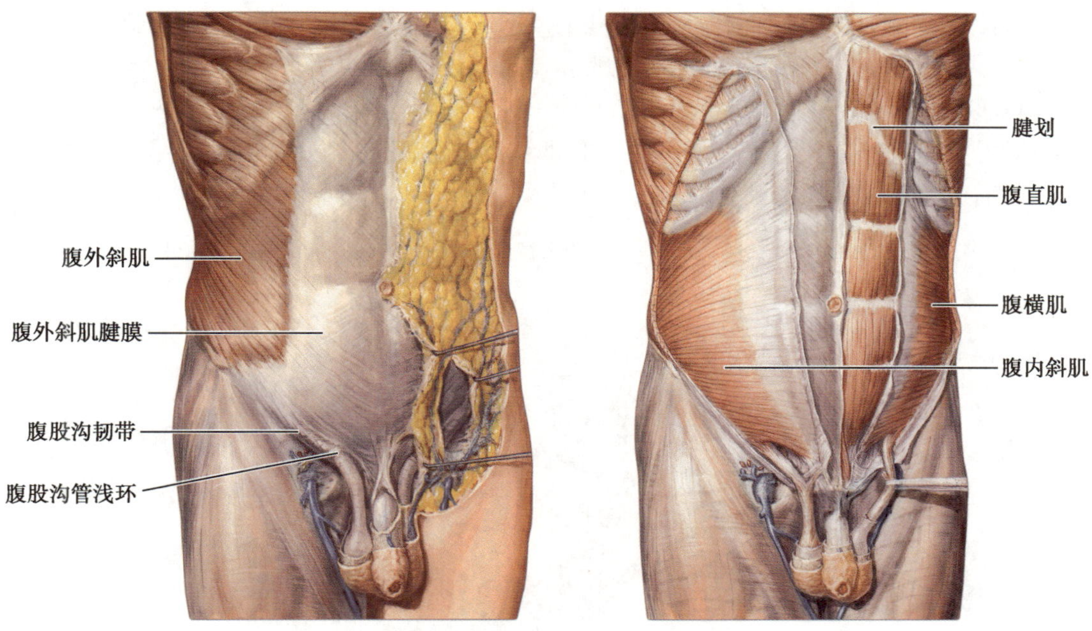

图 2-53 腹肌前外侧群

2. 后群 位于腹后壁脊柱两侧，主要为腰大肌和腰方肌。

3. 腹肌形成的局部结构

(1) **腹直肌鞘**：为包裹腹直肌的纤维性鞘，由腹前外侧壁三层扁肌的腱膜构成，分前、后两层。前层由腹外斜肌腱膜与腹内斜肌腱膜前层构成，后层由腹内斜肌腱膜后层与腹横肌腱膜构成。但在脐下 3～4cm 处，三层扁肌腱膜全部移行到腹直肌前面，鞘后层缺如，其下缘形成一凸向上的弧形界线，称**弓状线**(图 2-54)。

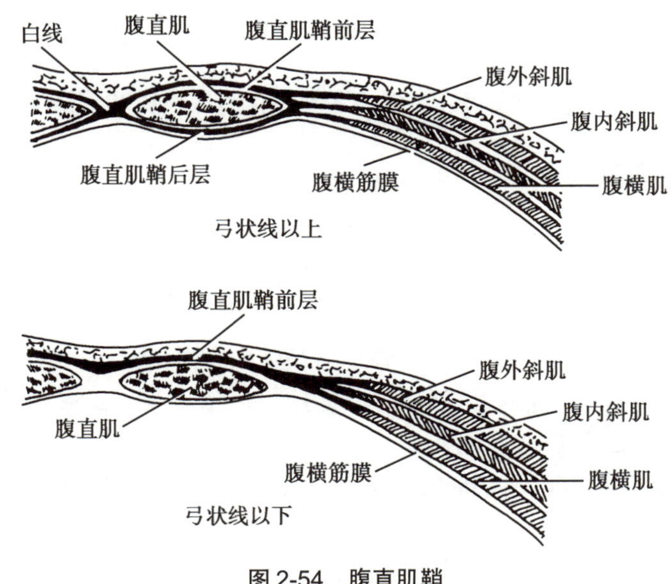

图 2-54 腹直肌鞘

(2) **白线**：由两侧腹直肌鞘的纤维在腹前壁正中线上交织形成，连于剑突和耻骨联合之间，结构坚韧，血管较少，临床上常在此线上做手术切口。

（3）**腹股沟韧带**：为腹外斜肌腱膜下缘增厚形成，连于髂前上棘与耻骨结节之间。在耻骨结节外上方，其上有一三角形裂孔称腹股沟管浅环。

（4）**腹股沟管**：为腹股沟韧带内侧半上方一斜行肌间隙，长约4～5cm，有内、外两个口，内口称**腹股沟管深环**（腹股沟管腹环），外口即**腹股沟管浅环**。腹股沟管内，男性有精索通过，女性有子宫圆韧带通过（图2-55）。

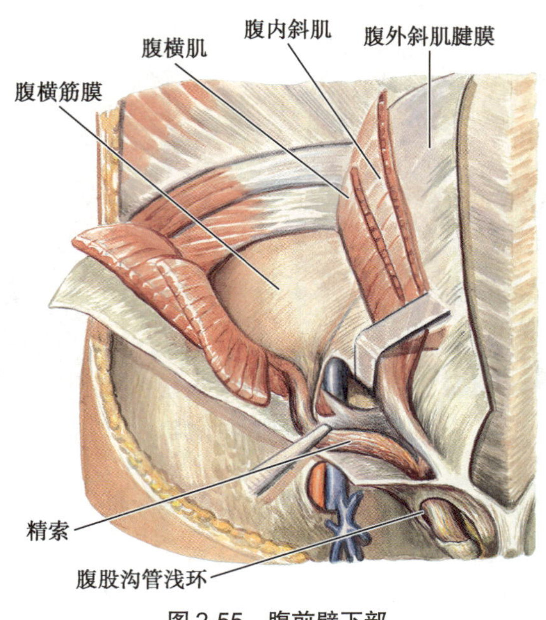

图2-55 腹前壁下部

（5）**腹股沟三角**：亦称**海氏三角**，位于腹前壁下部，由腹直肌的外侧缘、腹壁下动脉、腹股沟韧带围成。

腹股沟管和腹股沟三角均为腹壁的薄弱区，是疝的好发部位。

（五）会阴肌

会阴肌指封闭小骨盆下口的肌，主要有肛提肌、会阴深横肌和尿道括约肌等。

五、四肢肌

（一）上肢肌

依所在部位可分为肩肌、臂肌、前臂肌和手肌。

1. **肩肌** 配布在肩关节的周围，包括有三角肌、冈上肌、冈下肌和肩胛下肌等。其中**三角肌** deltoid 包绕在肩关节前、后和外侧，收缩可使肩关节外展。三角肌中部骨质肥厚且深面无重要的神经、血管，因此临床上将此作为肌内注射的部位（图2-56）。

2. **臂肌** 配布在肱骨周围，分前群和后群（图2-56）。

前群主要有**肱二头肌** biceps brachii，其长、短两个头起自肩胛骨，止于桡骨，收缩时可屈肘关节、屈肩关节。

后群为**肱三头肌** triceps brachii，起自肱骨及肩胛骨的后面，止点为尺骨嘴，收缩时伸肘关节、伸肩关节。

3. **前臂肌** 位于桡、尺骨的周围，分前群和后群。前群浅深两层共有9块肌肉，主要是屈肌和旋前肌；后群浅深两层共有10块肌肉，主要是伸肌和旋后肌（图2-57、图2-58）。

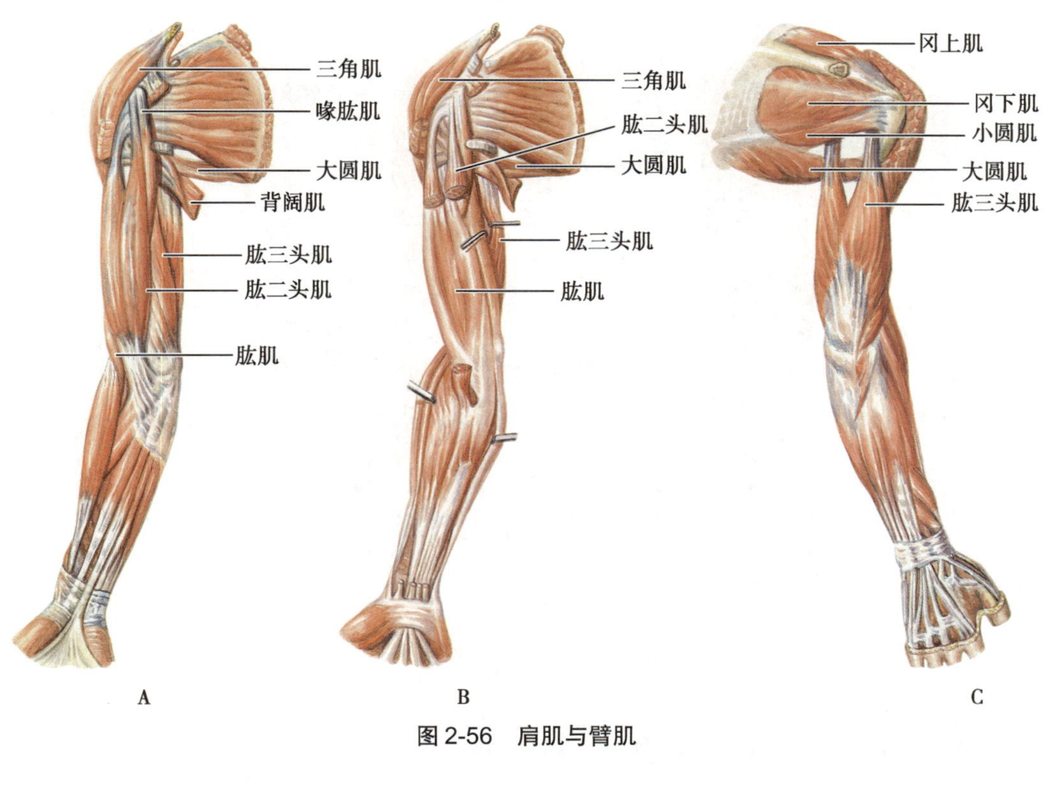

图 2-56 肩肌与臂肌

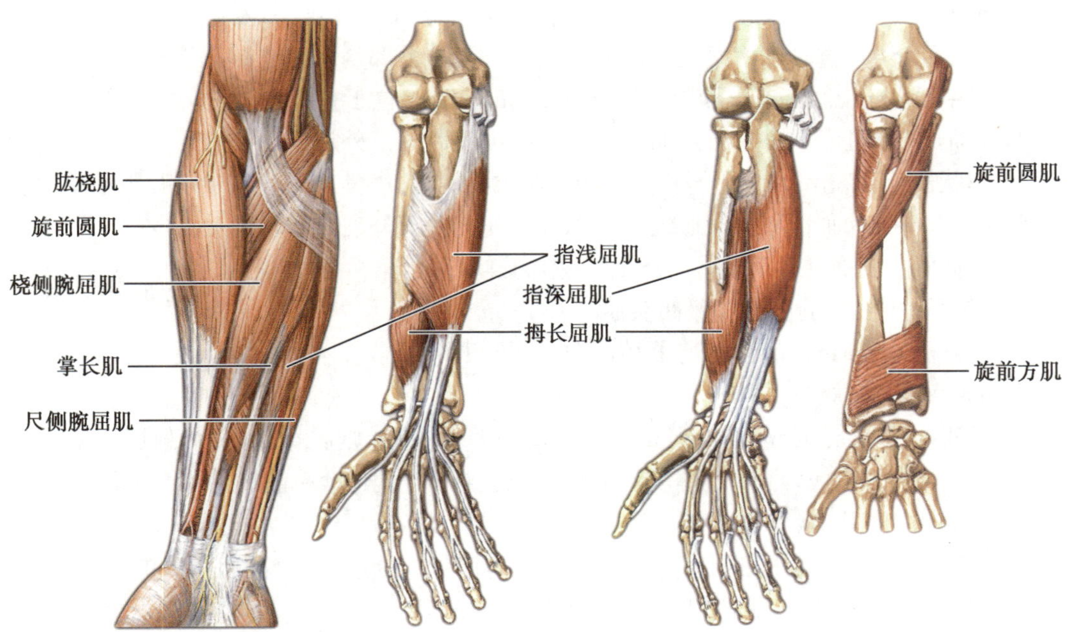

图 2-57 前臂肌（前面）

4. **手肌** 由运动手指的许多肌组成，分为外侧群（鱼际）、中间群和内侧群（小鱼际）三群。

（二）下肢肌

按部位分为髋肌、大腿肌、小腿肌和足肌。

1. **髋肌** 位于髋关节周围，分前、后两群。

（1）**前群**：前群主要是髂腰肌，由腰大肌和髂肌组成，收缩时可使髋关节前屈和旋外。

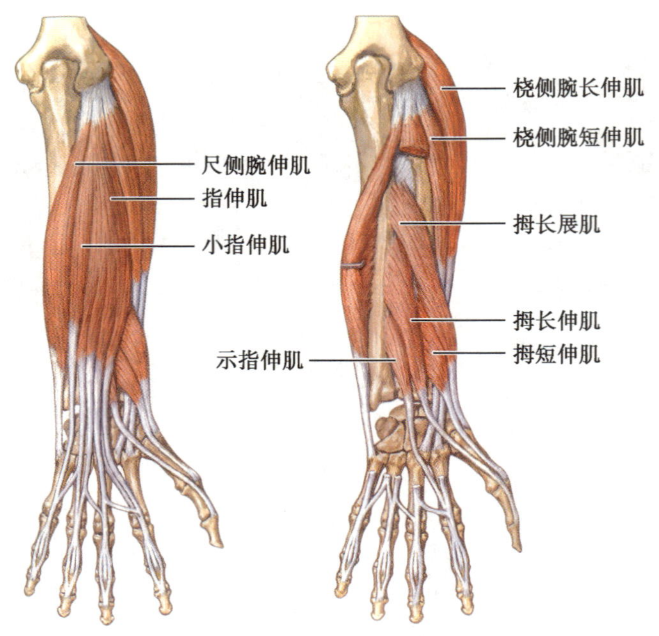

图 2-58 前臂肌后群

（2）**后群**：主要有**臀大肌**、**臀中肌**、**臀小肌**和**梨状肌**等。

1）**臀大肌** gluteus maximus：位于最浅层，肌质肥厚，起自髂骨和骶骨背面，止于股骨体后面的臀肌粗隆，收缩时可使髋关节后伸和旋外。其外上部是肌内注射常选部位。

2）**臀中肌** gluteus medius 和**臀小肌** gluteus minimus：位于臀部上外侧，臀中肌的下部在臀大肌深面，臀小肌位居臀中肌深面。二者收缩可使髋关节外展、旋内。

3）**梨状肌** piriformis：位于臀中肌下部、臀大肌深面，其上方、下方分别有梨状肌上孔、梨状肌下孔，孔内有血管和神经通过。收缩时可使髋关节外展、旋外。

2. **大腿肌**　配布在股骨周围，分前群、内侧群和后群。

（1）前群：主要有**缝匠肌**和**股四头肌**。

1）**缝匠肌** sartorius：起自髂前上棘，斜向内下，跨膝关节后内侧，止于胫骨上端内侧面。收缩时可屈髋关节、屈膝关节。

2）**股四头肌** quadriceps femoris：是全身体积最大的肌，则股直肌、股内侧肌、股外侧肌和股中间肌 4 块肌构成，四肌下端肌腱汇合包绕髌骨，向下延续称髌韧带，最后止于胫骨粗隆。收缩时可屈髋关节、伸膝关节。

3）**股三角**：位于股前面的上内侧部，由腹股沟韧带、长收肌和缝匠肌围成的三角区。股三角内由内侧向外侧依次有股静脉、股动脉和股神经等结构。

（2）**内侧群**：包括**股薄肌**、**长收肌**、**大收肌**、**耻骨肌**、**短收肌** 5 块，均起自髋骨，止于股骨和胫骨。它们收缩时可使髋关节内收。

（3）**后群**：主要为**股二头肌**、**半腱肌**和**半膜肌**，收缩时可伸髋关节、屈膝关节（图 2-59、图 2-60）。

3. **小腿肌**　位于胫、腓骨周围，可分为前群、外侧群和后群。

（1）前群：位于胫、腓骨前方，有胫骨前肌、踇长伸肌和趾长伸肌，收缩时可伸距小腿关节、伸趾以及使足背屈、内翻。

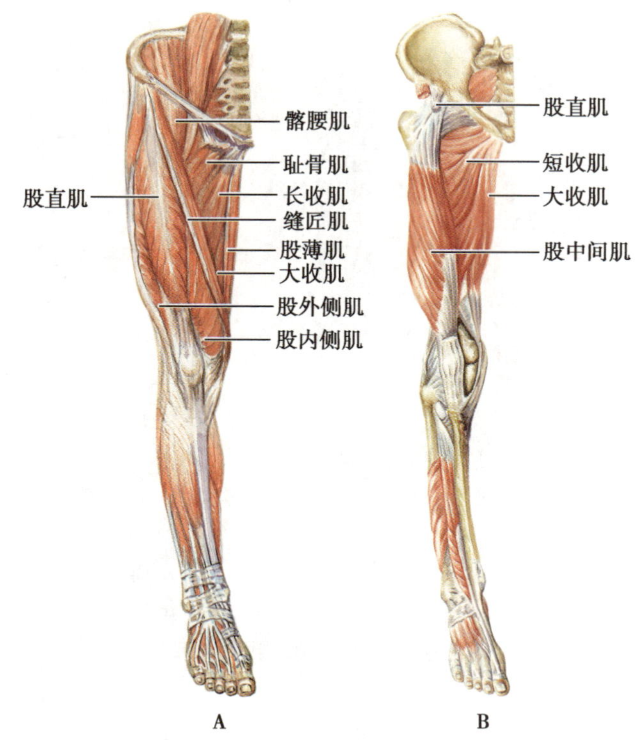

图 2-59 **大腿肌**（前群与内侧群）

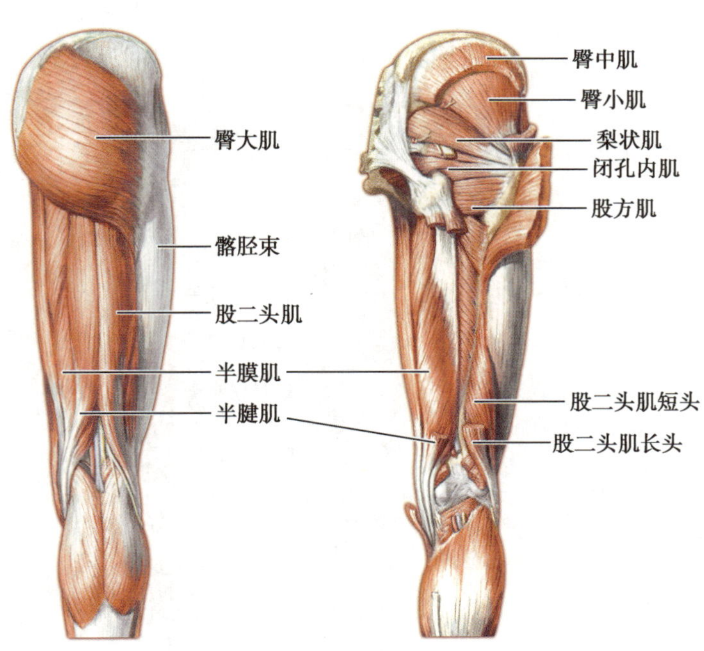

图 2-60 **髋肌和大腿肌后群**

（2）**外侧群**：位于腓骨外侧，包括浅层的腓骨长肌和深层的腓骨短肌，收缩可使距小腿关节跖屈和足外翻（图 2-61）。

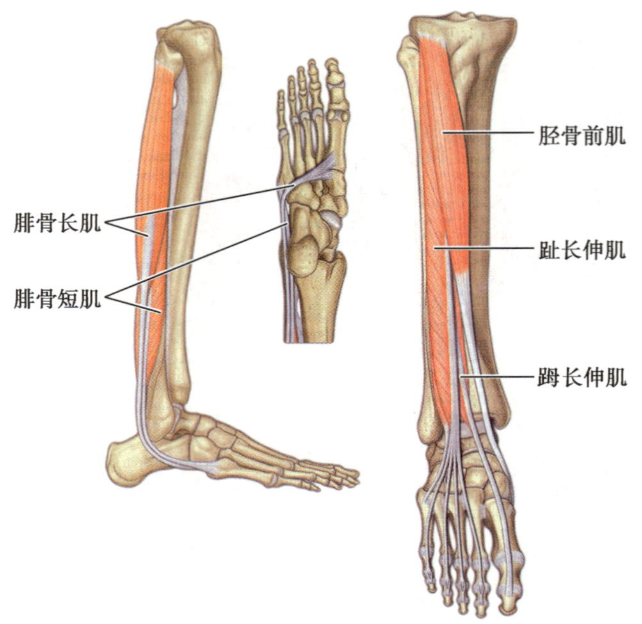

图 2-61 小腿肌前群和外侧群

（3）**后群**：分浅、深 2 层。

浅层有**小腿三头肌**，它由浅层的腓肠肌和其深面的比目鱼肌合成，三块肌向下会合形成粗大的肌腱称**跟腱**，止于跟骨结节。小腿三头肌收缩时可使距小腿关节跖屈。

深层有 3 块肌，分别为胫骨后肌、踇长屈肌、趾长屈肌，收缩时可屈（跖屈）踝关节、屈趾，使足内翻（图 2-62）。

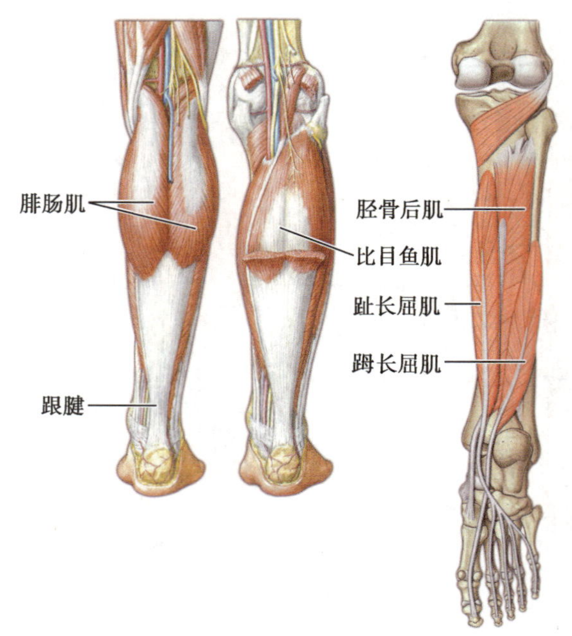

图 2-62 小腿肌后群

4. **足肌** 包括足背肌和足底肌。

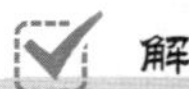

解剖与临床

肌内注射

肌内注射是一种常用的药物注射治疗方法，指将药液通过注射器注入肌肉组织内，达到治病的目的。肌内注射最常用的注射部分为臀大肌，其次为臀中肌、臀小肌、股外侧肌及三角肌。肌内注射很重要的是对注射部分的精确定位。

臀大肌注射定位：①十字法：从臀裂顶点向左或右划一水平线，从髂嵴最高点向下做一垂直平分线，将臀部分为四个象限，其中外上象限避开内角为注射区。②连线法：从髂前上棘到尾骨连线的外三分之一为注射部位。

臀中肌、臀小肌注射定位：该处血管、神经分布较少，且脂肪组织较薄，使用日趋广泛，定位方法有两种：①以食指尖和中指尖分别置于髂前上棘和髂嵴下缘处，在髂嵴、食指、中指之间构成一个三角形区域。注射部位在食指和中指构成的角内。②髂前上棘外侧三横指处。病儿应以其手指的宽度为标准。

上臂三角肌注射定位：上臂外侧，肩峰下 2～3 横指处。此处肌肉较臀部肌肉薄，只能做小剂量注射。

不是什么情况下都能进行肌内注射，如在注射部位有硬结、感染时就不宜做肌内注射治疗。

（郝海峰）

不是什么情况下都能进行肌肉注射的，如在注射部位有硬结、感染时就不宜做肌肉注射治疗。

实践3

躯干骨、颅骨及其连结

【实践目的】

1. 了解骨的形态构造及关节的基本结构。

2. 熟悉椎骨的一般形态；各部椎骨、骶骨的形态特征；椎骨之间的连结；脊柱的整体观。

3. 熟悉胸骨、肋的形态结构；胸廓的构成、运动。

4. 了解颅有组成；熟悉下颌骨的形态结构、颅的整体观、翼点的位置、鼻旁窦的位置、颞下颌关节的构成及运动。

5. 能在活体上熟练指认躯干骨、颅骨的主要骨性标志。

【实践器材准备】

1. 人体骨架标本、躯干骨散骨标本、股骨剖面标本及脱钙骨和煅烧骨标本。

2. 已打开关节囊的肩关节、颞下颌关节，脊柱标本，椎骨连结标本。

3. 整颅标本、下颌骨、颅的水平切及矢状切标本、新生儿颅标本和鼻旁窦标本。

【实践学时】 2学时

【实践步骤】

（一）实践内容

1. 骨的分类、构造；关节的基本结构、辅助结构。

2. 脊柱的组成。椎骨的一般形态、各部分椎骨的主要特征、骶尾骨的形态。椎骨之间的连结。脊柱的整体观。

3. 胸廓的组成。胸骨的形态、胸骨角。肋的形态。胸廓的整体观。

4. 颅的组成。下颌骨的位置、形态。颅的整体观、翼点、鼻旁窦的位置、名称。颞下颌关节的构成、结构特点和运动。

（二）方法

1. 骨与骨连结骨的分类和构造

(1) 骨的分类和构造：在骨架上辨认各种形态的骨，观察它们的形态特点和分布。取股骨及其纵切标本观察区分长骨的骨干和两端，辨认髓腔和两端的关节面。

(2) 骨的化学成分对骨物理特性的关系：取经稀盐酸脱钙后的骨标本和经煅烧除去有机质的骨标本，观察它们的外形和比较它们的物理性质。

(3) 骨连结的分类和构造

直接连结：取脊柱腰段矢状切面和颅的标本，分别观察椎间盘和缝。

关节：关节的基本构造：取肩关节标本观察关节囊的构造和附着部位，关节面的形状，关节腔的构成。关节的辅助结构：取膝关节标本，观察关节韧带的外形、纤维排列及其与关节囊的关系。观察膝关节两块半月板的位置、形态及形态。

2. 脊柱　在人体骨架标本上观察脊柱的位置和组成。

（1）椎骨：取胸椎观察辨认椎体、椎弓、椎弓板、椎弓根、椎间孔、横突、棘突和上、下关节突，观察椎管和椎间孔的形成和位置。区别不同部位椎骨的形态特点。观察骶骨的岬、骶前孔、骶后孔、骶管裂孔、骶角以及耳状面，骶管与骶前孔、骶后孔的交通关系。

（2）椎骨的连结：取切除 1～2 个椎弓的脊柱腰段标本，观察椎间盘的位置、外形和构造。观察前、后纵韧带的位置；棘上韧带、棘间韧带和黄韧带的附着部位。在脊柱标本上，从前、后面观察椎体大小的变化，棘突排列的方向。从侧面观察 4 个生理性弯曲的部位和方向。

3. 胸廓　在人体骨架标本上观察胸廓的组成及各骨的位置和各肋前、后端的连结关系。在胸骨标本上区分胸骨柄、胸骨体和剑突，辨认颈静脉切迹和胸骨角。

在活体上摸辨以下结构：第 7 颈椎棘突（颈前屈时，在项背交界部最高的骨隆起）、颈静脉切迹、胸骨角、肋弓和剑突。

4. 颅骨及其连结

（1）颅的组成：取整颅及颅的水平切和正中矢状切标本，观察颅的分部和各块颅骨在整颅中的位置。观察下颌骨的形态。

（2）颅的整体观：取新生儿颅标本及颅的水平切和正中矢状切标本观察。

1）颅的顶面：观察颅缝的位置和形态，新生儿颅的特点及前、后囟的位置，形状和大小。

2）颅底内面：由前向后，依次区分颅前窝、颅中窝和颅后窝。观察各窝内的孔和裂，多数与颅外相通，观察时应同时注意它们在颅外的位置。

颅前窝：查看筛板的位置和形态，筛板及颅前窝两外侧部下方的毗邻。

颅中窝：中央的隆起是蝶骨体，上方的凹窝即垂体窝。然后分别辨认视神经管、眶上裂、圆孔、卵圆孔、棘孔和颞骨岩部。

颅后窝：在枕骨大孔周围寻认舌下神经管、横窦沟、乙状窦沟和颈静脉孔以及位于颈静脉孔前上方的内耳门。

3）颅底外面：在前区内辨认骨腭及两侧的牙槽弓和牙槽。在后区寻认枕骨大孔、枕外隆凸和颈动脉管外口。从颈静脉孔向外，依次寻认茎突、茎乳孔和乳突。由乳突向前，查看下颌窝和关节结节。

4）颅的侧面：由乳突向前，辨认外耳门、颧弓及颞窝。在颞窝内侧壁上寻认翼点，观察其位置以及骨质的厚薄。

5）颅的前面

眶：观察眶的位置及毗邻，寻认眶上切迹（眶上孔）和眶下孔；查看泪囊窝，以及与它相连续的鼻泪管。在眶外侧壁的后部查看眶上裂和眶下裂。用细铜丝探查视神经管、鼻泪管、眶上裂和眶下裂，观察它们各与何处相通。

骨性鼻腔：观察梨状孔、鼻后孔和骨性鼻中隔的位置，辨认骨性鼻腔外侧壁上的上、中、下鼻甲，以及相应鼻甲下方的上、中、下鼻道。在上鼻甲的后上方查找蝶筛隐窝。

鼻旁窦：取颅的正中矢状切和显示各鼻旁窦的标本，观察各鼻旁窦的位置和形态。

在活体上摸辨以下结构：枕外隆凸、乳突和下颌角。

（3）颞下颌关节：取关节囊外侧壁已切除的颞下颌关节标本，观察颞下颌关节的组成、关节囊的结构特点和关节盘的形态。结合活体，验证颞下颌关节的运动。

【实验报告】

1. 记录骨的构造、关节的基本结构和辅助结构。

2. 记录椎骨的一般形态、各部椎骨的主要特征、椎间盘的位置及构造、椎骨间韧带的位置、胸骨的构成及胸骨角、下颌骨的形态结构、翼点的位置、鼻窦的名称及位置、颞下颌关节的构造。

3. 记录脊柱、胸廓的组成、整体观。

实践4

四肢骨及其连结

【实践目的】

1. 熟悉上肢骨的组成和各骨的名称、位置、形态及主要结构。

2. 熟悉肩关节、肘关节、桡腕关节的构成、结构特点和运动形式。

3. 熟悉下肢骨的组成和各骨的名称、位置、形态及主要结构。

4. 熟悉骨盆的构成、界线、骨盆腔及男女性骨盆的形态差异；髋关节、膝关节、踝关节的构成、结构特点及运动形式。

5. 能在活体上熟练指认四肢骨的主要骨性标志。

【实践器材准备】

1. 人体骨架标本、四肢骨散骨标本。

2. 已打开关节囊的肩关节、肘关节、桡腕关节、髋关节、膝关节、踝关节的标本，男女骨盆的标本、模型。

【实践学时】 2学时

【实践步骤】

(一) 实践内容

1. 观察上肢骨的组成。观察锁骨、肩胛骨、肱骨、桡骨、尺骨的位置、形态和主要结构。观察手骨的组成。

2. 观察肩关节、肘关节、桡腕关节的构成、结构特点，体验各关节的运动形式。

3. 观察下肢骨的组成。观察髋骨、股骨、胫骨、腓骨、髌骨的位置、形态和主要结构。观察足骨的组成。

4. 观察骨盆的组成、界线、骨盆腔及男性与女性骨盆的形态差异。观察髋关节、膝关节、踝关节的构成、结构特点及主要辅助结构，体验各关节的运动形式。

(二) 方法

1. 上肢骨有组成　从骨架上辨认锁骨、肩胛骨、肱骨、桡骨、尺骨、手骨的位置。

(1) 肩胛骨：辨认肩胛骨的2面、3角和3缘。查找肩胛骨前面的肩胛下窝，后面的肩胛冈、肩峰及冈上窝、冈下窝，确认外侧角上的关节盂。在人体骨架标本上察看上、下角与肋的对应关系。

(2) 锁骨：分辨锁骨的内、外侧端，对照人体骨架标本，观察它们的连接关系。

(3) 肱骨：在上端观察肱骨头的外形、大结节、小结节和外科颈。在肱骨体中部寻认三角肌粗隆和桡神经沟。在下端依次寻认内上髁、肱骨滑车、肱骨小头和外上髁。

（4）桡骨：上端细小，下端粗大；观察上端的桡骨头，以及与肱骨小头的对应关系。在下端，辨认外侧的茎突，内侧与尺骨头相对的尺切迹，并观察桡骨下端与腕骨相接的关节面。

（5）尺骨：上端粗大，下端细小。观察上端的鹰嘴、冠突和滑车切迹：在冠突的外侧面寻认桡切迹，观察桡切迹与桡骨头的对应关系。在下端辨认尺骨头和茎突。

（6）腕骨、掌骨和指骨：取手骨标本观察，注意它们的位置排列及邻接关系和名称。

在活体上摸辨锁骨全长、肩胛冈、肩峰、肩胛骨下角、肱骨内上髁、肱骨外上髁、尺骨鹰嘴和桡骨茎突。

2. 上肢骨的连结

（1）肩关节：取纵行切开关节囊的肩关节标本，观察其组成，关节面的形状和大小差别，关节囊的结构特点及肱二头肌长头腱。结合活体，验证肩关节的运动。

（2）肘关节：取横行切开关节囊前、后壁的标本，观察肱桡关节、肱尺关节和桡尺近侧关节的组成。查看关节囊的形态结构特点，桡骨环状韧带的位置、形态以及与桡骨头的关系。

验证肘关节在做屈、伸运动时，肱骨内、外上髁和鹰嘴3点位置的变化。

（3）桡腕关节：冠状切开的桡腕关节标本，观察关节的组成，并结合活体，验证其运动。

3. 下肢骨的组成　从骨架上辨认髋骨、股骨、胫骨、腓骨、髌骨、足骨的位置。

（1）髋骨：根据髋臼和闭孔的位置，先判定髋骨的侧别和方位，明确髂骨、坐骨和耻骨在髋骨中的位置。然后寻认髂嵴、髂前上棘、髂后上棘和髂结节、髂窝、耳状面和弓状线、耻骨梳、耻骨结节和耻骨下支，注意耻骨梳与弓状线的关系。在髋骨的后下部辨认坐骨结节、坐骨棘、坐骨大小切迹和坐骨支。

（2）股骨：观察股骨头、股骨颈、大转子和小转子，注意股骨头与髋臼的关系和股骨上端的方向。观察股骨下端的内、外侧髁。

（3）髌骨：对照人体骨架标本观察它的位置。

（4）胫骨：在胫骨上端观察内、外侧髁与股骨同名髁的对应关系。寻认胫骨粗隆及胫骨下端的内踝。

（5）腓骨：辨认上端膨大的腓骨头和下端略呈扁三角形的外踝。

（6）跗骨、跖骨和趾骨：取足骨的串连标本或人体骨架标本观察，注意各骨的排列关系。

在活体上摸辨以下结构：髂嵴、髂前上棘、坐骨结节、耻骨结节、大转子、胫骨粗隆及内、外踝。

4. 下肢骨的连结

（1）髋骨的连结：取骨盆标本或模型观察。

1）骶髂关节和耻骨联合：观察骶髂关节的组成，辨认骶结节韧带和骶棘韧带，观察坐骨大、小孔的围成及耻骨联合的位置。

2）骨盆：观察骨盆的组成，大、小骨盆的分界，小骨盆上、下口的围成，耻骨弓的构成，比较男女骨盆的差异。

（2）髋关节：取环形切开关节囊的髋关节标本，观察其组成、2骨关节面的形态及关节囊的厚薄。验证其运动。

（3）膝关节：取关节囊前壁向下翻开，后壁横行切开的膝关节标本，观察其组成和骨关节面的形态，髌韧带、前后交叉韧带的位置、内外侧半月板的位置和形态，验证其运动。

（4）距小腿关节：在距小腿关节标本上，观察其组成，验证其运动。

(5) 足弓：在足关节标本上，观察足弓的形态和维持足弓的韧带。

【实验报告】

1. 记录肩胛骨、肱骨、髋骨、股骨、胫骨的形态、主要结构。
2. 记录肩关节、肘关节、髋关节、膝关节的构成、主要辅助结构。
3. 记录骨盆的组成、界线、男女骨盆形态差异。

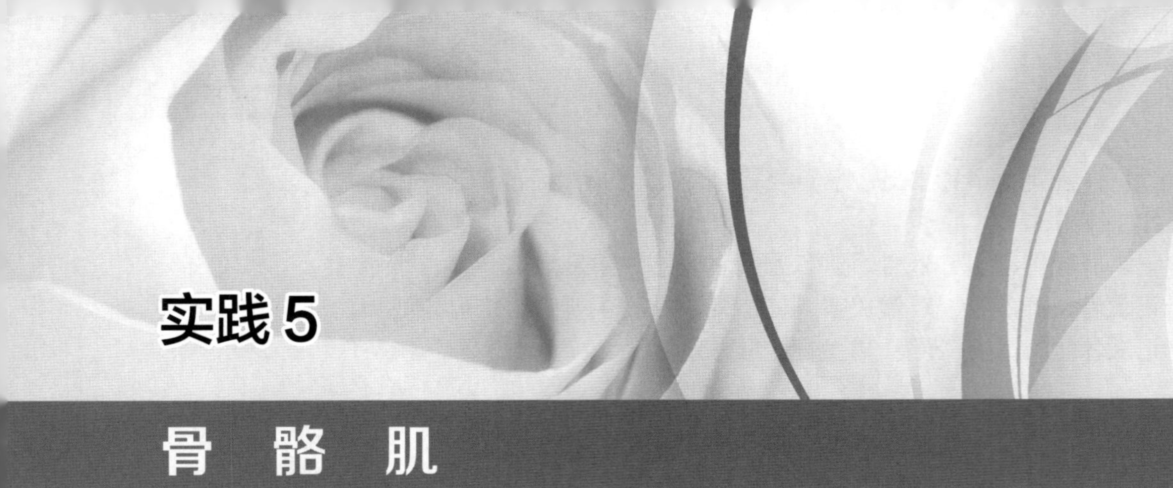

实践5

骨 骼 肌

【实验目的】

1. 了解肌的分类、构造和辅助结构。

2. 熟悉胸锁乳突肌、斜方肌、背阔肌、竖脊肌、胸大肌、肋间肌的位置和作用。

3. 熟悉膈的位置、形态和作用，腹前外侧壁各肌的位置和形态特点。

4. 熟悉腹直肌鞘的位置和形态。腹股沟管的位置、形态和内容。腹股沟三角的位置和境界。

5. 熟悉三角肌、肱二头肌、肱三头肌、臀大肌、梨状肌、股四头肌、小腿三头肌的位置和作用。

6. 了解前臂肌、股肌、小腿肌的分群和作用。

7. 熟悉股三角的位置、境界和内容。

【实验器材准备】

1. 全身肌标本、面肌标本、躯干肌标本、膈标本和四肢肌标本。

2. 颅顶层次解剖标本。

【实践学时】 2学时

【实验步骤】

（一）实践内容

1. 观察各类肌的形态、肌腹、肌腱、腱膜、筋膜。

2. 观察胸锁乳突肌、斜方肌、背阔肌、竖脊肌、胸大肌、肋间肌的位置、形态。

3. 观察膈的位置、形态、构造和腹直肌、腹前外侧壁三层扁肌的位置、形态及主要特征。

4. 观察腹直肌鞘、白线、腹股沟韧带、腹股沟管的位置、结构。

5. 观察三角肌、肱二头肌、肱三头肌、臀肌、缝匠肌、股四头肌、股二头肌、小腿三头肌的位置、形态，观察股三角、跟腱的位置。

（二）步骤

1. 肌的分类和构造　在全身肌标本上观察长肌、短肌、扁肌和轮匝肌的形态，辨认肌腹、肌腱和腱膜。

2. 头肌　在面肌和颅顶层次解剖标本上，辨认枕额肌，观察眼轮匝肌、口轮匝肌。观察咬肌和颞肌的位置。并咬紧上、下颌，在自己身上触摸2肌的轮廓。

3. 颈肌　检查胸锁乳突肌的位置和起止点，查看舌骨的位置以及舌骨上、下肌群。

4. 躯干肌

(1) 背肌：确认斜方肌、背阔肌、竖脊肌的起止点，理解它们的作用。

(2) 胸肌：确认胸大肌、前锯肌的起止点和肌束方向以及与肩关节运动轴的关系。体验它们的作用。在肋间隙内区别肋间内、外肌。

(3) 膈：检查膈附着于胸廓下口周缘的情况，膈周围和中央的结构差别，辨认膈的3个裂孔和通过的结构。

(4) 腹肌：检查腹壁3层扁肌的位置和肌束走行方向，腱膜与腹直肌鞘的关系，腹直肌鞘包绕腹直肌的情况。辨认腹外斜肌腱膜与腹股沟韧带的关系，以及腹股沟韧带的附着部位。

观察腹股沟管的位置、形态、内外两口的部位和内容。寻找腹股沟三角的位置和境界。

5. 四肢肌

(1) 上肢肌：查找三角肌、肱二头肌、肱三头肌的位置和起止点。观察前臂各肌的位置、起止概况和肌腱的分布。观察手肌外侧群、内侧群和中间群的位置以及鱼际和小鱼际的形成。辨认腋窝和肘窝的位置，观察手部肌腱滑膜鞘的结构特点。

(2) 下肢肌：观察髂腰肌、臀大肌、梨状肌及股前群、股内侧群、股后群肌和小腿前群、外侧群和后群肌的位置。寻找臀大肌、缝匠肌、股四头肌和小腿三头肌的起止点及跟腱的起止部位。辨认围成股三角的结构及内容。

【实验报告】

1. 记录肌的形态分类、构造。

2. 记录胸锁乳突肌、胸大肌、肋间肌、斜方肌、背阔肌、三角肌、肱二头肌、肱三头肌、臀大肌、缝匠肌、股四头肌、小腿三头肌的位置、形态。

3. 记录股三角的结构及内容。

(郝海峰)

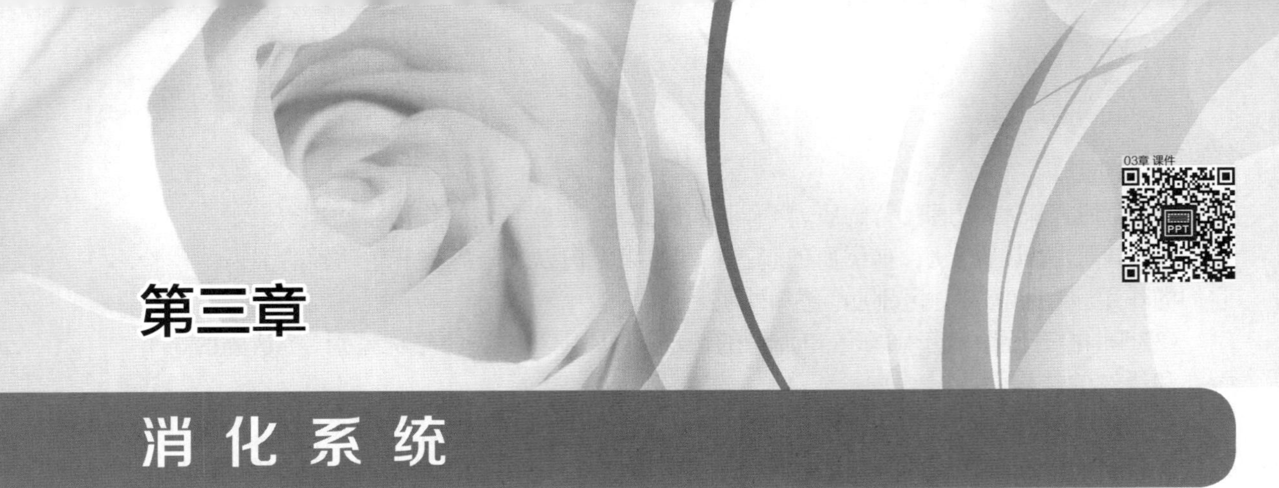

第三章 消化系统

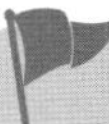

学习目标

1. 掌握消化系统的组成。
2. 掌握胸部标志线和腹部分区。
3. 熟悉消化管壁的结构。
4. 熟悉口腔、胃、小肠的位置、形态、结构及相互联通关系等。
5. 熟悉咽、食管、大肠的位置、形态、结构及相互联通关系等。
6. 掌握肝的位置、形态、结构及相互联通关系等。
7. 熟悉胰的位置、形态、结构等。
8. 掌握腹膜及腹膜腔的概念，熟悉腹膜的功能、与器官的关系及形成的结构等。
9. 学会应用消化系统基本理论知识分析、鉴别、推理、解释相关临床问题的能力。
10. 熟练掌握消化系统相关实践操作技能，具有在临床实践中正确运用的能力。

导学

人体在整个生命过程中，必须从外界不断摄取所需的各类营养物质，为生命活动提供能量来源。人们每餐摄入的食物等各类营养素，如何被消化和吸收，最终去了哪里。本章将系统叙述消化系统的组成和功能；消化管壁的结构及各段消化管的名称、形态、位置及结构；各消化腺的名称、形态、位置及结构；腹膜及腹膜腔的概念、腹膜与器官的关系以及腹膜形成的结构等。

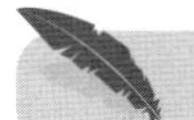

第一节 概　述

一、消化系统的组成

消化系统 digestive system 由消化管和消化腺两部分组成（图 3-1）。

消化管 digestive tract 包括口腔、咽、食管、胃、小肠（十二指肠、空肠、回肠）和大肠（盲肠、阑尾、结肠、直肠、肛管）。临床上通常把口腔至十二指肠的消化管，称上消化道；把空肠及空肠以下的消化管，称下消化道。消化腺 digestive gland 主要包括口腔腺、肝、胰及消化管壁内的小腺体等。消化系统的主要功能是消化食物，吸收营养，排出食物残渣。

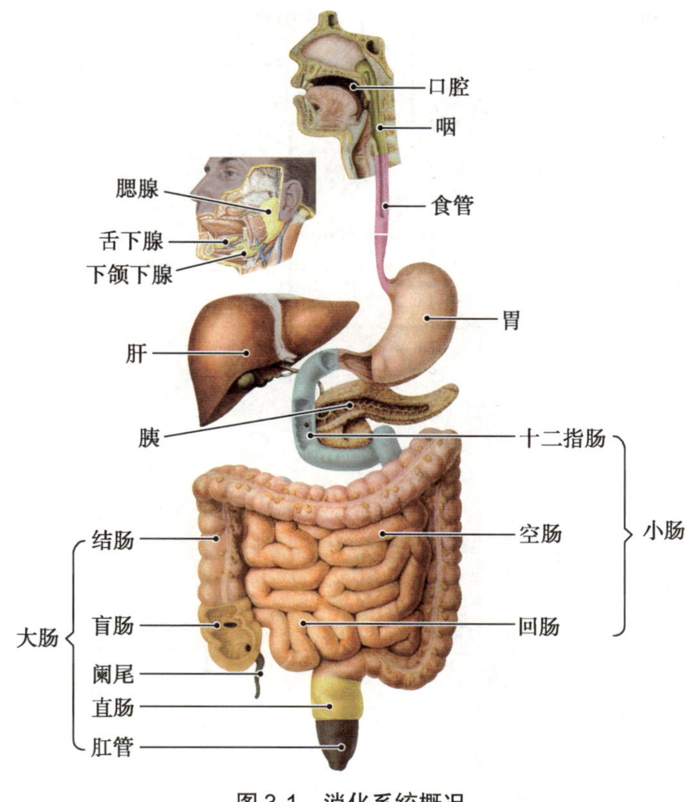

图 3-1 消化系统概况

二、胸部标志线和腹部分区

消化系统的大部分器官在胸、腹腔内的位置比较恒定。为了能够从体表确定和描述内脏各器官的正常位置及体表投影，通常在胸、腹部体表设定若干标志线和分区（图 3-2、图 3-3）。

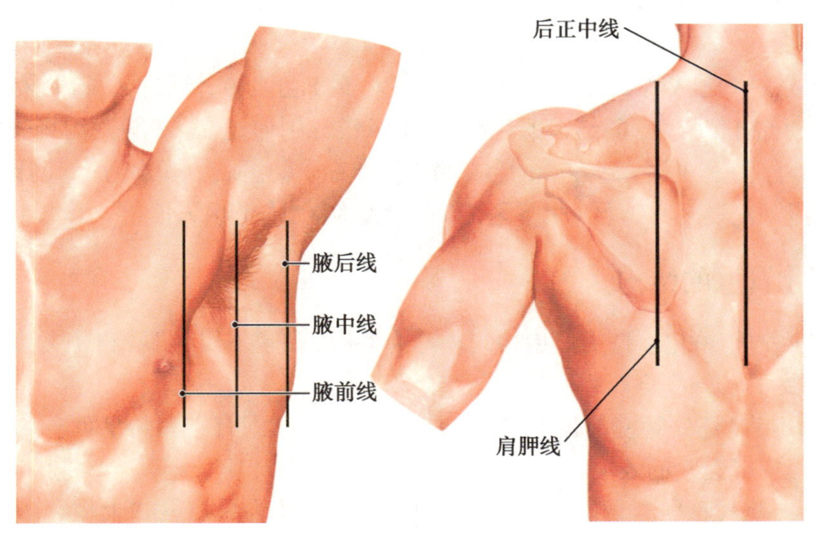

图 3-2 胸部标志线

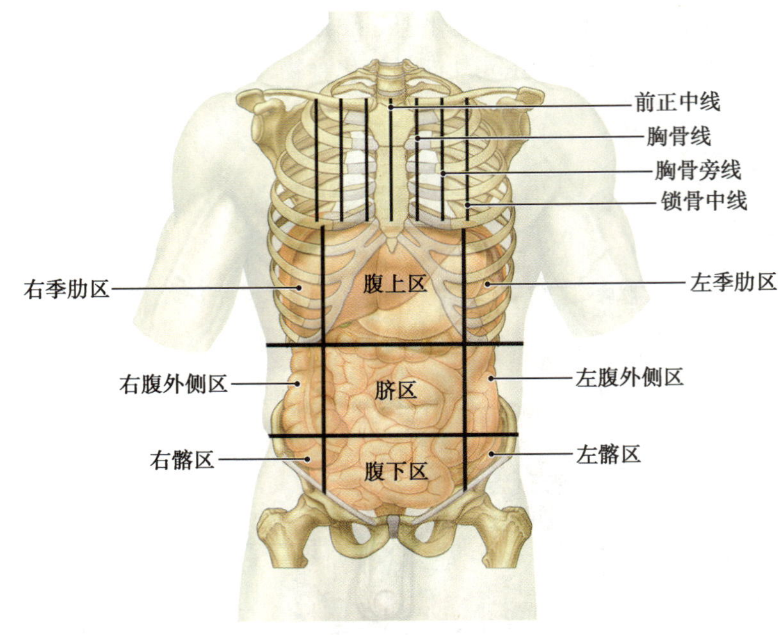

图 3-3 胸部标志线与腹部分区（九分法）

（一）胸部标志线

1. **前正中线** 通过身体前面正中所作的垂线。

2. **胸骨线** 通过胸骨外侧缘最宽处所作的垂线。

3. **锁骨中线** 通过锁骨中点所作的垂线。

4. **腋前线** 通过腋窝前缘（即腋前襞）所作的垂线。

5. **腋中线** 通过腋窝中点所作的垂线。

6. **腋后线** 通过腋窝后缘（即腋后襞）所作的垂线。

7. **肩胛线** 通过肩胛下角所作的垂线。

8. **后正中线** 通过身体后面正中所作的垂线。

（二）腹部分区

1. **四分区法** 通常以前正中线和通过脐的水平线，将腹部分为左上腹、右上腹、左下腹、右下腹 4 个区。

2. **九分区法** 通常用 2 条横线和 2 条纵线将腹部分为 9 个区。2 条横线分别是左、右肋弓最低点的连线和左、右髂结节的连线；2 条纵线分别通过左、右腹股沟韧带中点所作的垂线。将腹部分为 9 个区，即左季肋区、腹上区、右季肋区、左腹外侧区、脐区、右腹外侧区、左腹股沟区（左髂区）、耻区（腹下区）和右腹股沟区（右髂区）。

三、消化管壁的结构

除口腔与咽外，消化管壁一般由内向外分为黏膜、黏膜下层、肌层和外膜四层（图 3-4）。

（一）黏膜

黏膜 mucosa 是消化管壁的最内层，自内向外由上皮、固有层和黏膜肌层三部分组成。

1. **上皮** 构成黏膜的表层，衬在消化管腔的内表面。口腔、咽、食管和肛门的上皮为复层扁平上皮，主要具有保护功能。胃、小肠和大肠的上皮为单层柱状上皮，主要以消化、吸收功能为主。

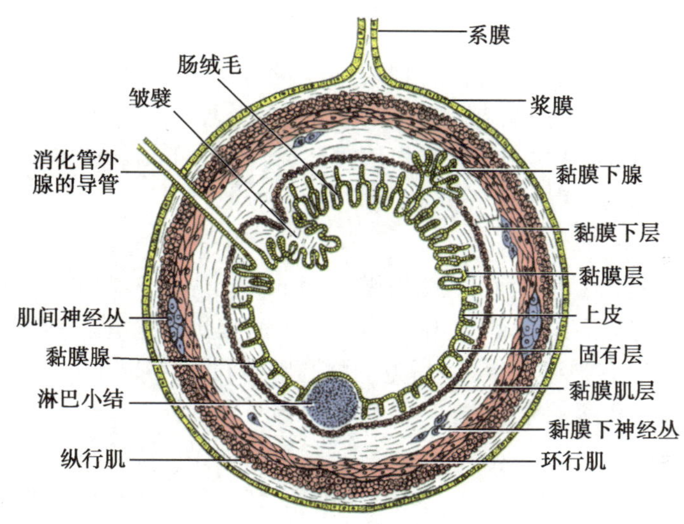

图 3-4 消化管壁结构模式图

2. **固有层** 由结缔组织构成，含有腺、血管、神经、淋巴管和淋巴组织。

3. **黏膜肌层** 由 1～2 层平滑肌构成，平滑肌的收缩舒张可以改变黏膜形态，促进腺体分泌物的排出和血液、淋巴液的运行。

（二）黏膜下层

黏膜下层 submucosa 由疏松结缔组织构成，含有较大的血管、淋巴管和黏膜下神经丛。黏膜和黏膜下层，共同向消化管腔内面突出，形成纵行或环形的黏膜皱襞，增加了黏膜表面积。

（三）肌层

消化管在口腔、咽、食管上段等部位的肌层以及肛门外括约肌为骨骼肌，其他部位为平滑肌。肌层通常分内、外两层，内层为环形，外层为纵行。在某些部位，环行肌层可增厚形成括约肌。

（四）外膜

外膜 adventitia 位于最外层，由结缔组织构成。在咽、食管、直肠下部的外膜称纤维膜，具有连接、固定作用；其他部分的外膜含有间皮，可分泌滑液，称为浆膜，具有保护和减轻器官之间摩擦的作用。

第二节 消 化 管

一、口腔

口腔 oral cavity 是消化管的起始部，前经口裂通外界，后经咽峡与咽相续。前壁为上、下唇，两侧为颊，上壁为腭（图 3-5），下壁为口腔底。

口腔以上、下牙弓为界分为口腔前庭和固有口腔两部分。上、下牙列咬合时，口腔前庭可经第三磨牙后方的间隙与固有口腔相通。临床上急救插管、灌药可在第三磨牙后方的间隙内进行。

（一）口唇和颊

口唇 lip 分为上唇和下唇，其裂隙称口裂，左右结合处称口角。从鼻翼两旁至口角两侧各有一浅沟，称鼻唇沟，上唇两侧借鼻唇沟与**颊** cheek 分界。上唇前面正中有一纵行浅沟称为人中。昏迷患者急救时可在此处进行指压或针刺。颊位于口腔两侧，在与上颌第二磨牙相对的颊黏膜处有腮腺管的开口。

（二）腭

腭 palate 分隔鼻腔和口腔，前 2/3 为硬腭 hard palate，后 1/3 为软腭 soft palate。软腭后份斜向后下称腭帆，腭帆后缘游离，其中央有一向下的突起，称腭垂（悬雍垂）。腭垂两侧各有有两条黏膜皱襞，前方的称腭舌弓，后方的称腭咽弓（图 3-5）。腭垂、左右腭舌弓及舌根共同围成咽峡，是口腔和咽的分界线。

（三）舌

舌 tongue 位于口腔底，具有咀嚼、搅拌、吞咽食物及感受味觉和辅助发音等功能，由舌肌和黏膜构成。

1. **舌的形态** 舌分上、下两面，上面称舌背，其后部可见“∧”形的界沟，界沟将舌分为前 2/3 的舌体和后 1/3 的舌根，舌体的前端称舌尖（图 3-6）。

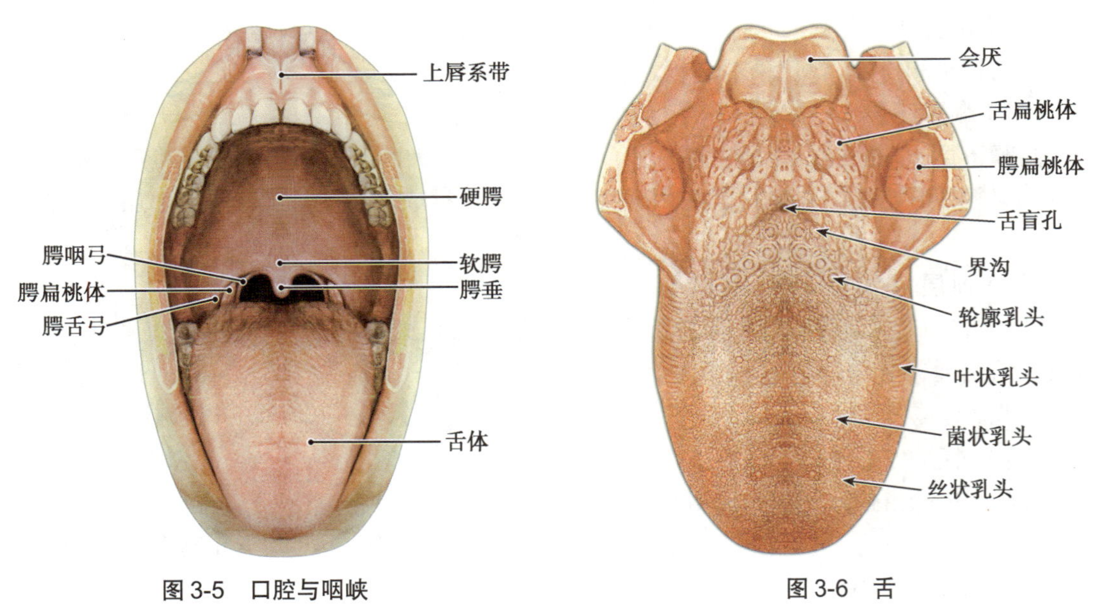

图 3-5 口腔与咽峡

图 3-6 舌

2. **舌黏膜** 呈淡红色，在舌背黏膜上有许多小突起，称舌乳头（图 3-6），按形状可分为 3 种：①丝状乳头：数量最多，丝绒状；②菌状乳头：呈鲜红色，散布在于丝状乳头之间；③轮廓乳头：最大，排列在界沟前方，约 7～11 个。丝状乳头能感受一般感觉，其他舌乳头均含有味觉感受器，称味蕾，能感受甜、酸、苦、咸等味觉刺激。

舌根部黏膜内，可见许多由淋巴组织构成的突起，称舌扁桃体。舌下面的黏膜在中线处有纵行皱襞连于口腔底，称舌系带。舌系带根部的两侧各有一圆形隆起，称舌下阜，舌下阜向后外侧延伸成舌下襞。

3. **舌肌** 为骨骼肌，分为舌内肌和舌外肌。舌内肌构成舌的主体，收缩时可改变舌的外形；舌外肌起自舌外止于舌内，收缩时可改变舌的位置。舌内、外肌共同协调活动，不但使舌改变形状，而且能使舌灵活运动。其中颏舌肌较为重要，该肌左右各一，起自下颌骨颏棘，肌纤维呈扇形进入舌内，止于舌中线两侧（图 3-7）。两侧颏舌肌同时收缩使舌前伸；一侧收缩使舌尖伸向对侧。一侧颏舌肌瘫痪，伸舌时舌尖偏向患侧。

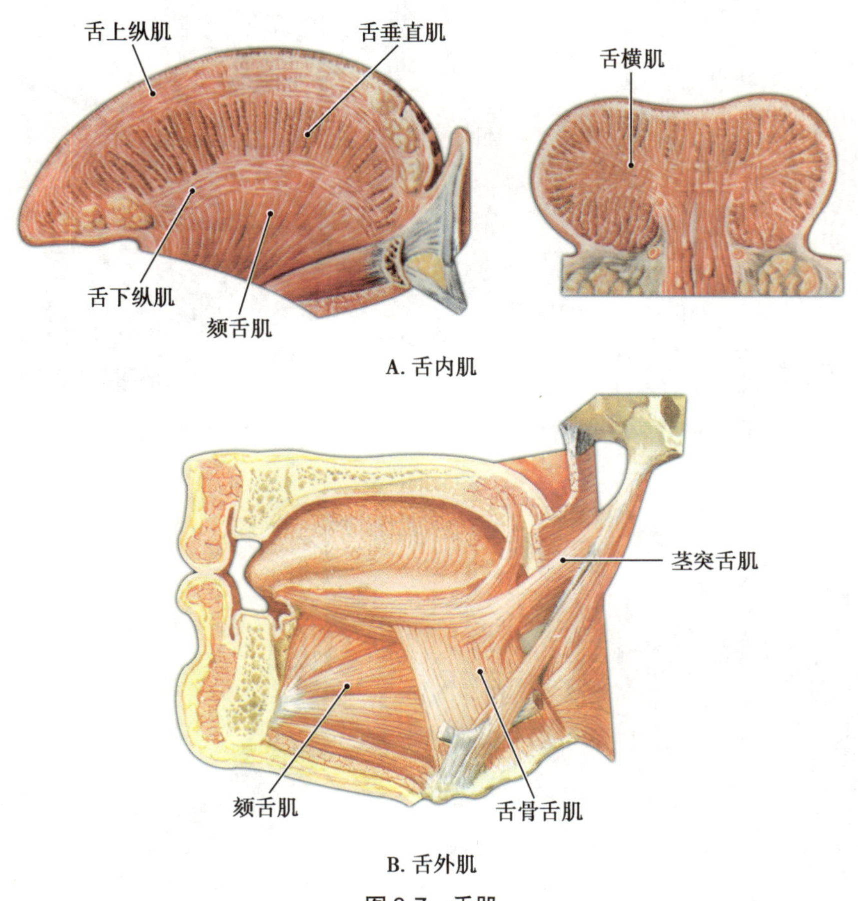

图 3-7 舌肌

（四）牙

牙 tooth 是人体最坚硬的器官，嵌于上颌骨、下颌骨的牙槽内。

1. **牙的形态和构造** 每个牙依形态主要可分为牙冠、牙颈和牙根三部分。露于口腔的部分称牙冠，嵌于牙槽内的称牙根，牙冠与牙根交界部分称牙颈。牙内有髓腔，牙根的尖端有牙根尖孔的开口（图 3-8）。

牙依照构造主要由牙质、釉质、牙骨质和牙髓构成。牙质构成牙的主体；釉质覆于牙冠的牙质表面；牙骨质包在牙颈和牙根的牙质表面；牙髓位于髓腔内，由神经、血管和结缔组织等构成（图 3-8）。牙髓感染时常可引起剧烈疼痛。

2. **牙的分类、萌出和排列** 人的一生中先后长有两套牙，即**乳牙** deciduous tooth 和**恒牙** permanent teeth（图 3-9、图 3-10）。根据形态和功能，乳牙分为切牙、尖牙和磨牙 3 类。恒牙分为切牙、尖牙、前磨牙和磨牙 4 类。乳牙一般在出生后 6～7 个月开始萌出，3 岁左右出齐，共 20 个。6～7 岁时，乳牙开始脱落，恒牙中的第一磨牙首先长出，12～13 岁逐步出齐。第三磨牙萌出最晚，称迟牙或智齿，常在成年后才长出，有的终生不出，因此，恒牙数为 28～32 个（表 3-1）。

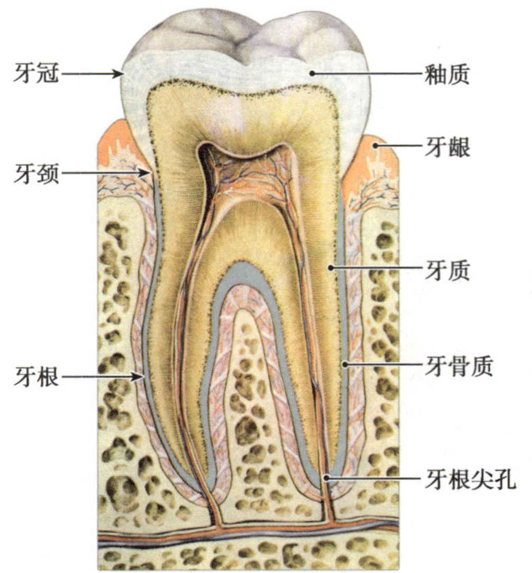

图 3-8 牙的构造

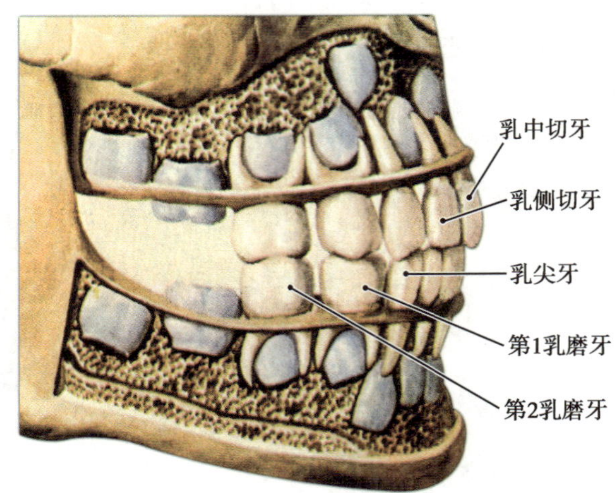

图 3-9 乳牙的名称及排列

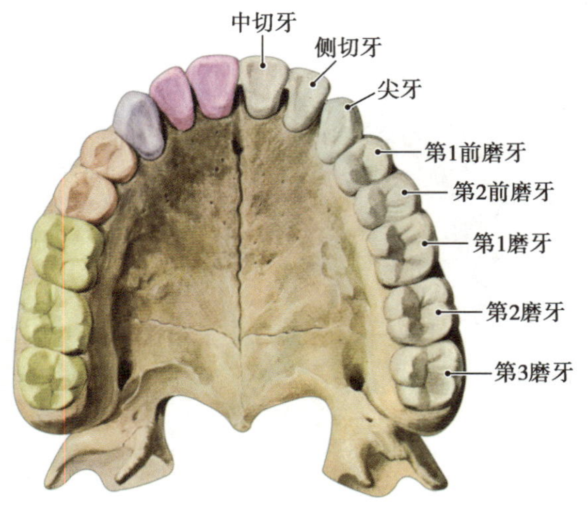

A. 上颌牙

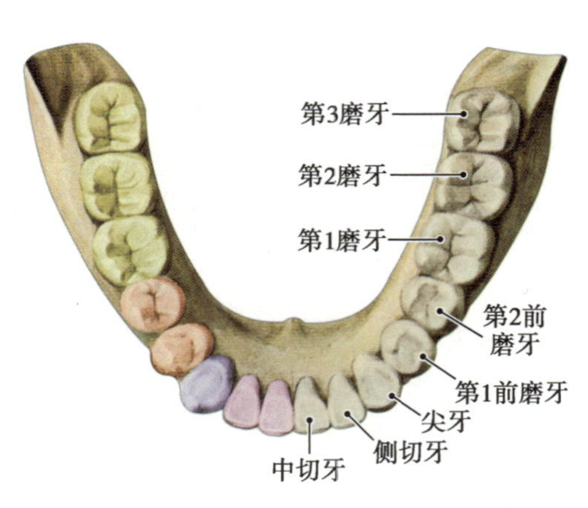

B. 下颌牙

图 3-10 恒牙的名称及排列

表 3-1 牙的萌出和脱落时间

乳牙			恒牙	
名称	萌出时间	脱落时间	名称	萌出时间
乳中切牙	6～8 个月	6 岁	中切牙	6～8 岁
乳侧切牙	6～10 个月	8 岁	侧切牙	7～9 岁
乳尖牙	16～20 个月	12 岁	尖牙	9～12 岁
第一乳磨牙	12～16 个月	10 岁	第一前磨牙	10～12 岁
第二乳磨牙	20～30 个月	11～12 岁	第二前磨牙	10～12 岁
			第一磨牙	6～7 岁
			第二磨牙	11～13 岁
			第三磨牙	18～28 岁

临床上为了记录牙的位置，常以被检者的方位为准，张口以“+”记号将牙齿“上下左右”对称划分“左上、右上、左下、右下”四个区域，区分记录“左上颌、右上颌、左下颌、右下颌”各牙的牙位，临床称“牙式”。乳牙常以罗马数字Ⅰ～Ⅴ记录，从各区乳中切牙（计数为“Ⅰ”）开始计数并依次序向外侧递加，如“|Ⅳ”表示左上颌第一乳磨牙；恒牙常以阿拉伯数字1～8记录，从各区中切牙（计数为“1”）开始计数并依次序向外侧递加，如“6|”表示右上颌第一磨牙。

3．**牙周组织** 由牙周膜、牙槽骨和牙龈三部分构成，对牙起保护、固定和支持的作用。牙周膜是介于牙根和牙槽骨之间的致密结缔组织。牙龈是口腔黏膜的一部分，血管丰富，包被牙颈，并与牙槽骨的骨膜紧密相连。牙周组织感染，可导致牙松动。

（五）口腔腺

口腔腺 oral gland 也称唾液腺，有分泌唾液、清洁口腔和消化食物等功能。小唾液腺数目较多，如唇腺、颊腺、腭腺等。大唾液主要有腮腺、下颌下腺和舌下腺3对（图3-11）。

1．**腮腺** parotid gland 体积最大，呈不规则的三角形，位于耳廓的前下方，上达颧弓，下至下颌角。腮腺管在腮腺前缘发出，于颧弓下方一横指处，越过咬肌表面，穿颊肌，开口于

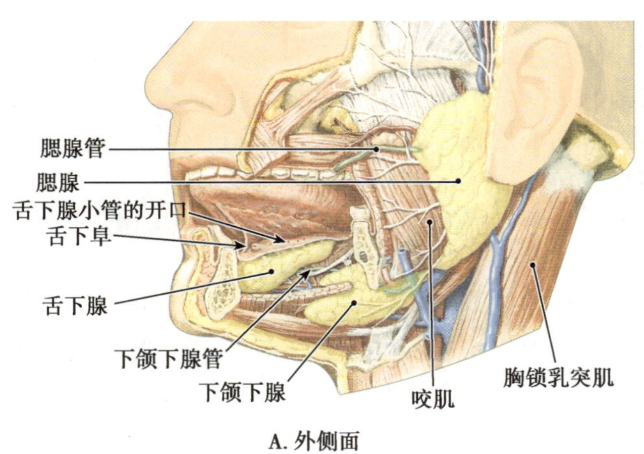

A. 外侧面

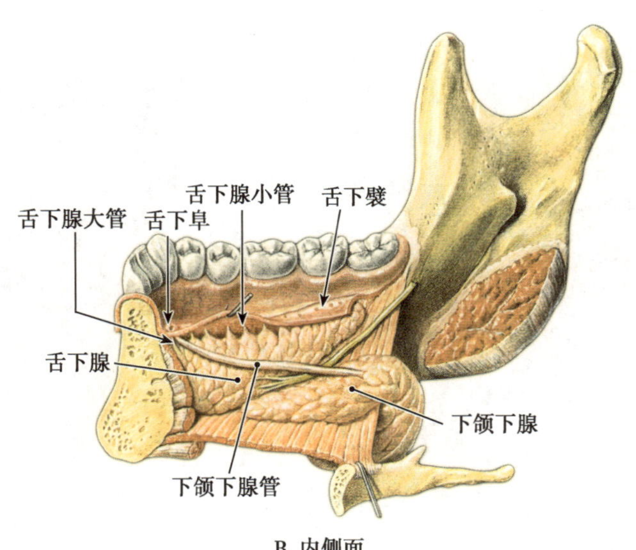

B. 内侧面

图3-11 口腔腺

与上颌第二磨牙相对应的颊黏膜处。

2. **下颌下腺** submandibular gland 呈卵圆形，位于下颌骨体内面，其导管开口于舌下阜。

3. **舌下腺** sublingual gland 体积最小，位于口腔底舌下襞深面。导管分大、小 2 种，大管有 1 条，开口于舌下阜，小管约 10 余条，开口于舌下襞。

二、咽

咽 pharynx 为前后略扁的漏斗形肌性管道，位于颈椎的前方，上起颅底，下至第 6 颈椎下缘续于食管。咽的前壁不完整，分别与鼻腔、口腔和喉腔相通，咽是呼吸道和消化道的共同通道。咽以软腭和会厌上缘平面为界，分为鼻咽、口咽和喉咽三部分（图 3-12）。

（一）鼻咽部

位于鼻腔的后方，颅底与软腭之间，向前经鼻后孔与鼻腔相通。鼻咽后上壁黏膜下有淋巴组织，称咽扁桃体。鼻咽侧壁上有咽鼓管咽口，借咽鼓管通中耳鼓室。咽部感染时，细菌可经咽鼓管传播到中耳，引起中耳炎。咽鼓管咽口的前方、上方和后方有明显的隆起，称咽鼓管圆枕，其后上方与咽后壁之间有一凹陷，称咽隐窝，是鼻咽癌的好发部位。

（二）口咽部

位于口腔的后方，软腭与会厌上缘之间，向前经咽峡通口腔。口咽侧壁上，腭舌弓与腭咽弓之间的凹窝，称扁桃体窝，容纳腭扁桃体。腭扁桃体由淋巴组织构成，具有防御功能。腭扁桃体的外侧面及前、后面均被结缔组织形成的扁桃体囊包绕。腭扁桃体感染时常有红肿疼痛，并伴有脓液形成。

咽扁桃体、腭扁桃体和舌扁桃体等共同围成的结构，称咽淋巴环，是呼吸道和消化道的重要防御结构。

（三）喉咽部

位于喉的后方，会厌上缘至第 6 颈椎体下缘之间。喉咽向下连食管，向前经喉口通喉腔。喉口两侧各有一凹陷，称梨状隐窝（图 3-13），是异物（如鱼刺等）容易滞留的部位。

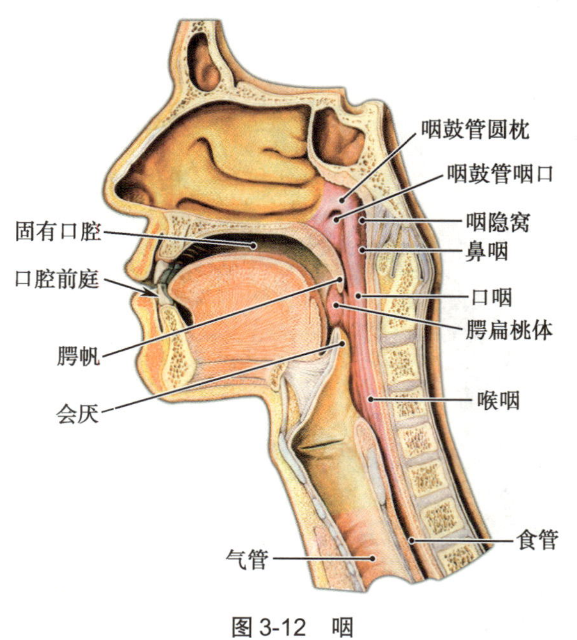

图 3-12 咽

图 3-13 咽腔（后面观）

咽壁的肌层为骨骼肌，包括咽缩肌和咽提肌。咽缩肌主要由斜行的咽上、中、下缩肌构成，各咽缩肌由上而下依次重叠排列，咽提肌插入咽上、中缩肌之间。吞咽时，舌和软腭上举，咽后壁向前突出，封闭鼻咽通路，同时封闭喉口，呼吸暂时停止，防止食物进入喉内；咽提肌收缩可使咽、喉上提，食管上口张开，以协助吞咽和封闭喉口；各咽缩肌由上而下依次收缩，将食团推入食管。

三、食管

（一）食管的位置和分部

食管 esophagus 为前后略扁的肌性管道，上端在第 6 颈椎体下缘起于咽，下行穿膈的食管裂孔，至第 11 胸椎左侧连于胃，全长约 25cm。按其行程可分为颈部、胸部和腹部三部（图 3-14）。

1. **食管颈部** 较短，约 5cm，位于起始端至胸骨颈静脉切迹平面之间。
2. **食管胸部** 较长，18～20cm，位于颈静脉切迹平面至食管裂孔之间。
3. **食管腹部** 最短，1～2cm，位于食管裂孔至胃贲门之间。

（二）食管的狭窄

食管全长有 3 个**生理性狭窄**（图 3-14）。**第 1 狭窄**位于食管的起始处，距中切牙约 15cm；**第 2 狭窄**位于食管与左主支气管交叉处，距中切牙约 25cm；**第 3 狭窄**位于食管穿膈的食管裂孔处，距中切牙约 40cm。这些狭窄处是异物滞留和食管癌的好发部位。当进行食管内插管术时，要注意这 3 个狭窄，根据食管镜插入的深浅距离可推测器械已到达的部位。

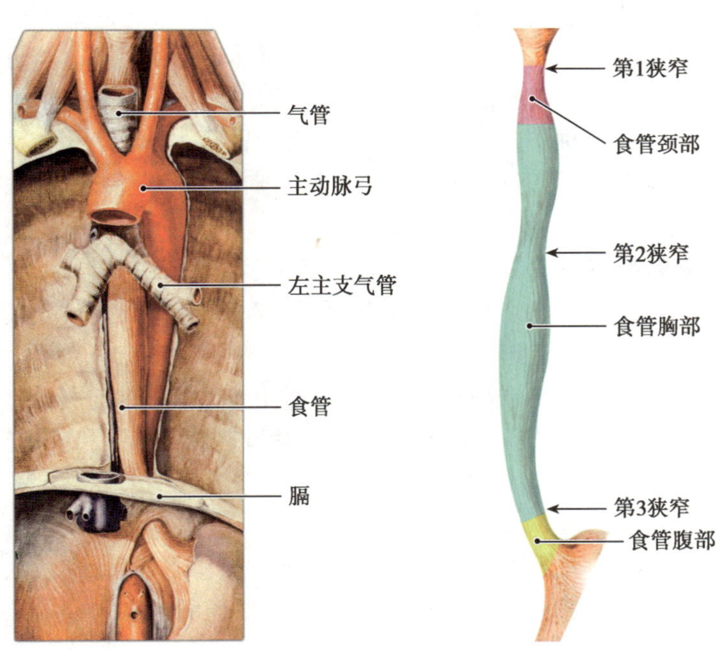

图 3-14 食管

四、胃

胃 stomach 是消化管中最膨大的部分，上接食管，下续十二指肠。具有受纳食物、分泌胃液和进行初步消化的功能。

（一）胃的形态和分部

1. 胃的形态 胃的形态受体位、体型、年龄和充盈状态等多种因素影响。胃在完全空虚时略呈管状，高度充盈时可呈球囊形。胃有前、后两壁，大、小两弯，入、出两口。胃前壁朝向前上方，后壁朝向后下方。胃小弯凹向右上方，其最低折转处，称角切迹，胃大弯凸向左下方。胃的入口称贲门，连接食管。胃的出口称幽门，下续十二指肠（图3-15）。

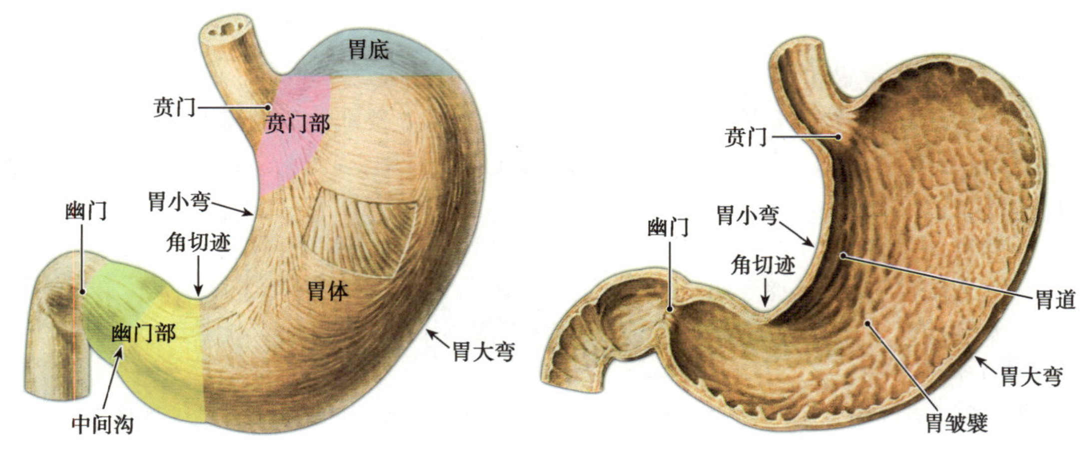

图3-15 胃及胃壁

幽门表面常有缩窄的环行沟，此处可触及由胃壁环行肌增厚形成的幽门括约肌。在活体，幽门前方还可看到清晰的幽门前静脉，是手术时确认幽门位置的重要标志。

2. 胃的分部 胃分为四部：即**贲门部**、**胃底部**、**胃体部**和**幽门部**。靠近贲门的部分，称贲门部；贲门平面向左上方膨出的部分，称胃底部；胃底部与角切迹之间的部分，称胃体部；角切迹与幽门之间的部分，称幽门部，临床上常称之为胃窦；在幽门部大弯侧有一不明显的浅沟，称中间沟，此沟将幽门部分为右侧呈长管状的幽门管和左侧较为扩大的幽门窦。胃溃疡和胃癌多好发于胃的幽门窦近胃小弯处。

（二）胃的位置和毗邻

胃在中等充盈状态下，大部分位于左季肋区，小部分位于腹上区，贲门位于第11胸椎体左侧，幽门位于第1腰椎体右侧。

胃前壁右侧邻肝左叶，左侧邻膈和左肋弓，中部在剑突下直接与腹前壁相贴，是临床触诊胃的部位。胃后壁与胰、横结肠、左肾上腺和左肾相邻，胃底与膈和脾相邻。

五、小肠

小肠 small intestine 是消化管中最长的一段，上起幽门，下连盲肠，成人全长5～7m，分为十二指肠、空肠和回肠三部分，是食物消化吸收的主要场所。

（一）十二指肠

十二指肠 duodenum 介于幽门与空肠之间，成人长约25cm，呈“C”形环绕胰头，分为**上部**、**降部**、**水平部**和**升部**四部（图3-16）。

1. **上部** 起自幽门，行向右后至肝门下方急转向下移行为降部。其起始处的肠腔较大，肠壁较薄，黏膜光滑，无环状襞，X线钡餐下呈球状，故称十二指肠球，是十二指肠溃疡的好发部位。

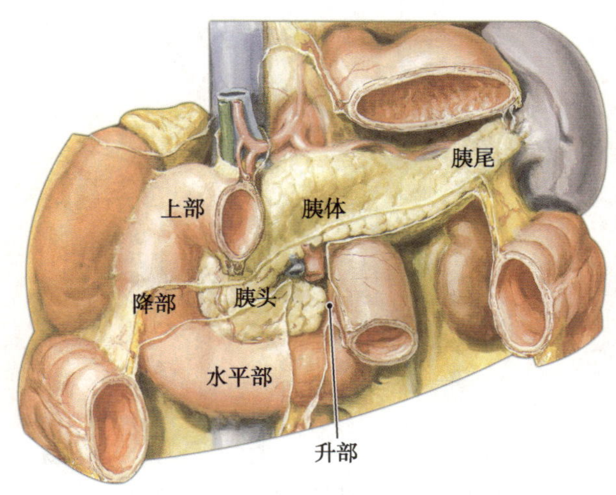

图 3-16 胰腺和十二指肠

2. **降部** 沿第 1～3 腰椎右侧下降，至第 3 腰椎水平弯向左侧续于水平部。降部后内侧壁上有十二指肠纵襞，纵襞下端的突起称十二指肠大乳头，是胆总管和胰管的共同开口处。十二指肠大乳头稍上方有时可见十二指肠小乳头，是副胰管的开口处。

3. **水平部** 又称下部，横行向左至第 3 腰椎左侧续于升部。

4. **升部** 自第 3 腰椎左侧上升至第 2 腰椎左侧，急转向前下方，形成十二指肠空肠曲，移行为空肠。十二指肠空肠曲被十二指肠悬肌固定于腹后壁。十二指肠悬肌和包绕它的腹膜皱襞构成十二指肠悬韧带，向上连至膈右脚，在临床上称为 Treitz 韧带（图 3-17），是手术中确认空肠起始部的重要标志。

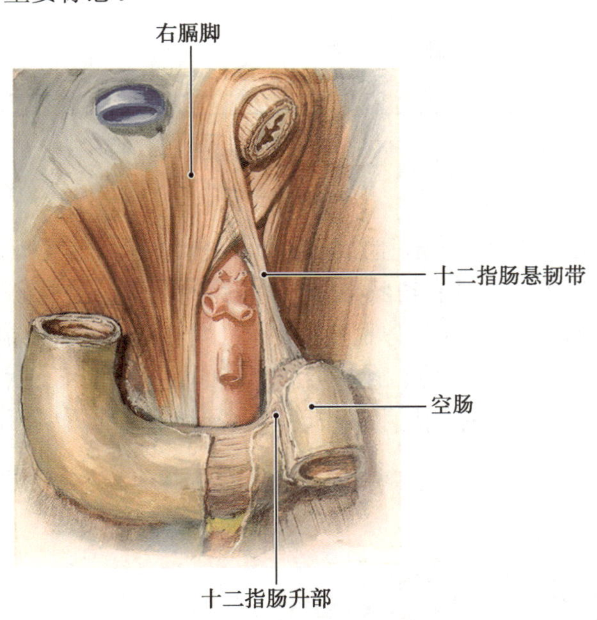

图 3-17 十二指肠悬韧带

（二）空肠和回肠

空肠 jejunum 和**回肠** ileum 迂回盘曲在腹腔的中、下部，相互延续形成肠袢，全部被腹膜包被，借肠系膜连于腹后壁，活动度较大。两者无明显界限，但主要特征有所不同（图 3-18、表 3-2）。

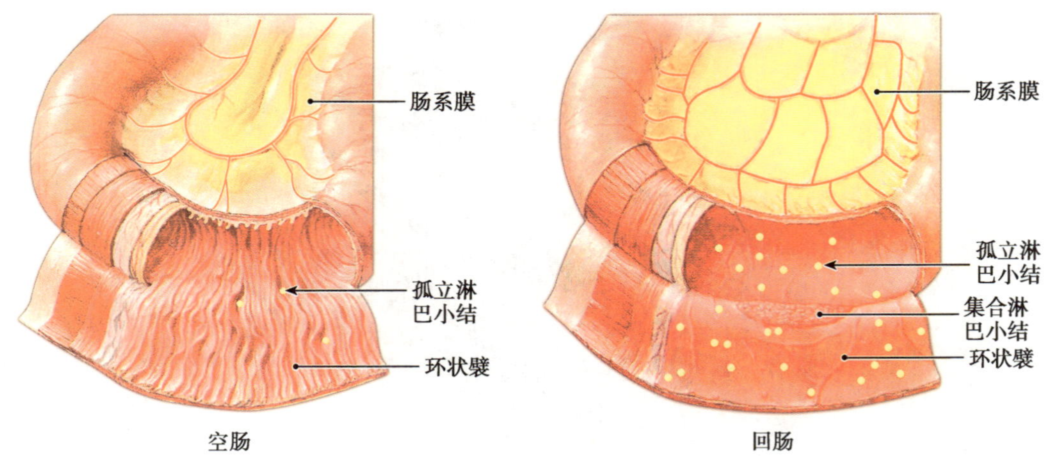

图 3-18 空肠和回肠结构特征

表 3-2 空肠和回肠比较

	空肠	回肠
位置	左上腹部	右下腹部
长度	近侧 2/5	远侧 3/5
管腔	较粗	较细
管壁	较厚	较薄
颜色	较红	较淡
环状襞	密集	稀疏
淋巴滤泡	孤立淋巴滤泡	集合淋巴滤泡、孤立淋巴滤泡
血管弓	数量少，1～2 级弓	数量多，3～4 级弓

六、大肠

大肠 large intestine 全长约 1.5m，围绕于空、回肠的周围，分为盲肠、阑尾、结肠、直肠和肛管五部分。盲肠和结肠表面具有**结肠带、结肠袋和肠脂垂**三种特征性结构（图 3-19）。结肠带有三条，由肠壁的纵行平滑肌增厚而成，沿肠的纵轴排列，三条结肠带均汇集于阑尾根部；结肠袋是因结肠带短于肠管，使肠管皱缩而形成的囊状突起；肠脂垂为沿结肠带上附着的许多脂肪突起。这三个形态特点是手术中区别大肠和小肠的重要标志。

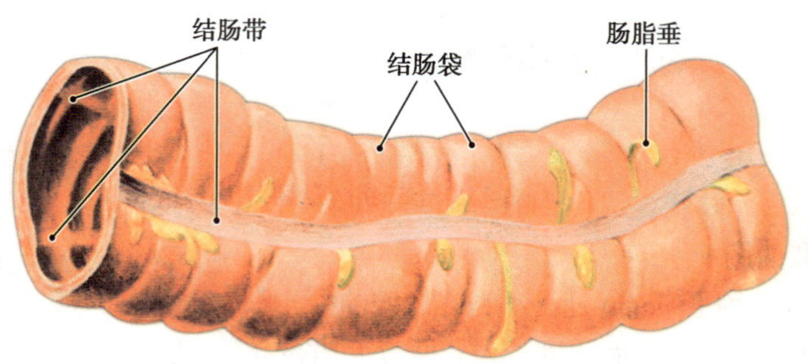

图 3-19 结肠的结构特征

（一）盲肠

盲肠 cecum 长 6～8cm，位于右髂窝内，是大肠的起始部。下端为盲端，左接回肠，向上与升结肠相续。回肠入口处，有上、下两片唇状皱襞，称回盲瓣。盲肠末端后内侧壁有阑尾的开口（图 3-20）。回盲瓣既可控制小肠内容物进入盲肠的速度，使食物在小肠内充分消化吸收，又可防止大肠内容物逆流到回肠。

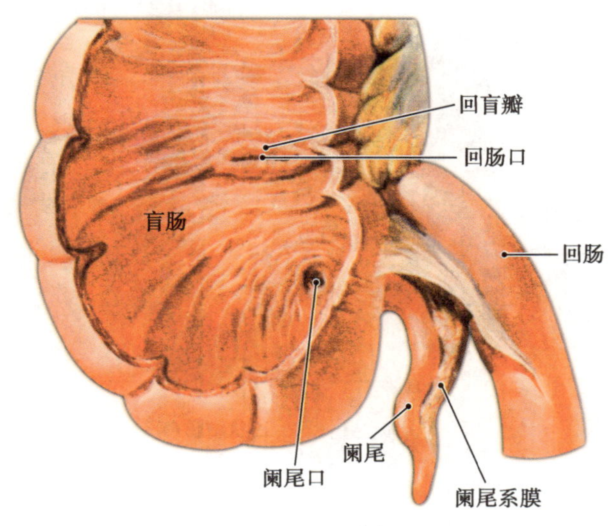

图 3-20 回盲部

（二）阑尾

阑尾 vermiform appendix 为一蚓状盲管，长 6～8cm，根部连于盲肠后内侧壁。阑尾末端的位置变化很大，据相关调查资料显示，阑尾以回肠前位、盆位和盲肠后位居多，其次是回肠后位和盲肠下位（图 3-21）。

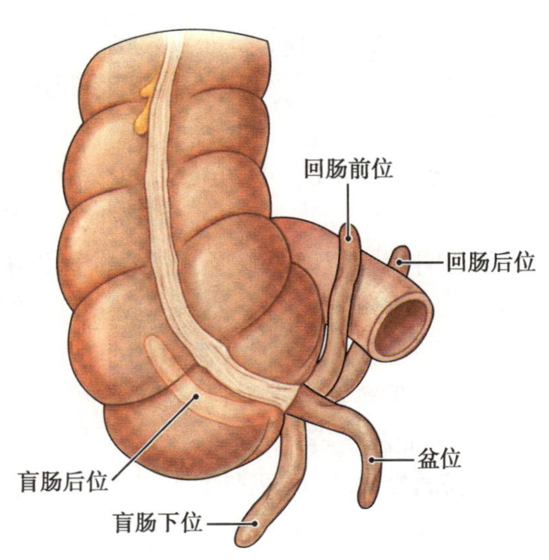

图 3-21 阑尾的位置

阑尾根部的体表投影通常在脐与右髂前上棘连线的中、外 1/3 交点处，称**麦氏点** McBurney point，急性阑尾炎时麦氏点有明显压痛，甚至反跳痛。

由于三条结肠带汇集于阑尾根部，临床做阑尾切除手术时可沿结肠带向下追寻，是寻找阑尾的重要标志。

（三）结肠

结肠 colon 介于盲肠与直肠之间，分为**升结肠**、**横结肠**、**降结肠**和**乙状结肠**四部分（图 3-22）。

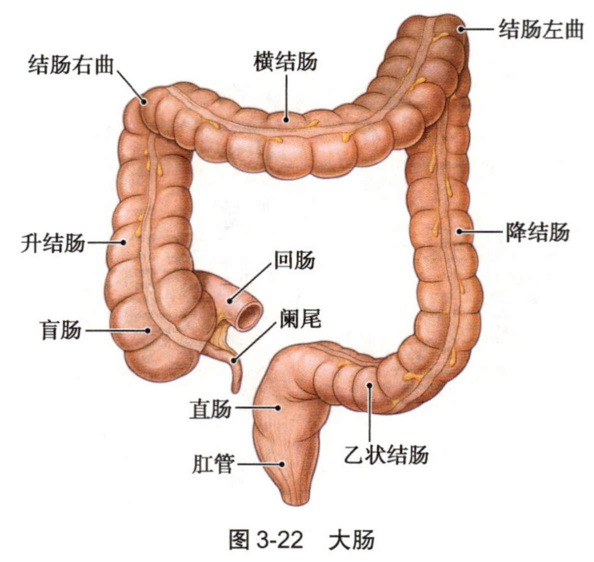

图 3-22 大肠

1. **升结肠** 起自盲肠，沿腹后壁上升至肝右叶下方，转向左形成结肠右曲（或称肝曲），移行为横结肠。

2. **横结肠** 起自结肠右曲，向左横行至脾的脏面（即内面）下份处，转折向下形成结肠左曲（或称脾曲），移行为降结肠。横结肠借横结肠系膜连于腹后壁，活动性较大。

3. **降结肠** 起自结肠左曲，沿腹后壁下行，至左髂嵴处移行为乙状结肠。

4. **乙状结肠** 起自降结肠，呈“乙”字形弯曲进入盆腔，至第 3 骶椎平面，移行为直肠。乙状结肠借乙状结肠系膜连于盆腔侧壁，活动性较大，因其系膜过长，常易发生肠扭转。

（四）直肠

1. 直肠的形态和结构 **直肠** rectum 长 10～14cm，位于小骨盆腔的后部。上端在第 3 骶椎前方续接乙状结肠，沿骶骨、尾骨前面下行穿过盆膈，移行为肛管。直肠并不直，在矢状面上有两个弯曲，即骶曲和会阴曲。骶曲是直肠在骶骨前面下降形成凸向后的弯曲；会阴曲是直肠绕过尾骨尖形成凸向前的弯曲（图 3-23）。直肠下段的肠腔膨大，称直肠壶腹，此处腔内有 2～3 个由黏膜和环行肌构成的直肠横襞，其中最大且位置较恒定的直肠横襞位于直肠右前壁，距肛门约 7cm。直肠横襞常作为直肠镜检查的定位标志，进行直肠镜或乙状结肠镜检查时，必须注意这些弯曲和横襞。

2. 直肠的毗邻 男、女直肠的毗邻不同，男性直肠的前方有直肠膀胱陷凹、膀胱、前列腺、输精管壶腹、精囊和输尿管末端；女性直肠的前方有直肠子宫陷凹、子宫颈及阴道后穹和阴道后壁，直肠指诊可触到这些器官。男、女直肠两侧和后面的毗邻是一致的，均为骶骨下部和尾骨、坐骨肛门窝、尾骨肌、肛提肌、梨状肌及盆腔的血管和神经等。

（五）肛管

1. 肛管的形态和结构 **肛管** anal canal 长 3～4cm，末端终于肛门。肛管内有 6～10 条纵行的黏膜皱襞，称肛柱。相邻肛柱下端连有半月状的黏膜皱襞，称肛瓣。肛瓣与肛柱下端共同围成的小隐窝，称肛窦（图 3-23）。粪屑易滞留肛窦内，如发生感染可引起肛窦炎。

肛瓣边缘与肛柱下端共同连成锯齿状的环形线，称齿状线（或肛皮线），是肛管黏膜和皮肤的分界线，齿状线以上的肛管内表面为黏膜，齿状线以下的肛管内表面为皮肤。齿状线下方有宽约 1cm 的环形区域，称**肛梳** anal pecten（或痔环），肛梳下缘（距肛门约 1.5cm）有一环形浅沟，称白线或 Hilton 线（活体指检时可触及），为肛门内、外括约肌的分界处。肛管的黏膜下和皮下有丰富的静脉丛，久坐压迫及其他病理情况下，易发生静脉丛淤血曲张，称痔，齿状线以上的称内痔，以下的称外痔，若齿状线上、下同时出现称为混合痔。由于齿状线以上的部位受内脏神经支配，齿状线以下的部位受躯体神经支配，故内痔不感疼痛，而外痔则疼痛明显。

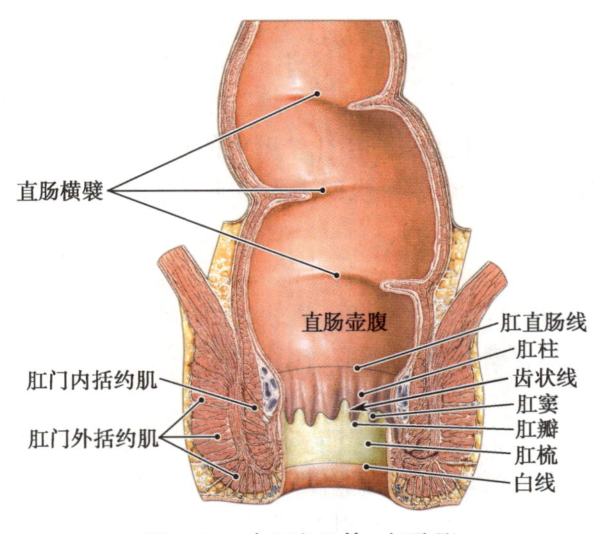

图 3-23 直肠和肛管（内面观）

2. 肛管周围的括约肌 肛管周围有肛门内、外括约肌环绕。肛门内括约肌为平滑肌，由肠壁的环行肌增厚构成，有协助排便的作用。肛门外括约肌为骨骼肌，位于肛门内括约肌周围，具有括约肛门的作用，可控制排便，若手术时损伤，将造成大便失禁。

3. **肛直肠环** anorectal ring 肛门外括约肌、耻骨直肠肌、肛门内括约肌以及直肠纵行肌的下部，在直肠和肛管移行处周围共同形成强大的肌性环，称肛直肠环；此环对控制排便有重要作用，手术时若不慎损伤该环，可造成大便失禁。

解剖与临床

1. **阑尾易于感染的解剖学因素** ①在阑尾壁内含有大量淋巴组织；②阑尾肠腔狭窄，在感染过程中更容易狭窄；③阑尾腔内容易形成粪石并阻塞肠腔；④阑尾游离端可活动，在肠道运动失调时，可能发生变位、弯曲，影响管腔通畅。

2. **Meckel 憩室** 约 2% 的成人，在回肠末端距回盲瓣 0.3～1.0m 范围的回肠壁上，可见一囊状突起，称 Meckel 憩室，是胚胎时期卵黄蒂闭锁的遗迹，因憩室位置靠近阑尾，故其感染时易误诊为阑尾炎。

3. **插胃管术注意事项** 插胃管术是一项临床常用操作技术，在操作过程中应注意食管的三个狭窄，动作要轻柔，以免损伤食管黏膜。由于咽是呼吸气体和吞咽食物的共同通道，若插管过称中患者出现呛咳、呼吸困难、发绀等情况，提示插管误入气管，应立即拔管，休息片刻，待患者身体基本体征及情绪稳定后再重新插管。

4. **直肠指检** 是一项检查直肠肛管疾病的简便有效的方法，对直肠癌的早期发现也具有非常重要的意义。检查者右手戴乳胶手套或右手食指戴指套，涂上润滑剂，用右手食指前端指腹轻压按揉肛门片刻，使患者适应，再稍用力下压动作轻柔将手指由浅入深伸入肛管内。注意肛管括约肌的松紧度，肛管白线是否完整，肛管、直肠壁及其周围有无触痛、肿块或波动感，肛管狭窄程度与范围，直肠外包块与盆腔壁或盆腔内器官的关系。必要时检查者可用左手配合触诊，以进一步了解细节情况。

第三节 消 化 腺

消化腺包括大唾液腺、肝、胰及位于消化管壁内的小腺体。主要功能是分泌消化液，参与对食物的消化。大唾液腺及消化管壁内的小腺体前节已讲述，本节只讲述肝和胰。

一、肝

肝 liver 是人体最大的腺体，呈红褐色，质软而脆，成人肝重约 1500g。主要有分泌胆汁、参与物质代谢、合成储存糖原、解毒和防御等功能。

（一）肝的形态和分叶

肝呈楔形，可分为前缘、后缘两缘，上面、下面两面。前缘锐利，后缘钝圆内有 2～3 条肝静脉注入下腔静脉。肝上面隆凸，与膈相贴，又称膈面，被呈矢状位的镰状韧带分为左、右两叶，膈面后部没有腹膜被覆的部分称肝裸区。肝下面凹凸不平，邻接腹腔器官，又称脏面（图 3-24、图 3-25）。

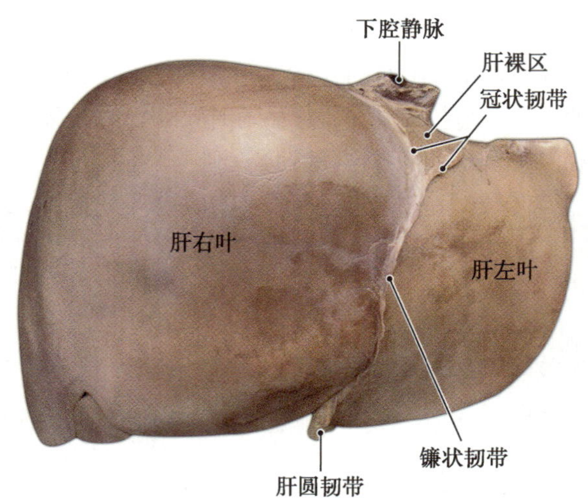

图 3-24 肝（膈面）

脏面有一近似“H”形的沟，即左纵沟、右纵沟和横沟。左纵沟的前部有肝圆韧带；左纵沟的后部有静脉韧带。右纵沟的前部为胆囊窝，容纳胆囊；右纵沟的后部为腔静脉沟，有下腔静脉经过。横沟又称**肝门** portal hepatis，是肝固有动脉、肝门静脉、肝管、神经和淋巴管出入肝的部位。这些结构被结缔组织包绕，称肝蒂。

肝的脏面借“H”形沟分为四叶。右纵沟的右侧为右叶，左纵沟的左侧为左叶，左、右纵沟之间在横沟前方的为方叶，横沟后方的为尾状叶。

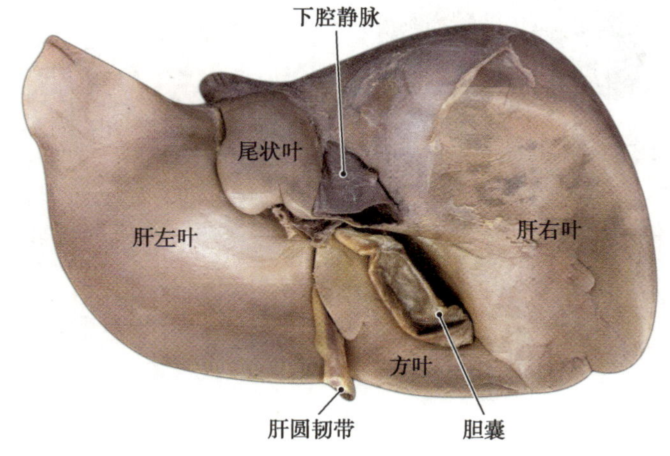

图 3-25　肝（脏面）

（二）肝的位置和毗邻

肝大部分位于右季肋区和腹上区，小部分位于左季肋区。肝的上界与膈穹窿一致，其右侧最高点在右锁骨中线与第 5 肋的交点处；左侧在左锁骨中线与第 5 肋间隙的交点处。成人肝下界，右侧与右肋弓一致，腹上区可达剑突下 3～5cm。7 岁以下的小儿，肝下界可超出右肋弓下缘 2cm 以内。肝的位置可随呼吸运动而上下移动。

肝的脏面在右叶从前向后分别邻接结肠右曲、十二指肠上部、右肾和右肾上腺；左叶下面与胃前壁相邻。

二、肝外胆道系统

肝外胆道系统是指肝门以外的胆道系统，包括胆囊和输胆管道（肝左、右管，肝总管和胆总管），主要有储存、浓缩和输送胆汁的功能（图 3-26）。

（一）胆囊

胆囊 gallbladder 位于肝下面的胆囊窝内，胆囊上面借结缔组织与肝相连，容积为 40～60ml，具有储存和浓缩胆汁的功能。胆囊呈梨形，分为**胆囊底**、**胆囊体**、**胆囊颈**和**胆囊管**四部分。

胆囊底露出于肝下缘，并与腹前壁相贴，其体表投影在右锁骨中线与右肋弓相交处。胆囊出现病变时，此处常出现明显压痛，临床上称**墨菲征**（Murphy 征）阳性。

胆囊内面衬有黏膜，胆囊颈和胆囊管的黏膜形成螺旋状皱襞，称螺旋襞，可控制胆汁的进出。胆囊颈弯曲且细，其起始部膨大，形成囊腔，胆囊结石多停留于此囊中。胆囊管长 2.5～4cm，呈锐角与肝总管汇合为胆总管。

（二）肝管与肝总管

肝内毛细胆管逐渐汇合成肝左管和肝右管，出肝门后即汇合成肝总管，肝总管与胆囊管汇合成胆总管（见图 3-26）。

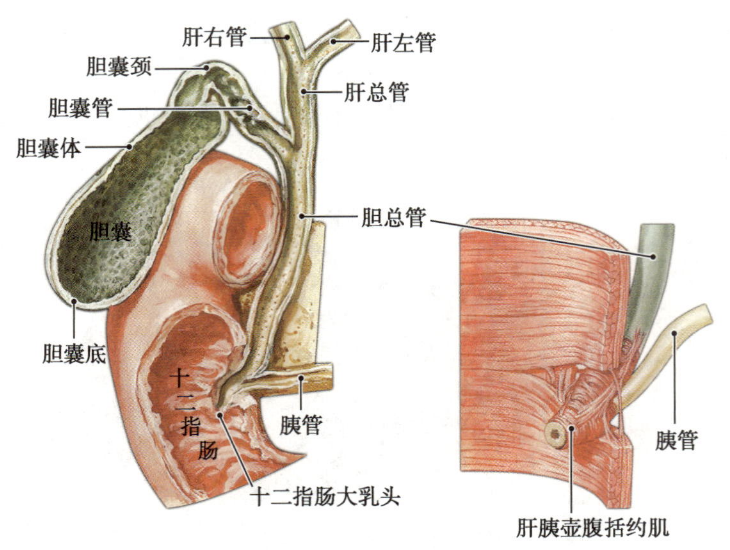

图 3-26 肝外胆道系统

（三）胆总管

胆总管起自肝总管与胆囊管的汇合处，向下与胰管汇合，长 4～8cm。胆总管在肝十二指肠韧带内下降，经十二指肠上部的后方，至胰头与十二指肠降部之间与胰管汇合，共同斜穿十二指肠降部的后内侧壁，两者汇合处形成略膨大的**肝胰壶腹**（Vater **壶腹**），开口于十二指肠大乳头。肝胰壶腹周围有增厚的环行平滑肌环绕，称**肝胰壶腹括约肌**（Oddi **括约肌**）（见图 3-26），可控制胆汁和胰液的排出。在胆总管和胰管末段的周围也均有少量平滑肌环绕。

肝胰壶腹括约肌一般情况下保持收缩状态，肝细胞分泌的胆汁经肝左、右管、肝总管、胆囊管进入胆囊储存和浓缩。进食后，在神经体液因素的调节下，引起胆囊收缩和肝胰壶腹括约肌舒张，使胆囊内的胆汁经胆囊管、胆总管排入十二指肠，参与消化食物。胆道可因结石、蛔虫或肿瘤等造成阻塞，使胆汁排出受阻，并发胆囊炎或阻塞性黄疸等。

胆汁的分泌和排出途径如下：

肝细胞分泌胆汁→肝内胆管→肝左、右管→肝总管→胆总管→肝胰壶腹→十二指肠大乳头→十二指肠

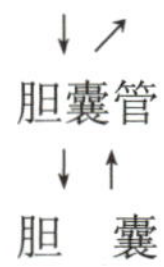

胆 囊

三、胰

胰 pancreas 是人体第二大消化腺，由外分泌部和内分泌部组成。

（一）胰的形态和位置

胰呈长棱柱形，质软，色灰红，位置较深，在第 1、2 腰椎水平横贴于腹后壁。

（二）胰的分部和毗邻

胰分为胰头、胰体和胰尾三部分，各部间无明显界限（图 3-16）。胰头较膨大，位于第 2 腰椎的右前方，被十二指肠环绕，胰头后方与胆总管、肝门静脉和下腔静脉相邻。胰头癌患者可压迫胆总管而出现阻塞性黄疸，压迫肝门静脉，影响血液回流，山现腹水、脾肿大等症

状。胰体为胰的中部，构成胰的大部分，胰体前面借网膜囊与胃相邻，胃后壁的溃疡穿孔或癌肿常易与胰粘连；胰体后面与下腔静脉、腹主动脉、左肾上腺和左肾相邻。胰尾较细，伸向脾门。

（三）胰管

胰实质内有贯穿胰全长的胰管，它与胆总管汇合成肝胰壶腹，开口于十二指肠大乳头，胰液经此进入十二指肠。在胰头上部，常有一条副胰管行于胰管的上方，副胰管开口于十二指肠小乳头。

（四）胰的功能

胰腺的外分泌部分泌胰液，有分解消化蛋白质、糖类和脂肪的作用；胰的内分泌部即胰岛，是散在于胰实质内的许多小细胞团，主要分泌胰岛素，可调节血糖的代谢。

第四节 腹 膜

一、腹膜与腹膜腔的概念

腹膜 peritoneum 是指覆盖在腹、盆腔内表面和腹、盆腔脏器外表面的一层相互移行的浆膜，薄而光滑，呈半透明状。根据分布部位不同把衬在腹壁、盆壁内面及膈下面的腹膜称壁层腹膜；被覆在腹腔和盆腔脏器外表面的腹膜称脏层腹膜（图 3-27、图 3-28）。壁层腹膜与脏层腹膜相互移行所围成的潜在性腔隙，称为腹膜腔 peritoneal cavity，内含少量浆液。男性腹膜腔是密闭的，女性腹膜腔可通过输卵管、子宫、阴道与外界相通。

腹膜具有分泌、吸收、支持、保护、修复等功能。通常上腹部的腹膜吸收能力比下腹部的强，因此腹膜炎患者或腹腔、盆腔手术后的患者多采取半卧位，以减缓、减少腹膜对积液、毒素等有害物质的吸收。

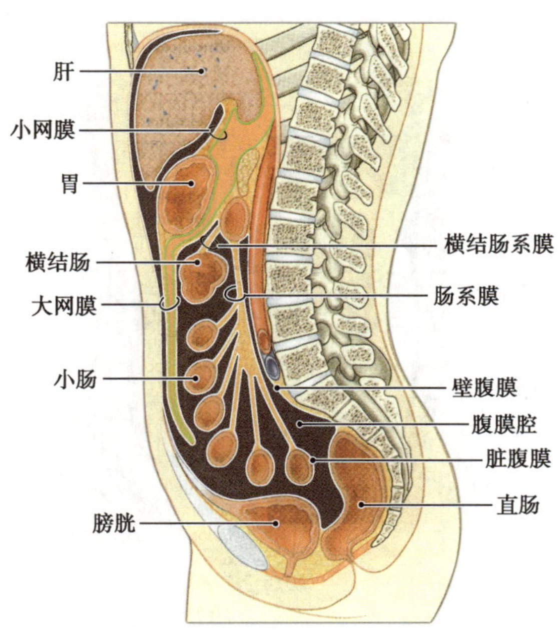

图 3-27 腹膜的配布模式图（腹腔正中矢状面）

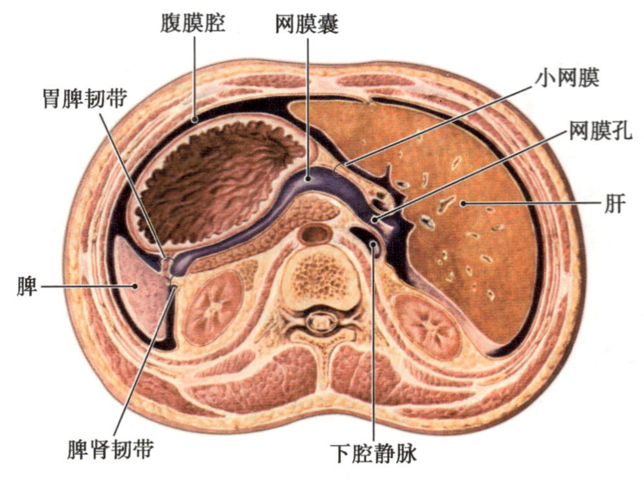

图 3-28 腹腔水平切面模式图

二、腹膜与脏器的关系

腹、盆腔的脏器依据脏层腹膜覆盖的多少，可分为三类，即腹膜内位器官、腹膜间位器官、腹膜外位器官（图 3-27、图 3-28）。

（一）腹膜内位器官

指器官表面全部被脏层腹膜包裹，活动度较大，称为腹膜内位器官。如胃、十二指肠、空肠、回肠、盲肠、阑尾、横结肠、乙状结肠、脾、卵巢和输卵管等（简记如下：乙、脾、十、胃、盲、阑、横；还有空、回、输、卵腹膜内）。

（二）腹膜间位器官

指器官表面大部分被脏层腹膜包裹，活动度小。称为腹膜间位器官。如肝、胆囊、升结肠、降结肠、直肠上部、膀胱和子宫等（简记如下：肝、胆、升、降、直、子、膀）。

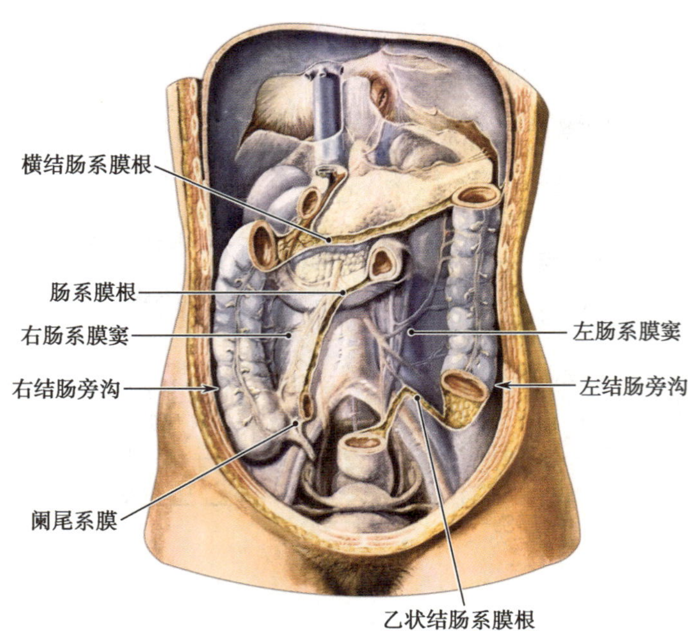

图 3-29 腹后壁腹膜的配布模式图

（三）腹膜外位器官

指器官表面仅有一面或一小部分被脏层腹膜覆盖，位置固定，几乎不能活动，称为腹膜外位器官。如十二指肠降部和水平部、胰、肾、肾上腺、输尿管和直肠中下部等（简记如下：除外腹膜内位、间位器官之外的腹腔脏器）。

三、腹膜形成的结构

腹膜在器官与器官之间以及器官与腹壁、盆壁之间相互移行，形成了韧带、系膜、网膜、陷凹等腹膜结构。这些结构对器官有连接和固定作用，也是血管和神经出入器官的途径。

（一）网膜

网膜 omentum 包括小网膜和大网膜（图 3-30）。

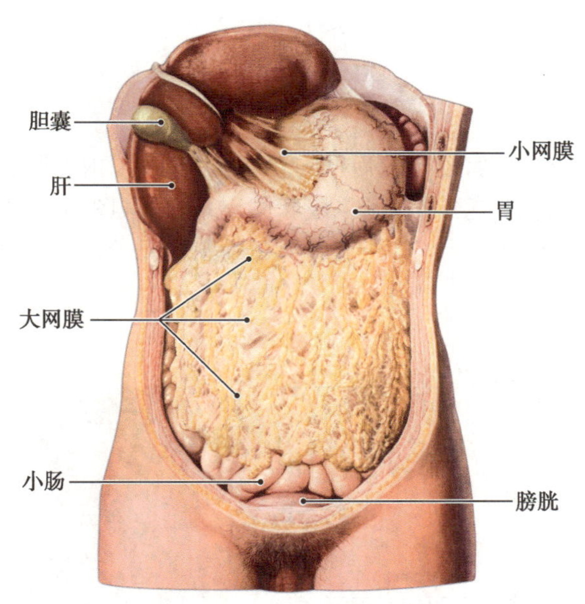

图 3-30 小网膜、大网膜

1. **小网膜** lesser omentum 是指连于肝门与胃小弯和十二指肠上部之间的双层腹膜结构。左侧部分连于肝门和胃小弯之间为肝胃韧带；右侧部分连于肝门和十二指肠上部之间为肝十二指肠韧带，其内有肝固有动脉、胆总管和肝门静脉等结构通过。小网膜右缘游离，后方为网膜孔（图 3-28），经此孔可通网膜囊（图 3-31）。网膜囊是指胃和小网膜后方的腹膜间隙，又名小腹膜腔，是腹膜腔的一部分。

2. **大网膜** greater omentum 是指连于胃大弯与横结肠之间的四层腹膜结构，呈围裙状悬挂在横结肠和空肠、回肠的前方。由小网膜下行的两层腹膜覆盖胃的前后壁，自胃大弯和十二指肠起始部下降，形成大网膜的前两层，下降至脐平面稍下方，然后折返向上，形成大网膜的后两层。大网膜内含有丰富的脂肪、血管、淋巴管和巨噬细胞等，有重要的防御功能。小儿的大网膜较短，当发生阑尾炎穿孔或下腹部炎症时，病灶不易被大网膜包裹限制，炎症容易扩散，故易形成弥漫性腹膜炎。

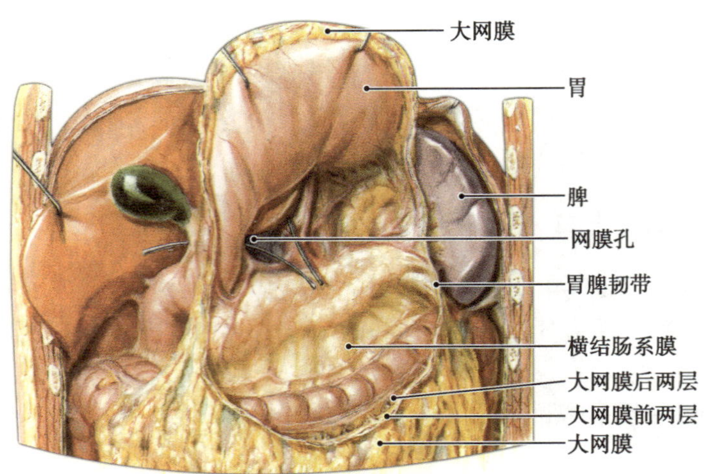

图 3-31 网膜囊

（二）系膜

系膜 mesentery 是指将器官连于腹后壁的双层腹膜结构，内有脂肪、血管、神经、淋巴管等。如小肠系膜、横结肠系膜、乙状结肠系膜和阑尾系膜等（图 3-29、图 3-32）。由于小肠系膜长，因此空肠、回肠活动性较大，有利于食物在肠腔内充分消化和吸收，但也是引发肠扭转的结构性因素之一。

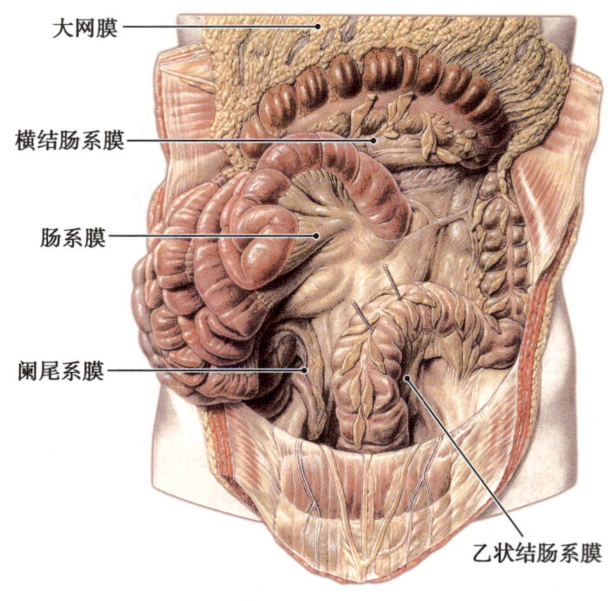

图 3-32 系膜

（三）韧带

韧带 ligament 是指壁层腹膜移行于脏层腹膜或连于器官与器官之间或器官与腹壁、盆壁之间的双层腹膜结构，对器官有一定悬吊、固定作用。如肝镰状韧带、肝冠状韧带、胃脾韧带、脾肾韧带等（图 3-28）。

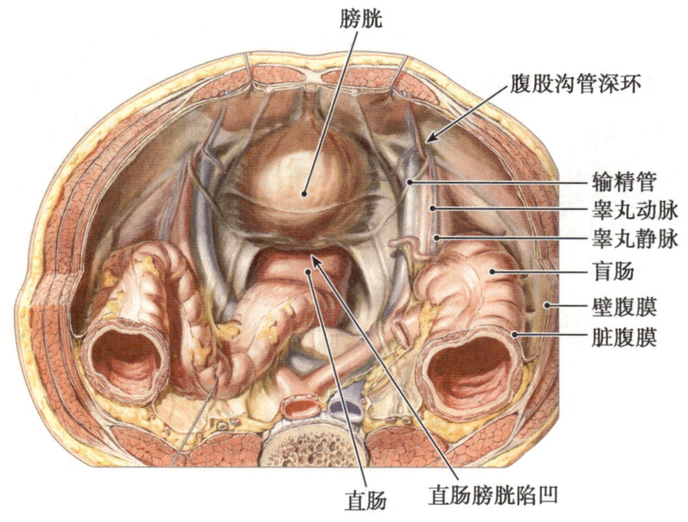

图 3-33 盆腔腹膜配布模式图（男性盆腔上面观）

（四）腹膜陷凹

腹膜陷凹 peritoneal depression 是指腹膜在盆腔器官之间移行反折所形成的腹膜腔内的凹陷。男性在膀胱和直肠之间有直肠膀胱陷凹（图 3-33）。女性在膀胱和子宫之间有膀胱子宫陷凹，在直肠和子宫之间有直肠子宫陷凹。人体直立或坐位时，这些陷凹是腹膜腔的最低位置，故腹膜腔内有积液时，常首先聚集于此处。

（王 宇）

知识链接

1. 急性阑尾炎 acute appendicitis　多见于青壮年，早期出现上腹痛并可伴有恶心、呕吐及发热等症状，数小时后出现转移性右下腹固定疼痛，麦氏点有明显压痛，甚至反跳痛及腹肌紧张等表现。要注意与其他相似症状急腹症间的鉴别诊断。

2. 酒精性肝硬化 alcoholic cirrhosis　肝脏犹如人体的加工厂，人体各种营养物质的转化合成都在肝脏内完成，各种毒素也要经过肝脏来解毒。少量喝酒，酒经过肝脏解毒代谢后，变成无毒的物质排出体外。如果长期过量饮酒，酒精的代谢产物乙醛对肝细胞的毒性非常大，可致肝细胞变性、坏死、纤维组织增生等损害，进而可发展为肝硬化。

3. 墨菲征（Murphy 征）　胆囊病变时，在患者吸气过程中，病变的胆囊随着膈肌的下移而下移，在右锁骨中线与右肋弓交点稍下方胆囊底与腹前壁相贴。按压此处并嘱患者吸气，如出现明显压痛，临床上称墨菲征（Murphy 征）阳性，提示胆囊有病变。

4. 急性胰腺炎 acute pancreatitis　是一种常见疾病，是由于胰酶消化胰腺自身及其周围组织所引起的炎症性疾病，临床症状轻重不一。轻者有胰腺水肿，表现为腹痛、恶心、呕吐等；重者胰腺发生坏死或出血，可出现休克和腹膜炎，病情凶险，死亡率高。

5. 腹膜相关临床应用　通常上腹部腹膜的吸收能力比下腹部的强，故腹部炎症或手术后患者多采取半卧位，有利于炎性分泌物流向下腹部，以减少和延缓腹膜对毒素的吸收。

当腹腔脏器有炎症时，腹膜可包绕、粘连病灶，限制炎症蔓延，故手术时可根据大网膜移动的位置探查病变的部位。在站立和半卧位时，男性的直肠膀胱陷凹和女性的直肠子宫陷凹是腹膜腔最低部位，如果腹膜腔内有积液，常首先聚集与此处，上述陷凹是穿刺引流和取液常选择的部位，男性可经直肠穿刺，女性可经阴道后穹窿穿刺，有利临床及早明确诊断。

实践6

消 化 系 统

【实践目的】

1. 掌握消化系统的组成。

2. 掌握胸部标志线和腹部分区。

3. 熟悉消化管各段的位置、形态、结构和联通关系。

4. 熟悉肝脏、胆囊、胰腺的位置、形态、结构和毗邻。

5. 掌握胆囊底的体表投影位置、麦氏点的位置，胆汁、胰液的产生及排出通道。

6. 熟悉腹膜的配布、腹膜腔的形成、腹膜与脏器间的关系、腹膜形成的主要结构。

【实践器材准备】

1. 消化系统概观标本、模型或人体构造三维数字仿真图像教学媒体。

2. 腹腔解剖标本或模型。

3. 人体半身标本或模型。

4. 头颈部正中矢状切面标本或模型。

5. 口腔模型，各类牙的标本或模型。

6. 消化管各段离体切开标本或模型。

7. 肝脏、胆囊、胰腺等离体切开标本或模型。

8. 男性、女性盆腔正中矢状切面标本或模型。

9. 腹膜及形成结构标本或模型。

【实践学时】 2学时

【实践步骤】

（一）实践内容

1. 观察消化系统的组成。

2. 辨认人体胸部标志线和腹部分区。

3. 观察口腔、咽、食管、胃、小肠（十二指肠、空肠、回肠）、大肠（盲肠、阑尾、结肠、直肠、肛管）的形态结构和联通关系。

4. 观察肝脏、胆囊、胰腺的形态、结构和毗邻。

5. 观察胆囊底的体表投影位置、麦氏点的位置，胆汁、胰液的产生及排泄通道。

6. 观察腹膜的配布、腹膜腔的概念、大网膜、小网膜、肠系膜、韧带、腹膜凹陷等。

（二）方法

1. 观察消化系统的组成　在消化系统概观标本或模型和人体半身模型上，观察消化系统的组成，消化管各段的联通关系，及上、下消化道的范围和分界。

2. 辨认人体胸部标志线和腹部分区　在消化系统概观标本或模型和人体半身模型上，观察人体胸部标志线和腹部分区。

3. 口腔　对照标本、模型和活体互查或对镜自查等方法，观察口腔结构。

（1）口唇及面颊：辨认人中和鼻唇沟，在颊黏膜上寻找腮腺导管的开口。

（2）腭：区分硬腭和软腭，辨认腭垂、腭舌弓、腭咽弓等结构，指出腭扁桃体的位置，观察咽峡的构成。

（3）舌：观察舌的形态和分部，指出舌乳头、舌系带、舌下阜和舌下襞。

（4）牙：在活体上观察牙的排列、牙冠及牙龈。对照牙模型或标本，辨认牙的形态、构造和牙周组织。

4. 咽　在头颈部正中矢状切面标本或模型上，辨认咽的位置、形态和分部，观察咽各部的结构，辨认咽与鼻腔、中耳、口腔、喉腔和食管的连通关系。

5. 食管　在离体食管标本或模型上，观察食管的形态、三个狭窄，测量食管的长度。在消化系统概观标本或模型上，观察食管的位置和分部、三个狭窄的位置。

6. 胃　确认胃的位置和毗邻，在胃的离体标本上，观察胃的形态、分部。在胃切开标本上，辨认胃的黏膜、皱襞、胃小凹和幽门括约肌等结构。

7. 小肠　在腹腔解剖标本上，观察小肠的位置和分部。

（1）十二指肠：观察十二指肠的分部及各分部的位置，确认十二指肠与胰头的关系，在十二指肠切开的解剖标本上，辨认十二指肠大乳头和胆总管的开口。

（2）空肠、回肠：观察小肠袢的分布，空、回肠的位置，在空肠和回肠切开的解剖标本上区别二者的管壁黏膜面和管腔的形态。

8. 大肠　在解剖标本上，观察大肠的位置和分部。

（1）盲肠和阑尾：观察盲肠和阑尾的位置、形态和连通关系，结合标本、模型和活体确认阑尾根部在体表投影的位置。

（2）结肠：观察结肠的位置、形态和连通关系；观察结肠表面的特征性结构，即结肠带、结肠袋和脂肪垂。

（3）直肠和肛管：在盆腔正中矢状切面标本或模型上，观察直肠的位置和弯曲，注意直肠邻近器官的性别差异；在直肠、肛管切开标本或模型上，观察直肠横襞、肛柱、肛瓣、肛窦、齿状线的形态和肛门内、外括约肌的位置。

9. 肝　在消化系统概观标本、模型或腹腔解剖标本上，观察肝的位置。在肝的离体标本上，观察肝的形态、结构和分部，辨认出入肝门的结构；观察胆囊的位置、形态和分部及输胆管道的组成。对照标本或模型，在活体上确认肝和胆囊底的体表投影。

10. 胰　在腹膜后隙器官标本上，观察胰的位置、形态和分部。在胰的离体标本或模型上，观察胰头与十二指肠的关系；辨认胰管与胆总管，并观察两者的关系。

11. 腹膜　在腹膜标本或模型上，观察壁层腹膜、脏层腹膜的配布和腹膜腔的形成；辨认肝镰状韧带、冠状韧带的位置；观察大网膜、小网膜的位置、形态及网膜孔、网膜囊的位置；辨认各肠系膜的形态和位置。在男性、女性盆腔正中矢状切面标本或模型上，确认直肠膀胱陷凹、膀胱子宫陷凹、直肠子宫陷凹的位置。

【实验报告】

1. 记录消化管各段的名称、形态、结构和联通关系。

2. 记录男性、女性腹膜腔结构的区别，腹膜陷凹等。

3. 记录胆囊底的体表投影位置、麦氏点的位置，胆汁、胰液的产生及排出途径。

（王　宇）

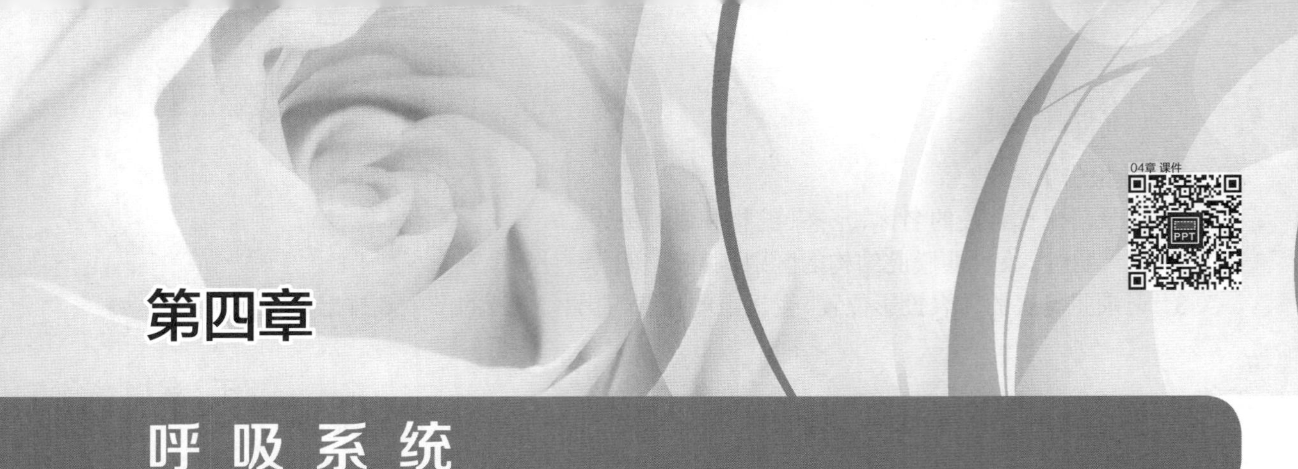

第四章

呼吸系统

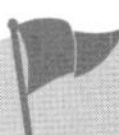

学习目标

1. 掌握气管与支气管的结构特点。
2. 掌握肺的位置和形态，肺内气管和支气管肺段，胸膜与胸膜腔的概念。
3. 熟悉鼻、咽、喉的结构，肺的微细结构，肺的血管。
4. 了解胸膜下界、肺下界的体表投影、纵隔的概念。
5. 学会应用呼吸系统理论知识分析、解释相关临床问题。
6. 熟练掌握呼吸道和肺的理论知识，具有在相关临床中应用的能力。

导学

人类的生存离不开气体，人体与外界环境的气体交换是通过呼吸系统完成的。然而，外界环境中的气体，看上去透明、洁净，其实气体中肉眼看不到的尘埃、细菌等无处不在。好在呼吸系统是一套精巧无比、效率极高的天然除尘装置，不用担心灰尘会把肺脏填满。人类通过这套装置，不断地从外界环境中摄取所需的氧气，排出二氧化碳，从而维持机体新陈代谢和其他生理活动。下面就带你一起探究呼吸系统的奥秘。

呼吸系统 respiratory system 由**呼吸道**和**肺**两大部分组成。呼吸道是输送气体的管道，肺是气体交换的场所。肺由实质和间质组成。肺实质即肺内的各级支气管和肺泡，肺间质即血管、淋巴管、神经、结缔组织等。肺表面包有脏胸膜（图 4-1）。

呼吸系统的主要功能是从外界吸入氧，呼出体内新陈代谢过程中产生的二氧化碳。在人类由于劳动、语言和思维的影响，呼吸系统高度发达，除呼吸功能外，还有发音、嗅觉和协助静脉血回心等功能。

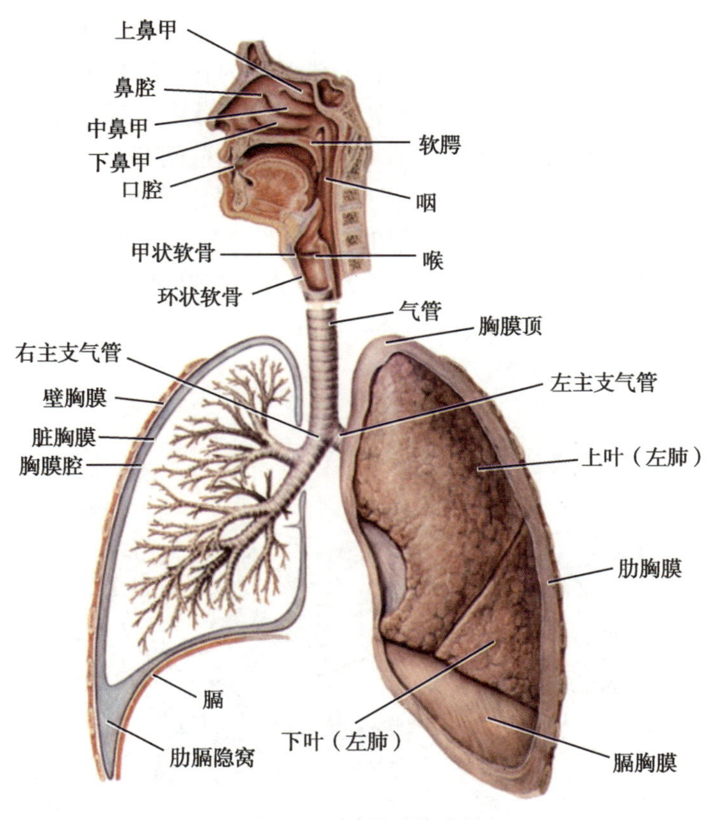

图 4-1 呼吸系统全貌

ER-4-1 呼吸系统的组成(微课)

第一节 呼 吸 道

呼吸道 respiratory passage 是输送气体的管道，包括**鼻**、**咽**、**喉**、**气管**和**左**、**右主支气管**等组成。临床上通常以**喉**为界，将呼吸道分为**上**、**下呼吸道**。鼻、咽、喉为上呼吸道，气管和各级支气管为下呼吸道。

一、鼻

鼻 nose 是呼吸道的起始部，也是嗅觉器官。可分为外鼻、鼻腔和鼻旁窦三部分。

（一）外鼻

外鼻由骨和软骨做支架，外覆盖皮肤和少量皮下组织。外鼻与额相连的狭窄部分称为**鼻根**，鼻根向下的延伸为**鼻背**。外鼻下端向前隆起的部分称**鼻尖**，向两侧隆起的部分称**鼻翼**。临床上呼吸困难的病人可见鼻翼扇动。从鼻翼向外下方到口角的浅沟称**鼻唇沟**。正常人，两侧鼻唇沟的深度对称，面肌瘫痪时，瘫痪侧的鼻唇沟变浅或消失。外鼻的下方有一对**鼻孔**。

（二）鼻腔

鼻腔由骨和软骨围成，内面衬以黏膜和皮肤。鼻腔被鼻中隔分为左、右两腔，向前经鼻孔通外界，向后经鼻后孔通鼻咽。每侧鼻腔包括**鼻前庭**和**固有鼻腔**（图 4-2）。

1. **鼻前庭** 为鼻腔的前下部。相当于鼻翼所遮盖的部分，内面衬以皮肤，长有鼻毛，借以滤过、净化空气。鼻前庭起于鼻孔，止于**鼻阀**，鼻阀是皮肤与鼻黏膜的分界标志。

2. **固有鼻腔** 为鼻腔的主要组成部分，由骨性鼻腔内衬黏膜构成。鼻腔外侧壁的形态复杂，自上而下有三个鼻甲通向鼻腔，分别称为**上、中、下鼻甲**。三个鼻甲的下方各有一裂隙，分别称为**上、中、下鼻道**。在上鼻甲的后上方与鼻腔顶壁间有一凹陷称**蝶筛隐窝**。蝶筛隐窝、上鼻道和中鼻道内有**鼻旁窦**的开口，下鼻道前端有**鼻泪管**的开口。

固有鼻腔的黏膜按生理功能分为**嗅区**和**呼吸区**两部分。嗅区位于上鼻甲内侧面以上及与其相对应的鼻中隔黏膜，活体呈苍白或淡黄色，内含有嗅细胞，具有嗅觉功能。呼吸区范围较大，黏膜覆盖除嗅区以外的部分，活体呈淡红色，其特征是黏膜内含丰富的静脉海绵丛，并有丰富的鼻腺，能产生大量分泌物。

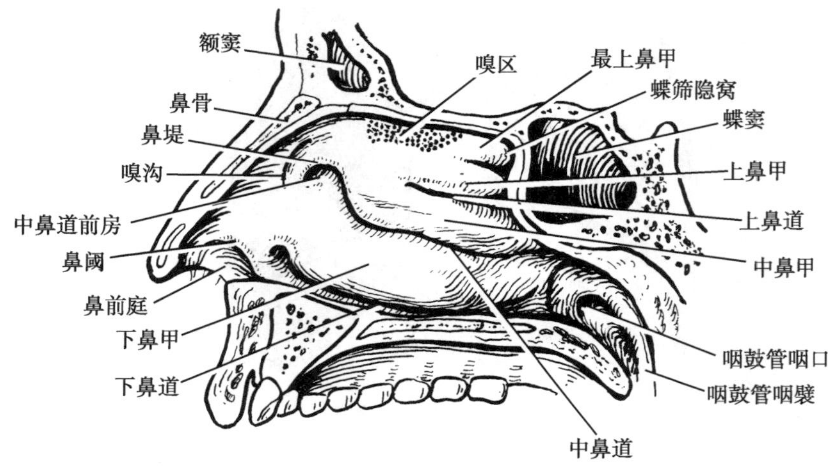

图 4-2 鼻腔外侧壁(右侧)

(三)鼻旁窦

鼻旁窦由骨性鼻旁窦内衬黏膜构成，能调节吸入空气的温湿度，对发音起共鸣作用。鼻旁窦共 4 对，即**上颌窦**、**额窦**、**筛窦和蝶窦**，分别位于同名的颅骨内。上颌窦、额窦和筛窦前群、中群都开口于中鼻道；筛窦后群开口于上鼻道；蝶窦开口于蝶筛隐窝。由于鼻旁窦黏膜与鼻腔黏膜相延续，故鼻腔炎症易引起鼻旁窦发炎。上颌窦是鼻旁窦中体积最大的一对，因开口位于其内侧壁最高处，窦口高于窦底，故引流不畅，同时窦腔大，窦底邻近上颌磨牙牙根，此处骨质菲薄，牙根感染常波及上颌窦，引起牙源性上颌窦炎。故临床上鼻旁窦的炎症以上颌窦炎为多见(图 4-3、图 4-4)。

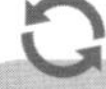 知识链接

鼻子的趣闻

生长在我们面部正中的鼻子，是呼吸器官的大门，是新鲜空气的入口和废气的出口。它还是嗅觉器官。在鼻腔黏膜之中，大约有 5 平方厘米的专司嗅觉的嗅黏膜，分布于鼻中隔上 1/3 和上鼻甲区。平静呼吸时，一般空气很少到达这个区域，但是挥发性物质却会迅速弥散而到达该区，使人迅速觉察。人的嗅觉虽不及其他动物，但仍然具有非常强的敏感性，人可以觉察出每升空气仅含 0.000 04mg 人造麝香的浓度。任何一个没有受过训练的人，至少能识别 2000 种气味。而这方面的专家能识别 1 万种气味。

鼻子还是一种表情器官和心理活动的晴雨表。当您高兴大笑时，两侧鼻翼会上扬；当您紧张恐惧时，鼻翼便会膨胀；当您呼吸困难时，鼻翼会扇动；当您失意不悦时，鼻翼则会缩小；当您十分傲慢或是表示轻蔑时，鼻尖和鼻翼都会翘起来。

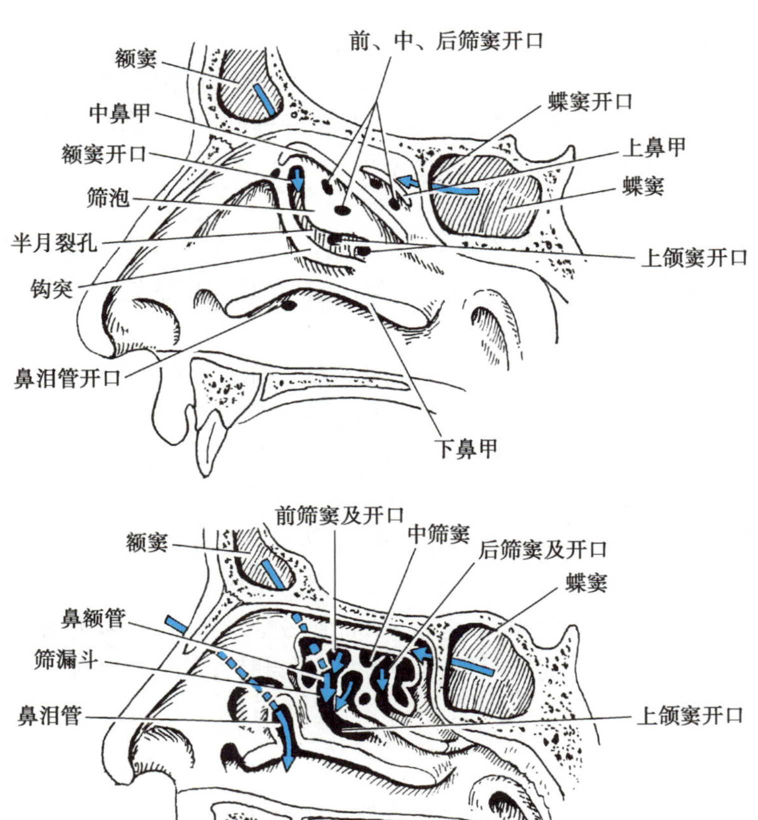

图 4-3　鼻泪管及鼻泪管的开口

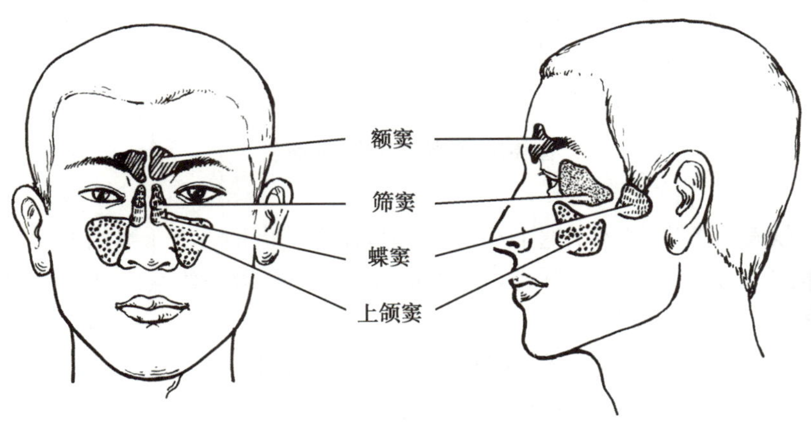

图 4-4　鼻旁窦体表投影

ER-4-2
鼻旁窦开口
记忆口诀
（图片）

二、咽(见消化系统)

三、喉

喉 larynx 既是气体通道，又是发音的器官。

(一)喉的位置

喉位于颈前部正中，喉咽的前方，相当于第 3～6 颈椎的高度，上通咽，下续气管，可随吞咽或发音而上、下移动。喉的两侧与颈部大血管、神经和甲状腺侧叶相邻。女性的喉位置略高于男性，小儿略高于成人。

(二)喉的组成

喉由数块喉软骨借关节和韧带连成支架，周围附有喉肌，内面衬以黏膜构成。

1. **喉软骨及其连结** 喉软骨构成喉的支架，包括单块的甲状软骨、环状软骨、会厌软骨和成对的杓状软骨。

(1) **甲状软骨**：最大的喉软骨，位于舌骨的下方。构成喉的前外侧壁，由两块甲状软骨板合成。两板的前缘彼此融合处的上端向前突出，在成年男子特别显著，称**喉结**。喉结上方两板相互分开，形成甲状软骨上切迹，临床常以此作为颈前正中线的标志。左右软骨板的后缘游离并向上、下发出突起，分别称上角和下角。甲状软骨上缘借甲状舌骨膜与舌骨相连。甲状软骨下缘借环甲正中韧带与环状软骨相连，下角与环状软骨构成环甲关节(图 4-5)。

(2) **环状软骨**：位于甲状软骨下方，向下接气管。环状软骨形似指环，由前部低窄的环状软骨弓和后部高宽的环状软骨板构成。环状软骨弓平对第 6 颈椎，是颈部的重要标志之一。环状软骨是喉软骨中唯一完整呈环形的软骨，对维持呼吸道的通畅有重要作用。损伤后易引起喉狭窄。

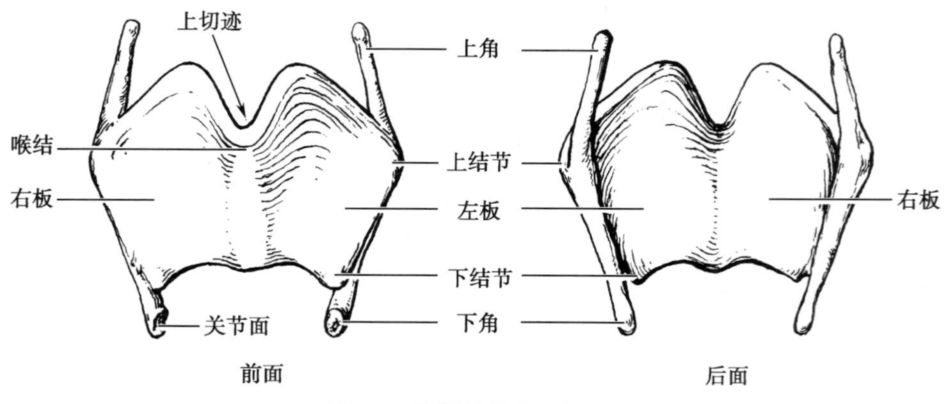

图 4-5 甲状软骨内、外面观

(3) **会厌软骨**：形似树叶，上宽下窄，上端游离，下端借韧带连于喉结的后下方。会厌软骨外覆黏膜构成会厌。会厌富有弹性，吞咽时，喉上提，会厌盖住喉口，防止食物误入喉腔；呼吸时会厌打开，空气进入喉腔。

(4) **杓状软骨**：左右各一，呈三棱锥状，其尖向上，底朝下，位于环状软骨后部的上方，与环状软骨一起构成环杓关节。每侧杓状软骨与甲状软骨之间都有一条声韧带相连。声韧带是声襞的结构基础(图 4-6、图 4-7)。

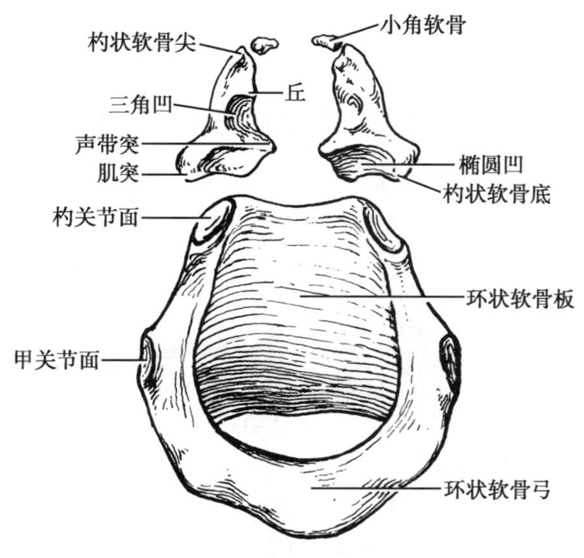

图 4-6 环状软骨和杓状软骨（前面）

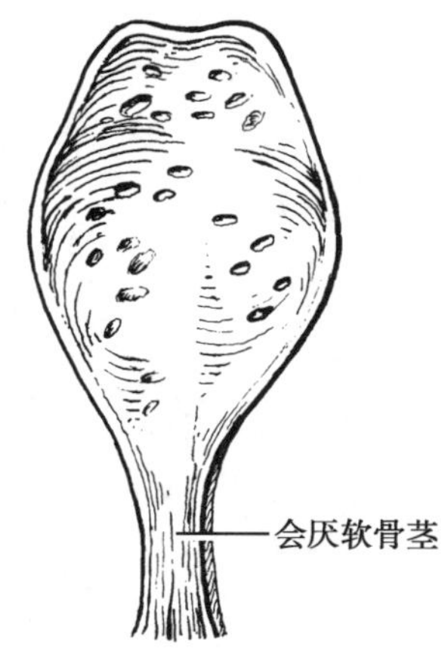

图 4-7 会厌软骨（后面）

（5）**喉的连结**：包括喉软骨之间以及喉与舌骨和气管间的连结。主要包括环杓关节、环甲环节，弹性圆锥，甲状舌骨膜等（图 4-8）。

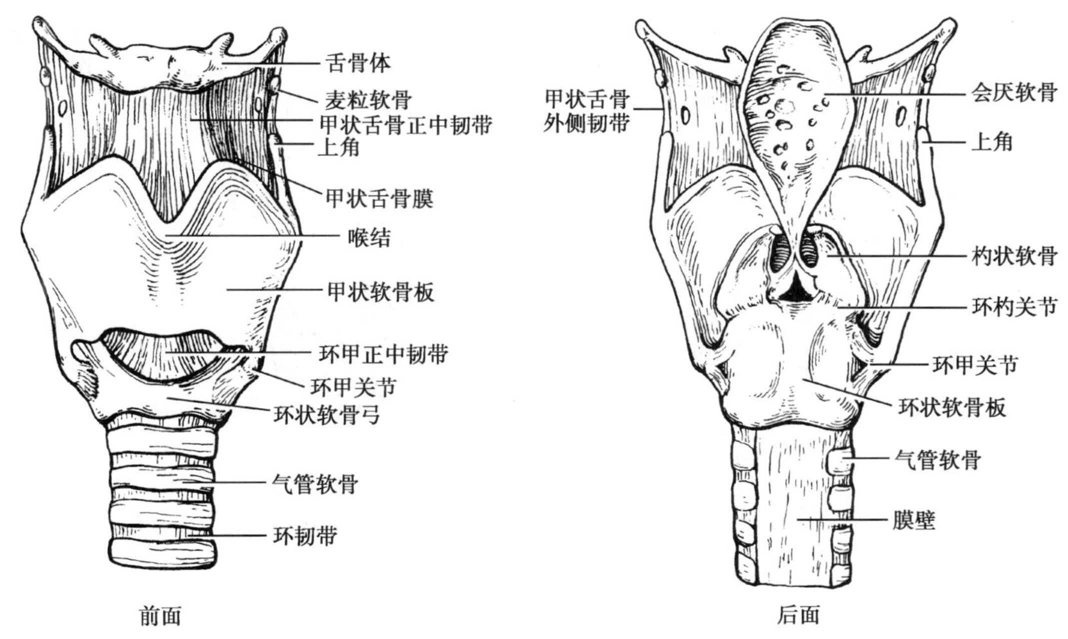

图 4-8 喉软骨连结

2．喉腔及喉黏膜 喉的内腔称喉腔，喉腔向上经喉口通喉咽，向下通气管。喉黏膜亦与咽和气管的黏膜相延续。喉腔中部有两对自外侧壁突入腔内，呈前后方向的黏膜皱襞，上方的一对称前庭襞，两侧前庭襞之间的裂隙称前庭裂；下方的一对称声襞，两侧声襞之间的裂隙称声门裂，声门裂是喉腔最狭窄的部位。通常所称的声带是由声襞及其襞内的声韧带和声带肌构成。

喉腔借前庭襞和声襞分为**喉前庭**、**喉中间腔**和**声门下腔**三部分。前庭襞以上的部分为喉前庭。前庭襞和声襞之间的部分为喉中间腔，声襞以下的部分为声门下腔（图 4-9）。声门下腔的黏膜下组织比较疏松，炎症时容易引起水肿。婴幼儿因喉腔比较窄小，水肿时容易引起阻塞，造成呼吸困难。

3. **喉肌** 为数块细小的骨骼肌，附着于喉软骨，可以调节音调的高低和声音的强弱。

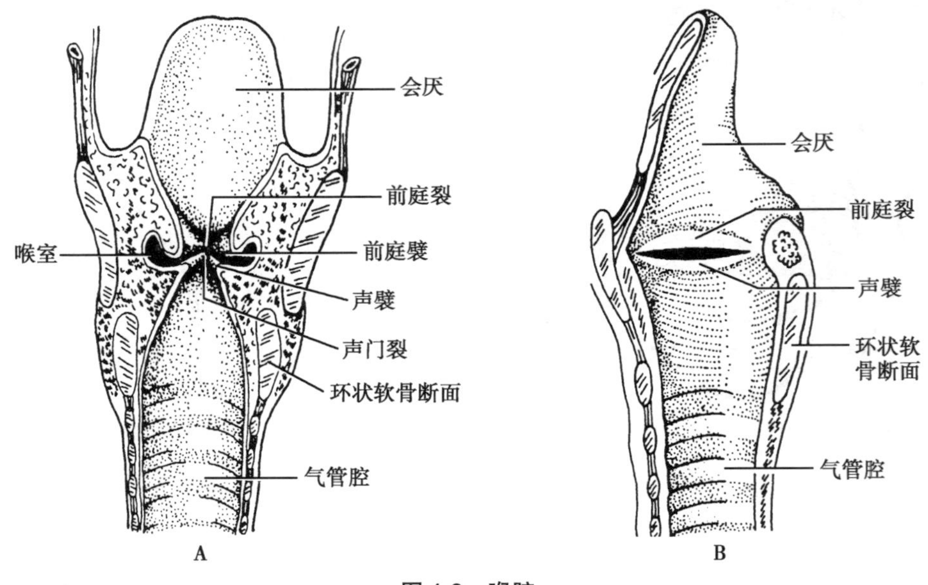

图 4-9 喉腔
A. 喉腔的冠状切面；B. 喉的正中矢状切面

ER-4-3
喉腔的分部
（图片）

四、气管与主支气管

气管与主支气管是连于喉与肺之间的通气管道，是由一些“C”形的气管软骨借韧带连接而成，气管软骨后方的缺口由平滑肌和结缔组织封闭（图 4-10）。

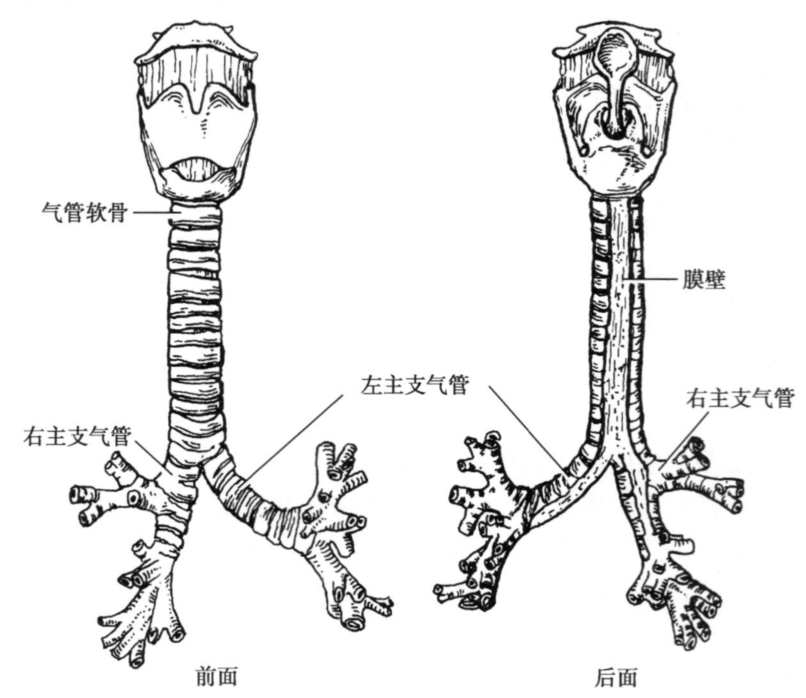

图 4-10 气管与主支气管

（一）气管

气管 trachea 由 16～20 个气管软骨环构成，位于食管前方。气管的上端连于环状软骨下缘，向下深入胸腔，至胸骨角平面（平对第 4 胸椎椎体下缘）分为左、右主支气管，其分叉处称**气管杈**。气管以胸骨的颈静脉切迹为界分为两部分。

1. **颈部**　位于颈前部正中，位置比较表浅，可触及。其前方除有皮肤、舌骨下肌群覆盖外，在第 2～4 气管软骨的前面还有甲状腺峡横过，两侧有颈部的大血管和甲状腺的两侧叶，后方与食管相邻。临床常在第 3～4 或 4～5 气管软骨处行气管切开术。

2. **胸部**　较长，位于胸腔内。

（二）主支气管

主支气管 main bronchus 左、右各一，自气管发出，行向下外，分别经左、右肺门入左、右肺。左主支气管细而长，平均长约 4～5cm，走行比较水平；右主支气管粗而短，平均长约 2～3cm，走行较垂直，故临床上气管异物多坠入右主支气管。

ER-4-4
左右主支气管的特点及气管异物（微课）

解剖与临床

1. 鼻根至两侧口角间的三角形区域被称为危险三角，因为此处的面静脉缺少静脉瓣，并与颅内海绵窦相交通，所以当此处的感染处理不当时，病菌可经上述途径感染颅内。

2. 鼻中隔的前下方血管丰富、位置表浅、外伤或干燥刺激均易引起出血，因 90% 左右的鼻出血均发生于此区，故称易出血区。

3. 上颌窦是鼻旁窦中体积最大的一对，该窦的开口位置高于窦底，炎症积脓时不易引流出来，故上颌窦的慢性炎症比较多见。

4. 弹性圆锥前部较厚，张于甲状软骨下缘与环状软骨弓上缘之间，称环甲正中韧带。当急性喉阻塞来不及进行气管切开时，可在此处穿刺或切开，建立暂时的通气道，以抢救病人生命。

5. 声门下腔的黏膜下组织比较疏松，炎症时容易引起水肿。婴幼儿因喉腔比较窄小，水肿时容易引起阻塞，造成呼吸困难。

6. 在气管杈内面有一向上凸的半月状嵴，称气管隆嵴，是支气管镜检查的定位标志。

7. 环状软骨可作为向下检查气管软骨环的标志，临床遇到急性喉阻塞时，常在第 3～4 或 4～5 气管软骨环处进行气管切开术。

8. 会厌富有弹性，吞咽时，喉上提，会厌盖住喉口，防止食物误入喉腔；呼吸时会厌打开，空气进入喉腔。故吃饭时忌大声喧哗，以防呛咳。

第二节　肺

一、肺的位置和形态

（一）位置及特点

肺 lung 左、右各一，位于胸腔内，膈的上方，纵隔两侧。由于膈的右侧较左侧为高，以及心脏位置偏左，故右肺较宽短，左肺较狭长。肺的质地柔软，富有弹性。新生儿的肺呈淡红色，成人的肺由于吸入空气中的灰尘逐渐沉积，而形成深灰色。部分可呈棕黑色斑，吸烟者尤甚。

（二）形态

肺呈半圆锥形，有**一尖**、**一底**、**两面**、**三缘**。

1. **一尖** 肺的上端钝圆，突入颈根部，称**肺尖**，高出锁骨内侧 1/3 部的上方 2～3cm。

2. **一底** 肺的下面凹陷称**肺底**，与膈相贴，故称膈面。

3. **两面** 肺的**外侧面**与肋和肋间肌相邻，故称肋面。肺的**内侧面**朝向纵隔，近中央处有一凹陷称**肺门**。肺门是主支气管、肺动脉、肺静脉、支气管血管、淋巴管和神经等出入肺的部位，出入肺门的结构被结缔组织包绕，构成肺根。

4. **三缘** 肺的**前缘**和**下缘**薄而锐利，左肺**前缘**下份有一明显的凹陷，称心切迹。后缘：圆钝，位于脊柱两侧。

（三）分叶

左肺被斜裂分为上、下 2 叶，右肺被斜裂和水平裂分为上、中、下 3 叶（图 4-11）。

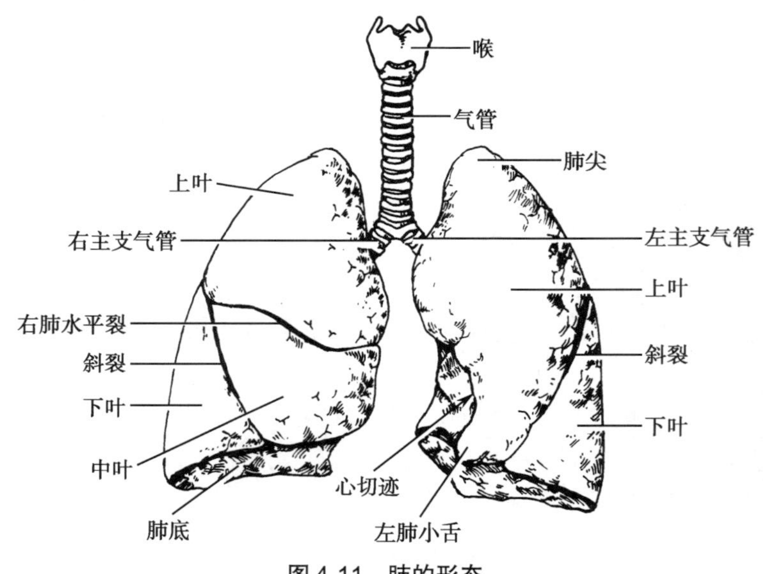

图 4-11 肺的形态

ER-4-5
肺的位置及形态（微课）

知识链接

胎儿肺的特点及医学鉴定意义

众所周知，胎儿在羊水中不会溺亡。因为胎儿是靠母体的胎盘及脐带来供给所需的氧气和营养物质，排出代谢产物。胎儿和未曾呼吸过的新生儿肺，质实而重，未执行呼吸功能，不含空气，比重大于 1，入水则沉。出生后肺脏执行其呼吸功能，质软而轻，呈海绵状富有弹性，内含空气，比重小于 1，故浮水不沉。这一点在法医学鉴定中非常有实用价值，可以帮助正确判断胎儿死亡时间。

二、肺内支气管和支气管肺段

（一）肺内支气管

主支气管进入肺门后，左主支气管分上、下 2 支，右主支气管分上、中、下 3 支，进入相应的肺叶，构成肺叶支气管。每一肺叶支气管连同它的各级分支和肺泡组成一个**肺大叶**。肺叶支气管再分支即为肺段支气管。各级支气管形成树状分支称**支气管树**。

（二）支气管肺段

每一肺段支气管的分支及其所连属的肺组织构成一个**支气管肺段**，简称肺段。肺段呈锥体形，尖向肺门，底朝肺的表面。每侧肺分为 10 个肺段。相邻肺段之间有薄层结缔组织相隔（图 4-12）。

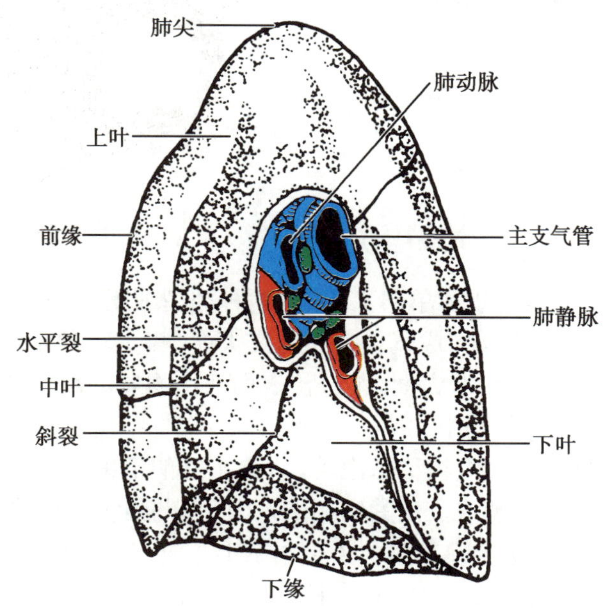

图 4-12　右肺（内侧面）

三、肺的微细结构

肺的表面覆盖有一层浆膜。肺可以分**实质**和**间质**两部分。肺实质由肺内的各级支气管和肺泡构成。肺间质为肺内的结缔组织、血管、淋巴管和神经等。根据功能不同，肺实质又可分为**导气部**和**呼吸部**。

（一）导气部

导气部包括肺叶支气管、肺段支气管、小支气管、细支气管和终末细支气管等，只有输送气体的功能，不能进行气体交换。肺段支气管的分支称为小支气管。口径为 1mm 左右的小支气管分支，称为细支气管。每一细支气管连同它的各级分支和肺泡组成一个**肺小叶** pulmonary lobule。肺小叶是肺形态与功能的最基本单位（图 4-13～图 4-14）。

（二）呼吸部

呼吸部包括呼吸性细支气管、肺泡管、肺泡囊和肺泡等。是进行气体交换的部分。

呼吸性细支气管是终末细支气管的分支，肺泡管是呼吸性细支气管的分支。**肺泡** pulmonary alveolus 为多面形囊泡，每侧肺约有 3 亿～4 亿个，是进行气体交换的场所。肺泡壁极

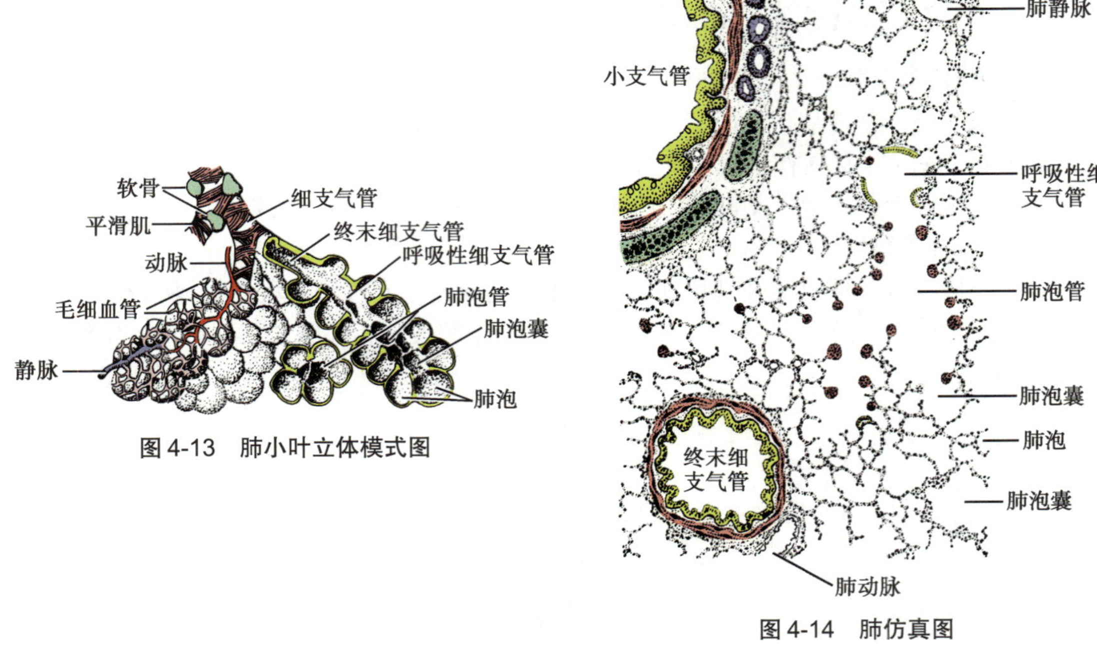

图 4-13 肺小叶立体模式图

图 4-14 肺仿真图

薄，由肺泡上皮构成。肺泡上皮为单层上皮，有两种类型细胞；一种是Ⅰ型肺泡细胞，呈扁平形，是肺泡上皮的主要细胞，构成气体交换的广大面积；另一种是Ⅱ型肺泡细胞，呈圆形或立方体形，镶嵌在Ⅰ型肺泡细胞之间，能分泌表面活性物质（磷脂类物质），具有降低肺泡的表面张力，稳定肺泡容积的作用。

相邻肺泡之间的薄层结缔组织称肺泡隔，内含丰富的毛细血管网、较多的弹性纤维和肺泡巨噬细胞。毛细血管与肺泡上皮紧密相贴，当肺泡与血液之间进行气体交换时，经过肺泡表面液体层、Ⅰ型肺泡细胞及基膜、薄层结缔组织、毛细血管基膜和内皮，这 6 层结构组成**血－气屏障** blood-air barrier（又称呼吸膜）。肺泡隔中的弹性纤维使肺泡具有良好的弹性回缩力，肺泡巨噬细胞能做变形运动，有吞噬病菌和异物的能力，若吞噬了灰尘即称尘细胞（图 4-15、图 4-16）。

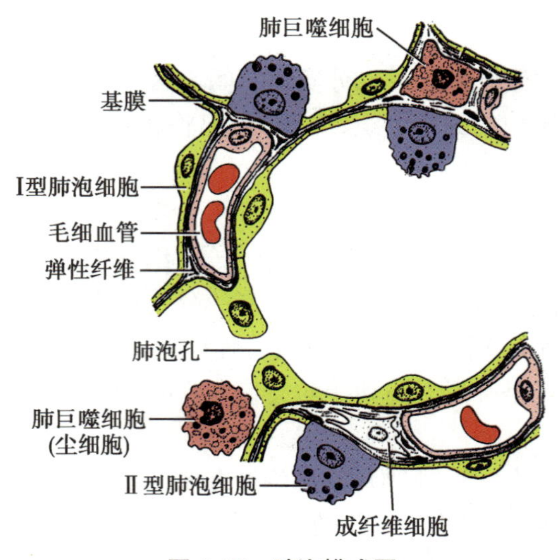

图 4-15 肺泡模式图

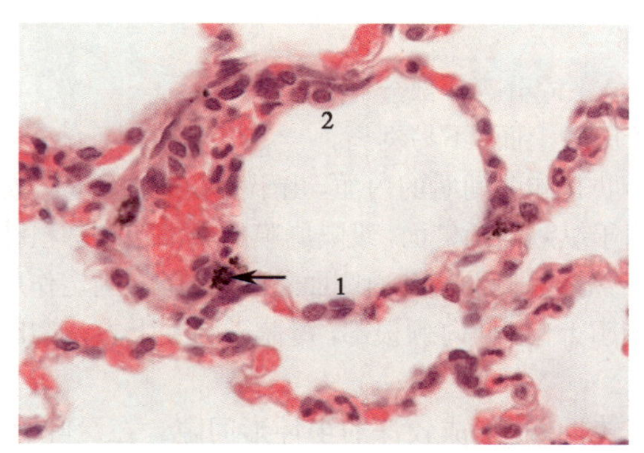

图 4-16 肺泡光镜图

1. Ⅰ型肺泡细胞；2. Ⅱ型肺泡细胞；←尘细胞

四、肺的血管

肺有两套血管。一套是完成气体交换功能的肺动脉和肺静脉；另一套是营养肺和各级支气管的支气管动脉和支气管静脉。

解剖与临床

1. 每个肺段均可视为一个相对独立的单位，所以临床上可以据此进行病变的诊断定位或肺段切除术。

2. 终末细支气管的平滑肌痉挛时，可使管径变细，进入肺的气量减少，导致呼吸困难，临床称支气管哮喘。

3. 大叶性肺炎是指发生在一个或几个肺大叶范围内的炎症；小叶性肺炎，是指发生在一个或几个肺小叶范围内的炎症。

第三节 胸膜与纵隔

一、胸膜与胸膜腔

（一）胸腔

胸腔由胸廓和膈围成，上界为胸廓上口与颈部通连；下界借膈与腹腔分开。胸腔内可分三部分，即左右两侧为胸膜腔和肺，中间为纵隔。

（二）胸膜

胸膜 pleura 属浆膜，分为互相移行的脏胸膜和壁胸膜两部分。脏胸膜，紧贴在肺表面，并深入斜裂、水平裂内。壁胸膜衬在胸壁的内面、膈的上面及纵隔的两侧面。

（三）胸膜腔

脏胸膜与壁胸膜在肺根处相互移行，围成一个封闭的腔隙，称为**胸膜腔** pleural cavity。胸膜腔左、右各一，互不相通，腔内呈负压，仅有少量浆液。呼吸时，浆液可减少脏胸膜与壁胸膜之间的摩擦。由于胸膜腔内的负压吸引作用，使脏胸膜和壁胸膜相互贴附在一起，实际上胸膜腔是两个潜在性的腔隙。

（四）壁胸膜的分部

壁胸膜按其贴附部位不同分为4部分：

1. **膈胸膜** 贴附于膈的上面，不易剥离。

2. **肋胸膜** 贴附于肋骨和肋间肌的内面，由于存在胸内筋膜，故较易剥离。

3. **纵隔胸膜** 贴附于纵隔的两侧面，纵隔胸膜的中部包绕肺根移行于脏胸膜，并在肺根下方前后两层重叠，连于纵隔外侧面与肺内侧面之间，对肺有固定作用，也是肺手术的标志。

4. **胸膜顶** 突出胸廓上口，伸向颈根部，覆盖于肺尖上方，高出锁骨内侧1/3部的上方2～3cm。

在肋胸膜与膈胸膜转折处，形成较深的半环形间隙。在深呼吸时，肺的下缘也不能深入其内，此间隙称**肋膈隐窝**，是胸膜腔的最低部位（图4-17）。

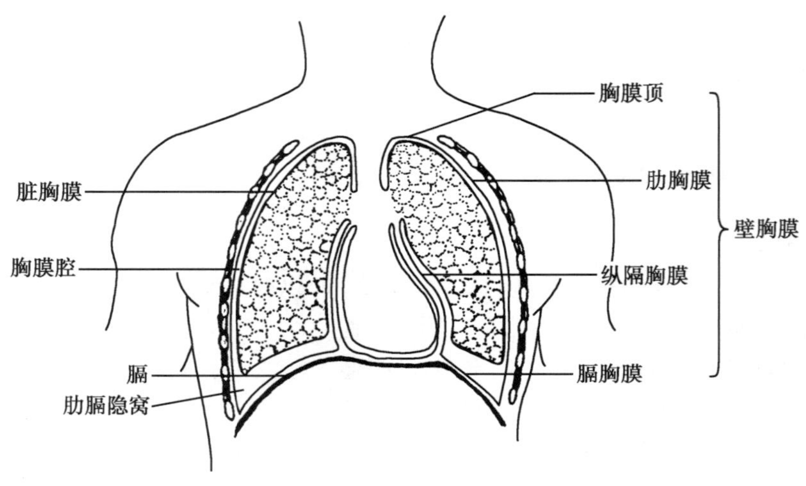

图4-17 胸膜和胸膜腔示意图

二、胸膜和肺的体表投影

胸膜的体表投影是指壁胸膜各部相互移行形成的返折线在体表的投影位置，标志着胸膜腔的范围。

（一）胸膜前界

即肋胸膜和纵隔胸膜前缘之间的返折线。两侧均起自胸膜顶，向内下方经胸锁关节后方至胸骨柄后面，约在第2胸肋关节水平，左右靠拢并沿中线附近垂直下行。左侧在第4胸肋关节处斜向外下，沿胸骨左缘外侧约2～2.5cm处下行，至第6肋软骨后方移行于胸膜下返折线。右侧在第6胸肋关节处右转，移行于胸膜下返折线。由于左、右胸膜前返折线上、下两端相互分开，所以胸骨后面形成两个三角形间隙：上方的间隙称**胸腺区**，内有胸腺，下方的间隙称**心包区**，其间显露心和心包。

（二）肺的前界

几乎和胸膜前界相同。肺尖与胸膜顶的体表投影一致，高出锁骨内侧1/3部的上方2～3cm。

（三）胸膜下界

是肋胸膜和膈胸膜的返折线。右侧起自第6胸肋关节处，左侧起第6肋软骨后方，两侧均斜向外下方，在锁骨中线处与第 8 肋相交；在腋中线处与第 10 肋相交，并转向后内侧；在肩胛线处与第 11 肋相交，在脊柱旁平第 12 胸椎棘突高度。

（四）肺下界

的体表投影比胸膜下界的返折线高出约 2 个肋骨，即在锁骨中线处与第 6 肋相交；在腋中线处与第 8 肋相交；在肩胛线处与第 10 肋相交，在脊柱旁平第 10 胸椎棘突高度（图 4-18、表 4-1）。

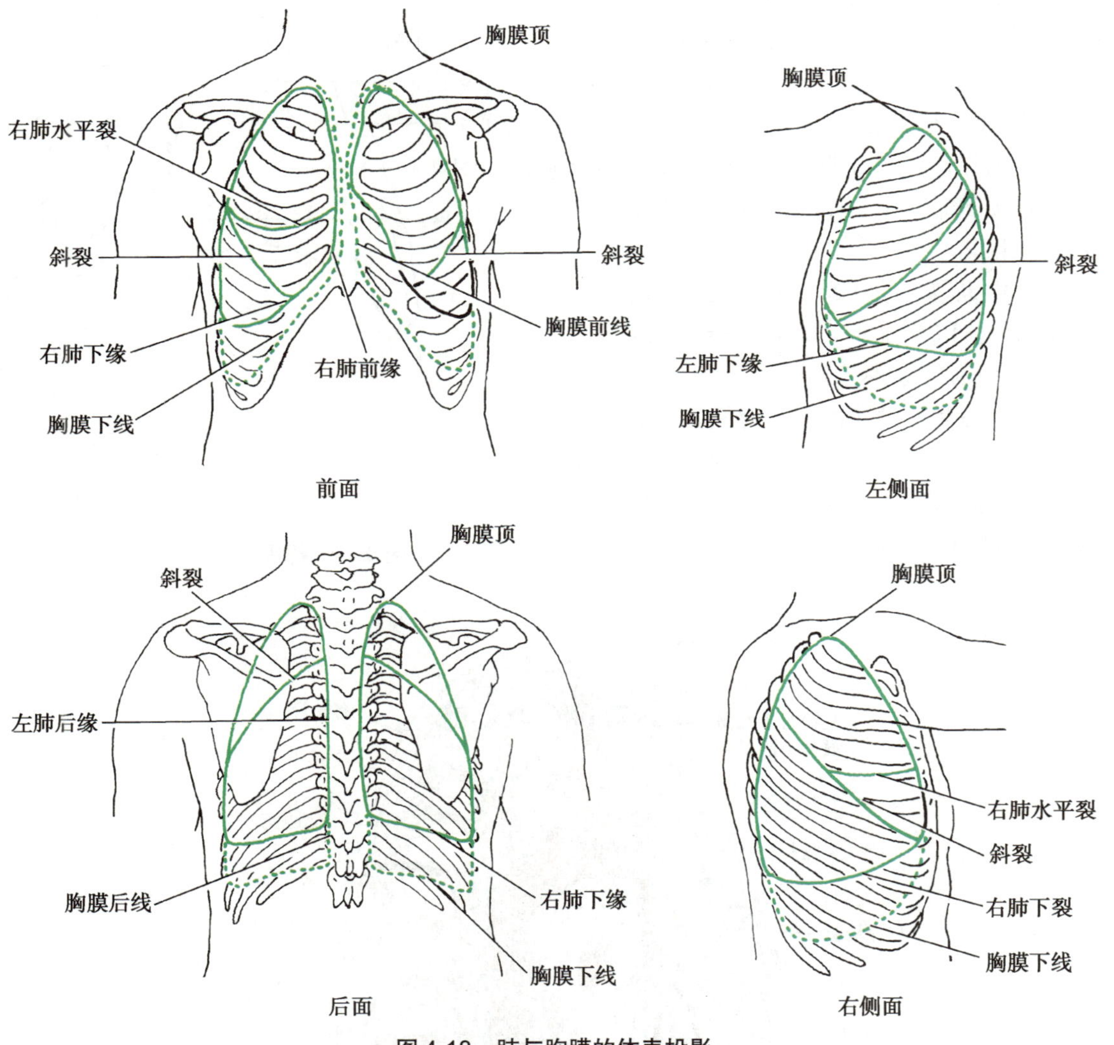

图 4-18　肺与胸膜的体表投影

表 4-1　肺和胸膜下界的体表投影

	锁骨中线	腋中线	肩胛线	后正中线
肺下界	第 6 肋	第 8 肋	第 10 肋	第 10 胸椎棘突
胸膜下界	第 8 肋	第 10 肋	第 11 肋	第 12 胸椎棘突

三、纵隔

纵隔 mediastinum 是两侧纵隔胸膜之间所有器官和组织的总称。

（一）境界

前界为胸骨，后界为脊柱的胸段，两侧界为纵隔胸膜，上界是胸廓上口，下界为膈。

（二）分部及内容

通常以胸骨角平面（平对第 4 胸椎椎体下缘）为界，将其分为**上纵隔**和**下纵隔**。**下纵隔**再以心包为界分为前纵隔、中纵隔和后纵隔 3 部分。

1. **上纵隔** 主要内容为胸腺，头臂静脉、上腔静脉、膈神经、迷走神经、喉返神经、主动脉及其三条大分支，食管、气管、胸导管和淋巴结。

2. **前纵隔** 位于胸骨与心包之间，内有胸腺下部、部分纵隔前淋巴结及疏松结缔组织。

3. **中纵隔** 位于前后纵隔之间，内有心包、心和大血管、膈神经、奇静脉弓、心包膈血管及淋巴结。

4. **后纵隔** 位于心包与脊柱胸部之间，内有主支气管、食管、胸动脉、胸导管、奇静脉、半奇静脉、迷走神经、胸交感干和淋巴结（图 4-19、图 4-20）。

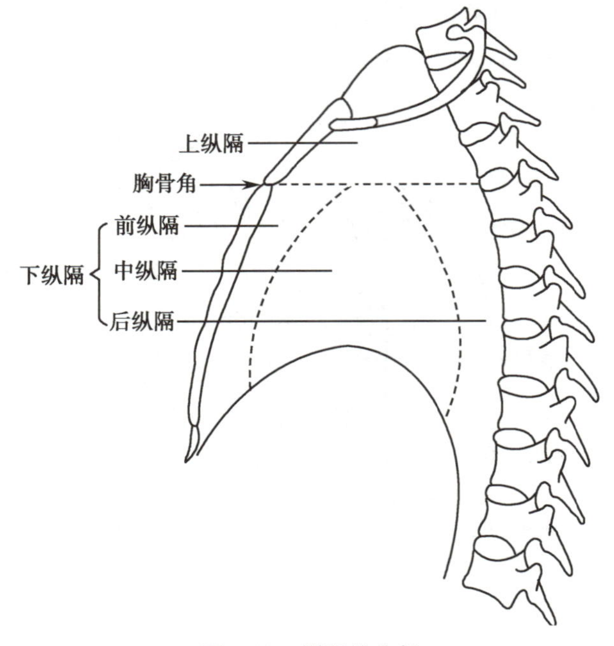

图 4-19 纵隔的分部

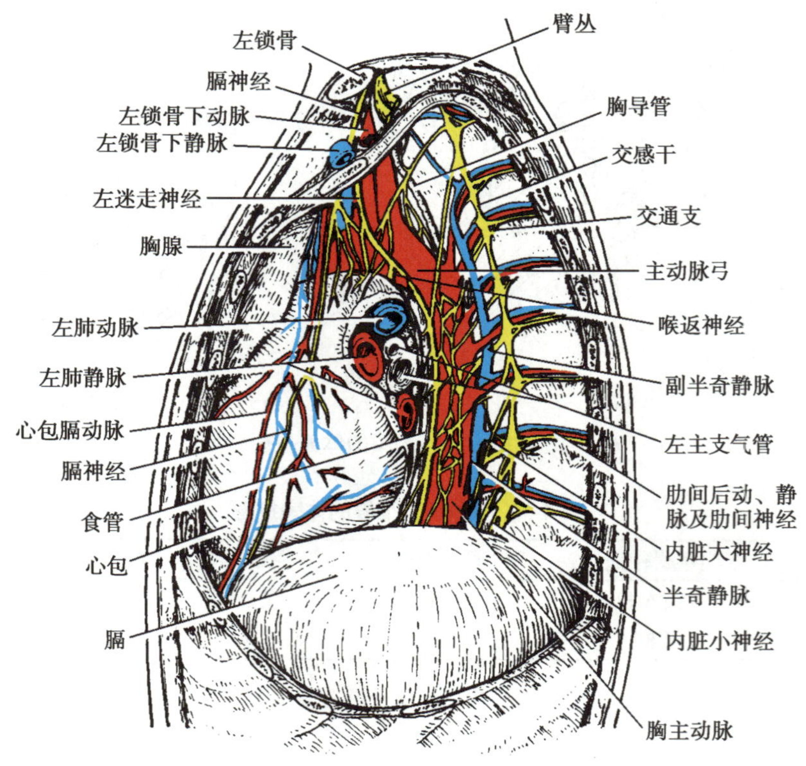

图 4-20 纵隔左侧面观

解剖与临床

1. 如果胸膜腔内进入气体，称为气胸。可致胸内负压减少甚至消失，造成肺塌陷，严重影响呼吸功能，甚至危及生命。胸膜顶突出胸廓上口，伸向颈根部，覆盖于肺尖上方，高出锁骨内侧 1/3 部的上方 2～3cm。针灸或作臂丛神经麻醉时，应注意胸膜顶的位置，以防穿破胸膜顶造成气胸。

2. 肋膈隐窝是胸膜腔最低的部位，当胸膜腔积液时，液体首先积聚在此，可用于穿刺抽取胸腔积液。

3. 由于左、右胸膜前返折线上下两端相互分开，所以胸骨后面形成两个三角形间隙：胸腺区和心包区，其中心包区显露心和心包。临床常在第 4～5 肋间隙胸骨左缘进行心内注射，以避免损伤肺和胸膜。

（冷子花）

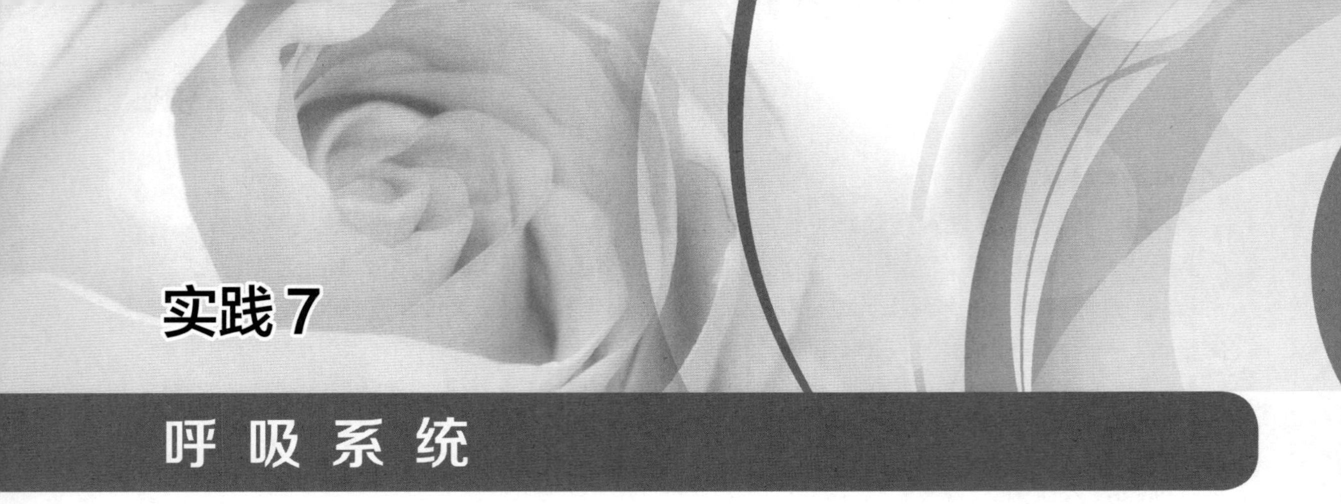

实践 7

呼吸系统

【实践目的】

1. 熟悉呼吸系统的组成。
2. 熟悉胸膜的分部、胸膜腔的概念、肋膈隐窝的位置。
3. 掌握气管与主支气管的位置、形态特征。
4. 掌握肺及胸膜下界的体表投影。
5. 了解纵隔的境界和内容。
6. 能辨认气管和肺的微细结构。

【实践器材准备】

1. 呼吸系统概观标本和模型。
2. 头颈部正中矢状切面标本和模型。
3. 鼻旁窦标本和模型。
4. 离体喉标本和模型。
5. 气管与主支气管标本和模型。
6. 左、右肺标本和模型。
7. 胸膜腔标本和模型。
8. 纵隔标本和模型。

【实践学时】 2 学时

【实践步骤】

(一)实践内容

1. 呼吸系统的组成。
2. 鼻咽喉的位置和主要功能。
3. 鼻旁窦的名称和开口位置。
4. 喉软骨的名称,喉腔的组成及特点。
5. 气管与主支气管的特点。
6. 肺的形态特点及分叶。
7. 脏、壁胸膜以及壁胸膜的分部。
8. 纵隔的概念分部。

（二）方法

1. 观察呼吸系统概观标本和模型，指认呼吸系统的器官，说出呼吸系统的组成和每一器官的主要功能。

2. 观察头颈部正中矢状切面标本和模型，指认鼻、咽、喉的位置，说出鼻、咽、喉的主要功能。

3. 观察鼻旁窦标本和模型，说出四对鼻旁窦的名称和开口位置。

4. 观察离体喉标本和模型，指认4块喉软骨的名称，说出喉腔的组成和特点。

5. 观察气管与主支气管标本和模型，说出左、右主支气管的特点，异物易坠入右主支气管的原因。

6. 观察左、右肺标本和模型，描述肺的形态特点，说出左肺和右肺的分叶。

7. 观察胸膜腔标本和模型，指认脏胸膜和壁胸膜。并能说出壁胸膜的分部。

8. 观察纵隔标本和模型，说出纵隔的概念。指认纵隔的分部。

【实验报告】

1. 简述呼吸系统的组成及功能。
2. 简述上、下呼吸道的组成。
3. 简述鼻旁窦的名称及开口。
4. 简述喉的构成。
5. 简述左、右主支气管的特点。
6. 简述肺的形态。
7. 简述壁胸膜的分部。
8. 简述纵隔的分部。

（冷子花）

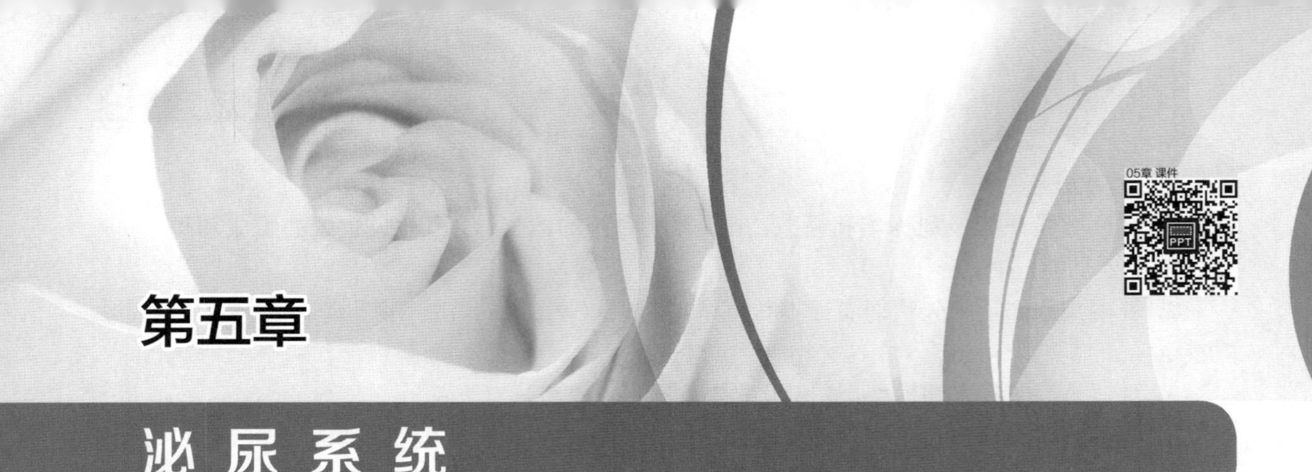

第五章

泌尿系统

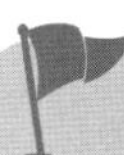

学习目标

1. 熟练掌握泌尿系统的组成。
2. 熟悉肾的剖面结构，输尿管三个狭窄的位置，膀胱的位置与毗邻，膀胱三角的位置和特点。
3. 掌握肾的形态、位置、微细结构；女性尿道形态结构特点和开口位置。
4. 了解肾的被膜，肾的血液循环特点。
5. 学会应用泌尿系统理论知识分析、解释相关临床问题的能力。

导学

人体内每天有很多代谢产物需要排出体外，那么要通过哪些器官来完成呢？每天我们摄入的水分，又要经过哪些过程及哪些结构的加工才能变成尿液呢？肾、输尿管结石是否疼痛，疼痛的性质、疼痛的部位与哪些解剖结构有关？尿路感染为何女性多见？我们带着这些问题来学习本章节内容，可找到相应的答案。

泌尿系统 urinary system 由**肾**、**输尿管**、**膀胱**和**尿道**组成。其主要功能是排出人体新陈代谢过程中产生的废物、多余的水分等，从而参与维持人体内环境的相对稳定。肾生成尿液，输尿管输送尿液至膀胱暂时贮存，当膀胱中尿液贮存到一定程度时，经尿道排出体外（图 5-1）。

此外，肾还有内分泌功能，产生**促红细胞生成素** erythropoietin 调节骨髓红细胞的生成；肾合成、释放**肾素** renin 参与血压的调节；肾还合成激肽、前列腺素等活性物质，参与局部或全身血管活动的调节。

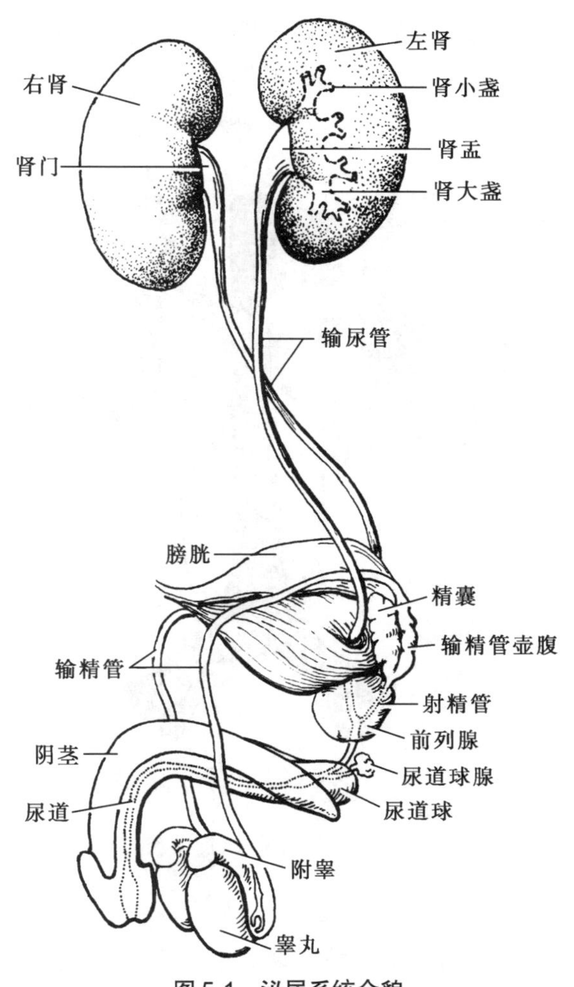

图 5-1 泌尿系统全貌

第一节 肾

一、肾的形态、位置和毗邻

肾 kidney 是实质性器官，左、右各一，位于腹后壁，形似蚕豆，肾长约 10cm（8～14cm）、宽约 6cm（5～7cm）、厚约 4cm（3～5cm）。肾分上、下两端，前、后两面，内侧、外侧两缘。肾的上端宽而薄，下端窄而厚，重量约 134～148g。肾的前面凸向前外侧，后面因紧贴腹后壁而较扁平。外侧缘隆凸；内侧缘中部的凹陷称**肾门** renal hilum，是肾的血管、神经、淋巴管及**肾盂** renal pelvis 出入的门户。出入肾门的这些结构被结缔组织所包裹称**肾蒂** renal pedicle。由肾门伸入肾实质的凹陷形成的腔称**肾窦** renal sinus，肾门是肾窦的开口，容纳肾小盏、肾大盏、肾盂、肾血管和脂肪等（图 5-2）。

肾位于腹膜后间隙内，呈“八”字形紧贴腹后壁脊柱的两侧，属腹膜外位器官。肾的高度：左肾在第 11 胸椎体下缘至第 2～3 腰椎椎间盘之间；右肾则在第 12 胸椎椎体上缘至第 3 腰椎体上缘之间。左右两侧的第 12 肋分别斜过左肾后面中部和右肾后面上部。右肾受肝的影响，右肾较左肾约低 1～2cm。肾门的体表投影点位于腰背部竖脊肌外侧缘与第 12 肋的夹角处，称**肾区** renal region。肾病患者触压和叩击该处可引起疼痛（图 5-3）。

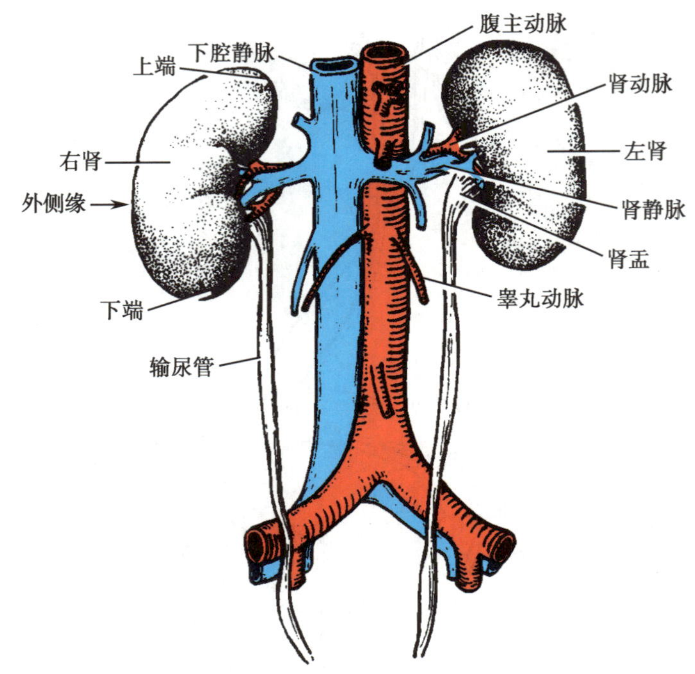

图 5-2 肾与输尿管（前面观）

肾的毗邻：**肾上腺** suprarenal gland 位于两肾的上方，二者虽共为肾筋膜包绕，但其间被疏松的结缔组织所分隔。故肾上腺位于肾纤维膜之处，肾下垂时，肾上腺可不随肾下降。左肾前上部与胃底后面相邻，中部与胰尾和脾血管相接触。下部邻接空肠和结肠左曲。右肾前上部与肝相邻，下部与结肠右曲相接触，内侧缘邻接十二指肠降部。两肾后面的上 1/3 与膈相邻，下部自内侧向外侧分别与腰大肌、腰方肌及腹横肌相毗邻（图 5-3～图 5-6）。

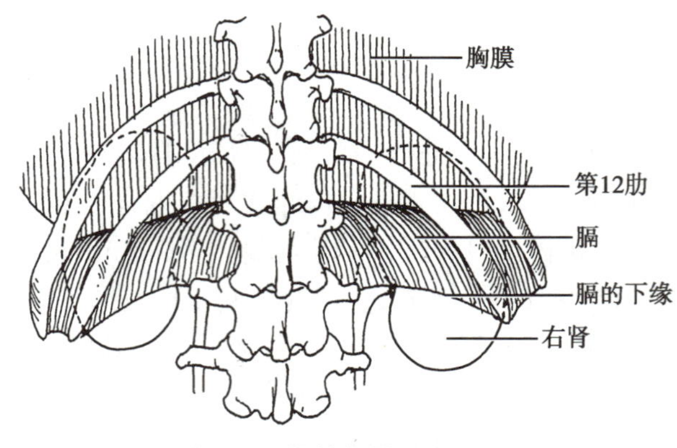

图 5-3 肾的位置（后面观）

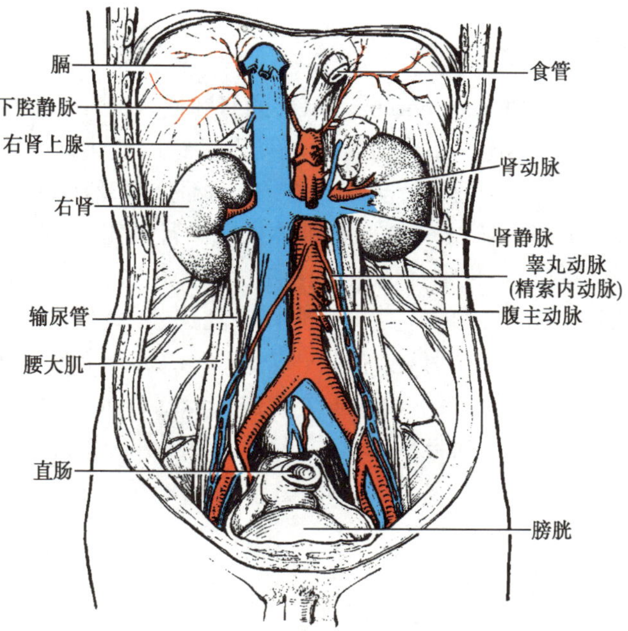

图 5-4 肾的位置

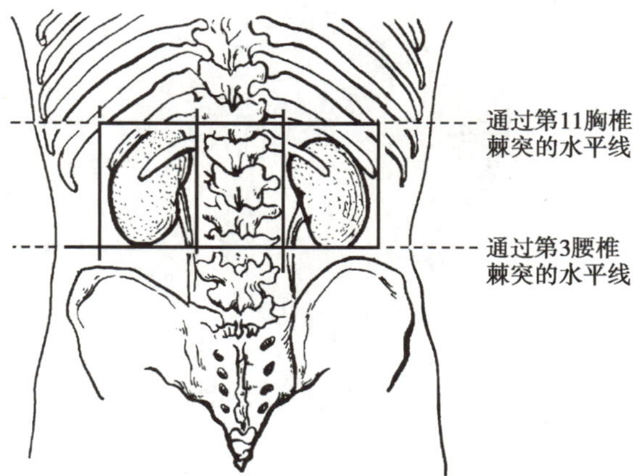

图 5-5 肾的体表投影

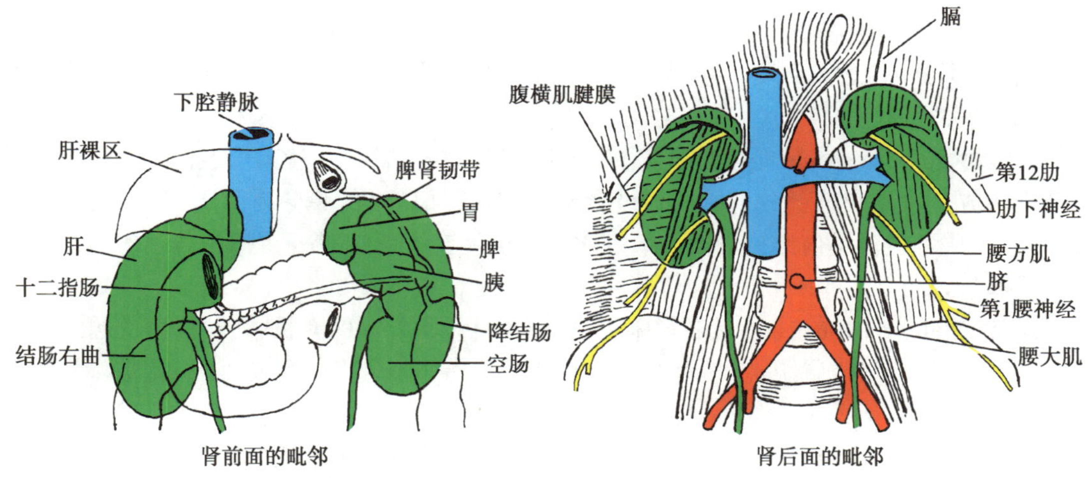

图 5-6 肾的毗邻

二、肾的剖面结构

肾实质分为表层的**肾皮质** renal cortex 和深层的**肾髓质** renal medulla 两部分。肾皮质厚约 1～1.5cm，新鲜标本为红褐色，富含血管并可见许多红色点状细小颗粒，由**肾小体** renal corpuscle 和**肾小管** renal tubule 组成。伸入肾髓质内的部分称**肾柱** renal column。肾髓质淡红色，约占肾实质厚度的 2/3，由 15～20 个肾锥体构成。**肾锥体** renal pyramid 呈圆锥形，底朝皮质、尖向肾窦、光滑致密。肾锥体的条纹由肾直小管和血管平行排列形成。2～3 个肾锥体尖端合并成**肾乳头** renal papillae，其尖端有许多乳头孔，终尿经此孔流入**肾小盏** minor renal calices。肾小盏呈漏斗状包绕肾乳头，共有 7～8 个。2～3 个肾小盏汇合成一个**肾大盏** major renal calices。2～3 个肾大盏汇合成 1 个**肾盂** renal pelvis。肾盂出肾门后向下弯行，约在第 2 腰椎上缘水平，逐渐变细与输尿管相移行。成人肾盂容积约 3～10ml，平均 7.5ml（图 5-7）。

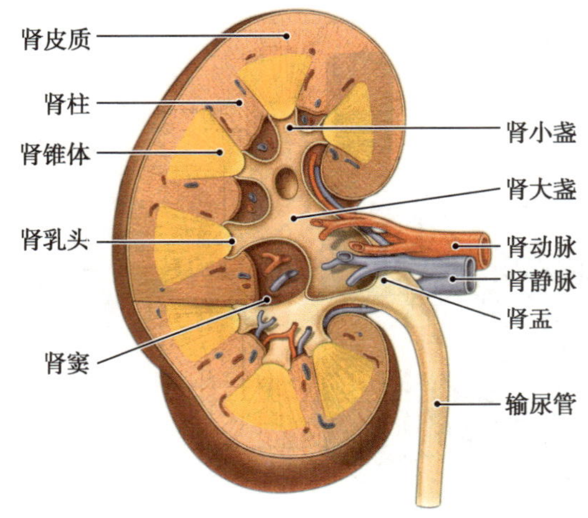

图 5-7　肾的冠状剖面

三、肾的被膜

肾皮质表面覆盖着平滑肌纤维和结缔组织构成的**肌织膜** muscular tunica，它与肾实质紧密粘连，不可分离，进入肾窦。除肌织膜外，通常将肾的被膜分三层，由内向外依次为纤维囊、脂肪囊和肾筋膜。

纤维囊 fibrous capsule 是紧贴肾实质表面的薄层致密结缔组织膜，由致密结缔组织和弹性纤维构成。肾破裂或部分切除时需缝合此膜。在肾门处，此膜分为两层，外层贴于肌织膜外面，内层包被肾窦内结构表面。纤维囊与肌织膜连结疏松，易于剥离，若剥离困难即为病理现象。

脂肪囊 fatty renal capsule 又名肾床，是包被在纤维囊外周的囊状脂肪层，肾的边缘部脂肪丰富，并经肾门进入肾窦，对肾起弹性垫样保护作用。临床上作肾囊封闭，就是将药注入肾脂肪囊内。

肾筋膜 renal fascia 位于脂肪囊外面，包被肾及肾上腺的周围，分前、后两层，其间有输尿管通过（图 5-8）。

肾的被膜、血管、邻近器官、腹膜和腹内压等多种因素对肾起到固定作用。由于肾筋膜下方完全开放，当腹壁肌力弱、肾周脂肪少、肾的固定结构薄弱，可产生肾下垂或游走肾。肾积脓或周围炎症，脓液可沿肾筋膜向下蔓延，达髂窝或大腿根部。

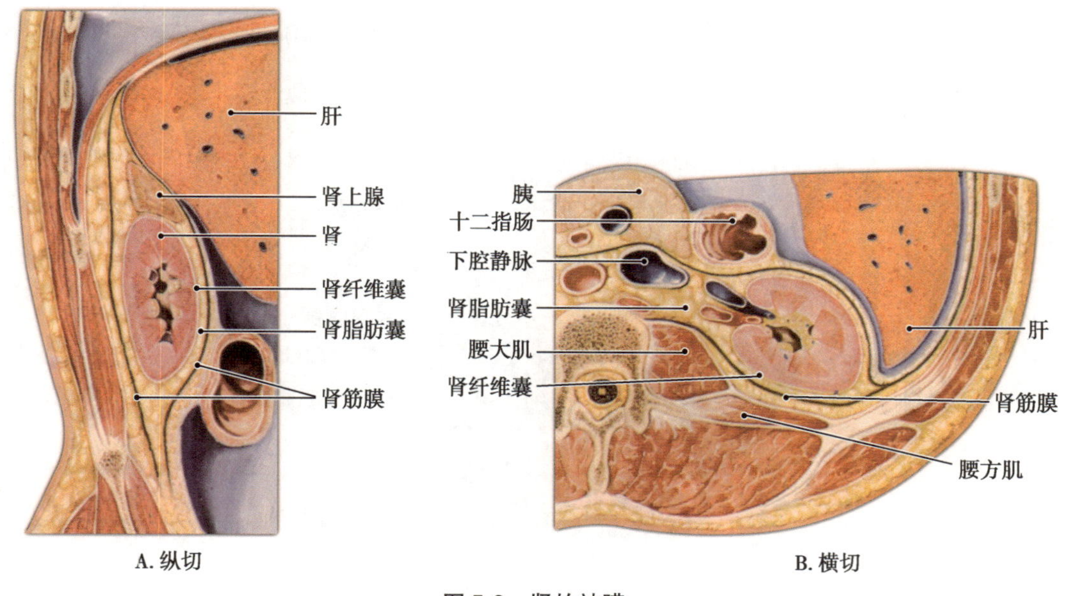

图 5-8 肾的被膜

四、肾的微细结构

肾实质含有大量**泌尿小管** uriniferous tubule，期间有少量的结缔组织、血管、淋巴管和神经等构成的肾间质。泌尿小管由肾单位和集合小管两部分组成（图 5-9）。

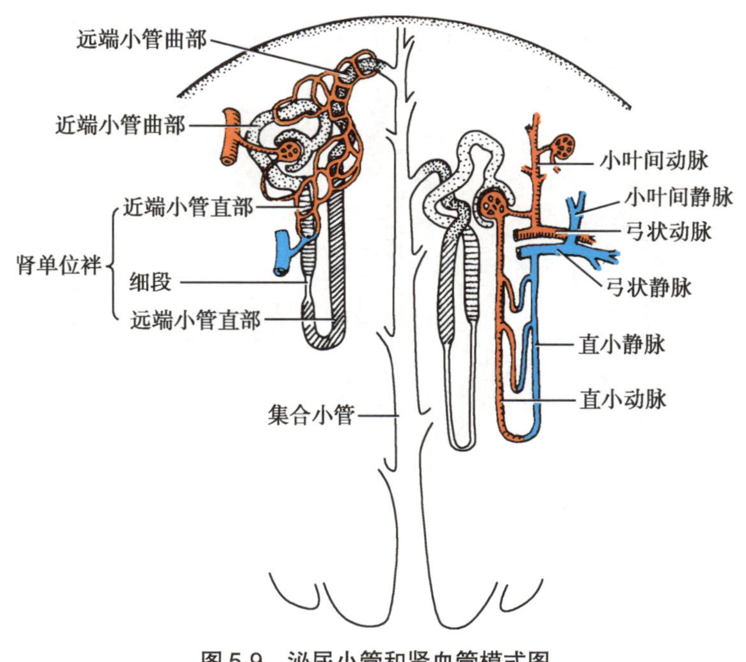

图 5-9 泌尿小管和肾血管模式图

（一）肾单位

肾单位 nephron 是肾的结构和功能的基本单位，由肾小管和肾小体组成。正常人两肾共有 170 万～240 万个肾单位。

1．**肾小体** renal corpuscle 位于肾皮质内，呈球形，由**肾小球**与**肾小囊**组成（图 5-10、图 5-11）。

（1）**肾小球**：是肾小体内入球微动脉与出球微动脉之间的一团盘曲成球状的毛细血管网。其管壁极薄，由一层有孔内皮细胞和基膜构成。

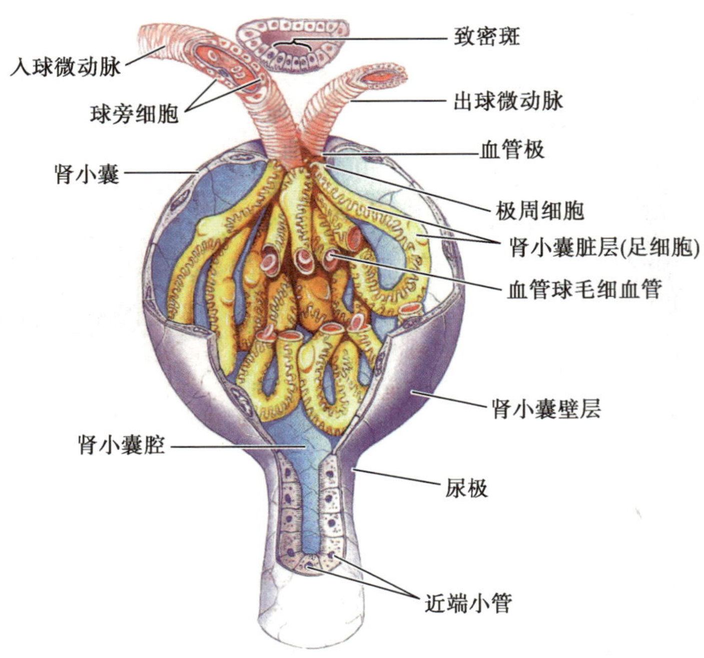

图 5-10 肾小体结构模式图

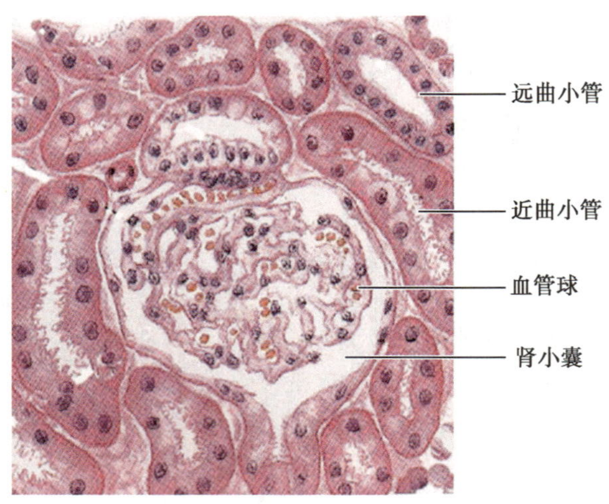

图 5-11 肾切片（皮质，HE 染色，高倍）

（2）**肾小囊**：是肾小管起始部膨大并凹陷而成的杯状双层囊，包裹着血管球。肾小囊分壁、脏两层，壁层为单层扁平上皮；脏层由贴附在毛细血管基膜外面的足细胞构成。两层之间的腔隙为肾小囊腔。足细胞伸出几个较大的初级突起，初级突起又伸出许多指状的次级突起，相邻次级突起相互镶嵌，形成栅栏状结构紧包在毛细血管外面。次级突起间的裂隙，称为裂孔。裂孔上覆盖一层极薄的裂孔膜（图 5-12）。

血管球滤过血液形成原尿时，必须通过有孔毛细血管内皮、基膜和裂孔膜，这三层结构称为**滤过膜** filtration membrane，又称**滤过屏障** filtration barrier。若滤过屏障受损，则血液中某些大分子物质，甚至血细胞都可漏入肾小囊腔内，形成蛋白尿或血尿（图 5-12）。

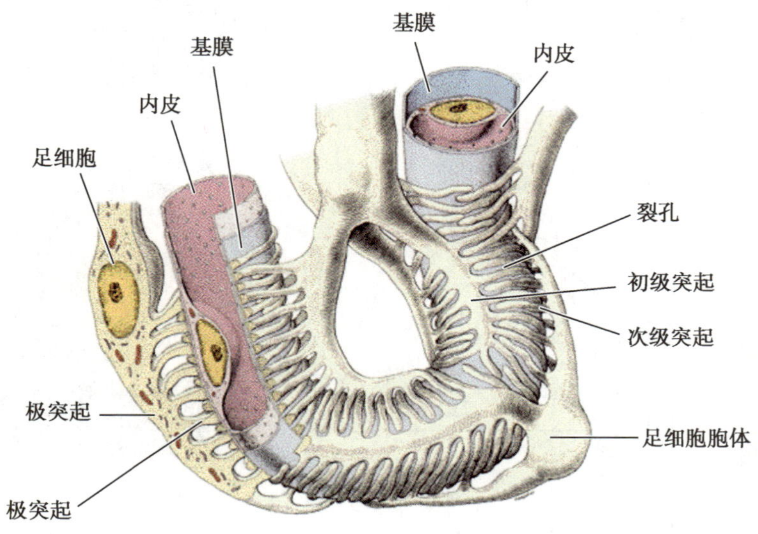

图 5-12 血管球毛细血管、足细胞超微结构模式图

2. **肾小管** renal tubule 是一条细长而弯曲的单层上皮性管道，与肾小囊壁层相续。根据肾小管的形态结构、分布位置和功能，由近端向远端依次分为**近端小管**、**髓袢细段**和**远端小管**三部（图 5-13）。

（1）**近端小管**：是肾小管中最粗、最长的一段，分为曲部和直部。其曲部简称近曲小管，直部近侧端与曲部相续，即为髓袢降支粗段，远侧端管径突然变细移行为髓袢降支细段。

（2）**髓袢细段**：管径细，参与构成髓袢，由降支细段升支细段构成。

（3）**远端小管**：较近端小管细，分为直部和曲部。其直部近侧端与髓袢升支细段相续，远侧端与曲部相连。远端小管曲部简称远曲小管。近端小管直部、细段和远端小管直部共同构成 U 形结构称**髓袢**或**肾单位袢**。

（二）集合小管

集合小管续接远端小管曲部，自肾皮质行向肾髓质，当达到髓质深部后，陆续与其他集合小管汇合，最后形成管径较粗的乳头管，开口于肾乳头。其管壁的上皮细胞由单层立方上皮逐渐变为单层柱状上皮。集合小管有重吸收原尿中水和无机盐的功能。

（三）球旁复合体

球旁复合体由球旁细胞和致密斑等组成（图 5-10）。

1. **球旁细胞** 位于入球微动脉管壁上，由入球微动脉管壁中膜的平滑肌细胞转变而成。球旁细胞能分泌肾素，肾素可升高血压。某些肾病伴有高血压，与肾素分泌有关。

2. **致密斑** 位于远端小管与球旁细胞邻接处，是远端小管管壁上皮细胞增高、变窄，形成的椭圆形斑块状隆起。它有调节球旁细胞分泌肾素的作用。

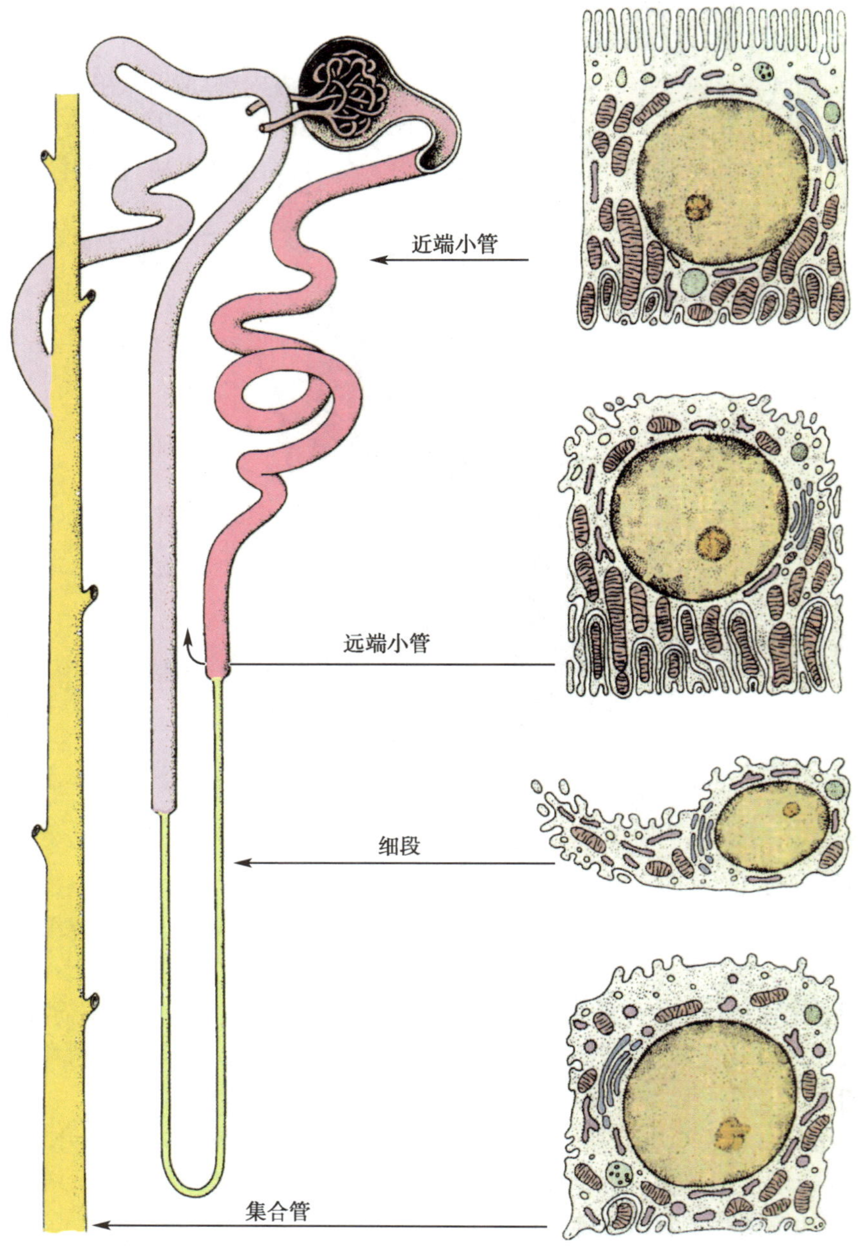

图 5-13 泌尿小管各段上皮超微结构模式图

知识链接

慢性肾小球肾炎

慢性肾小球肾炎是大量肾小球玻璃样变和硬化，又称慢性硬化性肾小球肾炎，是由不同类型的肾炎发展而来。不同原因引起的肾小球损伤最终引起肾小球纤维化、玻璃样变和硬化，相应肾小管上皮萎缩、肾间质纤维化的形成。肉眼看双肾体积缩小，表面呈弥漫性颗粒状，切面皮质变薄，皮、髓质界限不清。早期临床表现可有食欲差、贫血、呕吐、乏力等症状，有的患者表现为蛋白尿、高血压或氮质血症、水肿，晚期表现为多尿、夜尿、低比重尿、高血压、贫血、氮质血症和尿毒症。该病进展的速度差异很大，预后均很差，若不能及时进行血液透析或肾移植，患者最终因尿毒症或心力衰竭或脑出血而死亡。

五、肾的血液循环特点

肾血液循环的作用，一是营养肾组织，二是参与尿的生成。因此，肾血液循环具有自身的特点。

1. 肾动脉直接起于腹主动脉，血管粗短，流速快且流量大，在肾内逐级分支形成入球微动脉。入球微动脉进入肾小体后分支成肾小球毛细血管网，再汇集成出球微动脉。出球微动脉再次分支成肾小管周围毛细血管网或直小血管，最后汇集成肾静脉。肾血液循环中动脉两次形成毛细血管网，第一次是入球微动脉形成血管球，第二次是出球微动脉在肾小管周围形成毛细血管网。

2. 血管球的入球微动脉粗短，使肾小球血液灌注量大于流出量，形成的肾小球毛细血管网压力高，有利于肾小球的滤过和原尿的生成。出球微动脉细长，阻力大，血压下降较多，形成的肾小管周围毛细血管网血压较低，有利于肾小管的重吸收（图 5-2、图 5-9、图 5-10）。

第二节 输尿管道

一、输尿管

输尿管 ureter 是一对位于腹膜外位的肌性管道，约平第 2 腰椎上缘起自肾盂末端，终于膀胱，长约 20～30cm，管径平均 0.5～1.0cm，最窄处口径只有 0.2～0.3cm。根据走行，输尿管可分为输尿管腹部、输尿管盆部和输尿管壁内部（图 5-14、图 5-15）。

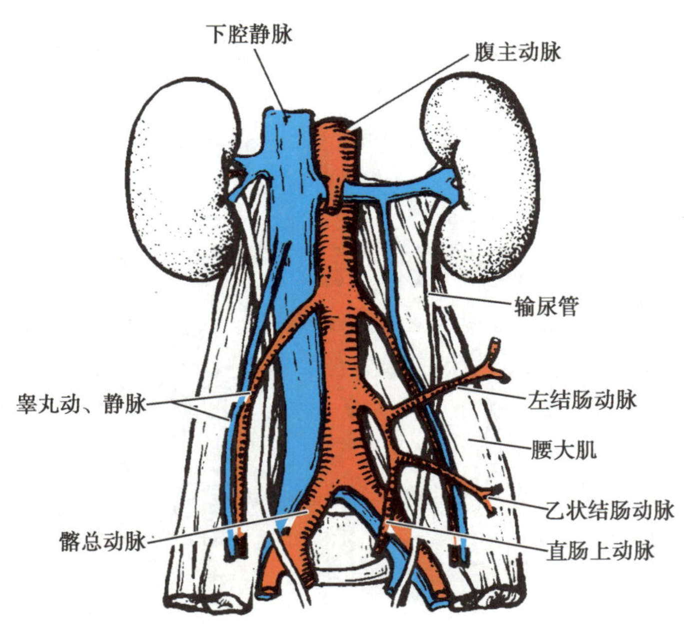

图 5-14 男性输尿管走行

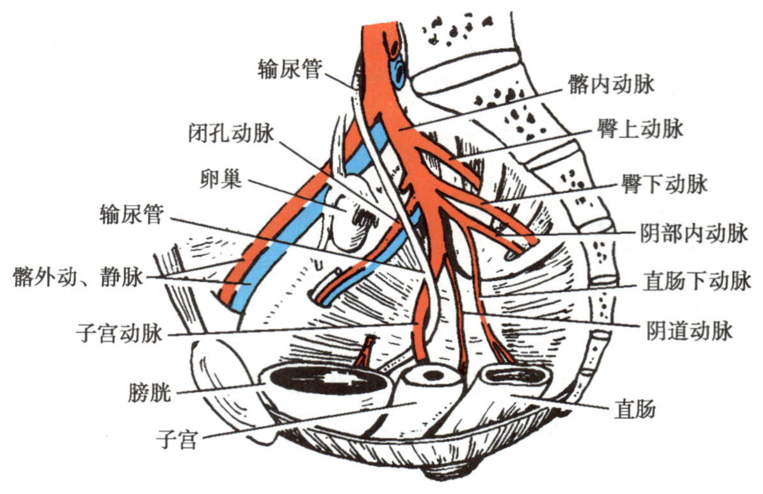

图 5-15 女性输尿管走行

输尿管腹部起自于肾盂下端，经腰大肌前面下行至其中点附近，与睾丸血管（男性）或卵巢血管（女性）交叉，通常血管在其前方走行，达骨盆入口处。在此处，左侧输尿管越过左髂总动脉末端前方；右侧输尿管则经越右髂外动脉起始部的前方。

输尿管盆部自小骨盆入口处，经盆腔侧壁、髂内血管、腰骶干和骶髂关节前方下行，跨过闭孔神经血管束，达坐骨棘水平。男性输尿管走向前、内、下方，经直肠前外侧壁与膀胱后壁之间下行，在输精管后外方与之交叉，从膀胱底外上角向内下斜穿入膀胱壁。两侧输尿管达膀胱后壁时相距约 5cm。女性输尿管经子宫颈外侧约 2.5cm 处，从子宫动脉后下方绕过，行向下内至膀胱底穿入膀胱壁内。

输尿管壁内部是位于膀胱壁内，长约 1.5cm 斜行的输尿管部分。在膀胱空虚时，膀胱三角区的两输尿管口间距约 2.5cm。当膀胱充盈时，膀胱内压的升高能使壁内部的管腔闭合，从而阻止尿液由膀胱向输尿管反流。

输尿管全程有 3 处狭窄：①上狭窄，位于输尿管起始处，即肾盂输尿管移行处；②中狭窄，位于小骨盆上口，输尿管跨过髂血管处；③下狭窄，位于输尿管的壁内部，即输尿管斜穿膀胱壁处。当尿路结石下降时，易嵌顿于狭窄处，引起剧烈疼痛（图 5-2）。

解剖与临床

泌尿系结石病

泌尿系结石病，为泌尿系常见病之一。结石可见于肾、膀胱、输尿管和尿道的任何部位。但以肾与输尿管结石为常见。其典型临床表现为肾绞痛与血尿，发病突然，疼痛多呈持续性或间歇性，并沿输尿管向髂窝、会阴及阴囊等处放射，伴有排尿困难、腹胀、恶心、呕吐等。目前治疗的方法主要有三种：

1. 中药排石法　服用汤药，可止痛消炎，溶石排石。

2. 体外冲击波碎石　对较小结石，此方法是较好的非手术治疗手段，无伤口，痛苦小，见效快等优点。

3. 输尿管镜取石　有不开刀，创伤小，操作简便，并发症少等优点。

输尿管不同部位结石应选择不同输尿管镜，硬性输尿管镜适用于输尿管中下段结石，软性输尿管镜适用于输尿管中上段结石。对结石病人具体采用何治疗方法，主要是针对病人的身体状况，结石部位、大小、数量、性质等综合考虑。

二、膀胱

膀胱 urinary bladder 是一个肌性囊状的贮尿器官，其形状、大小、位置及壁的厚度随尿液充盈程度而异。正常成人膀胱容量一般为 350～500ml，最大可达 800ml，新生儿膀胱容量约为成人的 1/10，女性的容量小于男性，老年人因膀胱肌张力下降而容量增大。

（一）形态、位置和毗邻

1．形态　膀胱充盈时，略呈卵圆形，膀胱空虚时呈三棱锥体形，分为尖、体、底、颈 4 部分。其尖朝向前上方，称膀胱尖；底近似三角形，朝向后下方，称膀胱底；膀胱底与膀胱尖之间的部分称膀胱体；膀胱的最下部称膀胱颈，颈的下端有尿道内口与尿道相接（图 5-16）。

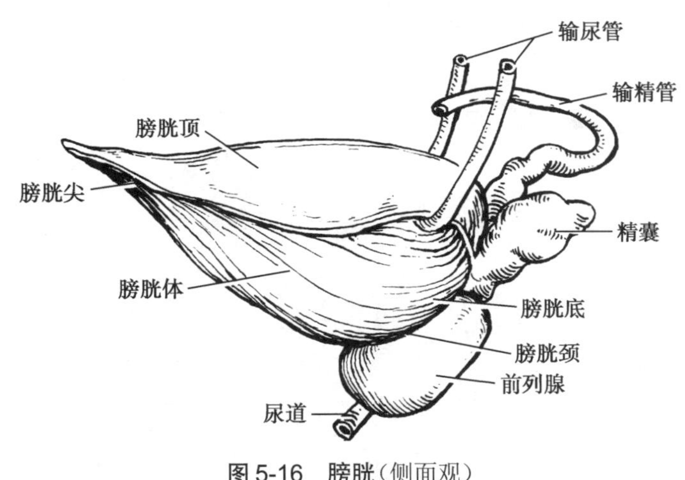

图 5-16　膀胱（侧面观）

2．位置　新生儿膀胱位置较高，大部分位于腹腔内，随着年龄的增长和盆腔的发育逐渐入盆腔，至青春期达成人位置。老年人因盆底肌松弛，膀胱位置较低。成人膀胱位于盆腔的前部，耻骨联合的后方。膀胱空虚时，其上界不超过耻骨联合上缘；充盈时，膀胱尖上升至耻骨联合以上，腹前壁返折向膀胱的腹膜也随之上移，使膀胱的前下壁直接与腹前壁相贴。临床上，让病人憋尿后，在耻骨联合上缘经腹前壁进行膀胱穿刺或手术，可不经腹膜腔而直接进入膀胱，避免损伤腹膜和污染腹膜腔。

3．毗邻　膀胱底在男性与精囊、输精管壶腹及直肠相邻，在女性与子宫颈和阴道相邻。膀胱颈在男性与前列腺相接，在女性与尿生殖膈相邻（图 5-17、图 5-18）。

（二）膀胱壁的结构

膀胱壁由内向外依次为黏膜、肌层和外膜。

1．**黏膜**　黏膜的上皮是变移上皮。膀胱空虚时黏膜由于肌层的收缩而形成许多皱襞，充盈时皱襞则消失。在膀胱底的内面，左、右输尿管口与尿道内口之间有一个呈三角形区域，此处黏膜与肌层紧密连接，缺少黏膜下层组织，无论膀胱扩张或收缩，黏膜均光滑无皱襞，称**膀胱三角** trigone of bladder。膀胱三角是肿瘤、结核、炎症的好发部位，膀胱镜检查时

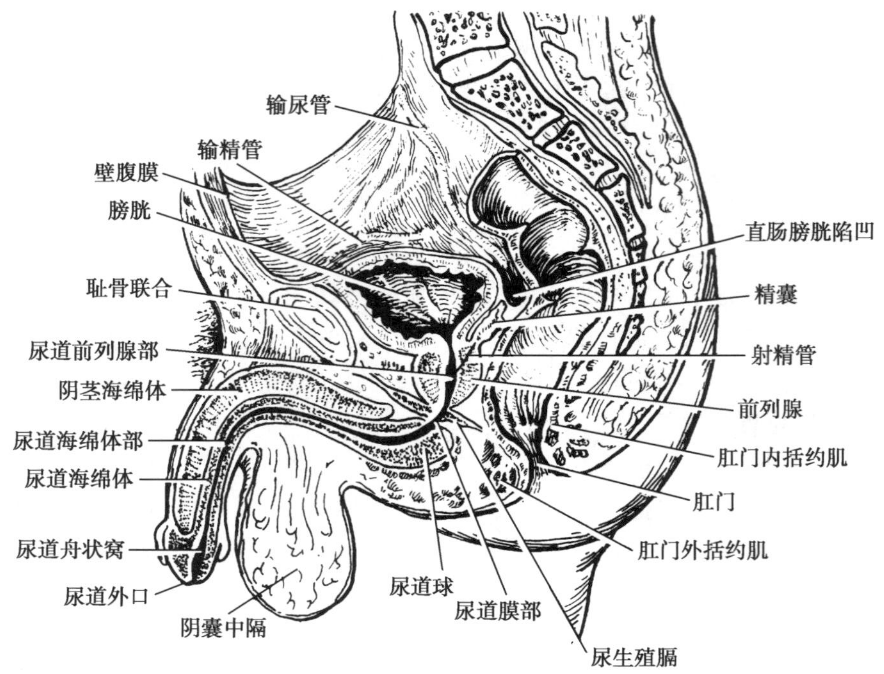

图 5-17 膀胱的位置（男性盆腔正中矢状切面）

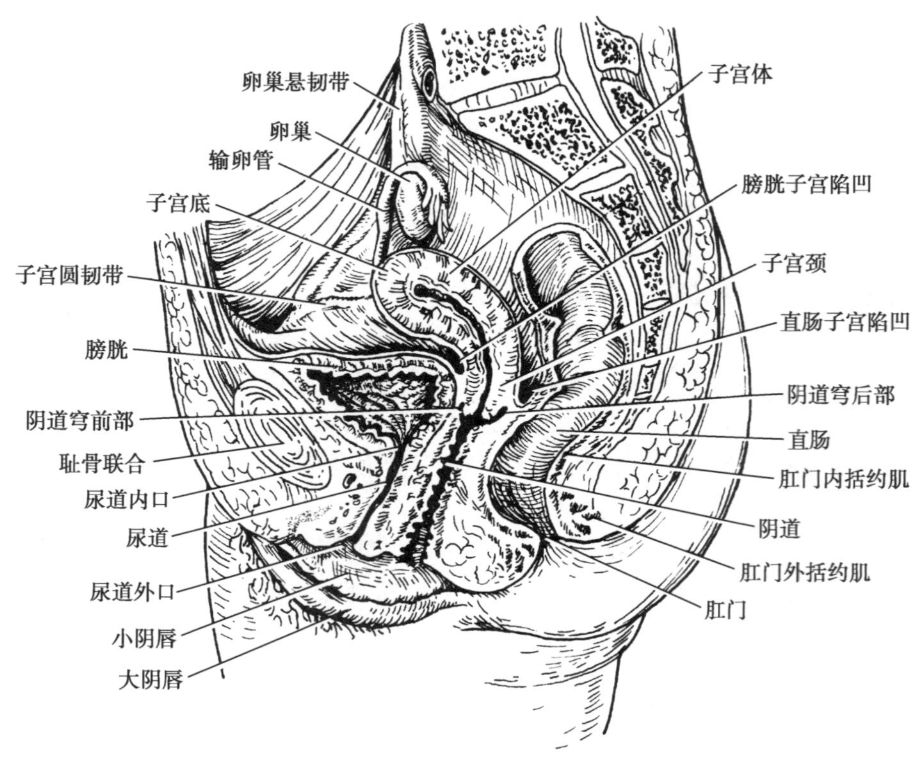

图 5-18 膀胱的位置（女性盆腔正中矢状切面）

应特别注意。两个输尿管口之间的横行皱襞，称**输尿管间襞** interureteric fold，膀胱镜下所见为一条苍白带，是临床寻找输尿管口的标志(图 5-19)。

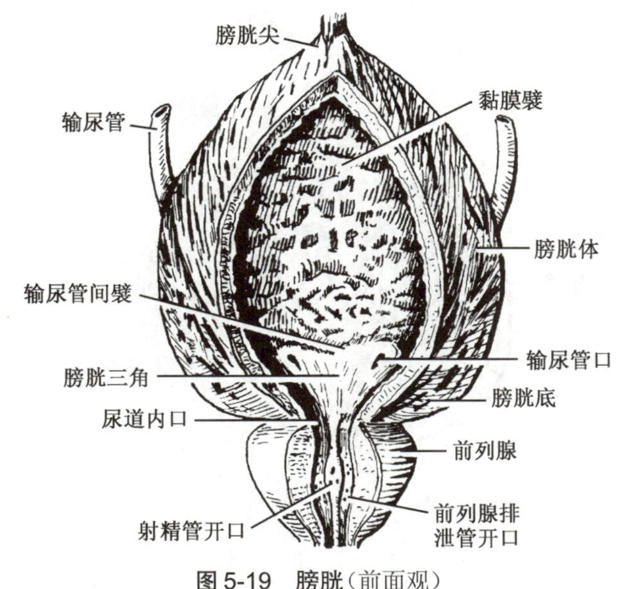

图 5-19 膀胱(前面观)

2. **肌层** 由平滑肌构成，分为内纵、中环、外纵，这三层肌束相互交错，共同构成逼尿肌。

3. **外膜** 大部分为纤维膜，由疏松结缔组织构成，仅膀胱顶部为浆膜(图 5-20)。

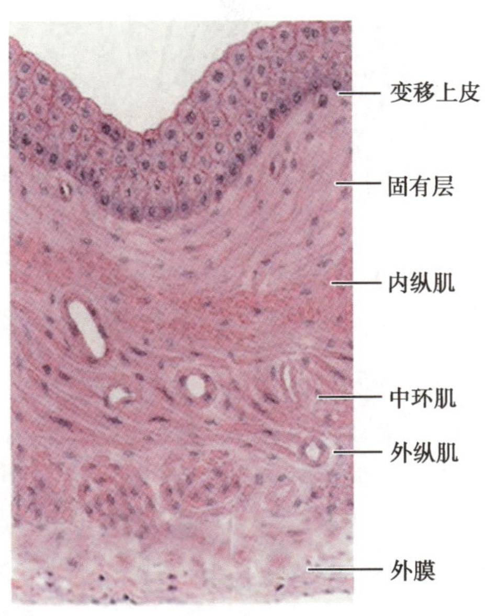

图 5-20 膀胱的微细结构(HE 染色，低倍)

三、尿道

男性尿道见男性生殖系统。**女性尿道** female urethra 平均长 3～5cm，直径约 0.6cm，仅有排尿功能。尿道内口约平耻骨联合后面中央或上部，女性低于男性。其走行向前下方，穿过尿生殖膈，开口于阴道前庭的尿道外口。**尿道内口**周围为平滑肌组成的膀胱括约肌环绕。穿过尿生殖膈处则被由横纹肌形成的尿道阴道括约肌所环绕。**尿道外口**位于阴道口的前方、阴蒂的后方 2～2.5cm 处，为尿道阴道括约肌所环绕。在尿道下端有**尿道旁腺**，其导管开口于尿道周围。尿道旁腺发生感染时可形成囊肿，并可压迫尿道，引起排尿困难。女性尿道较男性尿道短、宽、直，故易发生逆行性尿路感染（图 5-21）。

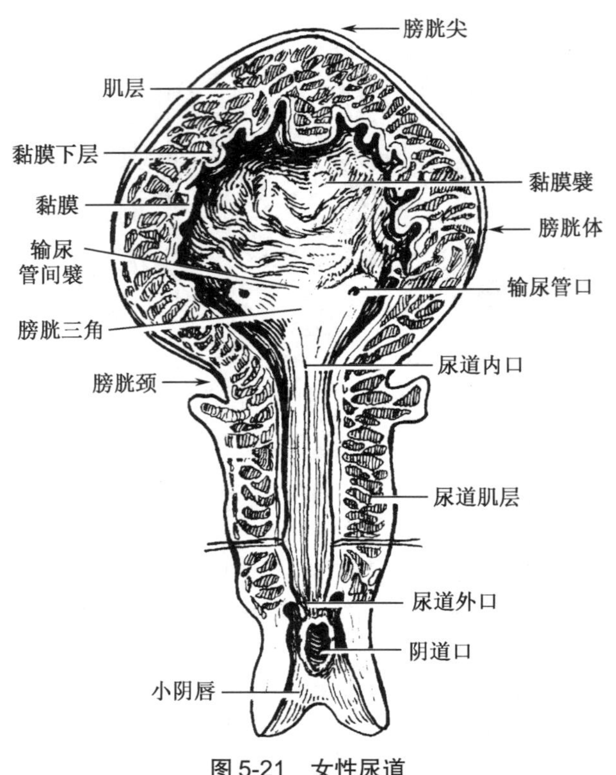

图 5-21 女性尿道

（成书明）

知识链接

膀胱肿瘤

膀胱肿瘤是泌尿系统中最常见的肿瘤，起源于上皮组织，好发于两侧壁和膀胱三角区近输尿管开口处。多发于男性，男女之比约 3∶1，大多数发病在 50 岁以上。病因与吸烟、埃及血吸虫感染、辐射、膀胱黏膜的慢性刺激等有关。膀胱肿瘤的早期最常见的症状是间歇性、无痛性、全程肉眼血尿。据肿瘤的大小、位置及浸润情况，可出现膀胱刺激症状，排尿困难，下腹包块。癌细胞可随淋巴转移到子宫、直肠、结肠、肾，血行转移常累及肝、肺、骨髓，并出现相应的临床表现。治疗以手术为主，方法分为经尿道手术、膀胱切开肿瘤切除、膀胱部分切除术及膀胱全切除术等。具体治疗方法应根据肿瘤的部位、浸润深度、数目、恶性程度及病人全身情况进行选择。放射和化学治疗是辅助治疗。

实践 8

泌尿系统

【实践目的】

1. 掌握泌尿系统的组成。

2. 熟悉肾位置、外形；辨认肾的冠状剖面结构。

3. 熟悉输尿管的行程及三处狭窄的部位。

4. 熟悉膀胱的位置、形态和毗邻，辨认膀胱三角。

5. 熟悉尿道毗邻、特点和开口部位。

6. 了解尿液的排泄路径。

【实践器材准备】

1. 男、女泌尿生殖系统概观标本和模型。

2. 离体肾、肾的剖面结构标本和模型。

3. 腹膜后间隙器官标本和模型。

4. 男、女骨盆腔正中矢状切面标本和模型。

5. 离体膀胱标本与模型。

6. 肾切片。

【实践学时】 2学时

【实践步骤】

（一）实践内容

1. 肾　观察肾的位置、外形，比较左右肾的位置差异。观察肾门的位置及进出肾门的结构。分辨肾皮质、肾髓质，肾窦及其内容物组成。

2. 输尿管　观察输尿管其行程，辨认三处狭窄的位置。

3. 膀胱　观察膀胱的形态、位置和毗邻，寻认输尿管的开口和尿道内口的形态和膀胱三角的位置。

4. 女性尿道　观察女性尿道的行程、毗邻、特点及尿道外口的位置。

5. 肾切片　肉眼观察，分清肾皮质和肾髓质，显微镜下观察肾小体和肾小管的结构特点。

（二）方法

1. 肾　在离体肾、肾的剖面、腹膜后间隙器官的标本和模型上观察以下内容：

(1) 肾的形态和位置：肾的位置、外形，肉眼下肾的颜色，比较左右肾的位置差异及与第12肋、第1腰椎的关系。观察肾门的位置及进出肾门血管、神经，这些结构的排列顺序。

（2）肾的剖面结构：分辨肾皮质、肾髓质的结构特点，分清肾锥体、肾乳头与肾小盏的关系，观察肾窦内容物：肾小盏、肾大盏、肾盂、肾血管之间的连属关系。

（3）肾的被膜：由外向内依次观察肾筋膜、脂肪囊、纤维囊，感知其硬度和弹性，寻认包被内的肾上腺及输尿管。

2. 输尿管　取泌尿生殖系统概观标本和模型，结合腹膜后间隙器官标本和模型，寻认输尿管，并观察其行程，辨认三处狭窄的位置。思考肾结石嵌顿的位置及肾绞痛发生原因。

3. 膀胱　取离体膀胱标本与模型，结合男、女骨盆腔正中矢状切面标本和模型，观察：

（1）膀胱形态、位置和毗邻：膀胱在充盈及空虚状态下其外形的变化、其位置与耻骨联合的关系。分清膀胱尖、底、体、颈四部分，观察膀胱底与男性相邻的精囊腺、输精管、直肠，与女性相邻的子宫颈和阴道。观察与膀胱颈相邻的男性的前列腺，女性的尿生殖膈。

（2）膀胱壁的结构：取切开膀胱壁的标本及模型，观察由内向外黏膜、肌层、外膜，黏膜皱襞，寻认输尿管的开口和尿道内口，观察膀胱三角区的黏膜特点。

4. 女性尿道　取女性骨盆腔正中矢状切面标本和模型，观察女性尿道的行程、毗邻、特点及尿道外口的位置。思考女性为何易发生逆行性尿路感染。

5. 肾切片　肉眼观察，表层染色较深的部分是皮质，深层染色较浅的部分是髓质，显微镜下观察肾皮质、肾髓质，肾小体和肾小管的结构特点。

【实验报告】

1. 记录肾的微细结构。

2. 记录泌尿系统的组成。

（成书明）

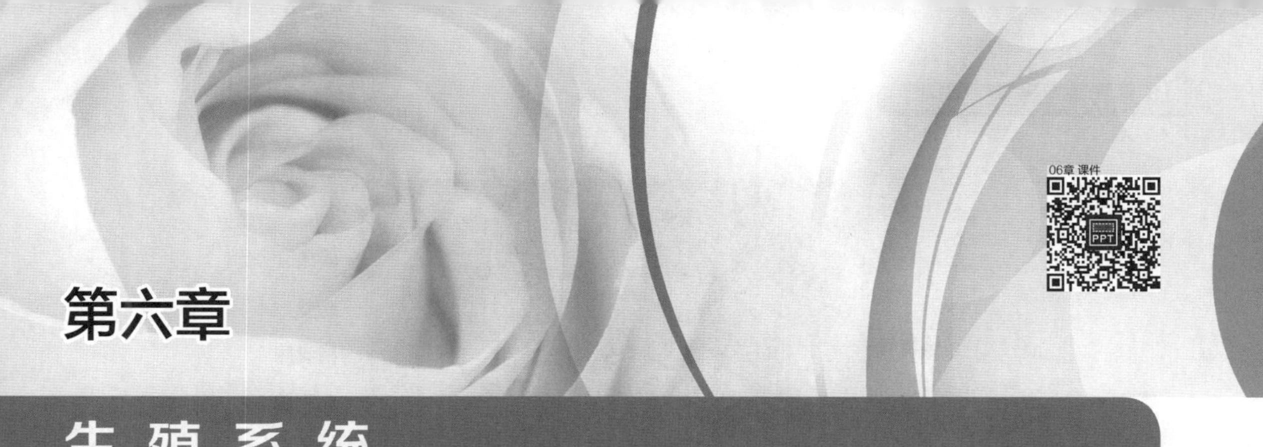

第六章 生殖系统

学习目标

1. 熟练掌握生殖系统的组成。

2. 掌握男性尿道的分部、狭窄、弯曲。

3. 熟悉睾丸、卵巢的位置、形态、结构；男、女性生殖管道的形态、位置；乳房的位置、形态、构造；会阴的概念、区分。

4. 了解男女性外生殖器。

5. 学会应用生殖系统的解剖知识分析解决临床相关问题及进行妇幼保健和优生优育宣教。

导学

人类的繁衍是通过男性和女性双方生殖器官活动实现的，它包括生殖细胞（精子和卵子）的形成、交配、受精、着床、胚胎发育、分娩以及哺乳等环节。到底男、女性哪些器官来参与其中活动呢？生殖系统的学习会让你了解人类生殖的奥秘。

生殖系统 reproductive system 是男性和女性的主要性别特征，分男性生殖系统和女性生殖系统，其主要功能是产生生殖细胞、分泌性激素和繁殖后代等。按器官所在位置不同，生殖系统可分为内生殖器和外生殖器两部分。内生殖器由生殖腺、生殖管道和附属腺组成；外生殖器显露于体表。

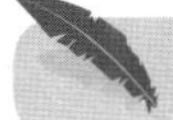

第一节 男性生殖系统

男性生殖系统 male genital system 的内生殖器由生殖腺（睾丸）、生殖管道（附睾、输精管、射精管、男性尿道）、附属腺体（精囊、前列腺、尿道球腺）组成。外生殖器包括阴囊和阴茎（图 6-1）。

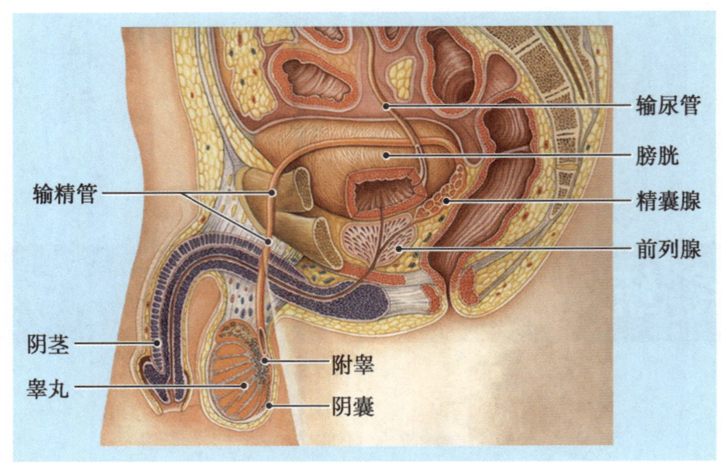

图 6-1 男性生殖系统概观

一、男性内生殖器

（一）睾丸

睾丸 testis 是男性生殖腺，具有产生精子和分泌雄激素的作用（图 6-2）。

1. **睾丸的位置和形态** 睾丸位于阴囊内，左右各一。呈扁椭圆形，表面光滑，分上、下两端，内、外两面，前、后两缘。上端有附睾头遮盖，下端游离；外侧面微凸，与阴囊壁相贴，内侧面平坦，与阴囊中隔相邻；后缘有血管神经和淋巴管进出，并与附睾、输精管起始部接触。性成熟前睾丸发育较慢，青春期发育迅速，老年人的睾丸萎缩变小（图 6-2）。

睾丸除后缘外均被覆鞘膜。鞘膜分脏、壁两层，脏层紧贴睾丸的表面，壁层衬于阴囊的内面，脏壁两层互相移行，围成封闭的鞘膜腔。腔内含少量的浆液，有润滑的作用，病理情况下，腔内液体增多，形成鞘膜腔积液（图 6-2）。

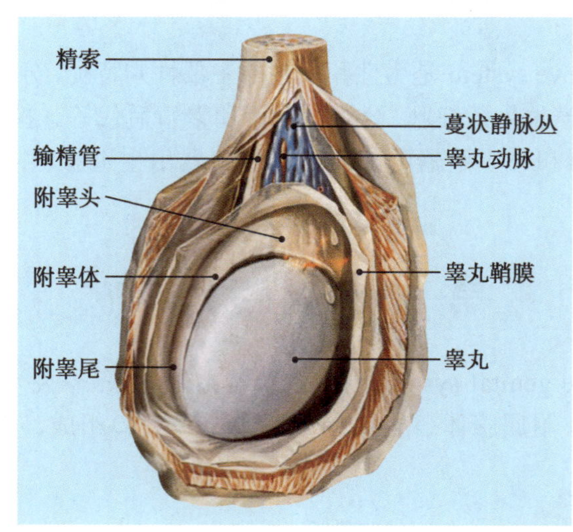

图 6-2 睾丸及附睾

知识链接

隐睾症

男性睾丸最初是在腹腔形成，从胚胎期第 3 个月开始下降，在胚胎第 7 个月穿过腹股沟管，第 9 个月后降至阴囊。出生后睾丸未能下降至阴囊内，而是停留在阴囊以外的地方，即称隐睾症。隐睾症可以是单侧，也可以是双侧。

隐睾症患者，由于睾丸所处环境无法为精子发育提供最适温度，从而影响精子的发育，可导致男性不育症。故隐睾症的患儿宜在儿童期手术，将睾丸纳入阴囊。

2. **睾丸的微细结构** 睾丸的表面被有一层致密结缔组织构成的白膜，白膜在睾丸的后缘增厚形成睾丸纵隔。睾丸纵隔呈放射状深入睾丸实质，将其分割成许多锥形的睾丸小叶，每个小叶内含有 1～4 条细长、弯曲的精曲小管。精曲小管在睾丸纵隔处变为短而直的精直小管，精直小管在睾丸纵隔互相吻合形成睾丸网，最后在睾丸后缘发出数十条睾丸输出小管进入附睾。精曲小管之间的结缔组织称睾丸间质（图 6-3）。

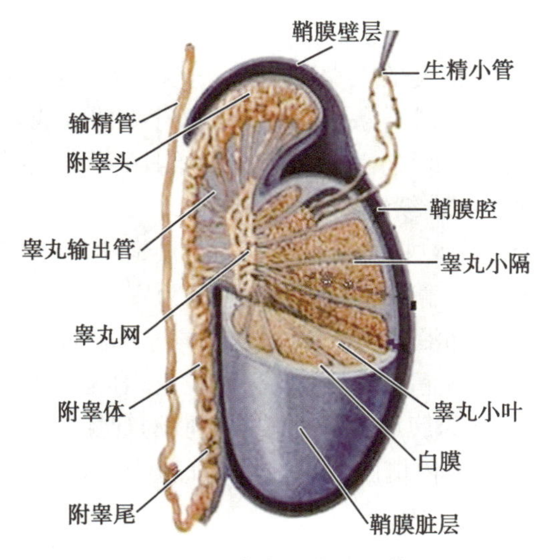

图 6-3 睾丸结构和排精

（1）**精曲小管** seminiferous tubule：是产生精子的部位。其管壁主要由生精上皮构成。生精上皮的细胞可分为支持细胞和生精细胞两种，上皮外有较厚的基膜（图 6-4）。

1）**生精细胞**：数量多，位于支持细胞之间，呈多层排列，从上皮基底面到管腔依次为精原细胞、初级精母细胞、次级精母细胞、精子细胞和精子。精子细胞位近管腔，细胞较小，核小而圆，经过复杂变化形成精子。精子形似蝌蚪，分头、尾两部分。头内主要有一个染色质高度浓缩的细胞核，核的前 2/3 有顶体覆盖，顶体内含多种水解酶，受精时，顶体释放水解酶，溶解卵细胞外周的结构，以便完成精卵结合。精子的尾部细长，是精子的运动装置（图 6-4）。

2）**支持细胞**：对生精细胞起支持、营养作用。支持细胞呈不规则的锥体形，基部贴近基膜，顶部伸达管腔。侧面镶嵌着各级生精细胞（图 6-4）。

（2）**睾丸间质细胞** testis interstitial cell：睾丸间质是精曲小管之间的结缔组织，内含丰富的血管、淋巴管及成群分布的间质细胞。间质细胞体积较大，呈圆形或多边形（图 6-4）。

睾丸间质细胞分泌雄激素，具有促进精子发生、男性生殖器官发育及激发和维持男性第二性征等作用。

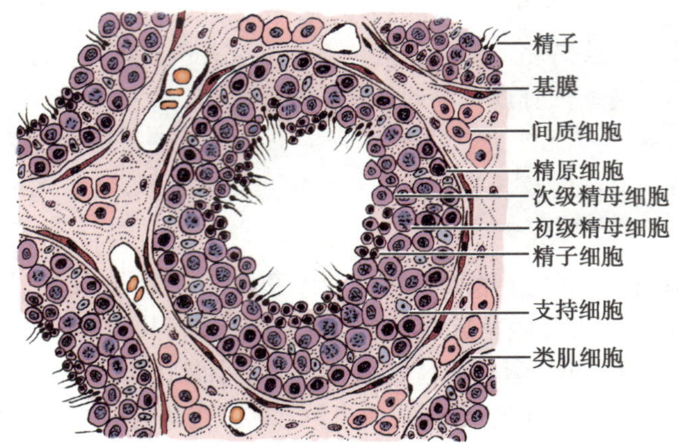

图 6-4 生精小管与睾丸间质模式图

（二）生殖管道

1. **附睾** epididymis 附于睾丸的上端和后缘，分头、体、尾三部分。附睾头由睾丸输出小管组成，输出小管的末端汇合成一条附睾管，附睾管盘曲构成附睾体和附睾尾（图 6-2、图 6-3）。附睾尾的末端向上弯曲移行为输精管。附睾具有暂时储存精子，其分泌的液体可为精子提供营养，并促进精子的继续发育成熟的功能。

2. **输精管** ductus deferens 输精管是附睾尾的直接延续，长约 50cm，管壁厚腔小，活体触摸呈坚实的圆索状（图 6-1）。输精管按其行程可分为睾丸部、精索部、腹股沟管部和盆部（图 6-1、图 6-5）。从睾丸起始部沿睾丸后缘上行至睾丸上端的一段为睾丸部。位于睾丸上端与腹股沟管浅环之间的部分为精索部，此段位置浅表，容易触及，是输精管结扎术常用部位。走行在腹股沟管内的部分为腹股沟管部。从腹股沟管深环入盆腔，经输尿管末端的前上方到膀胱底的后面，在精囊的内侧膨大形成输精管壶腹，壶腹末端变细与精囊的排泄口合并成射精管（图 6-6）。

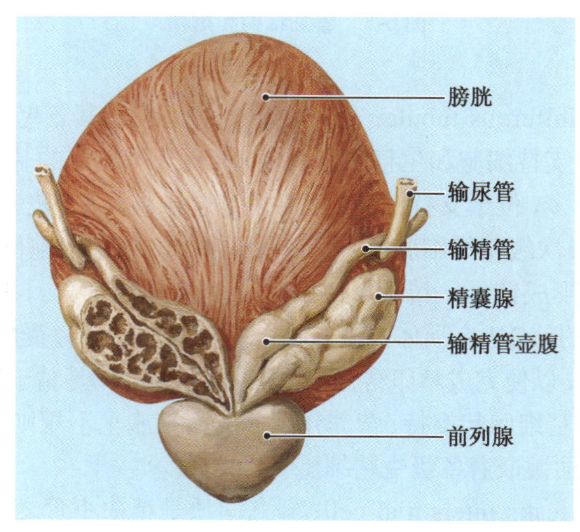

图 6-5 前列腺、精囊和尿道球

3．**射精管** ejaculatory duct　由输精管末端与精囊的排泄管合并而成，向下斜穿前列腺实质，开口于尿道的前列腺部（图 6-6）。

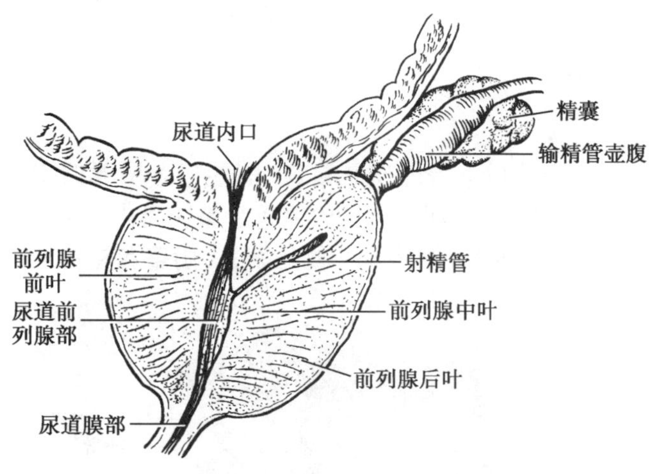

图 6-6　前列腺（纵切面）

精索 spermatic cord 为一对圆索状结构，从睾丸上端延伸至腹股沟管深环，由输精管、睾丸动脉、蔓状静脉丛、神经、淋巴管等结构及外包三层被膜构成。

（三）附属腺

1．**前列腺** prostate　前列腺为一实质性器官，位于膀胱颈和尿生殖膈之间，中央有尿道穿过（图 6-5）。前列腺呈倒置的栗子形，上端宽大称底，位于膀胱颈的下方；下端尖细称尖，紧贴尿生殖膈的上面；两者之间称为体，体的后面中间有一条纵行的浅沟称前列腺沟（图 6-5）。直肠指诊可触及此沟，前列腺增生时此沟消失。前列腺的排泄管，直接开口于尿道的前列腺部（图 6-6）。前列腺分泌乳白色的液体，是精液的主要组成部分。

前列腺由腺组织、平滑肌和结缔组织等构成，表面包有坚韧的前列腺囊。小儿的前列腺甚小，腺组织不发达，青春期腺组织生长迅速，中年以后，腺组织逐渐萎缩退化。当老年人激素平衡失调时，结缔组织反而增生，形成老年性前列腺增生，严重时可压迫尿道造成排尿困难甚至尿潴留。

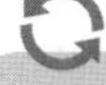
知识链接

良性前列腺增生症

良性前列腺增生症（BPH），旧称前列腺肥大，是老年男子常见疾病之一，为前列腺的一种良性病变。其发病原因与人体内雄激素与雌激素的平衡失调有关。前列腺肥大严重时可压迫尿道造成排尿困难或尿潴留。

2．**精囊** seminal vesicle　又名精囊腺，为长椭圆形的囊状器官。位于膀胱底的后方，输精管壶腹的外侧，左右各一（图 6-5），其排泄管与输精管的末端合并成射精管。精囊分泌的液体参与精液的组成。

3．**尿道球腺** bulbourethral gland　为一对豌豆大的球形腺体，埋藏在尿生殖膈内，以细长的排泄管开口于尿道球部（图 6-5）。尿道球腺分泌的液体参与精液的组成。

精液主要由附属腺的分泌物与精子混合而成，呈乳白色，弱碱性。正常成年男性一次射精约 2～5ml，含精子 3 亿～5 亿个。若每毫升精子数少于 400 万或畸形精子过多均可导致男性不育症的发生。如实施输精管结扎术，阻断了精子的排出途径，但不会影响附属腺体的分泌物排出和雄激素的释放，射出的精液不含精子而达绝育目的。

二、男性外生殖器

（一）阴囊

阴囊 scrotum 是位于阴茎后下方的皮肤囊袋（图 6-7）。阴囊的皮肤薄而柔软，颜色深暗，阴囊壁内含有平滑肌纤维，平滑肌纤维的收缩可调整阴囊内温度，有利于精子的发育和生存。阴囊腔借阴囊中隔分成两半，各容纳一侧的睾丸、附睾和输精管的起始部（图 6-7）。

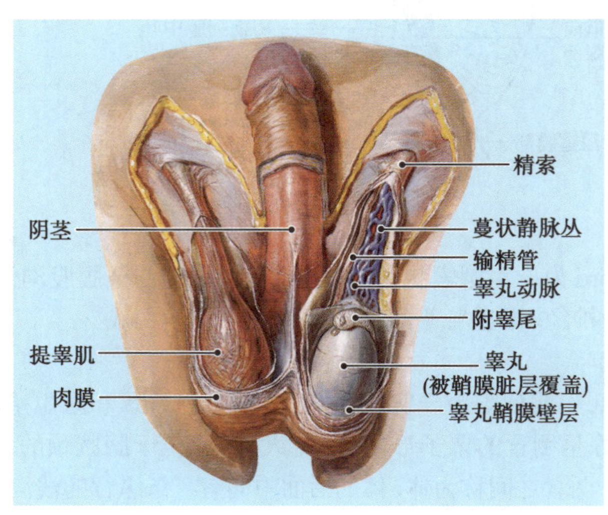

图 6-7　阴囊结构及其内容模式

（二）阴茎

阴茎 penis 是男性的性交接器官，可分为头、体、根三部分。阴茎的前端膨大为阴茎头，有矢状位的尿道外口。阴茎的中部为阴茎体，呈圆柱状，悬于耻骨联合的前下方。阴茎的后端为阴茎根，固定于耻骨下支和坐骨支（图 6-8）。

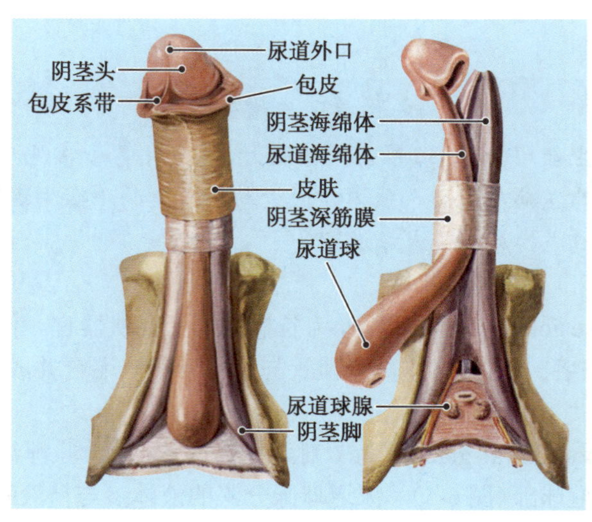

图 6-8　阴茎

阴茎主要由海绵体及其外包的筋膜和皮肤等组成。海绵体包括两条阴茎海绵体和一条尿道海绵体；阴茎海绵体位于阴茎的背侧，构成阴茎的主体；尿道海绵体位于两阴茎海绵体的腹侧，其前端膨大为阴茎头，后端膨大为尿道球，内有尿道贯穿全长。阴茎的皮肤薄而柔软，在阴茎体的前端形成双层皱襞包绕阴茎头称阴茎包皮；包皮前端围成包皮口；阴茎包皮与阴茎头的腹侧中线处连有一条皮肤皱襞，称包皮系带。行包皮环切手术时，注意勿伤及包皮系带，以免影响阴茎的正常勃起。

三、男性尿道

男性尿道 male urethra 具有排精和排尿功能。起于膀胱的尿道内口，止于阴茎头的尿道外口，成人长 16～22cm，管径平均为 5～7mm。全程可分为前列腺部、膜部和海绵体部。临床上将前列腺部和膜部称为后尿道，海绵体部称为前尿道（图 6-1、图 6-9）。

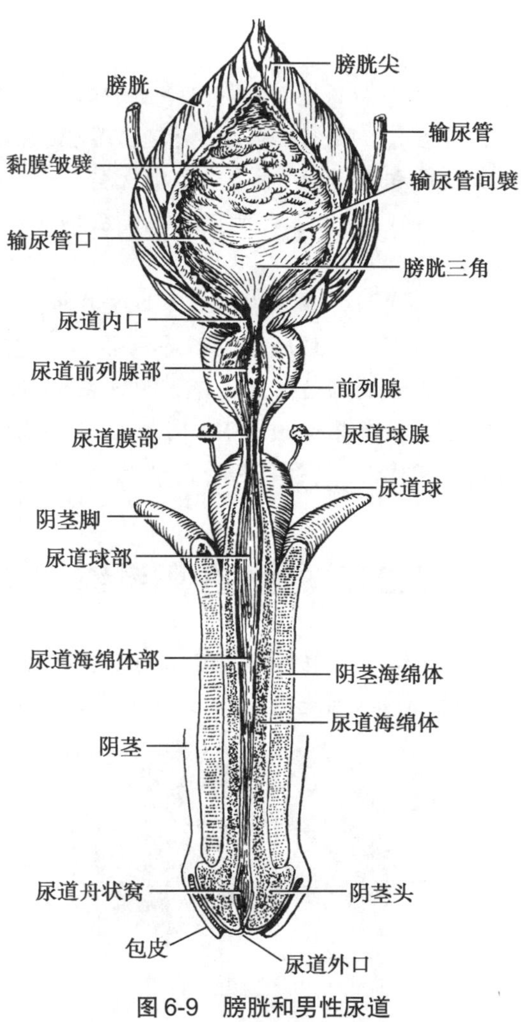

图 6-9 膀胱和男性尿道

（一）前列腺部

前列腺部 prostatic part 为尿道穿过前列腺的部分，长约 3cm，是尿道中最宽和最易扩张的部分。其后壁上有射精管和前列腺排泄管的开口。

（二）膜部

膜部 membranous part 为尿道穿尿生殖膈的部分，短而窄，长约 1.5cm，其周围有尿道膜部括约肌环绕，控制排尿。此部位置较固定，外伤性尿道断裂易发生于膜部。

（三）海绵体部

海绵体部 cavernous part 为尿道穿尿道海绵体的部分，长约 12～17cm，其起始部膨大称尿道球部，有尿道球腺的开口（图 6-1、图 6-9）。

男性尿道全程管径粗细不等，有三处狭窄和两个弯曲（图 6-1）。三处狭窄分别位于尿道内口、尿道膜部和尿道外口。其中，尿道外口最为狭窄，尿道结石在排出的过程中，易嵌顿在狭窄处。阴茎自然悬垂时，尿道有两个弯曲。一个弯曲位于耻骨联合下方，凹向上，称耻骨下弯。此弯恒定，不可改变。另一个弯曲在耻骨联合的前下方，凹向下，称耻骨前弯。此弯曲不恒定，阴茎勃起或将阴茎向上提起时，此弯曲变直而消失。临床上插导尿管或膀胱镜检查时，应特别注意到尿道的狭窄、弯曲这些解剖特点，以免损伤尿道。

解剖与临床

1. 成年后包皮仍包绕阴茎头和尿道外口，但能上翻露出尿道外口和阴茎头，称包皮过长。如果包皮口过小或包皮与阴茎头粘连，使包皮不能上翻露出阴茎头，称包茎。包皮过长或包茎易使包皮腔内积存污物，称包皮垢，有恶臭味。包皮垢长期刺激可引起阴茎头感染，甚至诱发阴茎癌。如果强行使包皮上翻后不能及时复位，致嵌顿包茎，可做包皮环状切除术。

2. 行男性导尿术时应结合男性尿道的狭窄、弯曲这些解剖特点，操作时需提起阴茎，与腹壁成 60° 角使耻骨前弯消失以便顺利插入导尿管，动作宜轻柔。尿道膜部为狭窄部，尿道球后壁凹陷，导尿管前端到达凹处而不能进入膜部，这时可轻轻转动导尿管可顺利通过。当导尿管通过膜部或尿道内口时，因刺激而使括约肌痉挛，导致插管困难，切勿强行插入，让患者做深呼吸，使腹部和会阴部放松，再缓慢插入。

第二节 女性生殖系统

女性生殖系统包括内生殖器和外生殖器两部分。内生殖器包括生殖腺（卵巢）、生殖管道（输卵管、子宫和阴道）和附属腺体（前庭大腺）。外生殖器即女阴（图 6-10）。

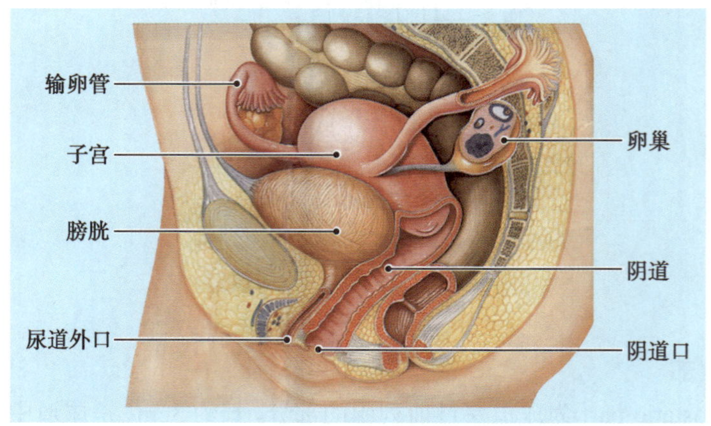

图 6-10 女性生殖系统概观

一、女性内生殖器

（一）卵巢

卵巢 ovary 是女性生殖腺，具有产生卵细胞、分泌雌激素和孕激素的功能。

1. **卵巢的位置和形态** 卵巢左右各一，位于盆腔侧壁、髂总动脉分叉处的稍下方(图6-10)。卵巢呈扁卵圆形，上端与输卵管伞相触，下端借韧带连于子宫；前缘有卵巢系膜附着，其中部有血管、淋巴管和神经等出入称卵巢门，后缘游离(图6-11)。卵巢的大小、形态随年龄而变化。性成熟前较小，表面光滑，性成熟期卵巢最大，由于排卵，其表面形成许多瘢痕而凹凸不平。35～40岁后开始缩小，50岁以后随月经停止而逐渐萎缩。

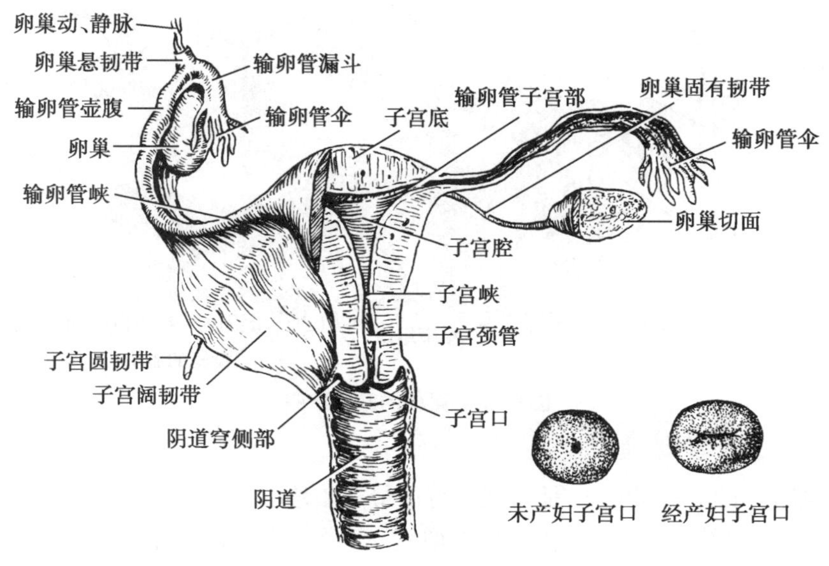

图6-11 女性内生殖器（前面）

2. **卵巢的微细结构** 卵巢表面覆盖有一层浆膜，浆膜深面为薄层的致密结缔组织，称白膜。卵巢的实质分皮质和髓质两部分，二者无明显界限。皮质位于周边，较厚，主要由不同发育阶段的卵泡和卵泡间结缔组织构成；髓质位于中央，由疏松结缔组织构成，含丰富的血管、淋巴管和神经等。在卵巢门处的结缔组织内还有少量的门细胞，可分泌雄激素图6-12)。

(1) **卵泡的发育**：卵泡由一个卵母细胞和包绕在外周的卵泡细胞组成。卵泡发育需经历原始卵泡、生长卵泡和成熟卵泡三个阶段。

1) **原始卵泡** primordial follicle：位于皮质的浅层，体积小，每个原始卵泡是由一个大的初级卵母细胞和周围一层小而扁平的卵泡细胞组成(图6-12)。卵泡细胞对卵母细胞起支持和营养作用。

2) **生长卵泡** growing follicle：由原始卵泡发育而成。青春期开始，在垂体促性腺激素作用下，原始卵泡开始生长发育。卵泡中央的初级卵母细胞逐渐增大，其外周卵泡细胞，由单层变为多层；卵母细胞和卵泡细胞之间出现一层含糖蛋白的厚度均匀的嗜酸性膜，称透明带；随着卵泡的生长，卵泡细胞间出现一些含有液体的腔隙，以后逐渐扩大融合成一个大腔，称卵泡腔。腔内的液体称卵泡液。随着卵泡液的增多，卵母细胞及其周围的卵泡细胞被推到卵泡的一侧，突入卵泡腔中，称卵丘。紧贴透明带卵泡细胞增大变为高柱状细胞，并呈放射状排列，称为放射冠。其余的卵泡细胞构成卵泡壁，随着卵泡的发育，卵泡周围的结缔组织也逐渐发育形成卵泡膜（图 6-12）。

卵泡细胞和卵泡膜细胞与雌激素的生成和分泌有关。雌激素的主要作用是：促进女性生殖器官的生长发育和女性第二性征的出现及维持；同时能促使子宫内膜发生增殖期的变化，使子宫内膜增厚。

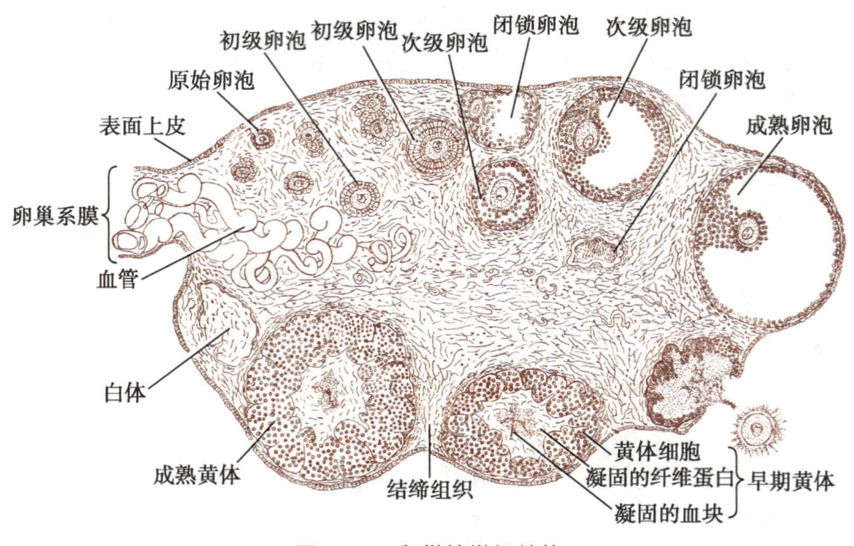

图 6-12　卵巢的微细结构

3）**成熟卵泡** mature follicle：是卵泡发育的最后阶段。此时卵泡细胞不再分裂，数目不再增加；但卵泡液继续增多，卵泡体积显著增大，直径可达 2cm 以上；卵泡壁越来越薄并逐渐突出卵巢表面。在排卵前 36～48 小时，初级卵母细胞完成第一次减数分裂，形成次级卵母细胞和第一极体；次级卵母细胞迅速进行第二次减数分裂，停止在分裂中期。

（2）**排卵** ovulation：成熟卵泡内的卵泡液剧增，卵泡壁越来越薄，最终突破卵巢表面，将次级卵母细胞连同透明带、放射冠和卵泡液一起脱离卵巢，排入腹膜腔，这一过程称排卵（图 6-12）。一般发生于月经周期的第 14 天左右，两侧卵巢交替进行。排卵后，卵巢表面的裂口 2～4 天可修复。

卵巢内卵泡数量很多，自青春期，一般每月有 15～20 个卵泡开始生长发育，但通常只有一个卵泡成熟并排出。两侧卵巢仅有约 400～500 个能发育成熟，其余均在不同发育阶段退化，退化的卵泡称闭锁卵泡。

（3）**黄体的形成与退化**：排卵后，卵泡壁塌陷，卵泡的膜和血管也随之陷入。在黄体生成素作用下，发育成一个体积较大而又富含毛细血管的内分泌细胞团，新鲜时呈黄色，故称**黄体** corpus luteum。黄体分泌大量孕激素（黄体酮）和少量雌激素。孕激素通常在雌激素作用的基础上发挥作用，主要是促进子宫内膜增厚，子宫腺分泌，为受精卵植入做准备；降低子宫平滑肌的兴奋性以维持妊娠；促进乳腺的发育和机体产热等功能。

黄体维持时间的长短取决于排出的卵是否受精。若未受精，黄体发育仅维持两周，称**月经黄体** corpus luteum of menstruation。若排出的卵受精，黄体继续发育，可维持 6 个月，称妊娠黄体 corpus luteum of pregnancy。黄体退化后为结缔组织所代替，称白体（图 6-12）。

知识链接

卵巢囊肿

“卵巢囊肿”是指卵巢内部或表面生成肿块。肿块内的物质通常是液体，有时也可能是固体，或是液体与固体的混合；其的体积有大有小，小的类似豌豆，也有的囊肿长得像垒球一样，甚至更大。卵巢囊肿可发生在各种年龄，以20～50岁的女性最为多见。一般多为良性，如治疗不及时常会引起各种可怕的并发症，如肿瘤蒂扭转、破裂、恶性变等等，给女性带来严重的危害。

（二）输卵管

输卵管 uterine tube 是一对运送卵子的细长、弯曲的肌性管道（图6-10）。输卵管位于子宫底的两侧，包裹于子宫阔韧带的上缘，长约10～14cm。内侧端与子宫腔相通，外端到达卵巢的上方，开口于腹膜腔。输卵管由内侧向外侧依次可分为四部：①子宫部：是位于子宫壁内的一段，以输卵管子宫口通子宫腔。②输卵管峡：是输卵管子宫部向外侧延伸的部分，此部短而狭，是输卵管结扎术的首选部位。③输卵管壶腹：延续于输卵管峡的外端，粗而弯曲，约占输卵管全长的2/3，此部是卵子受精的部位。④输卵管漏斗：为输卵管末端的漏斗状膨大部分，漏斗的末端有输卵管腹腔口，开口于腹膜腔。漏斗的周缘有许多放射状不规则的突起，称为输卵管伞，是手术时识别输卵管的标志（图6-11）。

（三）子宫

子宫 uterus 为壁厚腔小，富有伸展性的肌性器官，是形成月经和孕育的胎儿的重要场所。

1. **子宫的形态和分部** 子宫呈倒置的梨形，前后略扁。分为子宫底、子宫体、子宫颈三部分。输卵管子宫口以上圆凸的部分称子宫底；子宫下部窄细的部分，称子宫颈，其上2/3位于阴道上方称子宫颈阴道上部，下1/3伸入阴道内称子宫颈阴道部，子宫颈是肿瘤的好发部位；底与颈之间的部分称子宫体；子宫颈阴道上部与子宫体交界处狭细，称子宫峡。非妊娠期，子宫峡不明显，长约1cm，妊娠期，可逐渐伸展变长，可达7～11cm，至妊娠末期，峡壁变薄，故产科常在此行剖腹取胎术（图6-10、图6-11）。

子宫内腔分子宫腔和子宫颈管。子宫腔呈倒三角形，两侧与输卵管相通，向下通子宫颈管。宫颈的内腔称子宫颈管，上通子宫腔，下通阴道，其下端开口称子宫口，未经产妇的子宫口为圆形，经产妇的子宫口呈横裂状（图6-11）。

临床上把卵巢、输卵管和子宫周围的韧带统称为子宫附件。

2. **子宫的位置及固定装置**

（1）**位置**：位于骨盆腔中央，膀胱和直肠的之间，下端接阴道，两侧与卵巢相连（图6-10）。成年女子子宫的正常位置呈前倾前屈位（图6-13）。前倾即子宫的长轴与阴道长轴之间形成向前开放的夹角；前屈为子宫体与子宫颈之间向前的角度。

（2）**子宫的固定装置**：子宫依赖盆底肌的承托和韧带的牵拉固定维持其正常位置，固定子宫的韧带有（图6-14）

1）**子宫阔韧带** broad ligament of uterus：是包裹子宫前后面的双层腹膜，两侧延伸至盆侧壁，此韧带可限制子宫向两侧移动。

2）**子宫圆韧带** round ligament of uterus：由平滑肌和结缔组织构成的圆索状结构，起于输卵管与子宫连接处前面的下方，向前下方穿腹股沟管，止于大阴唇皮下，是维持子宫前倾的重要结构。

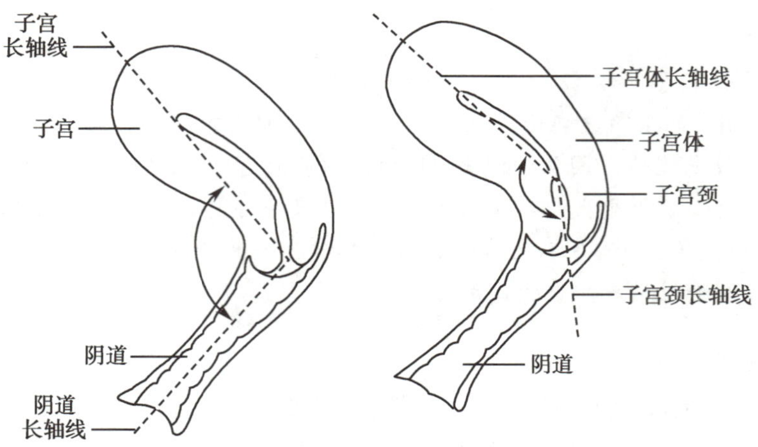

图 6-13　子宫前倾、前屈位示意图

3）**子宫主韧带** cardinal ligament of uterus：位于子宫阔韧带下部，由子宫颈两侧连于骨盆侧壁的结缔组织和平滑肌纤维构成。有固定子宫颈，防止子宫下垂的作用。

4）**骶子宫韧带** uterosacral ligament：由结缔组织和平滑肌构成，起于子宫颈的后面，绕经直肠两侧，附于骶骨前面，有维持子宫前屈的作用。

如果子宫的固定装置薄弱或受损伤，可导致子宫位置的异常，往往会降低女性的受孕率，甚至导致女性不孕。

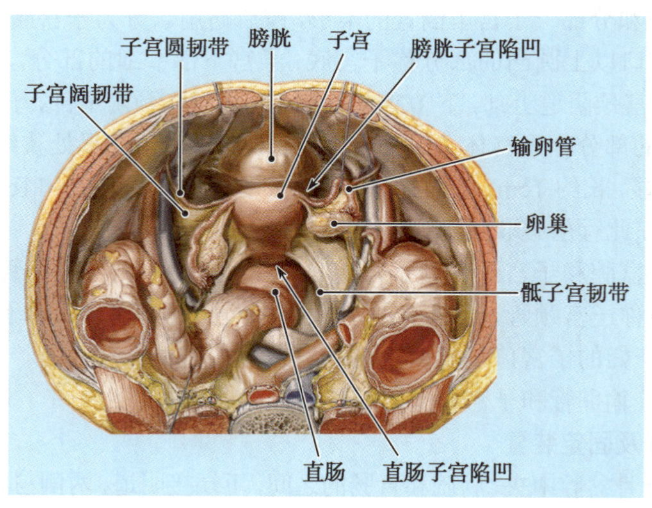

图 6-14　子宫的固定装置

3. 子宫壁的微细结构　子宫壁很厚，从内向外可分为：内膜、肌层和外膜三层（图 6-15）。

（1）**内膜**：即子宫黏膜，由上皮和固有层构成。上皮为单层柱状上皮；固有层由增殖、分化能力较强的基质细胞构成，内含管状的子宫腺和高度盘曲的螺旋动脉。子宫内膜的浅层（功能层），自青春期开始，在卵巢分泌激素的作用下，发生周期性脱落形成月经；子宫内膜的深层（基底层）不发生脱落，有增生并修复功能层的作用。

（2）**肌层**：由平滑肌和结缔组织构成。

（3）**外膜**：大部分为浆膜，小部分为结缔组织膜。

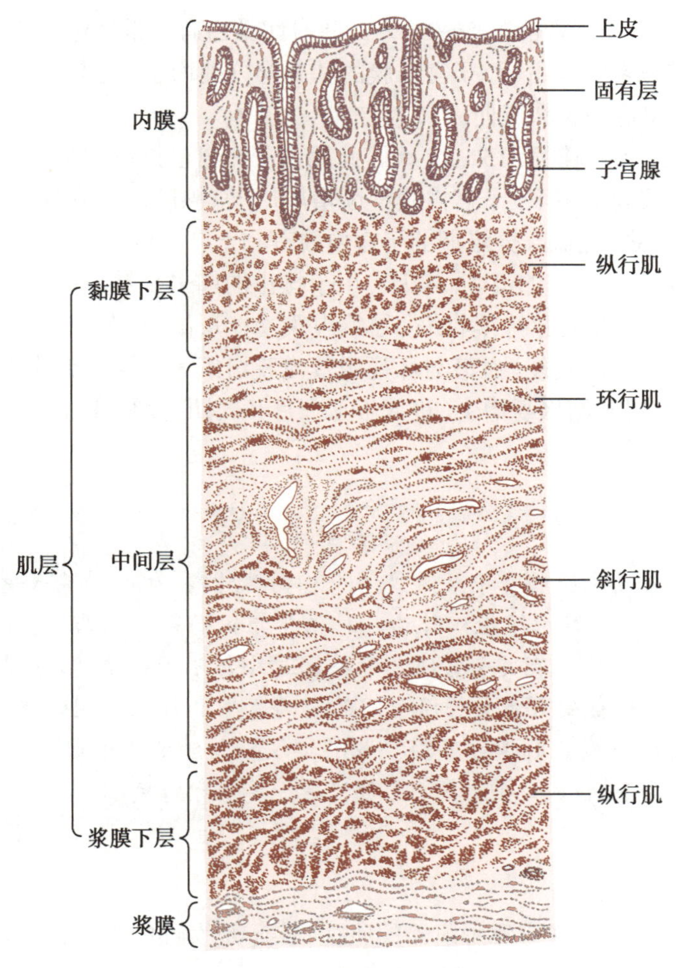

图6-15 子宫的微细结构

4. 子宫内膜的周期性变化 青春期到绝经期，在卵巢分泌的雌激素和孕激素的周期性作用下，子宫内膜呈现周期性变化，每28天左右内膜脱落出血、修复和增生，这种周期性变化称月经周期。月经周期中，子宫内膜的周期性变化可分为增生期、分泌期和月经期（图6-16）：

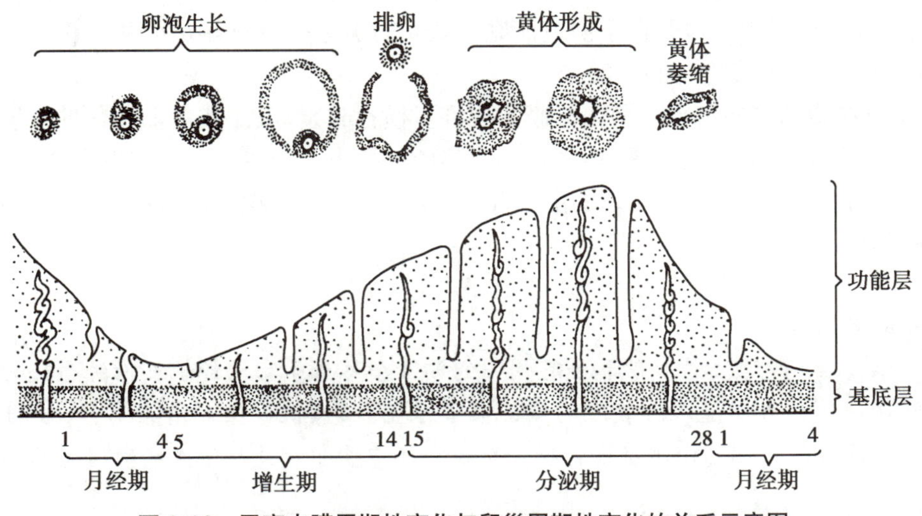

图6-16 子宫内膜周期性变化与卵巢周期性变化的关系示意图

（1）增生期：指月经周期的第 5～14 天。此时卵巢内有一批卵泡正处于生长发育阶段，在生长卵泡分泌雌激素的作用下，子宫内膜的基底层分裂增生，逐渐修复脱落的功能层；子宫腺和螺旋动脉也出现增长和弯曲。

（2）分泌期：为月经周期第 15～28 天。此期由于卵巢已排卵，形成黄体，在黄体分泌的雌激素和孕激素的共同作用下，子宫内膜继续增厚，子宫腺腔内充满分泌物，固有层内组织液增多，螺旋动脉迂曲、充血。分泌期的子宫内膜有利于胚泡的植入和发育。

（3）月经期：为月经周期的第 1～4 天。由于排出的卵未受精，卵巢内黄体退化，孕激素和雌激素急剧减少，螺旋动脉持续收缩，导致内膜功能层缺血、缺氧而坏死、脱落；随后螺旋动脉又突然充血扩张而破裂，血液与坏死脱落内膜组织一起经阴道流出体外，形成月经。月经期末，内膜基底层开始修复增生，进入下 1 个月经周期的增生期。

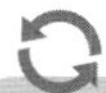
知识链接

子宫肌瘤

子宫肌瘤是女性生殖器官中最常见的一种良性肿瘤，主要是由子宫平滑肌细胞增生而成，其中有少量纤维结缔组织作为一种支持组织而存在，故称为子宫平滑肌瘤较为确切。简称子宫肌瘤。有关子宫肌瘤的病因迄今仍不十分清楚，可能涉及到正常肌层的细胞突变、性激素及局部生长因子间的较为复杂的相互作用。多数患者无症状，仅在盆腔检查或超声检查时偶被发现。如有症状则与肌瘤生长部位、速度、有无变性及有无并发症关系密切，而与肌瘤大小、数目多少关系相对较小。

（四）阴道

阴道 vagina 为连接子宫与外生殖器的肌性管道，是女性的性交器官，也是排出月经和娩出胎儿的管道（图 6-10、图 6-11）。

1. **阴道的位置和形态** 阴道位于盆腔中央，前面与膀胱和尿道相邻，后面贴近直肠。阴道的壁薄，富有伸展性，可分前、后两壁和上、下两端。前壁较短，后壁较长，前、后壁相贴；阴道上端较宽阔，连接子宫颈的阴道部，两者之间形成环形间隙，称阴道穹。阴道穹后部最深，与直肠子宫陷凹仅隔阴道壁和腹膜（图 6-10）。临床上可从阴道穹后部进行穿刺或引流。阴道下端较狭窄，以阴道口开口于阴道前庭。处女的阴道口周围有处女膜附着，破裂后，阴道口周围留有处女膜痕迹（图 6-10）。

2. **阴道黏膜的结构特点** 阴道黏膜形成许多横行皱襞，其上皮为非角化的复层扁平上皮，在雌激素的影响下增生变厚，增加对病原体的抵抗力。阴道上皮细胞内含糖原，受乳酸杆菌的作用分解成乳酸，保持阴道的酸性环境，从而抑制微生物的侵入和生长，对阴道起自我净化的作用。

解剖与临床

1. 临床上将卵巢、输卵管和子宫周围的韧带合称为子宫附件。女性的生殖管道是在正常情况下从外界通入腹膜腔的唯一通道，也是腹膜腔感染的潜在途径，女性盆腔炎和原发性腹膜炎都可由阴道逆行感染而致。其中输卵管炎易造成峡部堵塞而导致不孕或宫外孕。

2. 直肠子宫陷凹是女性体腔最低的位置，盆、腹腔液体最易积聚于此。通过阴道后穹窿穿刺术，吸取标本，可协助诊断。常用于腹腔内出血的诊断。

二、女性外生殖器

女性外生殖器又称**女阴** female pudendum（图 6-17），包括以下各部：

（一）阴阜

阴阜 mons pubis 为耻骨联合前方的皮肤隆起，青春期后长有阴毛图 6-17）。

（二）大阴唇

大阴唇 greater lip of pudendum 为一对纵行的皮肤皱襞，富含色素（图 6-17）。

（三）小阴唇

小阴唇 lesser lip of pudendum 位于大阴唇的内侧，为一对较薄的皮肤皱襞，光滑无阴毛。其前、后端相互连合（图 6-17）。

（四）阴道前庭

阴道前庭 vaginal vestibule 位于两侧小阴唇之间的裂隙，其前部有尿道外口，后部有阴道口，阴道口两侧有前庭大腺的开口（图 6-17）。

（五）阴蒂

阴蒂 clitoris 位于两侧小阴唇的前端，有丰富的神经末梢，感觉灵敏（图 6-17）。

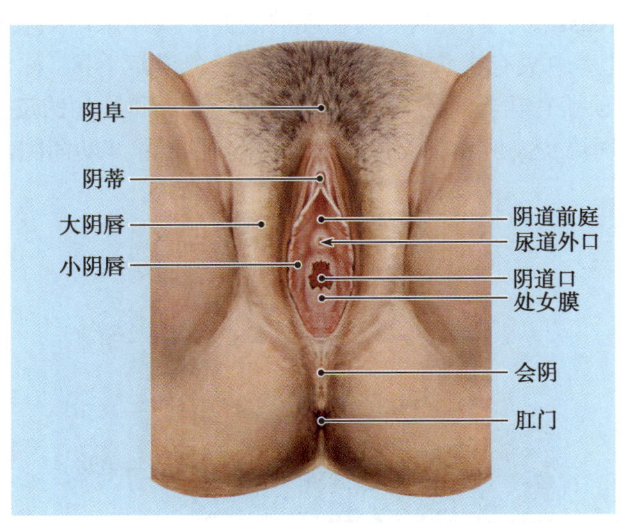

图 6-17 女性外生殖器

（六）前庭球

前庭球 bulb of vestibule 为马蹄形，位于阴道两侧的大阴唇皮下，两侧前端狭窄并相连，后端膨大与前庭大腺相邻（图 6-18）。

（七）前庭大腺

前庭大腺 greater vestibular gland 又称 Bartholin 腺（图 6-18），为女性的附属腺体，左右各一，形如豌豆，位于阴道口的后外侧深面、前庭球的后端。借导管开口于阴道前庭，能分泌黏液，润滑阴道口。

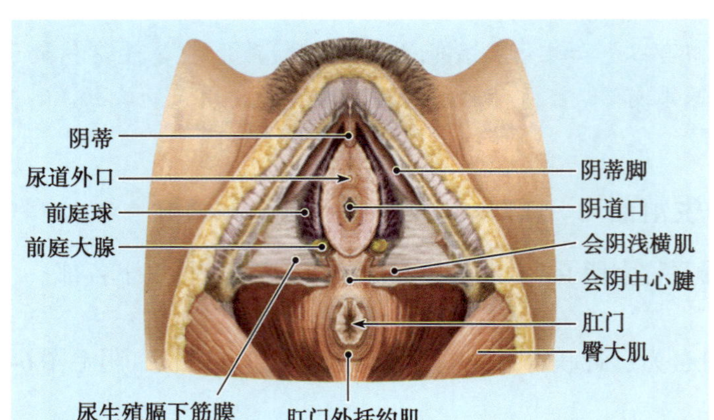

图 6-18 女性会阴肌

第三节 乳房和会阴

一、乳房

女性乳房青春期后开始发育生长，是哺乳器官。男性乳房不发达。

（一）位置和形态

乳房 mamma，breast 位于胸大肌及其筋膜的表面。成年未产妇女性的乳房呈半球形，紧张而富有弹性。乳房中央有乳头，乳头周围的环形色素沉着区，称乳晕。乳头平对第 4 肋腔隙或第 5 肋，其顶端有输乳管的开口（图 6-19）。乳头和乳晕的皮肤薄弱，容易损伤而造成感染。男性乳房不发达，但乳头位置较为恒定，多位于第 4 肋间隙，常作为定位标志。

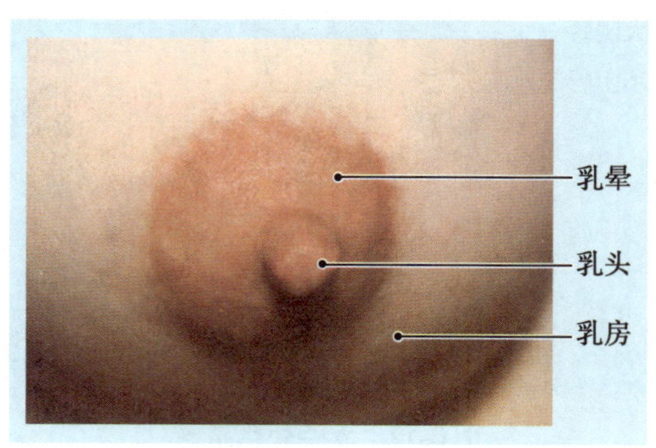

图 6-19 成年女性乳房

（二）乳房的内部结构

乳房由皮肤、乳腺、脂肪组织和纤维组织构成。脂肪组织位于皮下。致密结缔组织包裹乳腺并向深面发出小隔，并将乳腺分隔成 15～20 个乳腺叶。每个乳腺叶有一个输乳管，输乳管在近乳头处膨大形成输乳管窦，末端变细开口于乳头。乳腺叶和输乳管以乳头为中心呈放射状排列。故乳房手术时，应尽量采用放射状切口，以减少对输入管及乳腺组织的损伤。乳房皮肤与胸肌筋膜之间连有许多结缔组织小束，称为乳房悬韧带（Cooper 韧带）

（图 6-20），对乳腺起固定和支持作用。乳腺癌组织侵及乳房悬韧带时，纤维束变短，牵拉表面皮肤产生凹陷，使皮肤呈“橘皮样”改变，是乳腺癌早期的征象之一。

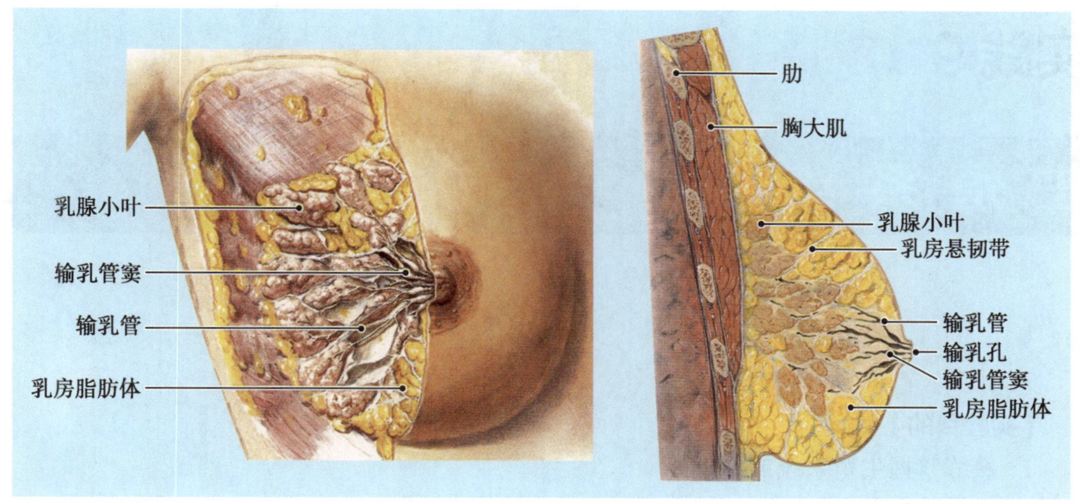

图 6-20 乳房结构（前面、矢状切面）

二、会阴

会阴 perineum 可分为狭义和广义会阴。广义会阴是指封闭小骨盆下口所有软组织。此区呈菱形，前方为耻骨联合下缘，后方为尾骨尖，两侧为耻骨下支、坐骨支、坐骨结节和骶结节韧带。以两侧坐骨结节之间的连线为界，可将会阴分为前后两个三角形的区域。前方的为尿生殖三角（尿生殖区）；男性有尿道通过，女性有尿道和阴道通过。后方的为肛门三角（肛区），有肛管通过（图 6-17、图 6-18）。狭义会阴是指肛门和外生殖器之间的区域，在女性又称产科会阴。产科会阴在分娩时承受的压力较大，结构变薄，易发生撕裂，应注意保护。如果认为撕裂不可避免时，应早做会阴侧切。

（钟金标）

实践9

生 殖 系 统

【实验目的】

1. 熟练掌握生殖系统的组成。

2. 学会观察睾丸、卵巢的位置、形态、微细结构。

3. 熟练掌握男性尿道的分部、狭窄及弯曲。

4. 学会观察前列腺、精囊及尿道球腺的位置、形态。

5. 学会观察附睾的位置形态；输精管的行程和射精管的组成；阴囊和阴茎的位置、构成。

6. 熟练掌握输卵管、子宫的位置、形态、分部和固定装置。

7. 学会观察阴道的位置形态、毗邻及在阴道前庭的开口部位，会阴的范围、狭义会阴的位置。

【实验材料】

1. 男、女性泌尿生殖系统概观标本及模型。

2. 男、女骨盆腔正中矢状切面标本及模型。

3. 男、女性生殖系统离体标本及模型。

4. 睾丸、附睾和阴茎剖开标本。

5. 女性乳房解剖标本、模型。

6. 男、女性会阴标本及模型。

7. 卵巢、睾丸组织切片。

8. 内脏学音像资料。

【实践学时】 2学时

【实验内容和方法】

取男、女泌尿生殖系统概观标本或模型，观察生殖系统的组成及各器官的连续关系。

1. 睾丸　在离体标本或模型上观察睾丸的位置、形态和结构，辨认精曲小管，观察睾丸与附睾的位置关系。

2. 生殖管道　在离体标本、模型及尸体上观察附睾的位置、形态，输精管的走行、接续、分部，射精管的组成、开口部位，辨认输精管结扎部位及精索的起止。

3. 附属腺　在离体标本、模型及尸体上观察前列腺、精囊、尿道球腺的位置、形态及导管开口部位，在男性骨盆腔正中矢状切面标本及模型及离体标本模型上观察尿道在前列腺的穿行及前列腺的毗邻。

4. 男性尿道　在男性骨盆腔正中矢状切面标本及模型上观察男性尿道的分部、狭窄、弯曲。比较男女性尿道的长度、特点，通过实操认定可改变的弯曲，为导尿术操作奠定基础。

5. 卵巢　在女性生殖系统概观标本及模型、女骨盆腔正中矢状切面标本及模型和尸体上，观察卵巢的位置、形态。

6. 输卵管　在女性泌尿生殖系统概观标本及模型、女骨盆腔正中矢状切面标本及模型和尸体上，观察输卵管的位置、形态、分部，辨识输卵管结扎部位，观察其与卵巢的位置关系、与子宫的接续关系。

7. 子宫　在女性生殖系统概观标本及模型、女骨盆腔正中矢状切面标本及模型和尸体上，观察子宫的位置、形态、分部，观察其输卵管、阴道的接续关系及子宫的毗邻，通过观察分辨子宫前倾、前屈位，观察子宫的固定装置。

8. 阴道　在女性泌尿生殖系统概观标本及模型、女骨盆腔正中矢状切面标本上，观察阴道的位置、形态，观察阴道穹的位置、形态及与直肠子宫陷凹的位置关系，阴道的毗邻及在阴道前庭的开口部位。

9. 乳房　在女性乳房解剖标本、模型及尸体上，辨识乳晕、输乳管排列及开口。

10. 会阴　在男、女性会阴标本及模型上，观察会阴的范围、狭义会阴的位置以及广义会阴前后两部分通过的结构。

11. 睾丸切片

(1) 肉眼观察：分辨周边的白膜与内部的睾丸实质。

(2) 低倍镜观察：可见睾丸实质内的精曲小管及其间的睾丸间质。

(3) 高倍镜观察：精曲小管管壁厚、管腔小，在靠近基膜处有许多体积小、核圆和染色较深的精原细胞。在管腔侧可见被染成蓝色蝌蚪形的精子。

12. 卵巢切片

(1) 低倍镜观察：卵巢皮质位于卵巢的周围部，其内有许多不同发育阶段的卵泡。卵巢髓质位于卵巢中央部，由疏松结缔组织和血管等构成。

(2) 高倍镜观察：主要观察卵巢皮质。

1) 原始卵泡：位于卵巢皮质的浅层。中央部有一个大而圆的卵母细胞，染色较浅；围绕卵母细胞周围是一层扁平细胞，即卵泡细胞。

2) 生长卵泡：处于不同发育阶段的生长卵泡其大小和形态结构不完全相同，但都有下列某一特征或全部特征：①卵泡或卵母细胞的体积较大。②卵母细胞的周围有嗜酸性透明带。③卵泡细胞呈立方形，单层或多层。④卵泡细胞之间有大小不一的卵泡腔。⑤透明带周围出现放射冠。⑥卵泡周围结缔组织形成卵泡膜。

3) 成熟卵泡：其结构与晚期的生长卵泡相似，但体积更大，并向卵巢表面凸出。这种卵泡因取材不易，所以，不一定能观察到。

13. 示教子宫壁组织切片。

【实验报告】

1. 记录睾丸、卵巢位置、形态和结构，简述其功能。
2. 记录男、女生殖管道位置、形态和结构，简述各部的功能。
3. 记录男、女附属腺位置、形态及导管开口部位。
4. 记录会阴、乳房的结构。

（钟金标）

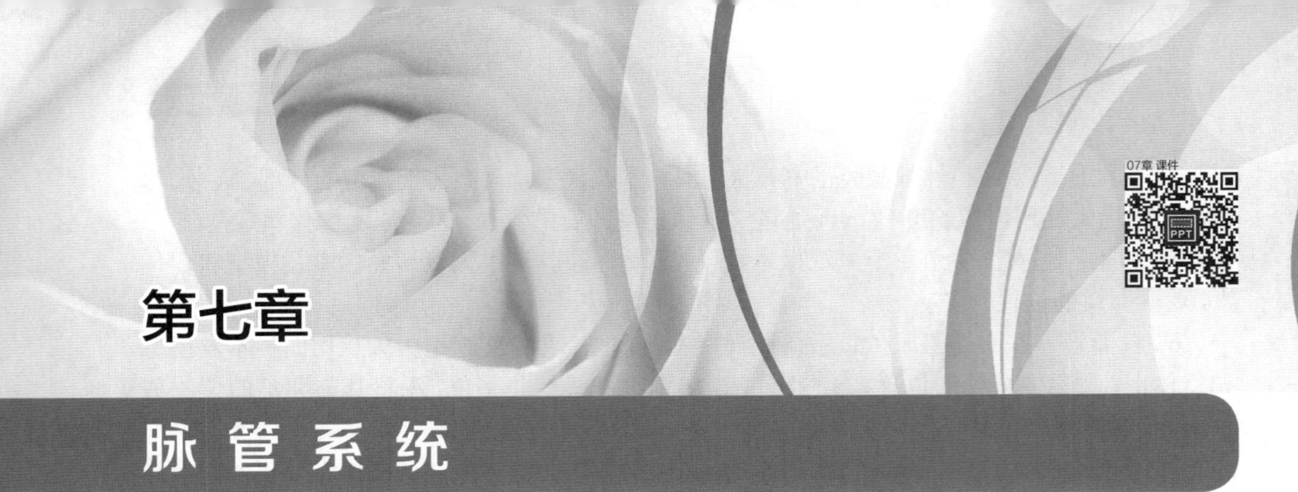

第七章 脉管系统

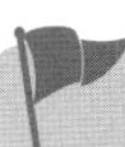

学习目标

1. 掌握脉管系的组成，血液循环的途径。
2. 熟悉心的位置、外形、结构、传导系统、体表投影；体循环的动脉、静脉；淋巴器官。
3. 了解淋巴管道。
4. 学会应用脉管系统的理论知识，分析、解释相关临床问题的能力。

导学

在人体生命活动过程中，物质的代谢和利用；激素到达靶器官或靶细胞发挥作用；代谢产物运输到肺、肾、皮肤等器官排出体外；以及维持身体内环境的相对稳定等，都必须依赖脉管系统的运输得以完成。下面让我们来学习脉管系统的组成、形态结构及分布情况，以掌握其功能，为以后更好地服务于临床打下坚实基础。

第一节 概　述

脉管系统 circulatory system 包括**心血管系统**和**淋巴系统**两部分。心血管系统由心、动脉、毛细血管和静脉组成；淋巴系统由淋巴管道、淋巴器官和淋巴组织组成，其内流动着淋巴，淋巴最后注入心血管系统。

在心血管系统中，**心** heart 是动力器官；**动脉** artery 是输送血液离心的血管；**毛细血管** capillary 是连于动脉和静脉之间的微细血管，是血液与组织进行物质交换的场所；**静脉** vein 是输送血液回心的血管。

血液在心血管系统内沿一定方向周而复始的流动，称**血液循环**。

根据血液循环的途径不同，将血液循环分为体循环和肺循环（图 7-1）。

体循环 systemic circulation 又称大循环：血液由左心室射出，经主动脉及其分支到达全身毛细血管，在此与组织、细胞进行物质和气体交换，动脉血变成静脉血，再经各级静脉属支回流，最后经上、下腔静脉与心的静脉返回右心房。

肺循环 pulmonary circulation 又称小循环：血液由右心室射出，经肺动脉干及其分支到达肺泡毛细血管，与肺泡内气体进行气体交换，静脉血变成动脉血，再经肺静脉返回左心房。

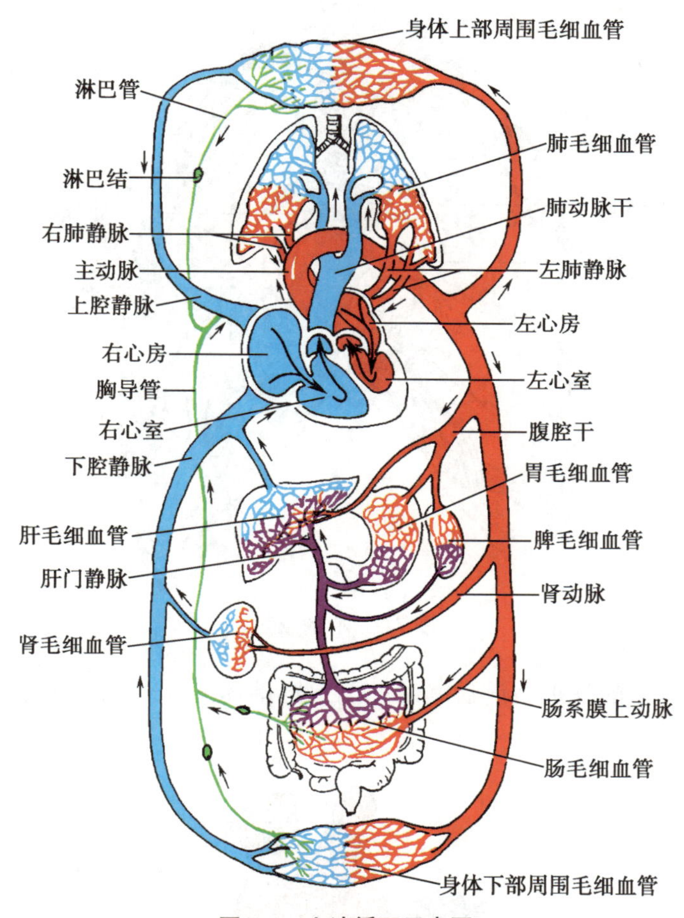

图 7-1 血液循环示意图

体循环与肺循环途径可归纳为：

体循环：左心室→主动脉及其分支→全身毛细血管网→各级静脉属支→上腔静脉、下腔静脉、心的静脉→右心房。

肺循环：右心室→肺动脉干→左、右肺动脉及其分支→肺泡毛细血管网→肺静脉各级属支→左、右肺静脉→左心房。

ER-7-1
体循环和肺循环（微课）

第二节 心血管系统

一、心

（一）心的位置和外形

1. **心的位置** **心** heart 位于胸腔的中纵隔内，约 2/3 位于正中线的左侧，1/3 位于正中线的右侧。心的上方连有出入心的大血管，下方是膈；两侧借纵隔胸膜与肺相邻；前方大部分被肺和胸膜覆盖；后方平对第 5～8 胸椎，邻近左主支气管、食管、左迷走神经和胸主动脉（图 7-2）。

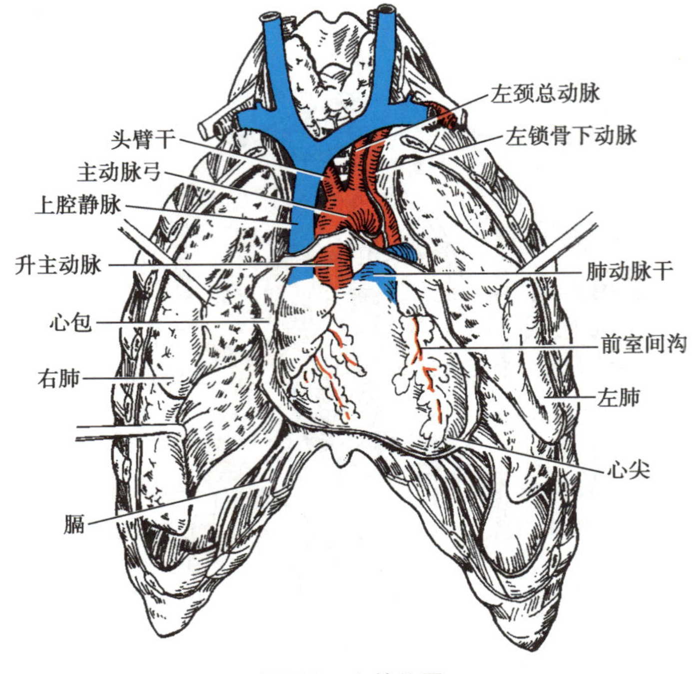

图 7-2 心的位置

2．**心的外形** 心的外形似前后略扁的倒置圆锥体，分一尖、一底、两面、三缘和三沟（图 7-3、图 7-4）。

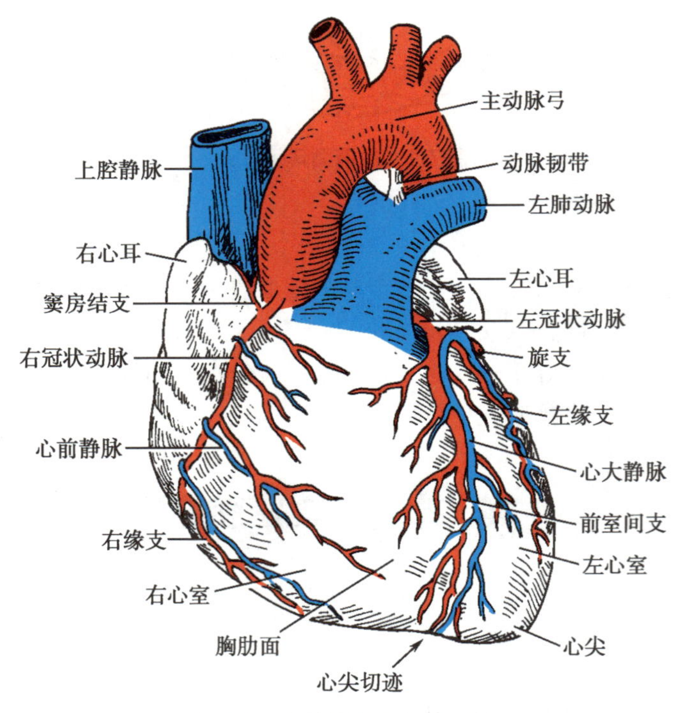

图 7-3 心的外形和血管（前）

心尖钝圆，朝向左前下方，与左胸前壁贴近，在左侧第 5 肋间隙锁骨中线内侧 1～2cm 处，可摸到心尖的搏动。心底朝向右后上方，与出入心的大血管相连。下面又称膈面，较平坦，隔心包与膈相邻。前面又称胸肋面，与胸骨及肋软骨相邻。右缘主要由右心房构成。左缘主要由左心室构成。下缘由右心室和心尖构成。冠状沟是靠近心底处的一条近似环行的沟，是心房与心室在心表面的分界；前室间沟和后室间沟均起自于冠状沟，分别在胸肋面和膈面向心尖的稍右侧走行，它们是左、右心室在心表面的分界。三条沟均被营养心壁的血管和脂肪组织填充。

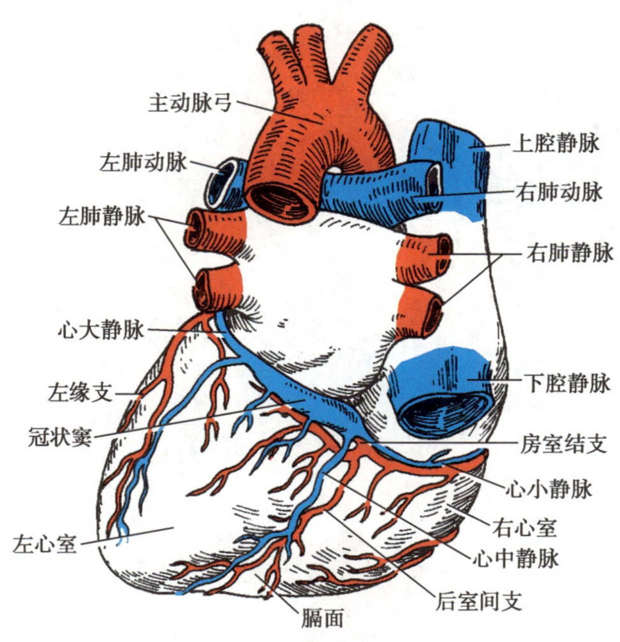

图 7-4 心的外形和血管（后）

（二）心腔的结构

心有四个腔，借房间隔和室间隔分为左心和右心，每侧心又分为心房和心室两部分，同侧的心房和心室借房室口相通。

1. **右心房** right atrium 位于心的右后上部，有 3 个入口和 1 个出口。三个入口中，位于上方的为上腔静脉口；位于下方的为下腔静脉口；在下腔静脉口与右房室口之间为冠状窦口。出口为右房室口，位于右心房的前下方，通向右心室。房间隔右侧面中下部有一卵圆形浅窝称**卵圆窝**，为胎儿卵圆孔闭锁后的遗迹，是**房间隔缺损**的好发部位（图 7-5）。

2. **右心室** right ventricle 位于右心房的左前下方，构成胸肋面的大部分。右心室有 1 个入口和 1 个出口。入口即右房室口，其周缘有 3 片三角形的瓣膜，称**三尖瓣**（右房室瓣）。瓣膜的游离缘借数条细丝状的腱索与右心室内的乳头肌相连。腱索由结缔组织构成，乳头肌是心肌形成的乳头状隆起。当心室收缩时，血液推动三尖瓣相互对合，关闭房室口，由于有乳头肌的收缩和腱索的牵拉，瓣膜不会向心房内翻转，从而防止血液由右心室逆流回右心房。出口为肺动脉口，位于该室腔的左上部，通向肺动脉干。该口周缘附有 3 个游离缘向上的半月形瓣膜，称**肺动脉瓣**。当心室舒张时，肺动脉瓣被回冲血液充满后，可相互贴紧而封闭肺动脉口，防止血液逆流（图 7-6）。

3. **左心房** left atrium 位于右心房的左后方，构成心底的大部分，有 4 个入口和 1 个出口。入口为肺静脉口，位于左心房后部两侧，左右各 1 对。出口是左房室口，通向左心室。

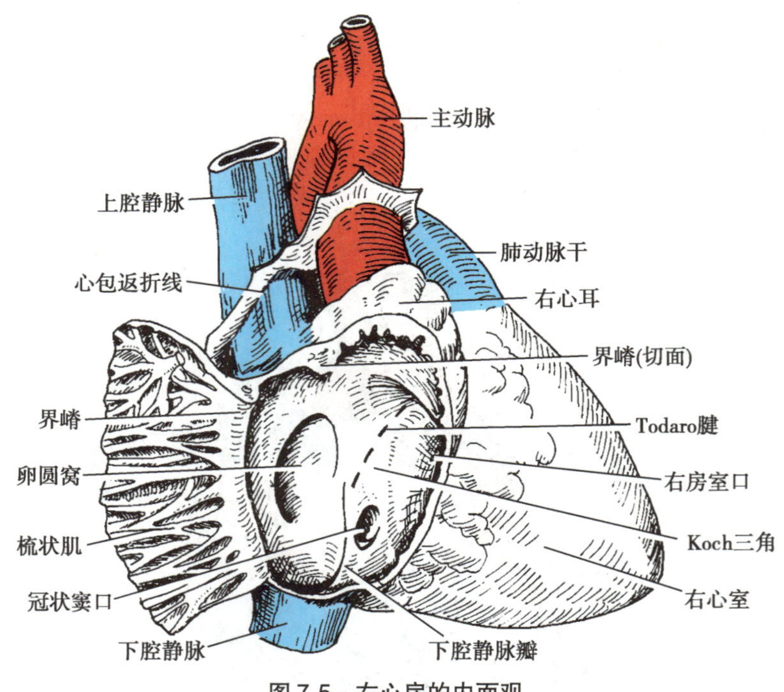

图 7-5 右心房的内面观

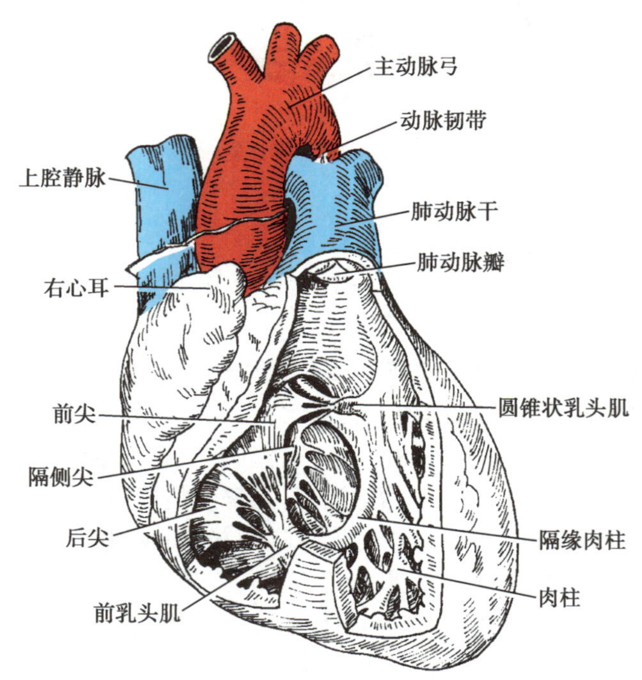

图 7-6 右心室的内部结构

4. **左心室** left ventricle 大部分位于右心室的左后下方，构成心尖及心的左缘，有 1 个入口和 1 个出口。入口即左房室口，其周缘有 2 片三角形瓣膜，称**二尖瓣**（左房室瓣），瓣的游离缘借数条腱索与心室壁上的乳头肌相连；出口为主动脉口，通向主动脉。主动脉口周围附有 3 个游离缘向上的半月形瓣膜，称**主动脉瓣**（图 7-7）。

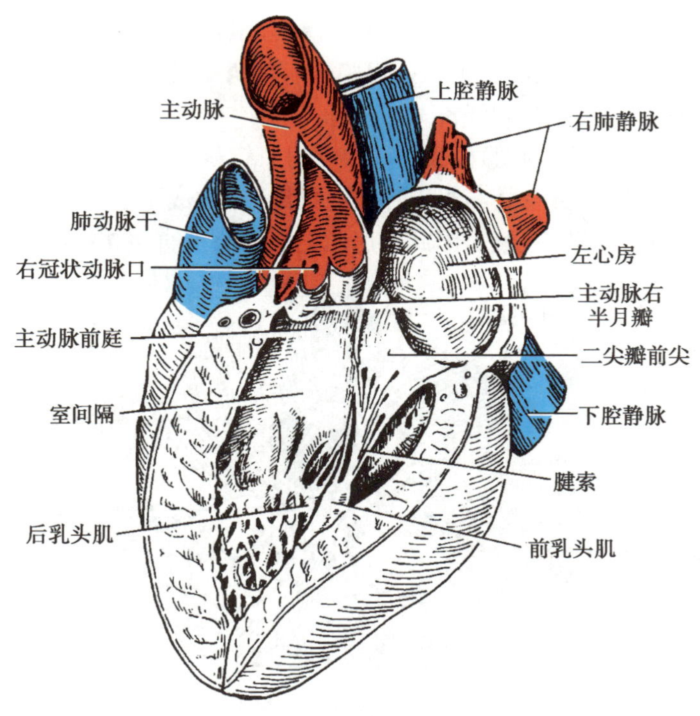

图 7-7 左心房和左心室

（三）心壁的结构与心的传导系统

1. **心壁的结构** 心壁由内向外依次分为心内膜、心肌膜和心外膜 3 层（图 7-8）。

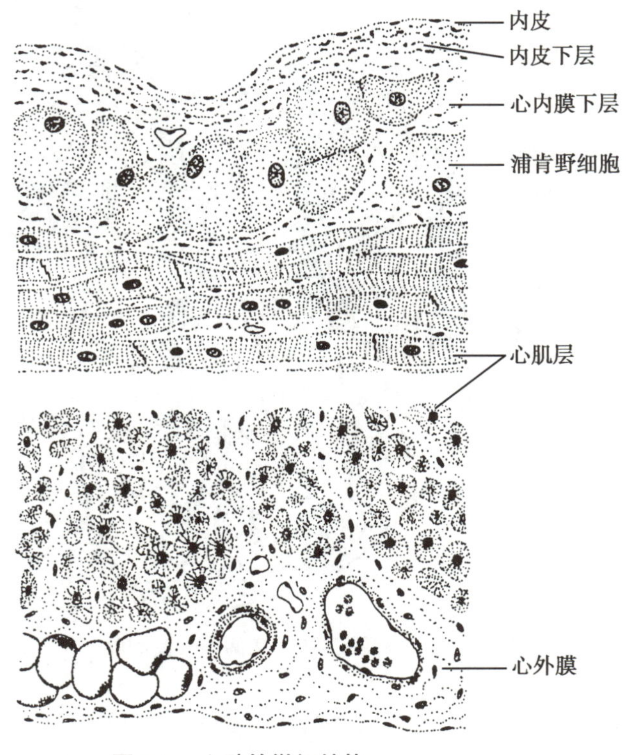

图 7-8 心壁的微细结构

（1）**心内膜**：是衬在心腔内面的一层光滑的薄膜，其内皮与血管的内皮相连续。心内膜在房室口和动脉口处折叠形成心瓣膜。心内膜内有**浦肯野纤维** Purkinje fiber。浦肯野纤维体积较普通的心肌纤维大，染色较浅。

（2）**心肌膜**：最厚，主要由心肌构成。其中心房肌较薄，心室肌较厚，左心室肌最厚。在各房室口和动脉口周围，有致密结缔组织形成的**纤维环**，构成了心壁的支架。心房肌和心室肌分别附着于纤维环上，互不连续。因此心房肌的兴奋不能直接传给心室肌（图 7-9）。

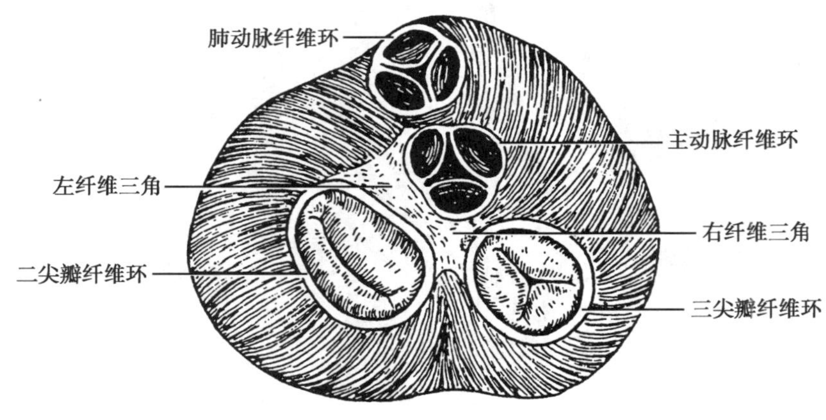

图 7-9　纤维环与瓣膜

室间隔的大部分由心肌构成，称肌部，其上部靠近心房处，有一缺乏心肌的卵圆形区域，称**膜部**，是室间隔缺损的好发部位（图 7-10）。

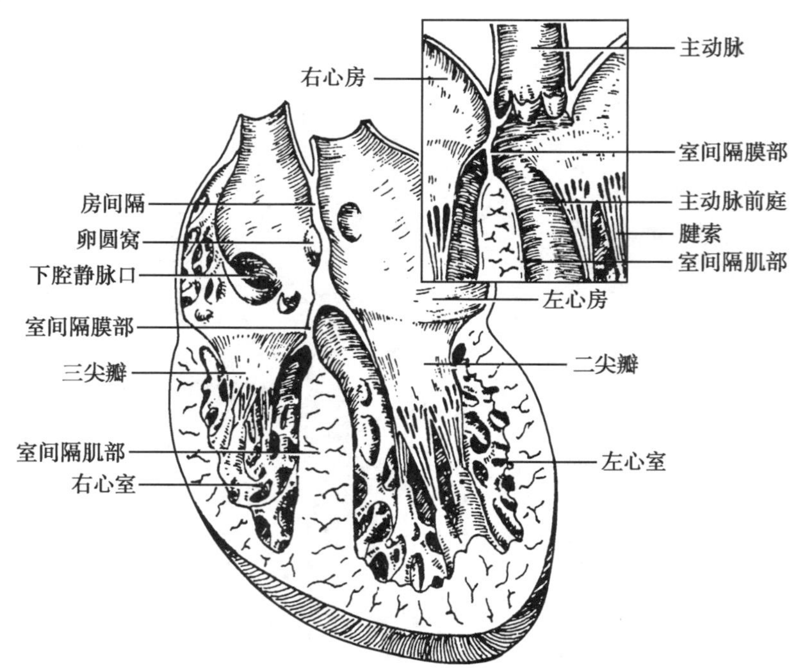

图 7-10　房间隔与室间隔

（3）**心外膜**：为心壁外面的一层浆膜，即浆膜心包的脏层。

2. **心的传导系统**　心的传导系统由特殊的心肌纤维构成，主要功能是产生和传导兴奋，维持心正常的节律性活动。心的传导系统包括窦房结、房室结、房室束及其分支（图 7-11）。

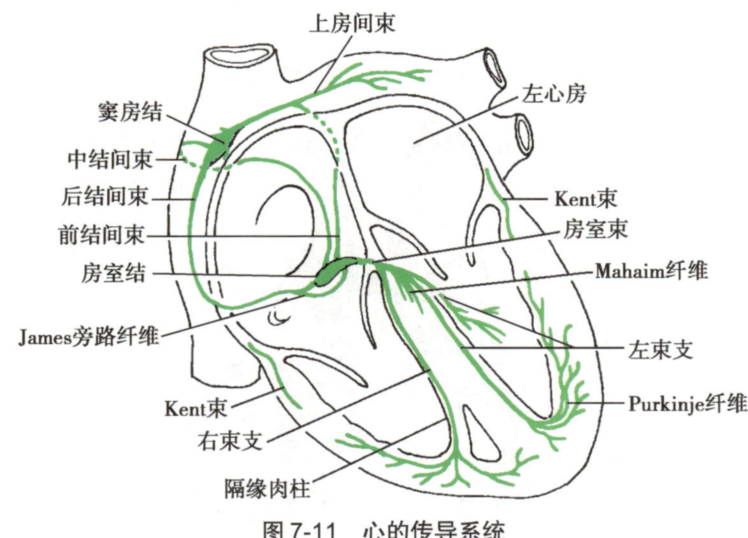

图 7-11 心的传导系统

（1）**窦房结** sinuatrial node：位于上腔静脉与右心耳之间的心外膜深面，呈长椭圆形。窦房结可自律性的发生兴奋，是心的正常起搏点。

（2）**房室结**：位于冠状窦口与右房室口之间的心内膜深面，呈扁椭圆形。房室结的功能是将窦房结传来的兴奋传向心室。

ER-7-2 心的传导系统（微课）

（3）**房室束**及其分支：房室束起于房室结，在室间隔上部分为左、右束支。左、右束支分别沿室间隔两侧心内膜深面下行，逐渐分为许多细小的浦肯野纤维，浦肯野纤维交织成网并与心室肌纤维相连。

知识链接

人工心脏起搏

人工心脏起搏是用人造的脉冲电流刺激心脏，以带动心脏搏动的疗法，是缓慢性心律失常治疗学的重要进展之一。大家知道，正常人心跳的发源地位于心脏的窦房结。如果窦房结发生病变，起搏频率减少，或者根本就发不出冲动，心脏就会停止跳动，病人会立即死亡。如果窦房结能正常发放冲动，但二级起搏点房室结发生病变，则从窦房结发出的冲动也不能下传至心室，产生房室传导阻滞，而心室自主性节律又很慢，这时病人也会有生命危险。人工心脏起搏器的出现，给这些患者带来了福音。

（四）心的血管

1. 动脉 营养心的动脉是左、右冠状动脉。均起自于升主动脉的根部，经冠状沟分布到心的各部。其中右冠状动脉主要分布于右心房、右心室、左心室后壁、室间隔的后下部、窦房结及房室结。左冠状动脉主要分布于左心房、左心室、右心室前壁和室间隔前上部。右冠状动脉的主要分支是后室间支；左冠状动脉的主要分支是前室间支和旋支。

ER-7-3 心的血管（微课）

2. 静脉 心的静脉多与动脉伴行，最终在冠状沟后部汇合成冠状窦，经冠状窦口注入右心房。

（五）心包

心包 pericardium（图 7-12）是包裹心和出入心的大血管根部的纤维浆膜囊，分纤维心包和浆膜心包两部分。

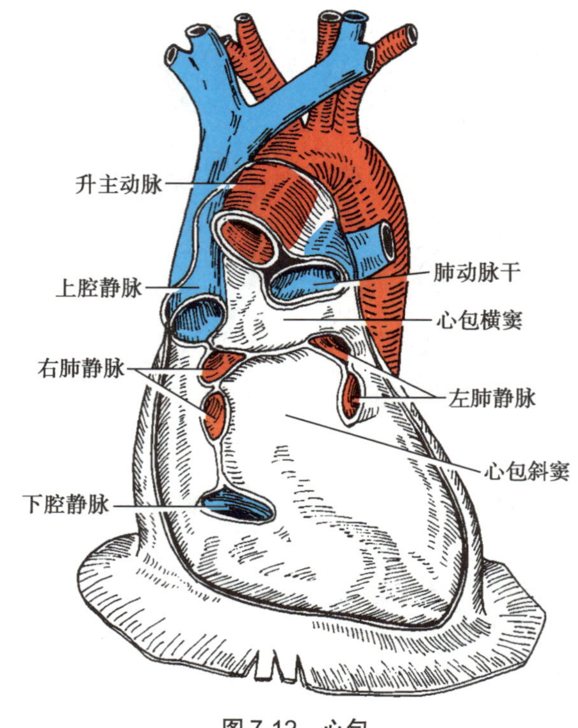

图 7-12 心包

1. **纤维心包** 是坚韧的纤维性结缔组织囊，上方与大血管的外膜相续，下方附着于膈的中心腱。

2. **浆膜心包** 为纤维心包内密闭的浆膜性囊，分脏、壁两层。脏层即心外膜。壁层衬于纤维心包内面。浆膜心包的脏、壁两层在出入心的大血管根部相互移行，两层之间的腔隙称**心包腔**，内含少量浆液起润滑作用。

解剖与临床

心包穿刺是借助穿刺针直接刺入心包腔的诊疗技术。其目的是：引流心包腔内积液，降低心包腔内压，是急性心包腔填塞的急救措施。通过穿刺抽取心包积液，作生化测定，涂片寻找细菌和病理细胞，作结核杆菌或其他细菌培养，以鉴别诊断各种性质的心包疾病。通过心包穿刺，注射抗生素等药物、进行治疗。

（六）心的体表投影

在成人，心在胸前壁的体表投影，一般可用下列四点及其间的弧线连接来表示（图 7-13）。

1. 左上点　在左侧第 2 肋软骨下缘，距胸骨左缘 1.2cm 处。
2. 右上点　在右侧第 3 肋软骨上缘，距胸骨右缘 1cm 处。
3. 右下点　在右侧第 6 胸肋关节处。
4. 左下点　在左侧第 5 肋间隙锁骨中线内侧 1～2cm 处。

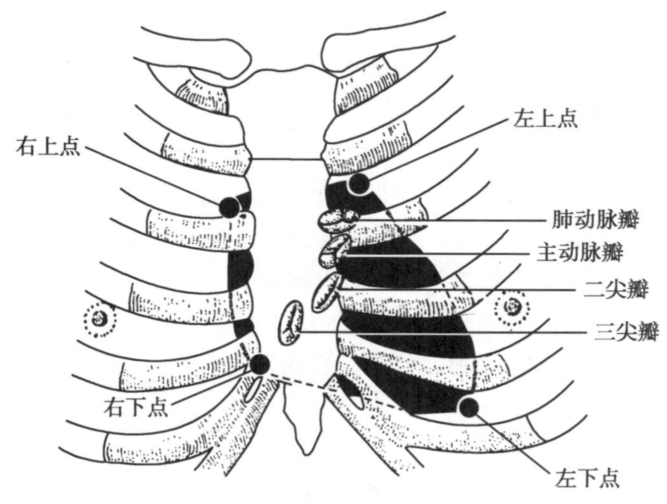

图 7-13 心的体表投影

解剖与临床

1. 胸外心脏按压术　抢救心脏骤停病人时经常使用胸外心脏按压术，以代偿心功能。胸外心脏按压术是临床医护人员甚至可以说是人人均应掌握的一项抢救技能。

(1) 部位和姿势：正确的挤压部位应是胸骨中、下 1/3 交界处。具体方法是让病人仰卧并开放气道，抢救者站或跪在一侧，用一手的掌根贴在病人胸骨中、下 1/3 交界处，另一手叠在这只手背上。

(2) 用力：胸外按压是利用杠杆原理，身体尽量往前倾，利用身体的力量下压用力，使胸骨下陷约 3～4cm。而且在按压的过程中，手臂始终是垂直的；手掌鱼际始终是紧贴患者胸部。

(3) 幅度及频率：幅度：3～4cm；频率：100 次 / 分（所有患者）。

(4) 胸外按压 / 人工呼吸比率（按压 / 通气比率）：做 30 次胸外按压，接着做 2 次人工呼吸，即 30/2。循环交替进行，5 个循环（5 分钟左右）为一回合，检查一次患者的呼吸、脉搏和反应，如仍没反应，则继续做，尽量保持不间断。直到复苏或医务人员赶到现场为止。

2. 心内注射　心内注射是针对一些心脏骤停的患者，在进行心脏按压的同时需要向心内注射一定药物促进心脏复跳的一种治疗方法。常选用在第 4 肋间胸骨左缘 1～2cm 处垂直刺入 4～5cm。抽得回血后将药液快速注入。

二、血管

（一）血管的分类及结构特点

1. 血管的分类和血管吻合　血管分为动脉、静脉和毛细血管三类。动脉和静脉均可分为大、中、小三级。

大动脉是指由心室发出的动脉主干，其管径大、管壁厚，如主动脉和肺动脉等；管径小于 1.0mm 的动脉称小动脉，其中接近毛细血管的部分称微动脉；介于大、小动脉之间的动脉均为中动脉，如肱动脉和桡动脉等。

大静脉是指注入心房的静脉主干，如上、下腔静脉和肺静脉等；管径小于2.0mm的称小静脉，其中与毛细血管相连的部分称微静脉；介于大、小静脉之间的静脉均属于中静脉。

人体内的血管吻合现象十分普遍（图7-14）。动脉之间有动脉弓、交通支、动脉网等吻合形式；静脉之间有静脉网、静脉丛等吻合形式；在小动脉和小静脉之间还有动静脉吻合等。血管吻合对缩短血液循环的时间、增加局部的血流量、调节体温等都起着重要的作用。

此外，有些较大的血管，在其主干的近端发出与主干平行的侧支，侧支与主干远端发出的返支或其他血管干的侧支形成吻合，称为侧支吻合。在正常情况下，侧支的管径都较细小。当某一主干血流受阻时，侧支管径则逐渐增大以代替主干输送血液。侧支吻合对保证器官在缺血情况下的有效供血，起到了至关重要的作用，故临床意义较大。

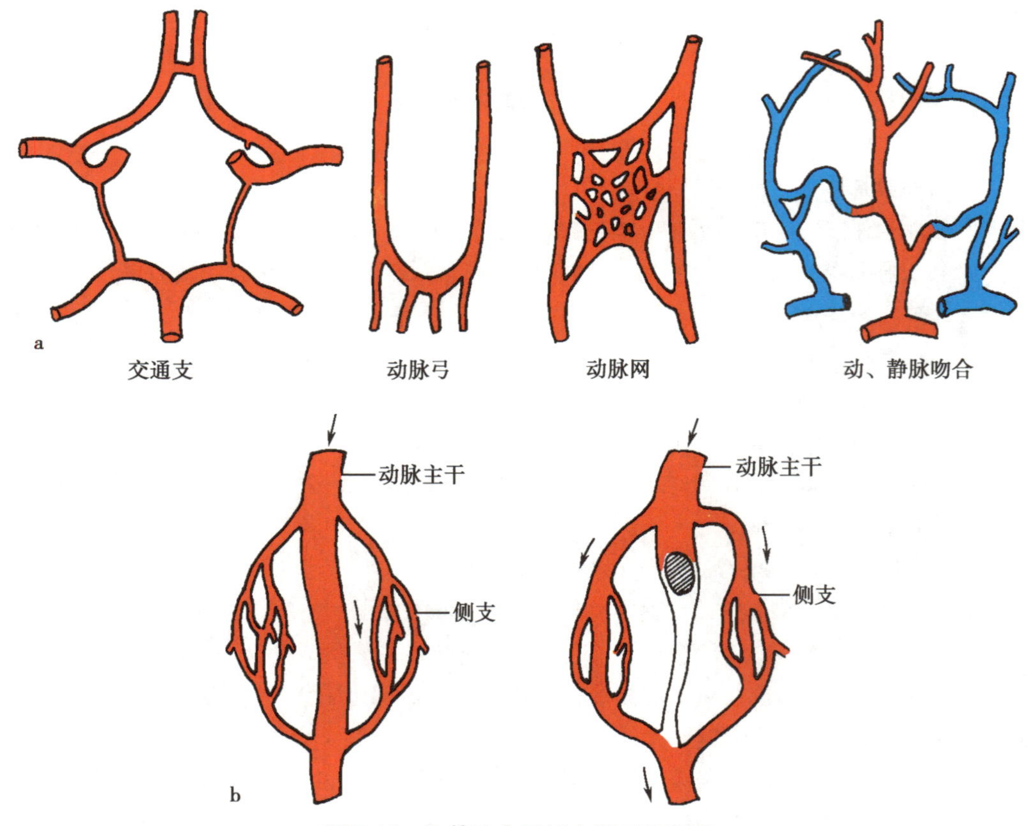

图7-14 血管吻合及侧支循环示意图

a. 血管吻合形式；b. 侧支吻合和侧支循环

2. 血管壁的结构

（1）动脉：动脉的管壁较厚，由内向外分为内膜、中膜和外膜三层：①内膜：最薄，由内皮及少量结缔组织构成。内膜游离面光滑，可减少血液流动的阻力。内膜与中膜交界处有一层内弹性膜。②中膜：最厚，由平滑肌和弹性纤维构成。大动脉（图7-15）的中膜以弹性纤维为主，故又称为**弹性动脉**。中动脉（图7-16）和小动脉（图7-17）的中膜以平滑肌为主，故又称为**肌性动脉**。小动脉管壁平滑肌的舒缩，不但可改变其口径，影响器官组织的血流量；还可改变血流的外周阻力，影响血压。③外膜：较薄，由疏松结缔组织构成，含有小血管、淋巴管和神经等。

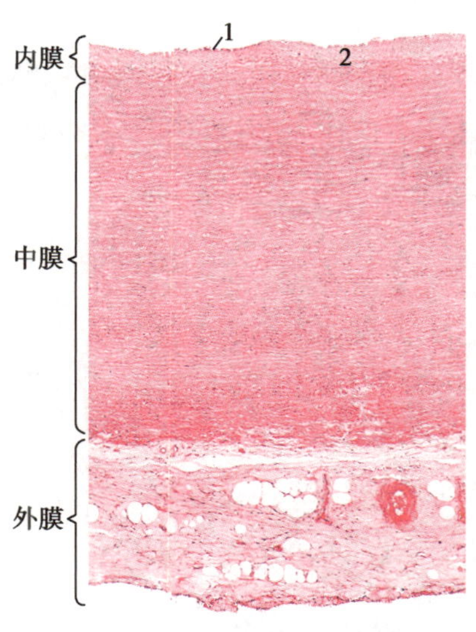

图 7-15 大动脉的微细结构
1. 内皮；2. 内皮下层

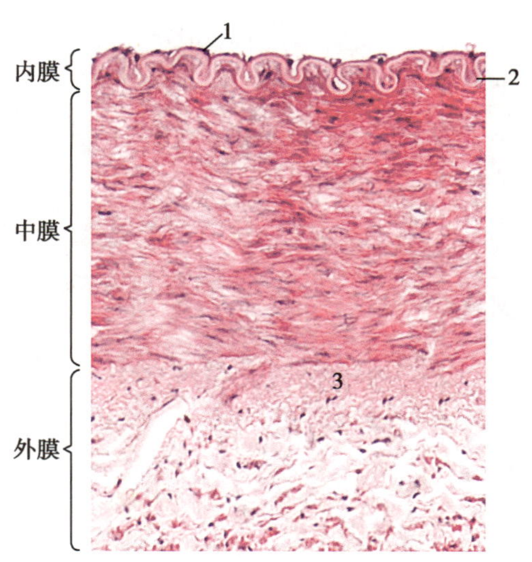

图 7-16 中动脉的微细结构
1. 内皮；2. 内弹性膜；3. 外弹性膜

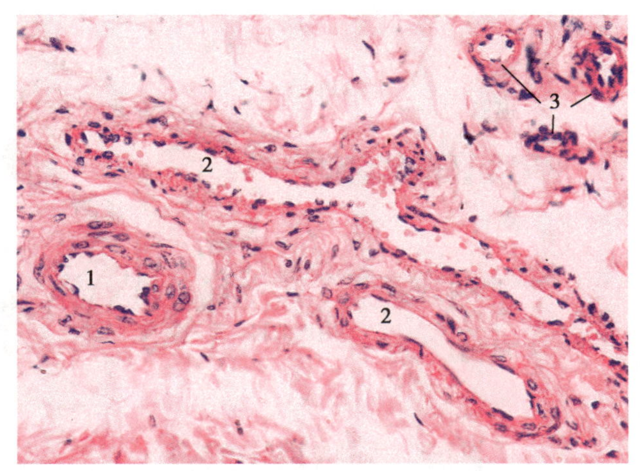

图 7-17 小动脉和小静脉的微细结构
1. 小动脉；2. 小静脉；3. 微动脉

(2) 静脉：静脉与相应的动脉相比，其管腔大而不规则，管壁薄，平滑肌和弹性成分少，胶原纤维多。大静脉(图 7-18)管壁内膜薄，中膜很不发达，为几层排列稀疏的环行平滑肌，有的无平滑肌，外膜则较厚，结缔组织内常有较多纵行平滑肌束。中静脉(图 7-19)管壁薄，内弹性膜不明显。中膜环行平滑肌分布稀疏。外膜比中膜厚，无外弹性膜。在有些中静脉外膜中可见纵行平滑肌束。

(3) 毛细血管：毛细血管的管径一般为 6～8μm，管壁仅由一层内皮和基膜构成(图 7-20)。毛细血管分**连续毛细血管**、**有孔毛细血管**和**窦性毛细血管**三类。

3. **微循环** 微循环是指微动脉和微静脉之间的血液循环。它具有调节局部血流的功能，对组织和细胞的新陈代谢有很大影响。微循环一般包括**微动脉**、**后微动脉**、**真毛细血管**、**直捷通路**、**动静脉吻合**和**微静脉** 6 个部分(图 7-21)。

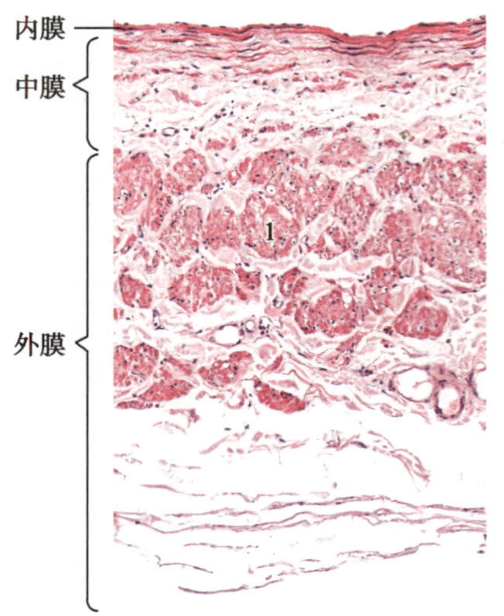

图 7-18 大静脉的微细结构

1. 外膜纵行平滑肌束

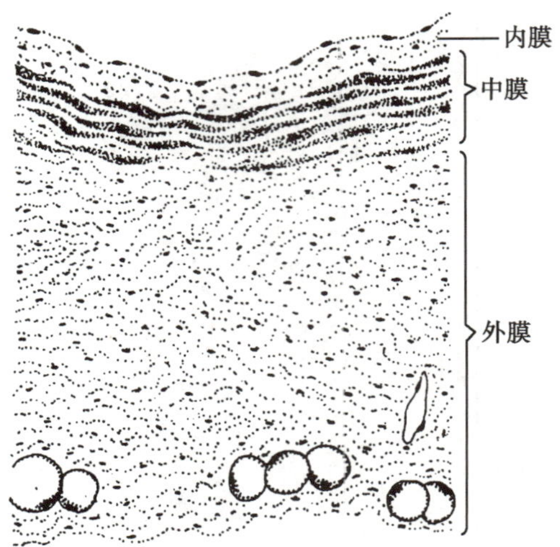

图 7-19 中静脉的微细结构

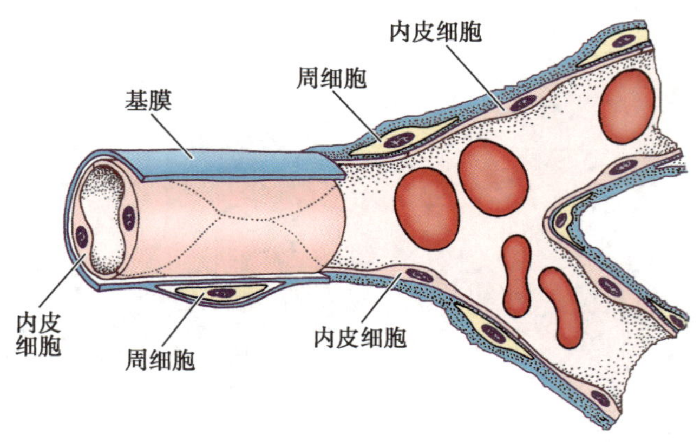

图 7-20 毛细血管结构模式图

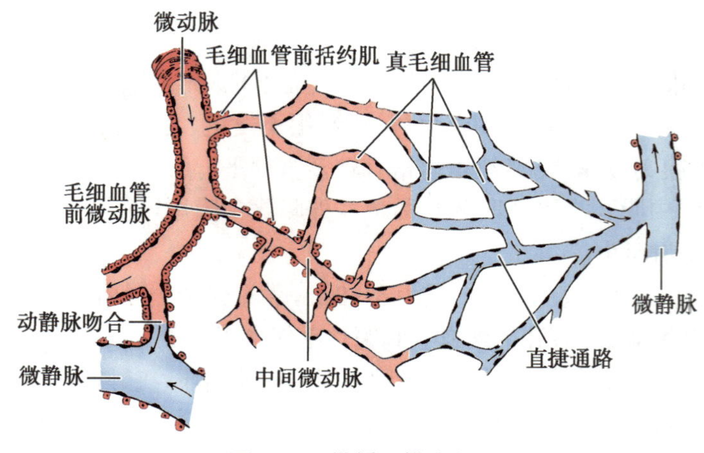

图 7-21 微循环模式图

（二）肺循环的血管

1. **肺循环的动脉** 肺动脉干短而粗，起于右心室，在升主动脉的前方向左后上方斜行，至主动脉弓的下方分为左、右肺动脉。左、右肺动脉分别经左、右肺门入肺，入肺后与支气管伴行，经多次分支后形成肺泡毛细血管并吻合成网。在肺动脉干分叉处稍左侧与主动脉弓下缘之间有一条结缔组织索，称**动脉韧带**，是胎儿时期动脉导管闭锁后的遗迹。若动脉导管在出生后6个月尚未闭锁，则称动脉导管未闭，是常见的先天性心脏病之一。

2. **肺循环的静脉** 肺静脉起自肺泡周围的毛细血管网，在肺内逐级汇合，至两侧肺门处，各自形成两条肺静脉出肺，注入左心房。

（三）体循环的动脉

体循环的动脉主干是**主动脉** aorta。主动脉由左心室发出，向右前上方斜行，再弯向左后，沿脊柱左前方下行，穿膈的主动脉裂孔入腹腔，至第4腰椎体下缘处分为左、右髂总动脉。以胸骨角平面为界将主动脉分为**升主动脉**、**主动脉弓**和**降主动脉**三部分（图7-22、图7-23）。

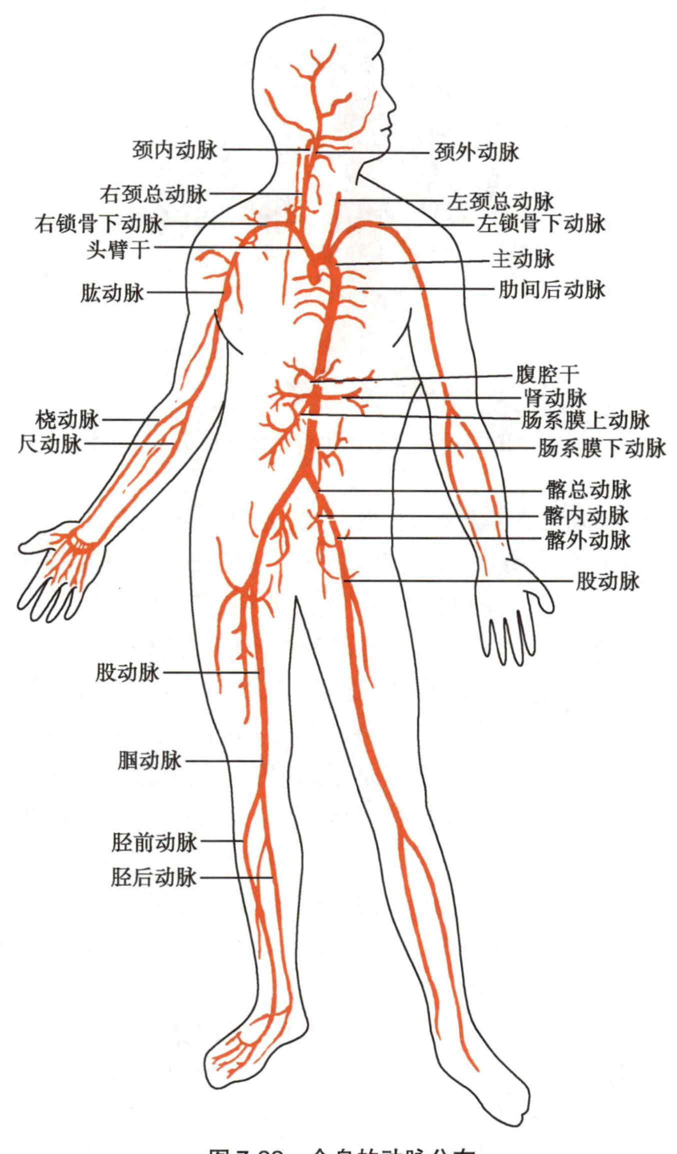

图7-22　全身的动脉分布

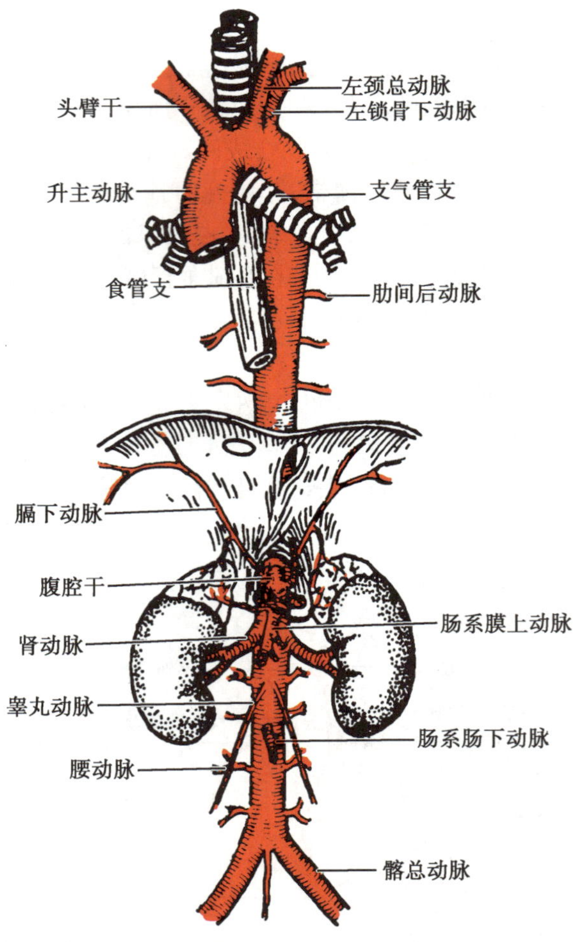

图 7-23 主动脉走行及分布概况

升主动脉 ascending aorta 在其起始处，有左、右冠状动脉发出。

主动脉弓 aortic arch 在主动脉弓的凸侧，自右前向左后依次发出**头臂干、左颈总动脉**和**左锁骨下动脉**三个分支。头臂干向右上方行至右胸锁关节后方，分为右颈总动脉和右锁骨下动脉。主动脉弓壁内有压力感受器，具有调节血压的作用。主动脉弓下方，靠近动脉韧带处有 2～3 个粟粒状小体，称**主动脉小球**，是化学感受器，参与调节呼吸。

降主动脉 descending aorta 以膈为界，又将其分为胸主动脉和腹主动脉。

1. 头颈部的动脉　头颈部的动脉主干是**颈总动脉**。两侧颈总动脉均在胸锁关节的后方沿气管、喉和食管的外侧上行，至甲状软骨上缘分为颈内动脉和颈外动脉。在颈总动脉分叉处有颈动脉窦和颈动脉小球。

颈动脉窦 carotid sinus 是颈总动脉末端和颈内动脉起始部的膨大部分，壁内有压力感受器，具有调节血压的作用。**颈动脉小球** carotid glomus 是位于颈内、外动脉分叉处后方的扁椭圆形小体，属化学感受器，参与调节呼吸。

(1) 颈外动脉（图 7-24）：由颈总动脉发出后，沿胸锁乳突肌的深面上行，在腮腺实质内分为上颌动脉和颞浅动脉两个终支。其主要分支有：①**甲状腺上动脉**：起自颈外动脉起始处，行向内下方，分布于甲状腺上部和喉。②**面动脉**：在平下颌角处自颈外动脉发出，向前经下颌下腺深面，至咬肌前缘绕过下颌骨下缘到达面部，再经口角的外侧和鼻翼的外侧上行至眼的内侧，改称为**内眦动脉**。面动脉沿途分布于面部、下颌下腺和腭扁桃体等处。③**颞浅动脉**：经外耳门前方上行，越过颧弓根上行至颅顶。分布于腮腺、颞部和颅顶。④**上颌动脉**：在腮腺内发出后，经下颌支的深面行向前内，分布于鼻腔、口腔和硬脑膜等处。其中分布于硬脑膜的分支称**脑膜中动脉**，自上颌动脉发出后穿棘孔入颅腔，紧贴翼点内面走行。当颞部骨折时，易损伤该血管，引起硬膜外血肿。

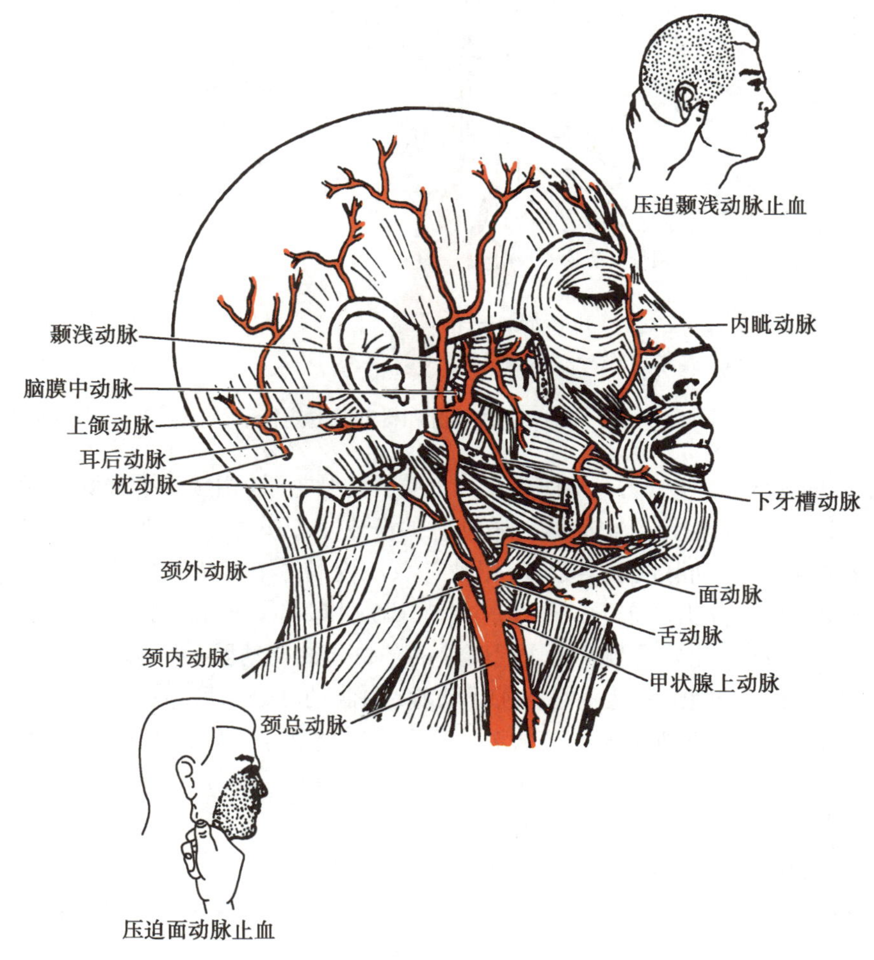

图 7-24 颈外动脉及其分支

（2）颈内动脉：由颈总动脉发出后，在咽的外侧垂直上升穿颈动脉管进入颅腔，分布于脑和视器（图 7-25）。

2. 锁骨下动脉和上肢的动脉

（1）锁骨下动脉：左侧起自主动脉弓，右侧起自头臂干，经胸廓上口到颈根部，继而行向外侧至第 1 肋的外侧缘，移行为腋动脉。锁骨下动脉的主要分支有：①**椎动脉**：由锁骨下动脉上壁发出，上行穿过上位 6 个颈椎（C_6～C_1）横突孔及枕骨大孔入颅腔，分布于脑和脊髓；②**胸廓内动脉**：由锁骨下动脉向下发出，进入胸腔，沿肋软骨的后面下行，最后进入腹直肌鞘内，移行为**腹壁上动脉**。胸廓内动脉分布于胸前壁、乳房、心包、腹直肌和膈；③**甲状颈干**：为一短干。其主要分支为甲状腺下动脉，分布于甲状腺下部和喉等处。

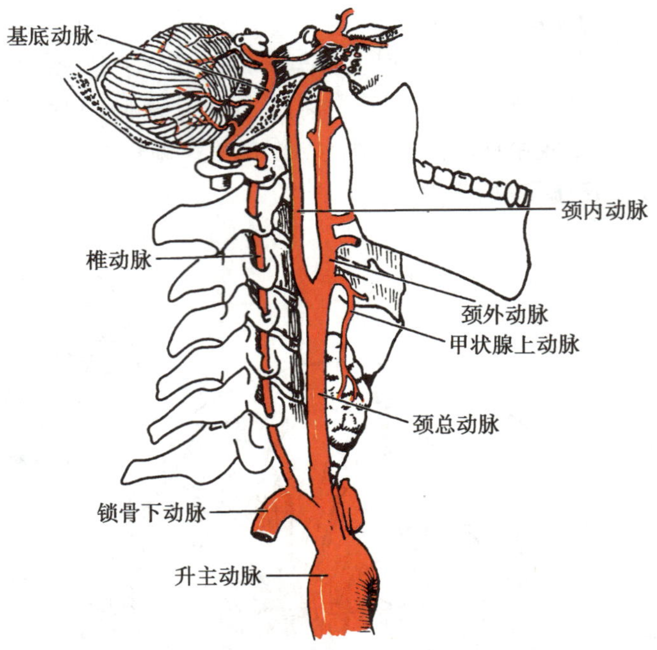

图 7-25 颈内动脉和椎动脉的走行

（2）上肢的动脉（图 7-26）：①**腋动脉**：为上肢的动脉主干，由锁骨下动脉延续而成，在腋窝内行向外下，至臂部移行为肱动脉。腋动脉的分支主要分布于肩部、胸前外侧壁和乳房等处。②**肱动脉**：为腋动脉的直接延续，沿肱二头肌内侧缘下行至肘窝深部，分为桡动脉和尺动脉。肱动脉沿途分支分布于臂部及肘关节。在肘窝稍上方肱二头肌腱内侧，肱动脉位置表浅可触到其搏动，此处是测量血压时听诊的部位。③**桡动脉**：由肱动脉分出后，沿前臂前群肌的桡侧下行，经腕部到达手掌。④**尺动脉**：由肱动脉分出后，在前臂前群肌的尺侧下行，经腕部到达手掌。桡动脉与尺动脉沿途分布于前臂和手。⑤**掌浅弓**和**掌深弓**：由尺动脉与桡动脉在手掌的终末支相互吻合而成。掌浅弓和掌深弓除分支分布于手掌外，还发出指掌侧固有动脉，沿手指掌面的两侧缘行向指尖（图 7-27）。

（3）胸部的动脉：主干是胸主动脉，其分支有壁支和脏支。

壁支包括肋间后动脉和肋下动脉，沿肋沟走行，分布于胸壁、腹壁上部和脊髓等处（图 7-28）。

脏支细小，主要有**支气管支**、**食管支**和**心包支**，分布于各级支气管、食管和心包等处。

（4）腹部的动脉：主干是**腹主动脉**（图 7-29），其分支也分壁支和脏支。壁支较细小，主要是 4 对腰动脉，分布于脊髓、腹后壁和腹前外侧壁。脏支数量多且粗大，分成对脏支和不成对脏支两种。

成对的脏支主要有：①**肾上腺中动脉**：在平对第 1 腰椎平面处发出，横行向外，分布于肾上腺。②**肾动脉**：较粗，约在平对第 2 腰椎体平面处发出，横行向外经肾门入肾。③**睾丸动脉**：细长，在肾动脉的稍下方发出，沿腹后壁斜向外下，继而经腹股沟管入阴囊，分布于睾丸。在女性则称**卵巢动脉**，分布于卵巢。

不成对的脏支主要有：①**腹腔干**（图 7-30）：粗而短，在主动脉裂孔稍下方由腹主动脉前壁发出，立即分为胃左动脉、肝总动脉和脾动脉。胃左动脉分支分布于胃小弯侧的胃壁和食管的腹段。肝总动脉行向右前方，于十二指肠上部的上方，分为肝固有动脉和胃十二指

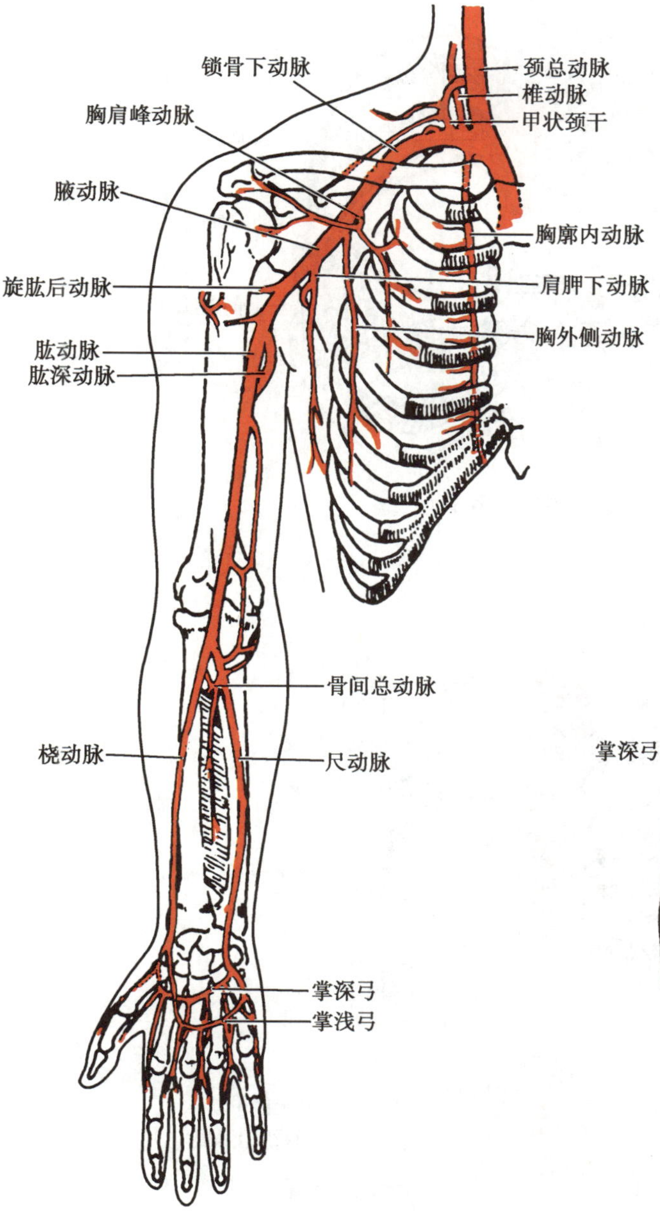

图 7-26 上肢的动脉

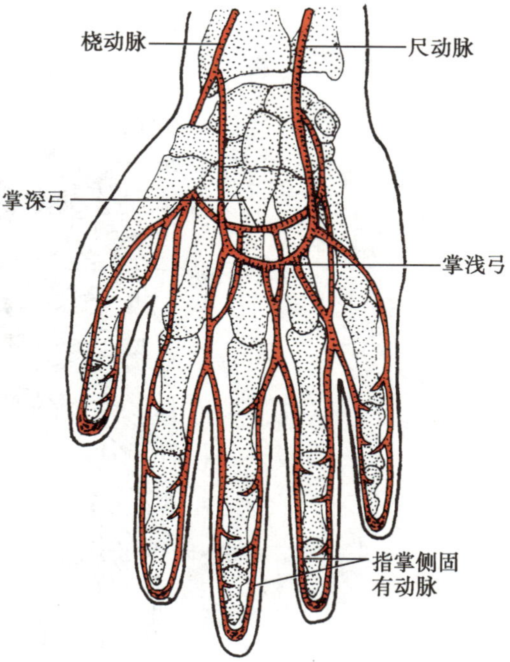

图 7-27 手的动脉

肠动脉。肝固有动脉在起始处发出胃右动脉，本干在肝十二指肠韧带内上行达肝门处分左、右支入肝，右支入肝前发出胆囊动脉。胃十二指肠动脉在十二指肠上部的后方下行分为数支，其中主要的是胃网膜右动脉。脾动脉沿胰的上缘左行至脾门入脾，沿途发出胰支分布于胰，在脾门附近，还发出胃短动脉和胃网膜左动脉。②**肠系膜上动脉**（图 7-31）：在腹腔干的稍下方由腹主动脉前壁发出，在胰头后方下行，进入肠系膜，分支分布于空肠、回肠、盲肠、阑尾、升结肠、横结肠。③**肠系膜下动脉**（图 7-32）：约平第 3 腰椎高度发自腹主动脉前壁，分支分布于降结肠、乙状结肠和直肠上部。

（5）盆部的动脉：盆部的动脉主干是髂总动脉。髂总动脉（图 7-33）在第 4 腰椎体下缘由腹主动脉发出，斜向外下方走行，至骶髂关节前方，分为髂内动脉和髂外动脉。

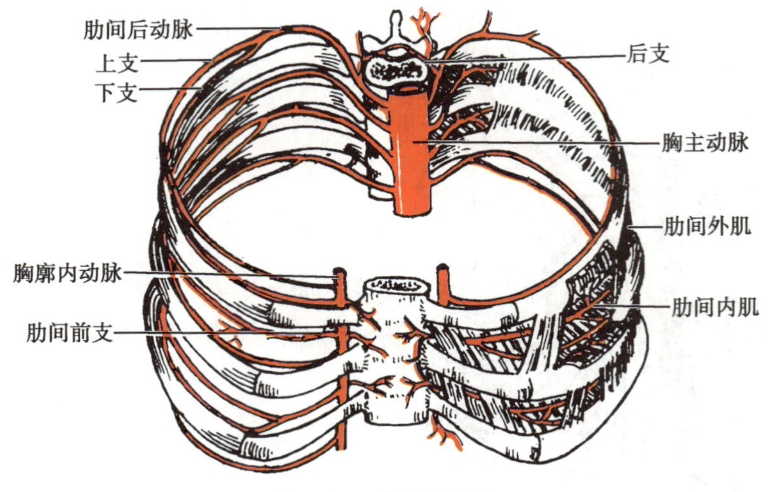

图 7-28 胸壁的动脉

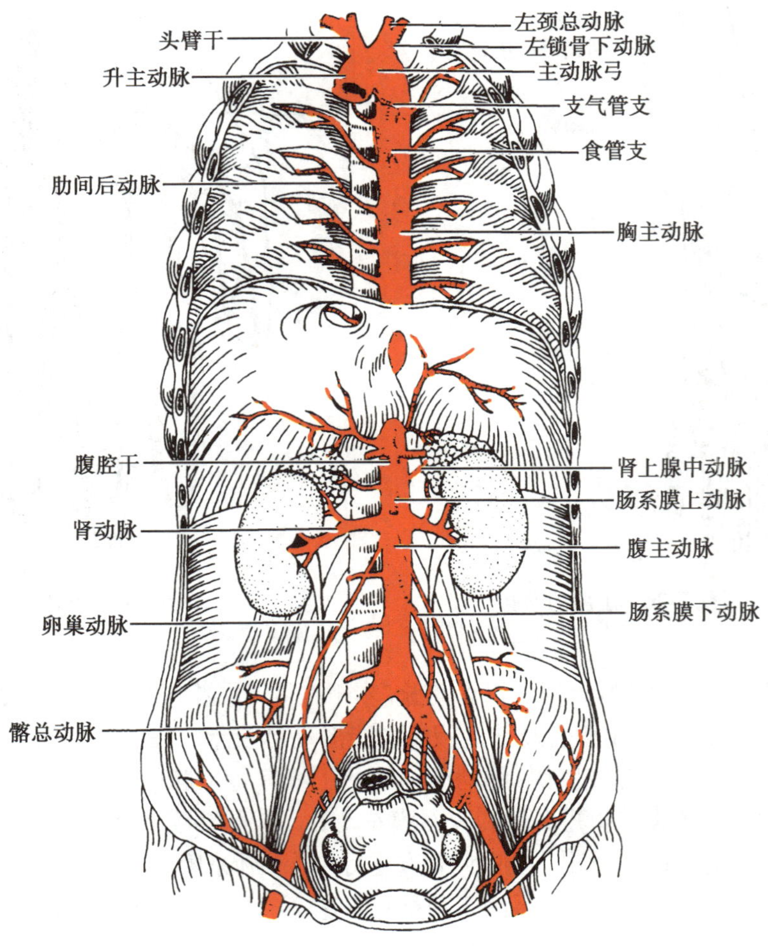

图 7-29 腹部的动脉

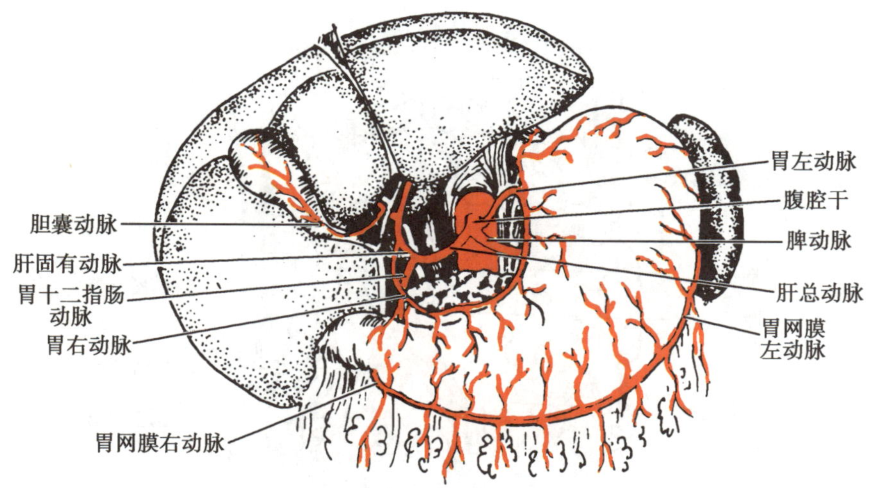

图 7-30 腹腔干及其分支(胃前面)

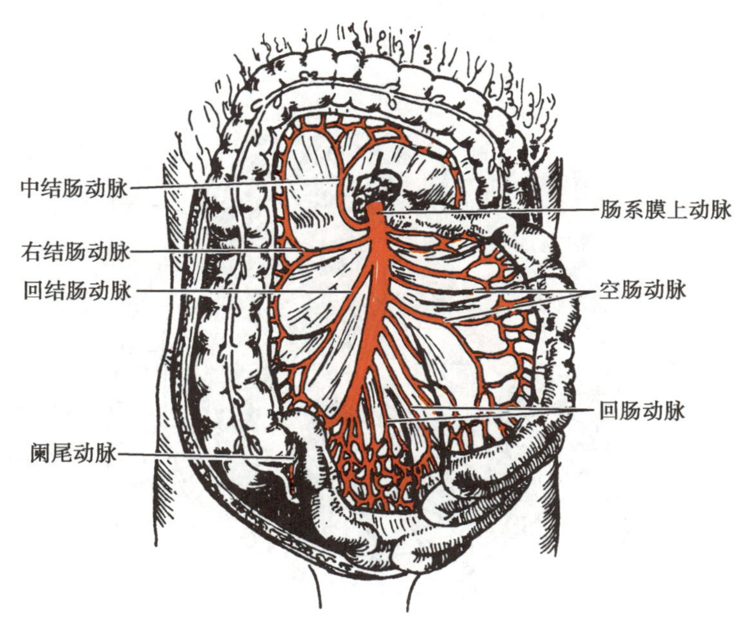

图 7-31 肠系膜上动脉及其分支

1)**髂内动脉**:为一短干,沿盆腔侧壁下行,分壁支和脏支。①壁支:主要有**闭孔动脉**、**臀上动脉**和**臀下动脉**。闭孔动脉经闭孔出盆腔,分布于大腿内侧部及髋关节。臀上动脉和臀下动脉分别经梨状肌上、下孔穿出骨盆腔,分布于臀肌。②脏支:主要有子宫动脉、阴部内动脉。**子宫动脉**(图 7-34)走行于子宫阔韧带内,在子宫颈外侧 2cm 处越过输尿管的前上方,沿子宫颈上行,分布于阴道、子宫、输卵管和卵巢等处。阴部内动脉自梨状肌下孔出盆腔,进入会阴深部,分支布于肛区和外生殖器。

2)**髂外动脉**:沿腰大肌内侧缘下行,经腹股沟韧带中点深面至股前部,移行为股动脉。主要分支为腹壁下动脉。

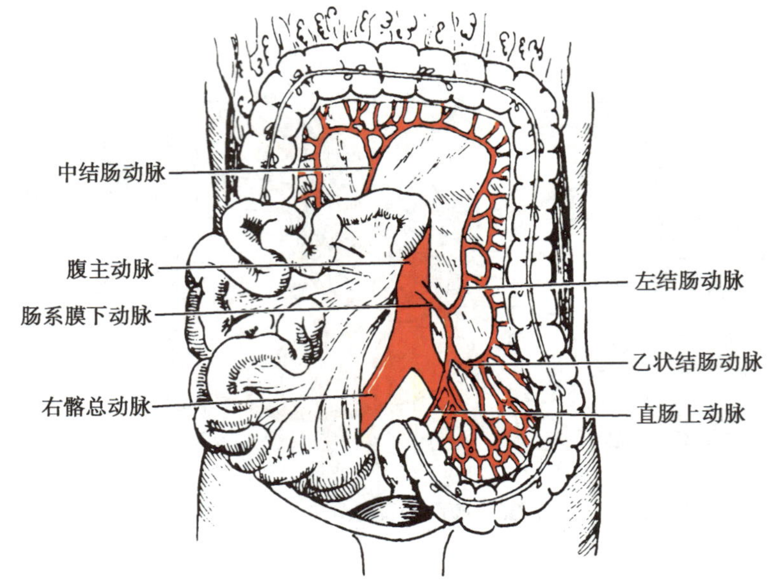

图 7-32 肠系膜下动脉及其分支

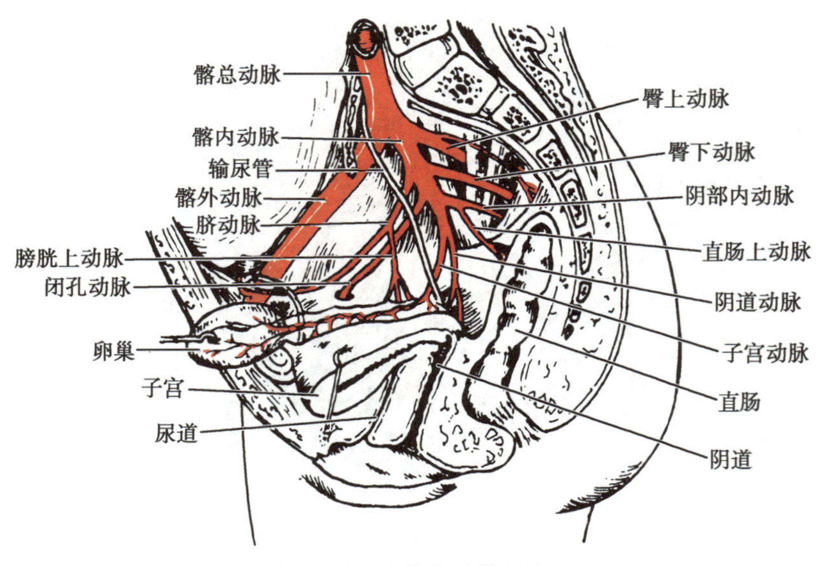

图 7-33 女性盆腔的动脉

(6) 下肢的动脉(图 7-35、图 7-36):①**股动脉**:为髂外动脉的延续。在股三角内下行,并逐渐转向背侧,进入腘窝移行为腘动脉。分支分布于大腿肌和髋关节。在腹股沟韧带中点下方可触及股动脉的搏动,此处是临床上抽取动脉血和介入插管常选用的部位。②**腘动脉**:行于腘窝深部,至腘窝下缘处分为胫前动脉和胫后动脉。③**胫后动脉**:沿小腿后面的浅、深层肌之间下行,分布于小腿肌后群和外侧群。胫后动脉经内踝的后方进入足底,分为足底内侧动脉和足底外侧动脉。④**胫前动脉**:自腘动脉发出后,向前穿小腿骨间膜至小腿前面,在小腿前群肌之间下行至踝关节前方,移行为足背动脉。胫前动脉分支分布于小腿前群肌。

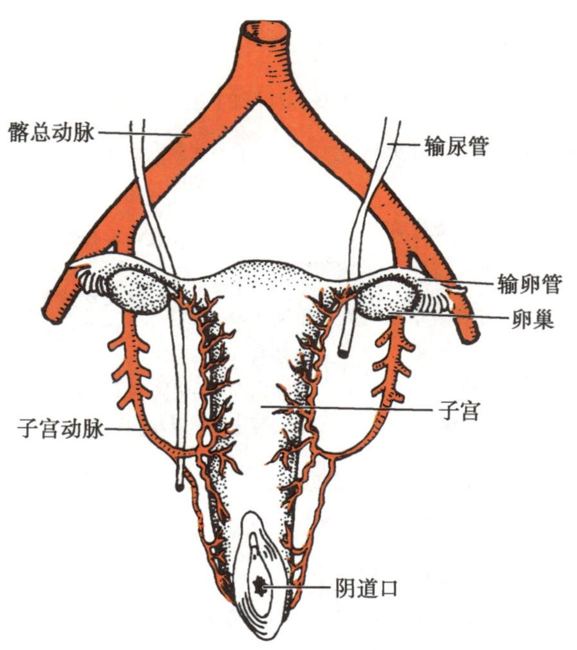

图 7-34 子宫动脉

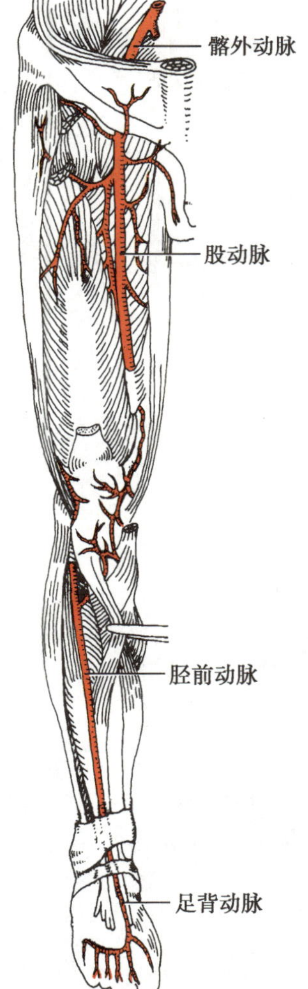

图 7-35 下肢的动脉（前面）

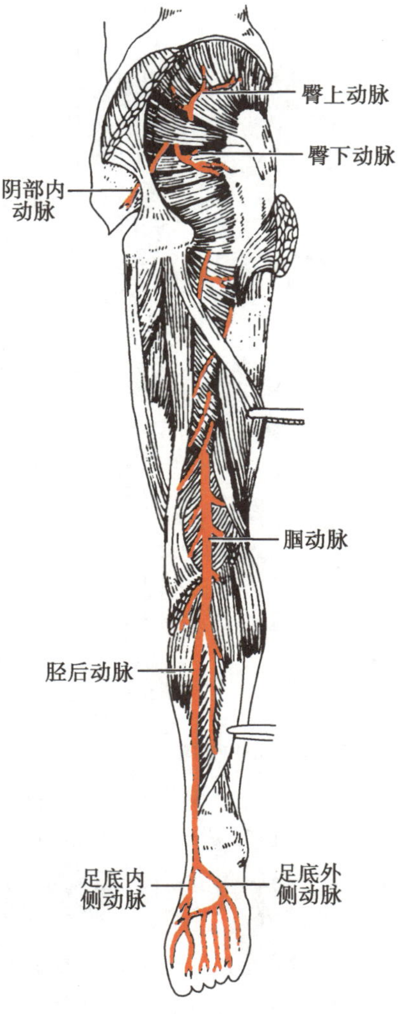

图 7-36 下肢的动脉（后面）

体循环动脉的主要分支可归纳如表7-1。

表7-1 体循环动脉的主要分支

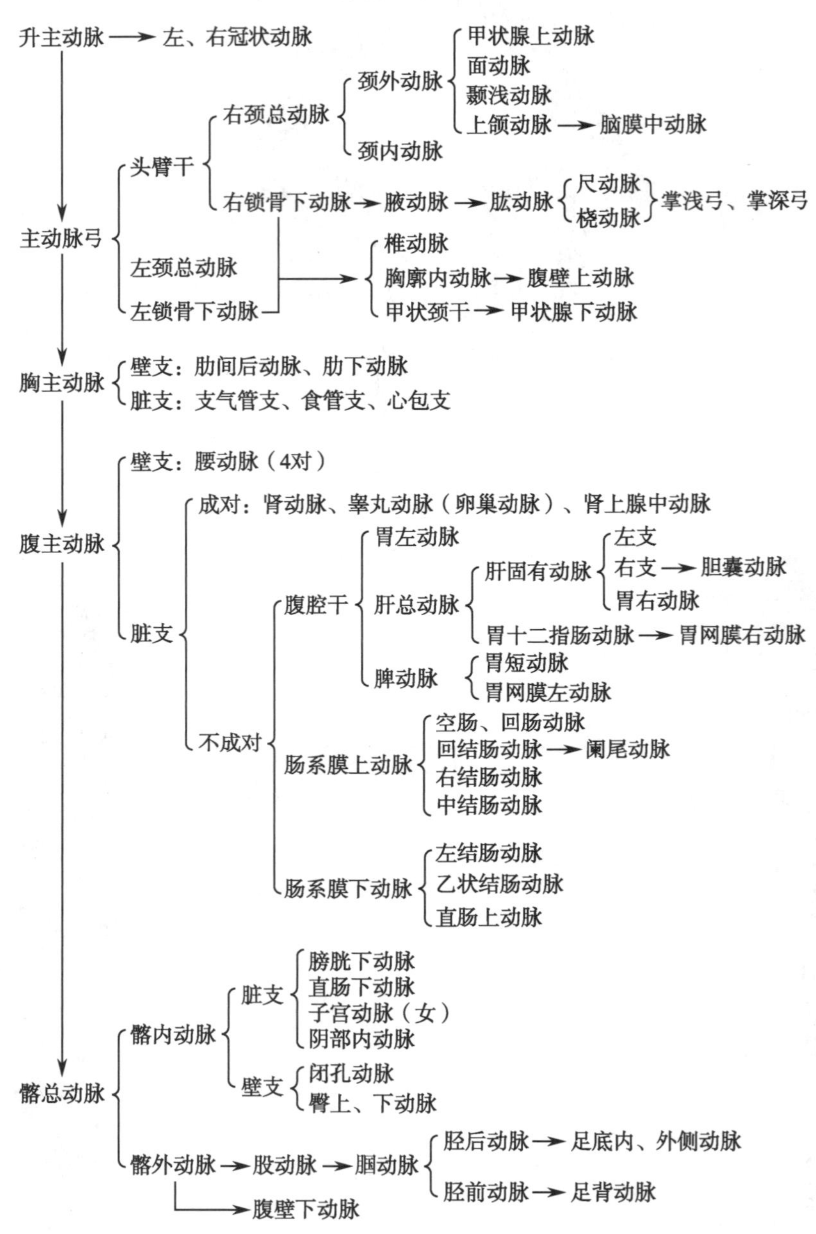

解剖与临床

1. 血压测量技术　血压是流动着的血液对单位面积血管壁所施的侧压力。

肱动脉是臂部的动脉干，沿肱二头肌的内侧缘下降，在肘窝稍上方肱二头肌腱内侧，肱动脉位置表浅可触到其搏动，此处是测量血压时听诊的部位。

2. 压迫止血应用的血管

(1) 颈总动脉：颈总动脉（图7-37）在胸锁乳突肌前缘中份，位置表浅可触及搏动，头颈部外伤出血时，可在此向后内方压至第6颈椎横突以达止血目的。注意不能同时压迫两侧的颈总动脉，以免造成大脑缺血；压迫时间也不能太长，以免引起颈部化学和压力感受器反应而危及生命。

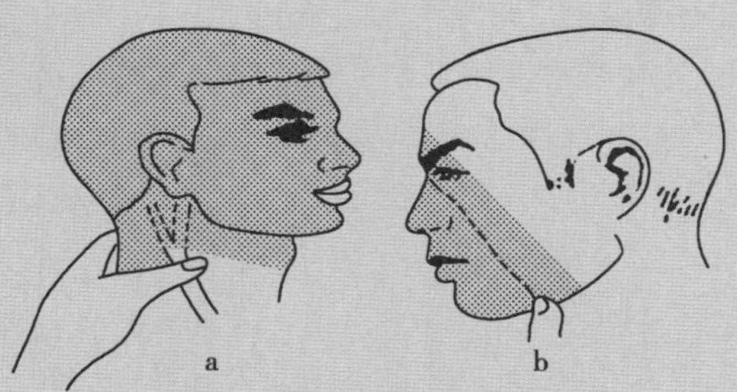

图 7-37 颈总动脉和面动脉压迫止血点

a. 颈总动脉压迫止血点；b. 面动脉压迫止血点

（2）面动脉：面动脉在咬肌前缘与下颌骨下缘交界处（下颌角前方约 3cm 处）位置表浅可触及搏动，当面部出血时，此处可作压迫止血点。

（3）颞浅动脉：颞浅动脉（图 7-38）穿腮腺上行于外耳门前方及颧弓根部浅面，耳屏前方可触及该动脉搏动，当颞部和颅顶部出血时此处可作压迫止血点。

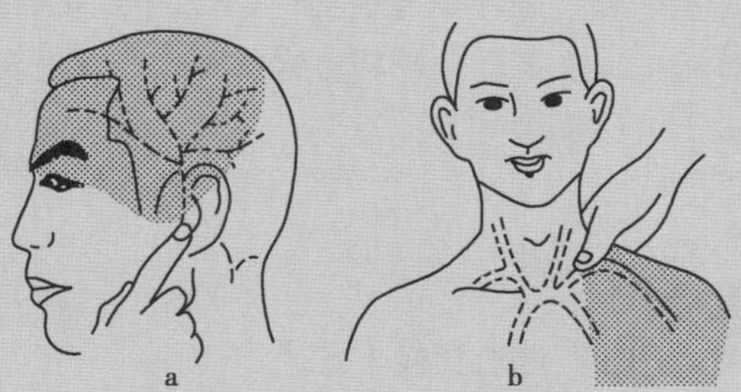

图 7-38 颞浅动脉和锁骨下动脉压迫止血点

a. 颞浅动脉压迫止血点；b. 锁骨下动脉压迫止血点

（4）锁骨下动脉：当上肢外伤出血时，可于锁骨中点上方向后下方将锁骨下动脉压向第 1 肋进行止血。

（5）肱动脉（图 7-39）：走行位置表浅，易触及搏动，当前臂、手外伤出血时，可在臂中部肱二头肌内侧沟内将肱动脉压向肱骨止血。

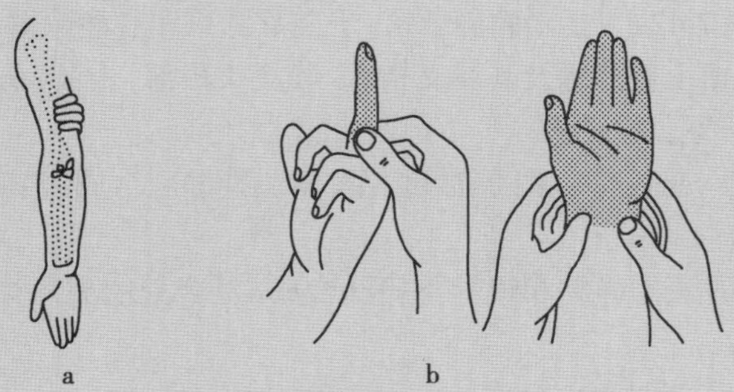

图 7-39 上肢的动脉压迫止血点

a. 肱动脉压迫止血点；b. 桡动脉、尺动脉和手的动脉压迫止血点

(6) 桡动脉、尺动脉及手的动脉：手外伤出血时，可在腕掌侧面的上方压迫桡动脉和尺动脉进行止血。手指的动脉行于手指的两侧缘，手指出血时可在手指两侧压迫止血。桡动脉在桡骨茎突掌侧位置表浅，为常用切脉点。

(7) 股动脉：在腹股沟韧带中点稍下方可触及股动脉的搏动（图 7-40）。当下肢外伤出血时，可于此处将股动脉压向耻骨进行压迫止血。股动脉的内侧为股静脉，亦可作为股静脉穿刺的标志。

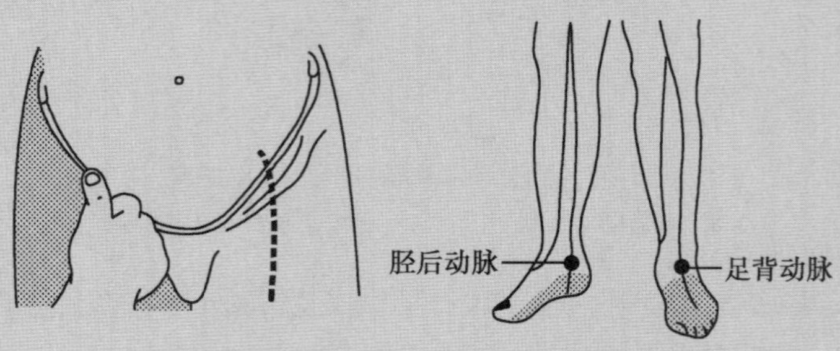

图 7-40 下肢的动脉压迫止血点

(8) 足背动脉和胫后动脉：足背动脉在内、外踝连线中点稍下方位置表浅，可触及搏动，足背部出血时可在此处压迫止血。胫后动脉经内踝后方进入足底，足底肌和足趾出血时可同时在内踝后下方压迫止血。

（四）体循环的静脉

体循环静脉的特点包括：

1. 数量多，管腔较大，管壁薄，吻合比较丰富。

2. 静脉管壁内有半月形向心开放的**静脉瓣** venous valve（图 7-41）。静脉瓣是防止血液逆流的重要结构，四肢的静脉瓣较多，但大静脉、肝门静脉及头颈部的静脉一般没有静脉瓣。

3. 分为浅、深两类。浅静脉位于皮下组织内，又称皮下静脉，不与动脉伴行，最后注入深静脉。深静脉多与同名动脉伴行。

4. 特殊结构的静脉：①**板障静脉**位于颅顶扁骨的板障内，借导静脉与头皮静脉和硬脑膜窦相通。②**硬脑膜窦**为颅内硬脑膜两层之间形成的管腔，没有平滑肌和静脉瓣，故外伤时止血困难。

体循环的静脉（图 7-42）包括上腔静脉系、下腔静脉系和心静脉系。

1. 上腔静脉系　由上腔静脉及其属支构成，收集头颈部、上肢、胸部（心、肺除外）等上半身的静脉血，其主干为上腔静脉。

上腔静脉 superior vena cava（图 7-43）由左、右头臂静脉合成，沿升主动脉的右侧下行，注入右心房。

头臂静脉由同侧的颈内静脉和锁骨下静脉合成，汇合处的夹角称**静脉角**，为淋巴导管的注入部位。

(1) 头颈部的静脉（图 7-44）

1) 头皮静脉：头皮静脉分布于颅顶软组织内，表浅易见，为婴幼儿静脉输液常用的血管。主要有：①颞浅静脉；②滑车上静脉（额静脉）；③耳后静脉；④眶上静脉。

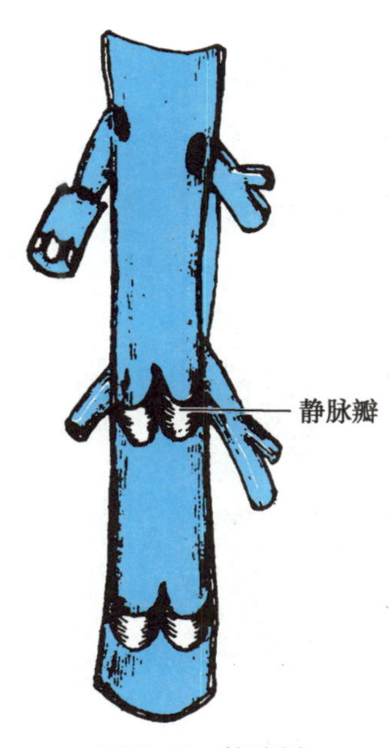

图 7-41 静脉瓣

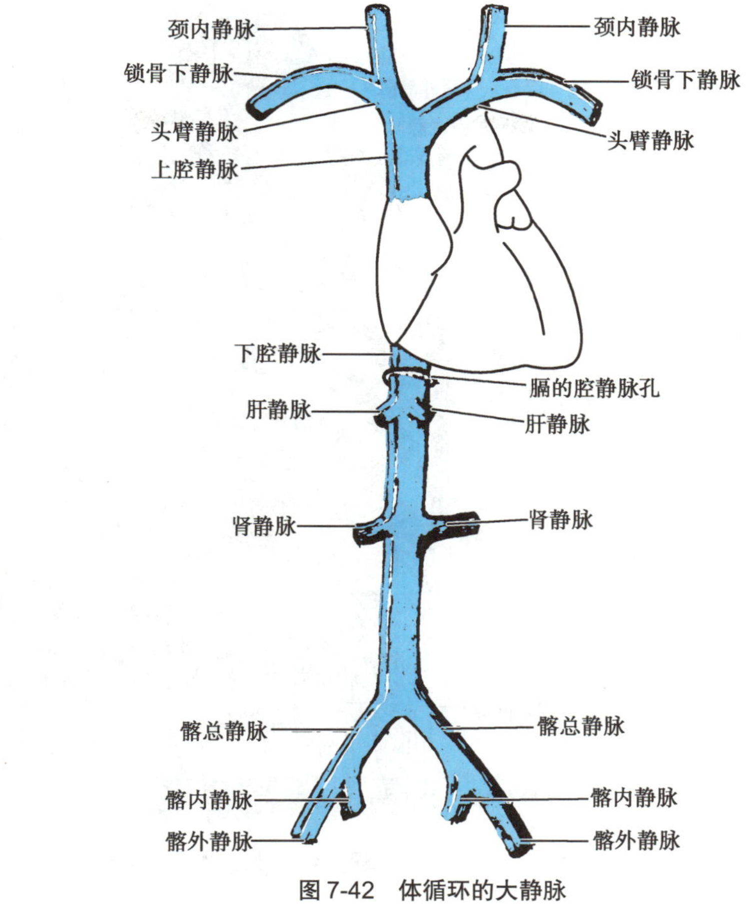

图 7-42 体循环的大静脉

2）颈外静脉：是颈部最大的浅静脉，由下颌后静脉后支和耳后静脉在下颌角处的腮腺内合成。沿胸锁乳突肌的表面下行，注入锁骨下静脉。颈外静脉常用于静脉穿刺和插管。右心衰竭的病人，因静脉回流不畅，在锁骨上方可见颈外静脉膨隆，临床上称为**颈静脉怒张**。

3）颈内静脉：在颈静脉孔处续于颅内的乙状窦，下行至胸锁关节的后方与锁骨下静脉汇合成头臂静脉。颈内静脉的属支有颅内支和颅外支两种。颅内支通过颅内静脉和硬脑膜窦收集脑膜、脑、视器等处的静脉血。颅外支主要收集面部、颈部等处的静脉血。

颅外支属支：①**面静脉**（图 7-45）：起自内眦静脉，与面动脉伴行斜向外下，到舌骨平面注入颈内静脉。面静脉借内眦静脉、眼静脉与颅内的海绵窦交通，而且面静脉在口角平面以上缺乏静脉瓣。将鼻根到两侧口角之间的三角形区域称**"危险三角"**。当面部尤其是危险三角区域内发生感染时，若处理不当（如挤压），病菌可经上述途径逆流入颅内，引起颅内感染。②**下颌后静脉**：分前、后两支。

4）锁骨下静脉：是腋静脉的直接延续，位于颈根部，在胸锁关节的后方与颈内静脉汇合成头臂静脉。由于该静脉管腔大、位置恒定，临床上常选取锁骨下静脉作为静脉穿刺插管、心血管造影等的穿刺静脉。锁骨下静脉的主要属支是颈外静脉。

（2）上肢的静脉：上肢的静脉富有瓣膜，分深、浅两种。

1）上肢的深静脉：与同名动脉伴行，收集同名动脉分布区域的静脉血，经腋静脉续于锁骨下静脉。

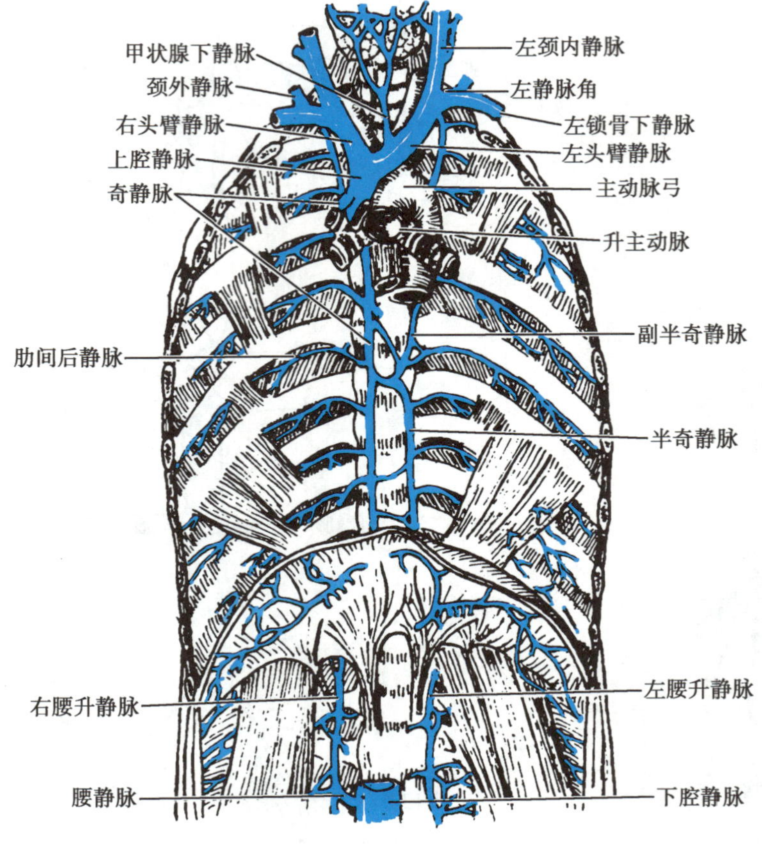

图 7-43 上腔静脉及其属支

2）上肢的浅静脉（图 7-46）：位于皮下，有三条较为恒定，肉眼容易辨认，即头静脉、贵要静脉和肘正中静脉。①**头静脉**：起于手背静脉网的桡侧，转至前臂前面，沿肱二头肌外侧缘上行，经三角肌胸大肌之间，穿深筋膜注入腋静脉或锁骨下静脉。②**贵要静脉**：起于手背静脉网的尺侧，转至前臂尺侧，沿肱二头肌内侧缘上行至臂中部，穿深筋膜注入肱静脉。③**肘正中静脉**：斜行于肘窝皮下，为一短粗的静脉干，连于头静脉和贵要静脉之间。

（3）胸部的静脉：主要有胸后壁的奇静脉及其属支和椎静脉丛。

1）**奇静脉**：起自右腰升静脉，穿膈沿脊柱右侧上行，在平第 4 胸椎高度呈弓形向前跨过右肺根上方，注入上腔静脉。奇静脉沿途收集肋间后静脉、支气管静脉、食管静脉和半奇静脉的血液。

2）椎静脉丛（图 7-47）：位于椎管内、外，椎静脉丛是沟通上、下腔静脉系和颅内、外静脉的重要通道之一。

2. 下腔静脉系　下腔静脉系由下腔静脉及其属支组成，主要收集下肢、盆部和腹部的静脉血，其主干是下腔静脉。

下腔静脉 inferior vena cava（图 7-48）在第 5 腰椎右前方由左、右髂总静脉汇合而成，沿腹主动脉右侧上行，穿膈的腔静脉孔入胸腔，注入右心房。

（1）下肢的静脉：下肢的静脉也分为深、浅静脉两种。由于下肢静脉位置低、离心远，血液回流相对困难，所以下肢静脉内的瓣膜也较上肢多。

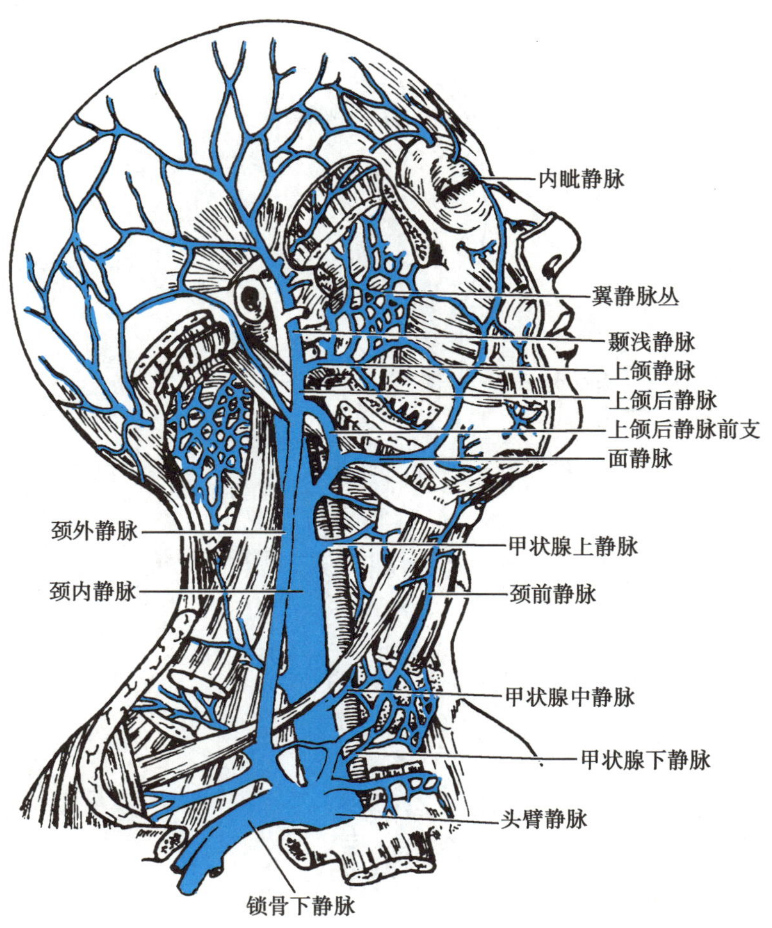

图 7-44 头颈部的静脉

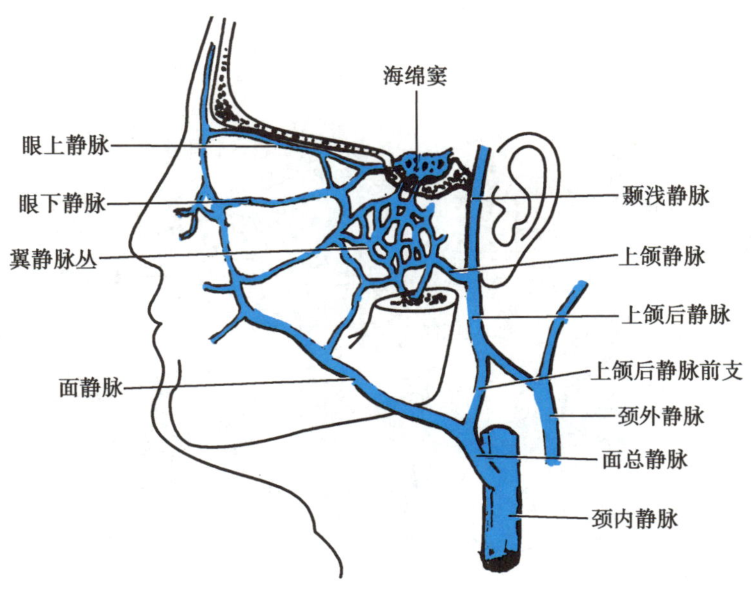

图 7-45 面静脉及其交通

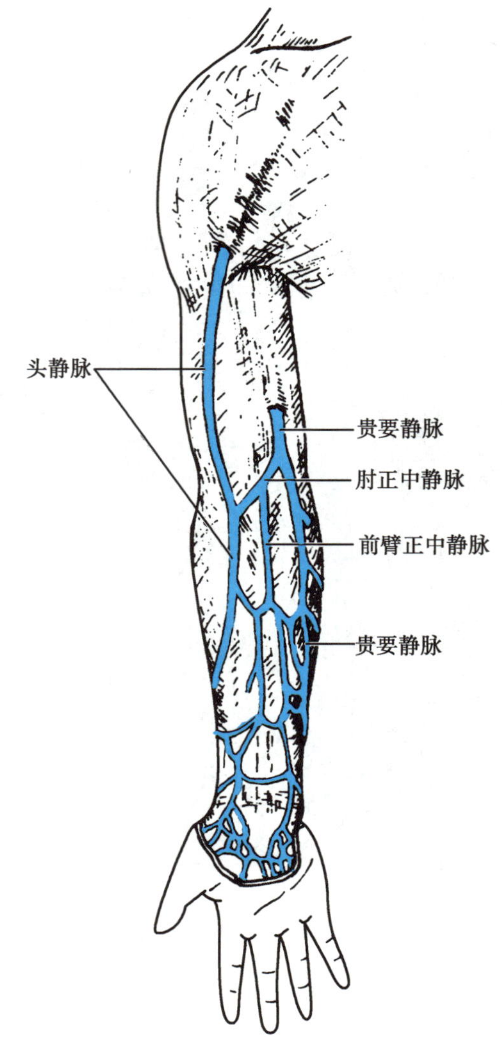

图 7-46 上肢的浅静脉

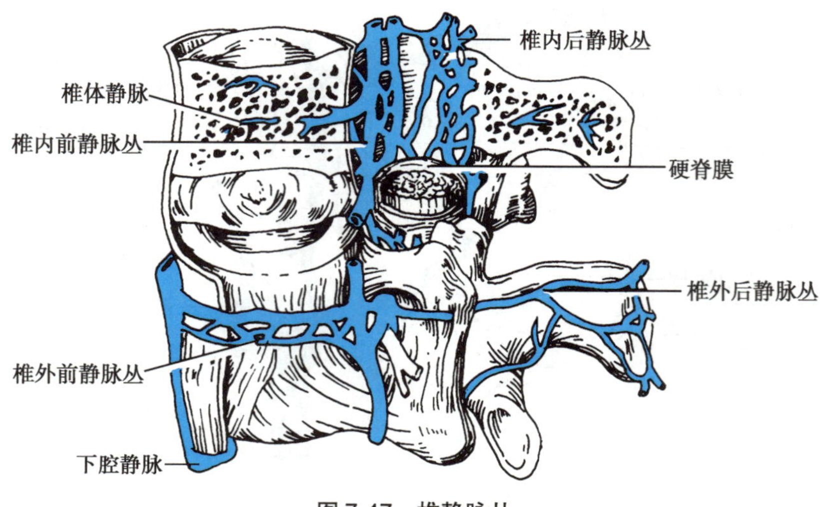

图 7-47 椎静脉丛

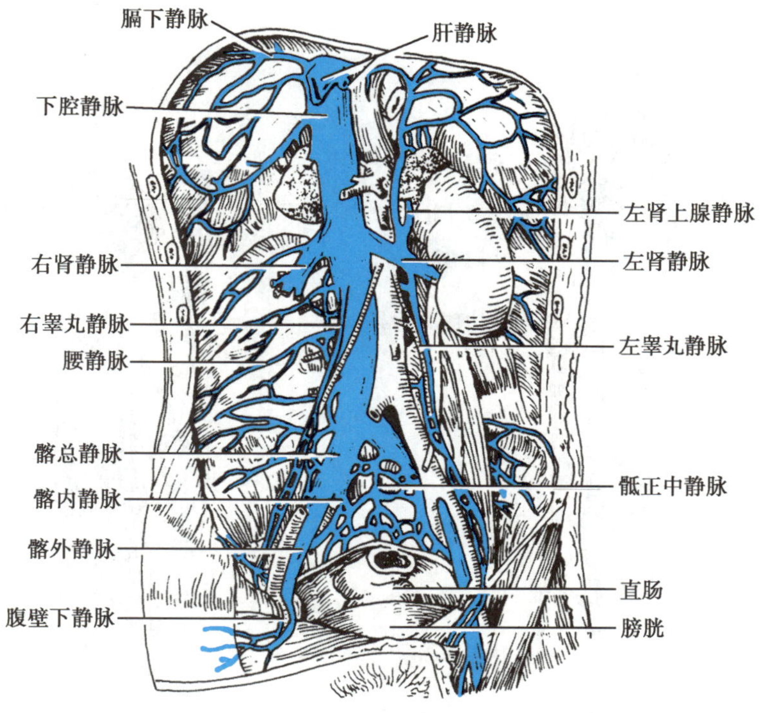

图 7-48　下腔静脉及其属支

1）下肢的深静脉：与同名动脉伴行，收集同名动脉分布区域的静脉血，经股静脉续于髂外静脉。

2）下肢的浅静脉（图 7-49）：主要有大隐静脉和小隐静脉。①**大隐静脉**：起自足背静脉弓的内侧，经内踝前方沿小腿内侧、大腿前内侧上升，在腹股沟韧带稍下方注入股静脉。大隐静脉在内踝前方位置恒定且表浅，是临床上静脉穿刺、注射或大隐静脉切开的常选部位。此外，大隐静脉表浅，且行程较长，故为静脉曲张的好发部位。②**小隐静脉**：起自足背静脉弓的外侧，经外踝后方沿小腿后面上行至腘窝，穿深筋膜注入腘静脉。

知识链接

下肢静脉曲张是指下肢浅表静脉发生扩张、延长、弯曲成团状，晚期可并发慢性溃疡病变。本病多见中年男性，或长时间负重或站立工作者。下肢静脉曲张是静脉系统最重要的疾病，也是四肢血管疾患中最常见的疾病之一。通常在四肢血管疾病的大多数病例中，常因静脉曲张及其合并症尤其是溃疡而就医。

（2）盆部的静脉

1）**髂内静脉**：短而粗，与髂内动脉伴行，在骶髂关节前方与髂外静脉汇合成髂总静脉。髂内静脉的属支有壁支和脏支两种，收集同名动脉分布区的静脉血。盆内脏器的静脉在器官壁内或表面形成丰富的静脉丛，男性有**膀胱静脉丛**和**直肠静脉丛**，女性除有这些静脉丛外，还有**子宫静脉丛**和**阴道静脉丛**。

2）**髂外静脉**：是股静脉的延续，与同名动脉伴行，收集下肢及腹前壁下部的静脉血。

3）**髂总静脉**：由髂内静脉和髂外静脉在骶髂关节的前方汇合而成。

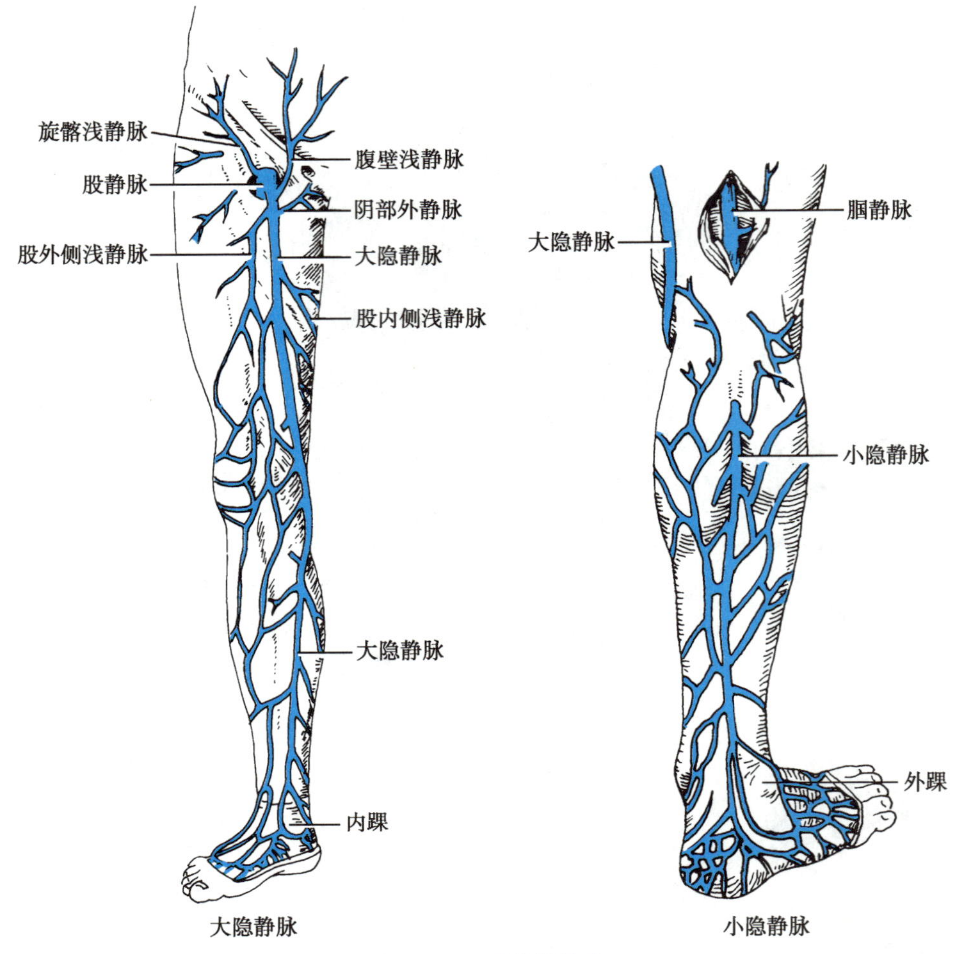

图 7-49 下肢的浅静脉

(3) 腹部的静脉：腹部的静脉直接或间接地注入下腔静脉，分壁支和脏支。

1) **壁支**：主要是腰静脉，与同名动脉伴行，直接注入下腔静脉。

2) **脏支**：主要有肾静脉、睾丸静脉和肝静脉等。①**肾静脉**：在肾门处由 3～5 条静脉汇合而成，在肾动脉前方行向内侧注入下腔静脉。②**睾丸静脉**：起自睾丸和附睾，在精索内形成蔓状静脉丛，逐渐汇合成睾丸静脉。左睾丸静脉以直角汇入左肾静脉，右睾丸静脉直接汇入下腔静脉，故睾丸静脉曲张多见于左侧。该静脉在女性为卵巢静脉，起自卵巢，汇入部位与男性相同。③**肝静脉**：位于肝内，2～3 条，收集肝血窦回流的静脉血，在肝的腔静脉沟处注入下腔静脉。

(4) 肝门静脉系：由肝门静脉（图 7-50）及其属支组成。肝门静脉由脾静脉和肠系膜上静脉在胰头和胰体交界处的后方汇合而成，进入肝十二指肠韧带内，向右上行达肝门处分左、右两支进入肝，在肝内反复分支最后汇入肝血窦，与来自肝固有动脉的血液混合后逐级汇入肝静脉，最后注入下腔静脉。肝门静脉一般无静脉瓣，当肝门静脉压力过高时，血液可以发生逆流。

肝门静脉的主要属支有：**脾静脉**、**肠系膜上静脉**、**肠系膜下静脉**、**胃左静脉**、**附脐静脉**、**胃右静脉**和**胆囊静脉**。肝门静脉收集腹腔内（除肝外）不成对器官的静脉血。

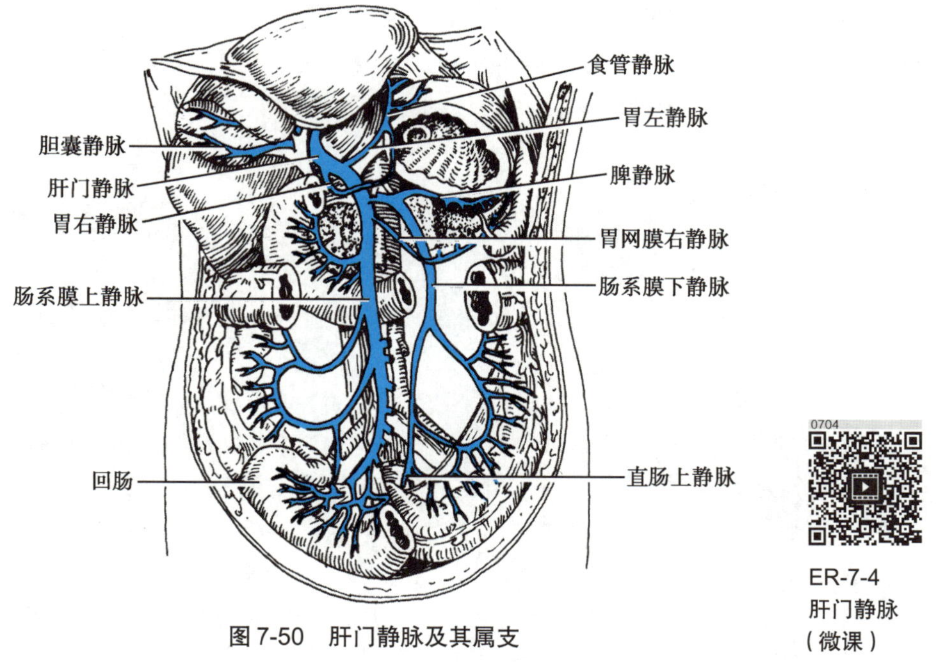

图 7-50　肝门静脉及其属支

ER-7-4
肝门静脉
(微课)

肝门静脉系与上、下腔静脉系之间有丰富的吻合。主要有以下三个吻合途径(图 7-51)。

1）食管静脉丛：肝门静脉经胃左静脉通过食管静脉丛与上腔静脉的属支奇静脉交通，构成了肝门静脉系与上腔静脉系之间的吻合。

2）直肠静脉丛：肝门静脉经直肠上静脉通过直肠静脉丛与髂内静脉的属支直肠下静脉和肛静脉交通，构成了肝门静脉系与下腔静脉系之间的吻合。

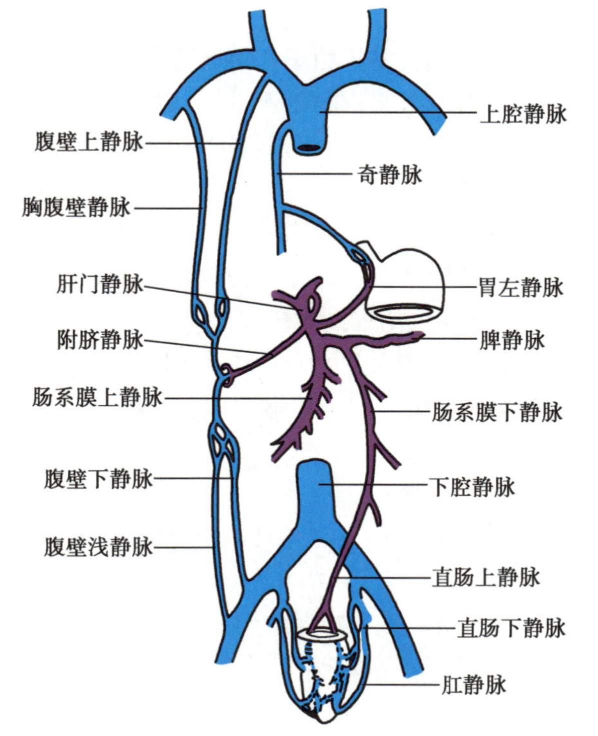

图 7-51　肝门静脉系与上、下腔静脉系之间的吻合(模式图)

ER-7-5
肝门静脉与上、下腔静脉系之间的交通(微课)

3）脐周静脉网：肝门静脉经附脐静脉通过脐周静脉网向上与上腔静脉系的腹壁上静脉、胸腹壁静脉交通，向下与下腔静脉系的腹壁下静脉、腹壁浅静脉交通，构成了肝门静脉系与上、下腔静脉系之间的吻合。

解剖与临床

浅静脉位于浅筋膜内，位置表浅，易于触摸和寻找，较大的浅静脉，透过皮肤可以看到，是临床上进行静脉穿刺、切开、抽血、输液等常用的血管。与临床密切相关的浅静脉主要有：头皮的浅静脉、颈外静脉、手背静脉网、头静脉、贵要静脉、肘正中静脉、大隐静脉、小隐静脉。

1. 头皮静脉穿刺术　头皮静脉没有静脉瓣，正逆方向都能穿刺，穿刺既不影响患儿保暖，又不影响肢体活动，故婴幼儿（3岁以内）患者治疗多选头皮静脉。

穿刺方法：操作者需用一手固定静脉两端，另一手持针柄，沿向心或离心方向平行刺入静脉，由于头皮静脉管壁回缩能力差，穿刺完毕后要压迫局部片刻，以免出血形成皮下血肿。

2. 四肢浅静脉穿刺术　常选用手背静脉。如需长期静脉给药者，穿刺部位应先从小静脉开始，逐渐向近侧选择穿刺部位，以增加血管的使用次数。如为一次性抽血检查，可以选择易穿刺的肘正中静脉。穿刺部位尽可能避开关节，以利于针头固定，穿刺时应避开静脉瓣膜部位。

第三节　淋巴系统

淋巴系统（图7-52）由**淋巴管道**、**淋巴组织**和**淋巴器官**组成。淋巴系统内流动着无色透明液体，称淋巴。淋巴组织是含有大量淋巴细胞的网状组织，淋巴组织除分布于淋巴器官外，还广泛分布于消化管、呼吸道和泌尿生殖管道的黏膜内。

当血液流经毛细血管的动脉端时，部分血浆从毛细血管滤出到组织间隙，形成**组织液**。组织液与细胞进行物质交换后，大部分在毛细血管静脉端重新吸收入血液，小部分进入毛细淋巴管成为淋巴。淋巴沿各级淋巴管向心流动，途中经过若干淋巴结的过滤，最后汇入静脉。因此，淋巴系统是心血管系统的辅助系统。

淋巴系统不仅能协助静脉进行体液回流，而且淋巴器官和淋巴组织还具有**产生淋巴细胞**、**过滤淋巴**和**进行免疫应答**的功能。

一、淋巴管道

淋巴管道包括毛细淋巴管、淋巴管、淋巴干和淋巴导管。

（一）毛细淋巴管

毛细淋巴管 lymphatic capillary 以盲端起始于组织间隙，彼此吻合成网，管径粗细不均，比毛细血管略粗。管壁由内皮构成，无基膜，其通透性大于毛细血管，一些大分子物质如蛋白质、细菌、癌细胞、异物等较易进入毛细淋巴管。毛细淋巴管除脑、脊髓、骨髓、角膜、晶状体、牙釉质、上皮、软骨等处外，几乎遍布全身。

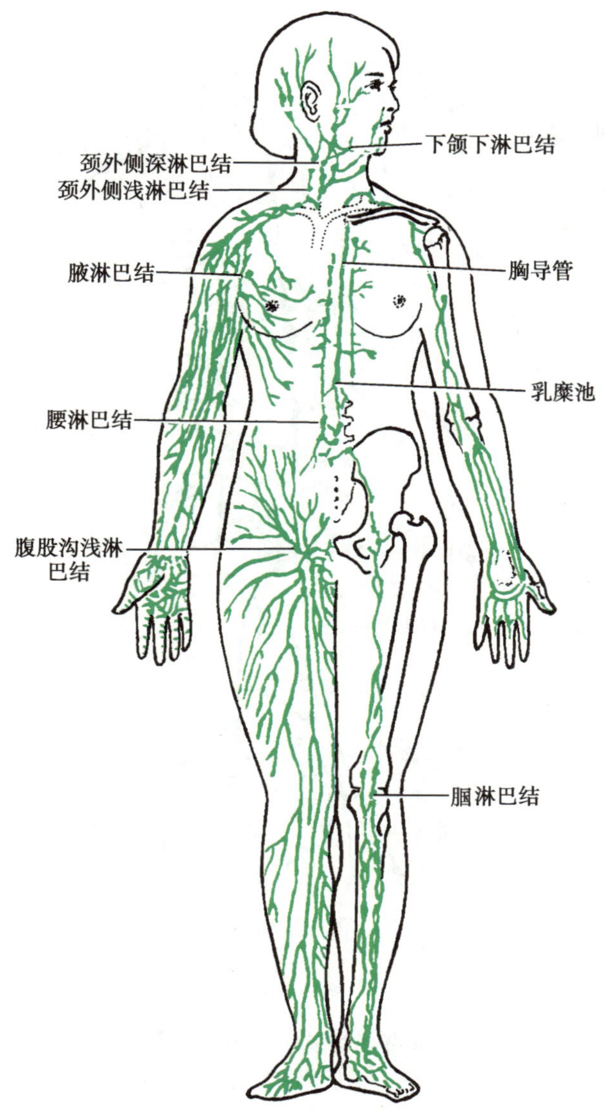

图 7-52 淋巴系统模式图

（二）淋巴管

淋巴管 lymphatic vessel 由毛细淋巴管汇合而成。淋巴管在向心行程中，通常要经过一个或多个淋巴结。淋巴管分浅、深两种。浅淋巴管位于皮下，多与浅静脉伴行，深淋巴管多与深部血管伴行。淋巴管之间有丰富的吻合。

（三）淋巴干

淋巴干 lymphatic trunk 由淋巴管汇合而成，共有 9 条，每条淋巴干收集一定范围内的淋巴。**左、右颈干**收集左、右侧头颈部的淋巴；**左、右锁骨下干**收集左、右侧上肢和脐以上胸腹壁浅层的淋巴；**左、右支气管纵隔干**收集胸腔器官和脐以上胸、腹壁深层的淋巴；**左、右腰干**收集下肢、盆部、腹后壁及腹腔成对脏器的淋巴；单一的**肠干**收集腹腔内消化器官的淋巴（图 7-53）。

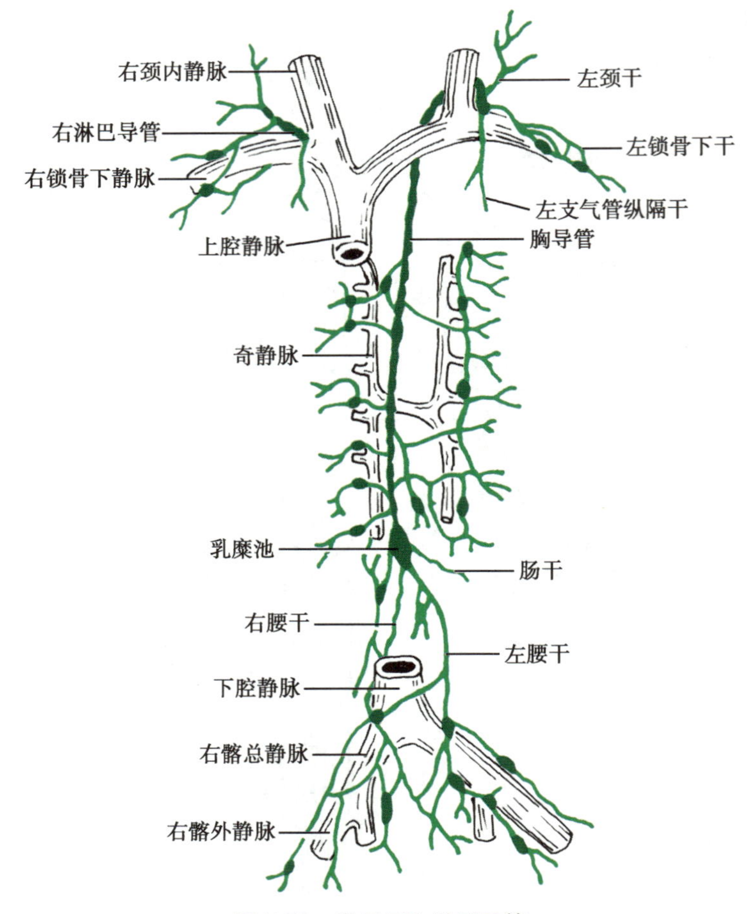

图 7-53 淋巴干和淋巴导管

（四）淋巴导管

全身 9 条淋巴干最后汇合成两条**淋巴导管** lymphatic duct，即胸导管和右淋巴导管。

1. **胸导管** thoracic duct 是全身最粗大的淋巴管道，由左、右腰干和肠干在第 1 腰椎体前方汇合而成，汇合处膨大称**乳糜池**。胸导管向上穿膈的主动脉裂孔进入胸腔，沿脊柱前方上行出胸廓上口至左颈根部，接收左颈干、左锁骨下干和左支气管纵隔干后注入**左静脉角**。胸导管收集两下肢、盆部、腹部、左胸部、左上肢和左头颈部约占人体 3/4 的淋巴回流。

2. **右淋巴导管** right lymphatic duct 位于右颈根部，为一短干，由右颈干、右锁骨下干和右支气管纵隔干汇合而成，注入**右静脉角**。右淋巴导管收集右头颈部、右上肢、右胸部约占人体 1/4 的淋巴回流。

二、淋巴器官

淋巴器官是以淋巴组织为主要成分构成的器官，具有免疫功能，又称免疫器官，包括淋巴结、脾、胸腺和扁桃体等。

（一）淋巴结

1. 淋巴结的形态 **淋巴结** lymph node 为大小不等的圆形或椭圆形小体，质软，色灰红。一侧隆凸，有多条输入淋巴管进入；另一侧凹陷，称淋巴结门，有 1～2 条输出淋巴管、神经和血管出入（图 7-54）。

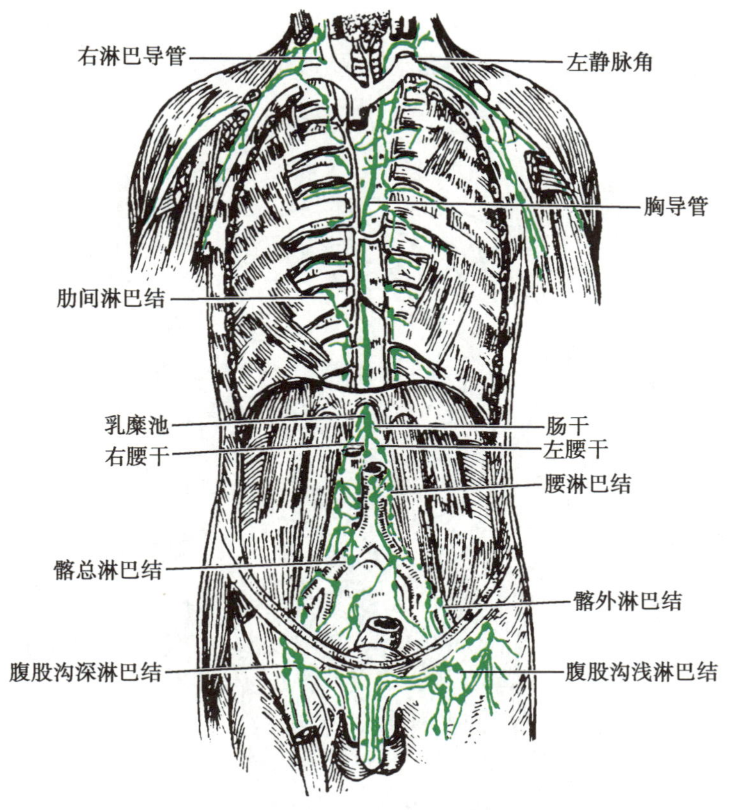

图 7-54 胸导管及腹部、盆部淋巴结

2. 淋巴结的功能

ER-7-6
淋巴的产生和回流(微课)

(1) 过滤淋巴:当淋巴流经淋巴结时,淋巴窦内的巨噬细胞可以将细菌等异物及时吞噬清除,起到过滤淋巴的作用。

(2) 产生淋巴细胞:淋巴结内的淋巴细胞可分裂繁殖形成新的淋巴细胞。

(3) 参与免疫反应:淋巴结内的淋巴细胞和巨噬细胞都参与机体的免疫反应。

3. 人体各部主要的淋巴结

(1) 头部的淋巴结:多位于头颈交界处,主要有**下颌下淋巴结**和**颏下淋巴结**。它们收纳头面部浅层和口腔器官的淋巴,直接或间接注入颈外侧深淋巴结。

(2) 颈部的淋巴结:主要有颈外侧浅淋巴结(图 7-55)和**颈外侧深淋巴结**(图 7-56)。颈外侧浅淋巴结沿颈外静脉排列,收纳头部和颈浅部的淋巴管,其输出管注入颈外侧深淋巴结。颈外侧深淋巴结沿颈内静脉排列,收纳头颈部和胸壁上部的淋巴管,其输出管合成颈干。

(3) 上肢的淋巴结:主要为腋淋巴结(图 7-57)。腋淋巴结位于腋窝内,收纳上肢、乳房、胸壁和腹壁上部等处的淋巴管,其输出管合成锁骨下干。

(4) 胸部的淋巴结(图 7-58):包括胸壁的淋巴结和胸腔脏器的淋巴结两部分。胸壁的淋巴结主要有**胸骨旁淋巴结**,其收纳胸腹前壁和乳房内侧部的淋巴;胸腔脏器的淋巴结主要有位于肺门处的**支气管肺淋巴结**(肺门淋巴结),收纳肺的淋巴,其输出管汇入支气管纵隔干。临床上,肺癌和肺结核病人,常出现肺门淋巴结肿大。

(5) 腹部的淋巴结:位于腹后壁和腹腔脏器周围,沿血管排列。腹后壁的淋巴结主要有位于腹主动脉和下腔静脉周围的**腰淋巴结**,收纳腹后壁、腹腔成对脏器和盆部、下肢的淋巴,其输出管合成左、右腰干，注入乳糜池；腹腔脏器的淋巴结主要有**腹腔淋巴结**、**肠系膜上淋巴结**和**肠系膜下淋巴结**，它们均位于同名动脉周围，收纳同名动脉分布区的淋巴，它们的输出管汇合成肠干，注入乳糜池。

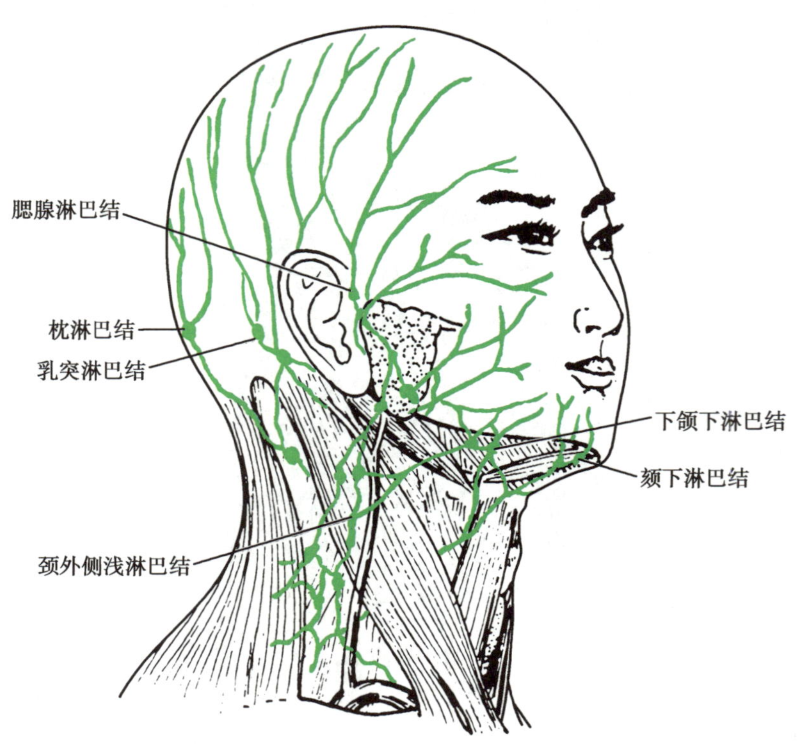

图 7-55 头颈部浅层的淋巴管和淋巴结

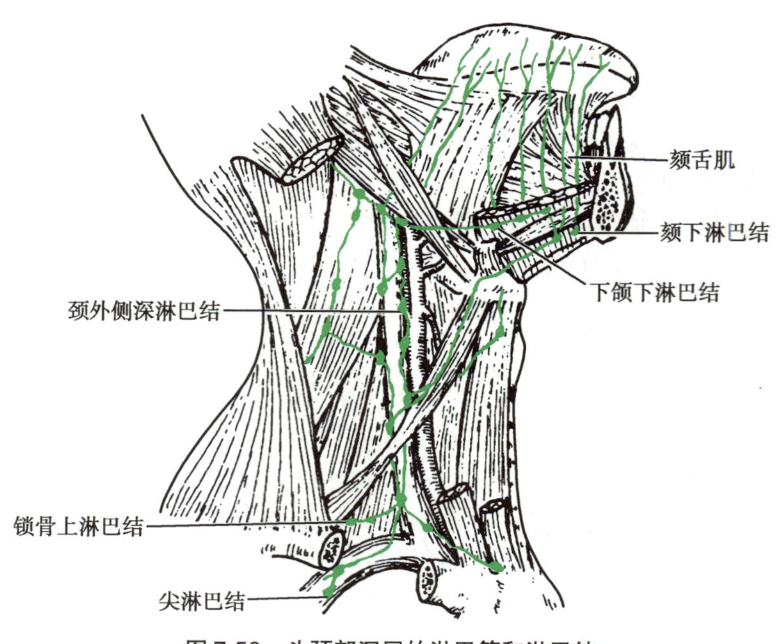

图 7-56 头颈部深层的淋巴管和淋巴结

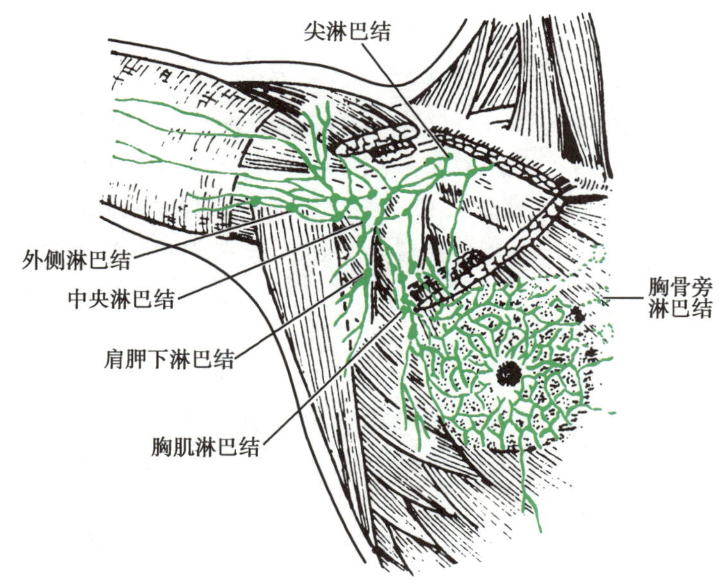

图 7-57 腋淋巴结和乳房的淋巴管

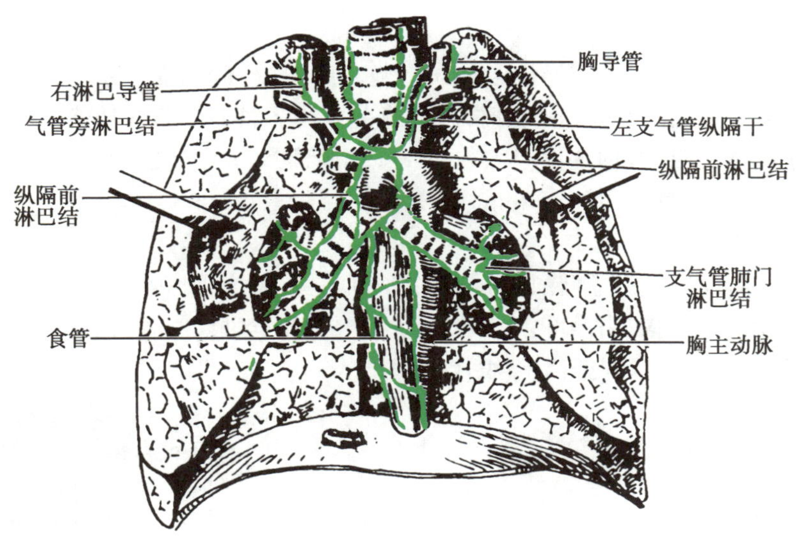

图 7-58 胸腔脏器的淋巴结

(6) 盆部的淋巴结：沿髂血管排列，分别称**髂内淋巴结**、**髂外淋巴结**和**髂总淋巴结**。髂内淋巴结收纳大部分盆壁、盆腔脏器等深淋巴管，其输出管汇入髂总淋巴结；髂外淋巴结收纳腹股沟浅、深淋巴结的输出管及腹前壁下部、膀胱、子宫颈和阴道上部或前列腺等的淋巴管，其输出管注入髂总淋巴结，髂总淋巴结的输出管注入腰淋巴结。

(7) 下肢的淋巴结：主要有**腹股沟浅淋巴结**和**腹股沟深淋巴结**。腹股沟浅淋巴结位于腹股沟韧带及大隐静脉末端周围，收纳腹前壁下部、臀部、会阴部、外生殖器和下肢大部分的浅淋巴管，其输出管大部分注入腹股沟深淋巴结，小部分注入髂外淋巴结；腹股沟深淋巴结位于股静脉上部周围及股管内，收纳腹股沟浅淋巴结的输出管及下肢的深淋巴管，其输出管注入髂外淋巴结。

解剖与临床

肿瘤的淋巴转移

恶性肿瘤容易发生转移，其淋巴转移途径为：原发癌的细胞随淋巴引流，由近及远转移到各级淋巴结，也可能超级转移；或因癌阻碍顺行的淋巴引流而发生逆向转移。转移癌在淋巴结发展时，淋巴结肿大且变硬，起初尚可活动，癌侵越包膜后趋向固定，转移癌阻碍局部组织淋巴引流，可能引起皮肤、皮下或肢体的淋巴水肿。

（二）脾

1．脾的位置和形态　**脾** spleen（图 7-59）是人体最大的淋巴器官，位于左季肋区，第 9～11 肋的深面，其长轴与第 10 肋一致。正常情况下在左侧肋弓下不能触及脾。

脾呈扁椭圆形，暗红色，质软而脆，受暴力打击时易破裂。脾分内、外侧两面，上、下两缘和前、后两端。内侧面又称脏面，与胃底、左肾、左肾上腺和胰尾相邻，脏面近中央处有脾门，是血管、神经等出入之处。外侧面又称膈面，与膈相贴。下缘钝圆，伸向后下方。上缘较锐，有 2～3 个切迹，称**脾切迹**，是临床上触诊脾的重要标志。

2．脾的功能

（1）过滤血液：脾内巨噬细胞能吞噬、清除进入血液内的细菌、异物以及衰老的红细胞和血小板。

（2）造血：胚胎时期，脾能产生各种血细胞。出生后，脾只能产生淋巴细胞，但仍保持产生多种血细胞的潜能，当机体需要时，脾可恢复产生各种血细胞的功能。

（3）参与免疫反应：脾内的淋巴细胞和巨噬细胞都参与机体的免疫反应。

（4）储存血液：红髓约可储存 40ml 血液。

（三）胸腺

1．胸腺的位置和形态　**胸腺** thymus（图 7-60）位于胸骨柄的后方，上纵隔的前部。

胸腺为锥体形，分左、右两叶，色灰红，质柔软。儿童时期胸腺发达，青春期以后，胸腺开始退化萎缩，成人胸腺多被结缔组织代替。

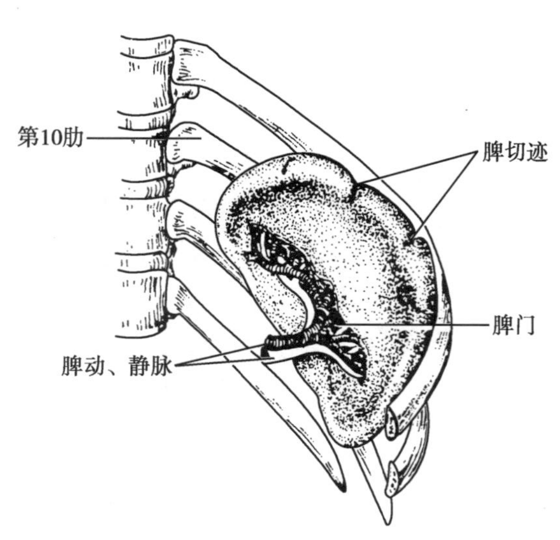

图 7-59　脾（脏面）

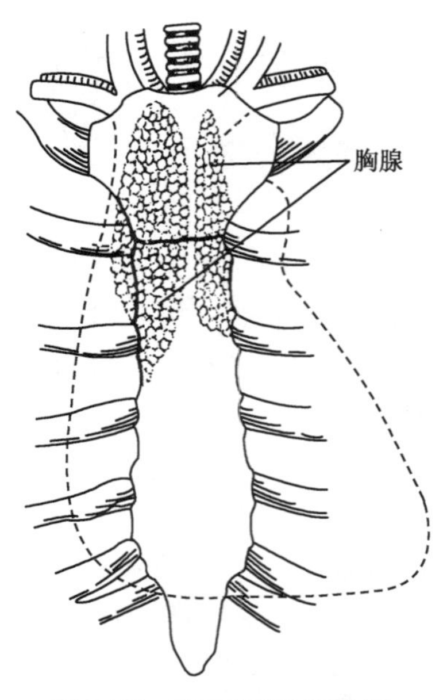

图 7-60　胸腺的形态和位置

2. 胸腺的功能　胸腺的主要功能是分泌胸腺素和产生T淋巴细胞。

胸腺素由上皮性网状细胞分泌，它可使从骨髓来的造血干细胞分裂和分化，成为具有免疫活性的T淋巴细胞，再经血液迁移到淋巴结和脾等淋巴器官，成为这些器官T淋巴细胞的发生来源，因此胸腺是人体重要的免疫器官，是T淋巴细胞分化成熟的场所。当T淋巴细胞充分繁殖并播散到其他淋巴器官后，胸腺的重要性也就逐渐降低。

（刘　斌）

实践10

心的位置、外形、传导系统和血管

【实践目的】

1. 掌握心的位置、外形、心各腔的形态结构及其相互关系。
2. 熟悉心的体表投影和冠状动脉的起始、行程及其分支分布。
3. 了解心壁的构造、心的传导系统和心包。

【实践器材准备】

1. 胸腔解剖标本（切开心包）。
2. 离体心脏标本（模型）。
3. 切开心房的离体心标本。
4. 切开心室的离体心标本。
5. 示纤维环的离体心标本。
6. 示心脏传导系统模型。
7. 显露心血管标本（模型）。

【实践学时】 2学时

【实践步骤】

（一）实践内容

1. 心的位置。
2. 心的外形。
3. 心腔内部结构。
4. 纤维环。
5. 心传导系统。
6. 心的血管。

（二）方法

1. 在切开心包的胸腔标本上，观察心和心包的位置，查看与肺、胸骨、胸膜和肋的毗邻关系，辨认纤维心包和浆膜心包，观察心包腔的构成。在离体心脏标本上，观察心的外形、大小、心尖、心底、心左、右缘和胸肋面、膈面，冠状沟及前、后室间沟。

2. 在心脏各腔标本或模型上分别观察：①右心房：右心耳及其内面的梳状肌，辨认上腔静脉口、下腔静脉口、冠状窦口，在房间隔的下部确认卵圆窝；②右心室：在右房室口处观察三尖瓣的形态以及三尖瓣与腱索和乳头肌之间的连接关系。寻找肺动脉口，观察肺动脉瓣的形态和开口方向。③左心房：肺静脉口、左房室口。④左心室：左房室口、二尖瓣、乳头肌、主动脉口、主动脉瓣。

3．在切开心房和心室的离体心标本或模型上，辨认心内膜、心肌膜和心外膜。比较心房壁与心室壁，以及左右心室壁的厚度。

4．心脏传导系统示教窦房结、房室结、房室束、左、右束支等。

5．心脏的血管示教，左、右冠状动脉的起始、走向、主要分支；冠状窦的形态、位置，接受属支，注入部位。

【实验报告】

1．记录血液在心腔内流动的路径及各瓣膜的活动状况。

2．记录心传导系的组成及位置。

3．记录各心腔结构，并在活体上确定心的体表投影及心尖位置。

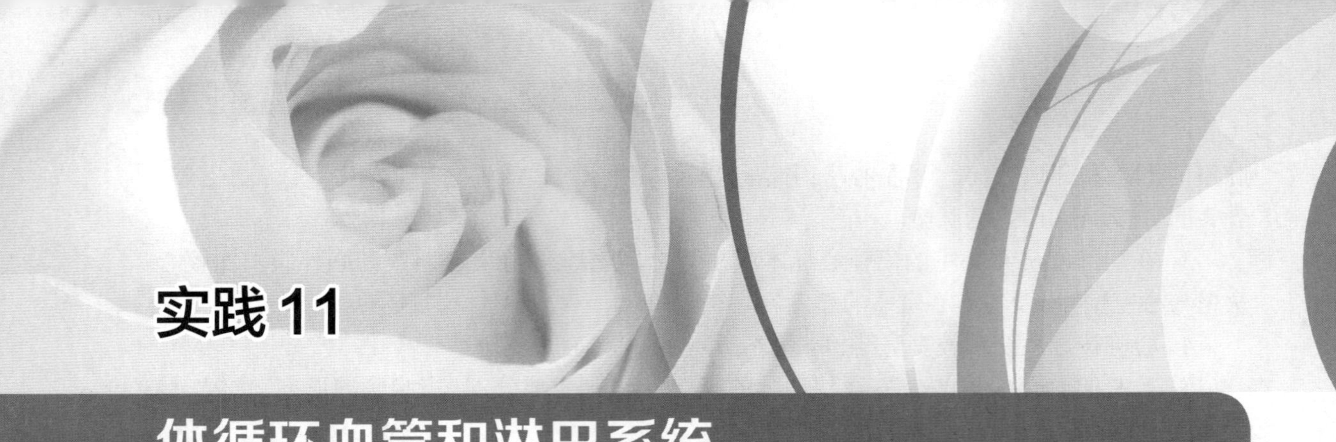

实践 11

体循环血管和淋巴系统

【实践目的】

1. 掌握体循环主要动脉的起始、行径、分支和分布。

2. 掌握全身主要的浅动脉搏动部位和止血点。

3. 掌握颈内静脉、颈外静脉、奇静脉及上、下肢浅静脉的行程、注入部位。了解上、下腔静脉系的组成，上、下腔静脉的位置、行程、重要属支的名称及其收集范围。

4. 掌握肝门静脉的行程、主要属支及收集范围，肝门静脉系与上、下腔静脉系的吻合部位。

5. 熟悉胸导管、右淋巴导管的起始、行程、注入部位和收集范围。

6. 掌握下颌下淋巴结、腋淋巴结、左锁骨上淋巴结、腹股沟浅淋巴结的位置和收集范围。

7. 了解淋巴结的形态；脾、胸腺的形态和位置。

【实践器材准备】

1. 全身层次解剖标本，一侧示浅静脉、淋巴结，另一侧示深静脉及动脉。

2. 头颈、躯干、上肢、腹部、盆部、下肢的动脉、静脉标本。

3. 腹腔脏器的血管标本。

4. 肝、脾的离体标本。

5. 肝门静脉系与上、下腔静脉系的吻合（模型）。

6. 全身浅淋巴结、淋巴管标本及模型。

7. 胸导管、右淋巴导管解剖标本和小儿胸腺解剖标本。

【实践学时】 2学时

【实践步骤】

（一）实践内容

1. 体循环主要动脉行程和主要分支。

2. 面动脉、颞浅动脉、肱动脉、桡动脉、股动脉和足背动脉的搏动部位，压迫止血点，测量血压时肱动脉的听诊部位。

3. 上、下腔静脉主要属支；面静脉位置、行程，并指出危险三角的范围；上、下肢浅静脉名称、位置、行程和注入部位。

4. 肝门静脉的属支与上、下腔静脉的吻合。

5. 淋巴导管位置、行程和注入部位，全身浅淋巴结部位，收集范围。

6. 脾、胸腺的位置和形态。

（二）方法

1. 在活体上找到面动脉、颞浅动脉、肱动脉、桡动脉、股动脉和足背动脉的搏动部位，确定它们的压迫止血点和测量血压时肱动脉的听诊部位。

2. 在头颈、躯干、上肢、腹部、盆部、下肢的动脉标本上辨认主动脉、颈总动脉、锁骨下动脉、腹主动脉、髂总动脉的行程和主要分支。在腹腔脏器血管标本上观察腹腔干、肠系膜上、下动脉的起始和主要分支，辨认肾动脉、肾上腺中动脉和睾丸动脉。

3. 利用全身浅层解剖标本，从头部逐步向下肢观察全身的浅静脉及淋巴结。观察面静脉并指出危险三角的范围。观察颈外静脉。辨认上、下肢主要的浅静脉并描述它们的名称、位置、行程和注入部位。

4. 利用腹腔解剖标本，观察肝、脾的位置。再利用肝、脾的离体标本，观察肝门、肝门静脉、肝固有动脉；脾的形态、脾门、脾切迹。

5. 利用肝门静脉与上、下腔静脉的吻合模型，观察食管静脉丛、直肠静脉丛、脐周静脉网的部位及与上、下腔静脉系的吻合。

6. 利用淋巴结标本及放大模型，观察淋巴结的形态，仔细辨认输入淋巴管和输出淋巴管。

7. 利用胸腹腔后壁的解剖标本观察。在第 1 腰椎前方辨认乳糜池（胸导管起始处）及汇入其中的左、右腰干和肠干。观察胸导管的行程和注入部位（注入左静脉角）。在胸导管注入静脉角处，辨认左颈干、左支气管纵隔干及左锁骨下干。

8. 在小儿胸腺标本上，观察胸腺的位置和形态。

【实验报告】

1. 设计图表：①表示大循环动脉的主要分支；②上、下腔静脉的主要属支。

2. 记录主要动脉的体表投影及压迫止血点的具体部位。

3. 记录在体表辨认以下浅静脉：颈外静脉、头静脉、贵要静脉、肘正中静脉、大隐静脉及小隐静脉。

4. 描述肝门静脉的主要属支及其与上、下腔静脉系的吻合部位。

（刘　斌）

第八章 感觉器

学习目标

1. 掌握眼球内容物的组成及功能，前庭蜗器的组成。
2. 熟悉眼球壁结构，中耳和内耳的组成，皮肤结构特点。
3. 了解眼副器组成及功能，皮肤附属器组成。
4. 学会应用感觉器官理论知识分析、解释相关临床问题。
5. 熟练掌握皮肤理论知识，具有在相关临床中应用的能力。

导学

人们之所以能够听到美妙动听的音乐，浏览祖国壮丽秀美山河，闻到芳香的花朵，品尝各地的美食，感受大自然四季轮回的变化，这都要归功于人体内许多感受内、外环境变化的感受器。人体有哪些感受器呢？它们是怎样完成这些感觉功能的呢？现在就让我们开启学习之旅，了解感受光波刺激的视器和感受声波、位置变化刺激的前庭蜗器。

感觉器 sensory organ 是**感受器** receptor 及其附属结构构成。是机体接受体内外各种刺激的装置，如视器、前庭蜗器等。感受器结构和功能各不相同，广泛分布于人体全身各部。感受器的功能是接受机体内、外环境的各种不同刺激，并将其转变为神经冲动，由感觉神经传入中枢后产生感觉，再由高级中枢发出神经冲动，经传出神经传至效应器，对刺激作出反应。

第一节 视 器

视器 visual organ 又称为眼，包括眼球和眼副器，大部分位于眶内。眼球的功能是接受光刺激，将感受的光波刺激转变为神经冲动，经视觉传导通路传至大脑视觉中枢，产生视觉。眼副器位于眼球的周围或附近，包括眼睑、结膜、泪器、眼球外肌以及眶脂体和眶筋膜等，对眼球起支持、保护和运动作用。

一、眼球

眼球 eyeball 位于眶内，近似球形。由眼球壁和眼球内容物构成（图 8-1）。

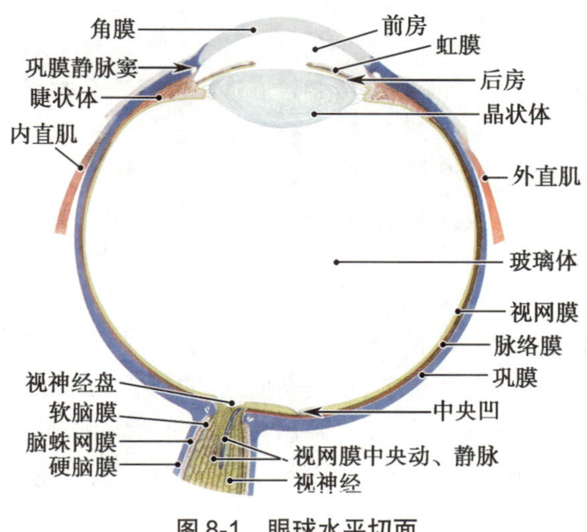

图 8-1 眼球水平切面

（一）眼球壁

眼球壁从外向内依次分为眼球纤维膜、眼球血管膜和视网膜三层。

1. 眼球纤维膜 由纤维结缔组织构成，致密而坚韧，具有支持和保护作用。由前至后可分为角膜和巩膜两部分。

（1）**角膜** cornea：占眼球纤维膜的前 1/6，无色透明，富有弹性，具有屈光作用，无血管，但富有感觉神经末梢，感觉敏锐。角膜的曲度较大，外凸内凹（图 8-1、图 8-2）。

（2）**巩膜** sclera：占眼球纤维膜的后 5/6，乳白色不透明，厚而坚韧，具有保护眼球内容物和维持眼球形态的功能。巩膜与角膜交界处的巩膜实质内，有环形的巩膜静脉窦，是房水流出的通道（图 8-1、图 8-2）。

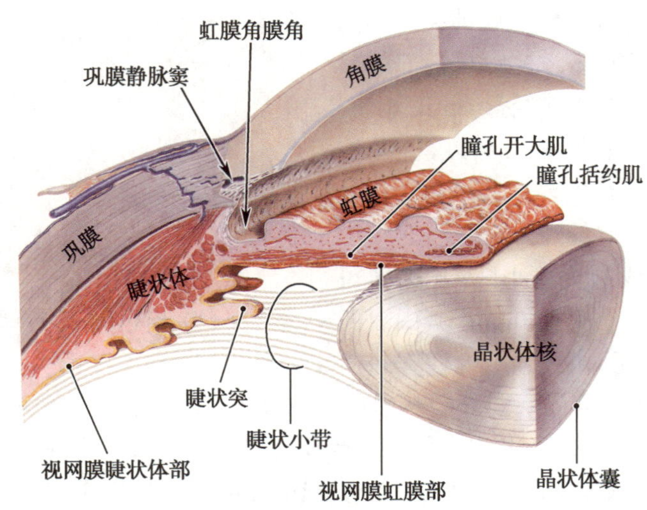

图 8-2 眼球水平切面局部放大

解剖与临床

角膜移植

角膜移植手术是用透明的角膜片置换混浊或有病变部分的角膜，以达到增视、治疗某些角膜病和改善外观的目的。是异体移植效果最好的一种手术。角膜移植手术主要有两种：全层（穿透性）角膜移植术。以全层透明角膜代替全层混浊角膜。手术原则是根据病变范围选择适当口径的角膜环钻，分别作术眼及供眼角膜切除，作成移植床（术眼）及移植片（供眼），将移植片置于移置床上，缝线固定。板层角膜移植术。将浅层角膜病变组织切除，留下一定厚度的角膜作移植床，用一块同样大小和厚度的板层移植片放在受眼角膜床上。以间断缝线固定。

2. 眼球血管膜　眼球血管膜富有血管、神经和色素，呈棕黑色，具有营养眼球及遮光的作用。眼球血管膜由前至后分为虹膜、睫状体和脉络膜三部分（图 8-1、图 8-2）。

（1）**虹膜** iris：位于眼球血管膜最前部，呈圆盘形的薄膜。中央有圆形的**瞳孔** pupil。角膜与晶状体之间的间隙称为眼房。虹膜将眼房分为眼前房和眼后房，前、后房间借瞳孔相互交通。在眼前房的周边，虹膜与角膜交界处的环形区域，称虹膜角膜角。环绕瞳孔周缘呈环形排列的称瞳孔括约肌，可缩小瞳孔；瞳孔周围呈放射状排列的平滑肌称瞳孔开大肌，可开大瞳孔。瞳孔开大或缩小，可调节适量的光线进入眼球内（图 8-1、图 8-2）。

（2）**睫状体** ciliary body：是眼球血管膜中最肥厚的部分，位于巩膜与角膜移行部的内面。有许多向内突出呈放射状排列的皱襞，称睫状突。由睫状突发出的睫状小带与晶状体相连。睫状体内含平滑肌，称睫状肌，可调节晶状体的曲度，睫状体有产生房水的作用（图 8-1、图 8-2）。

（3）**脉络膜** choroid：占眼球血管膜的后 2/3，富有血管和色素细胞。内面紧贴视网膜的色素层，后方有视神经穿过。脉络膜的作用是营养和吸收眼内分散的光线（图 8-1）。

3. **视网膜** retina 位于眼球血管膜的内面，自前向后可分为视网膜盲部和视网膜视部。贴附于睫状体和虹膜的内面，薄而无感光作用，故称为视网膜盲部。附于脉络膜的内面，为视器接受光刺激并将其转变为神经冲动的部分，故称为视网膜视部。视网膜视部的后部有圆形白色隆起，称**视神经盘** optic disc，有视神经、视网膜中央动、静脉穿过，直径约 1.5mm，无感光细胞，称生理性盲点为。在视神经盘的颞侧稍偏下方约 3.5mm 处，有一由密集的视锥细胞构成的黄色小区，称为**黄斑** macula lutea，直径为 1.8～2.0mm，其中央凹陷处称中央凹，是感光、辨色最敏锐处（图 8-3）。

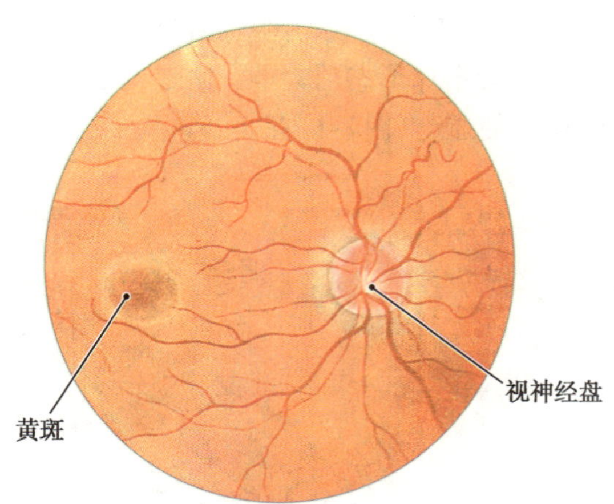

图 8-3　右眼眼底结构图

视网膜的视部可分为两层。外层是由单层色素上皮细胞构成的色素上皮层；内层为神经层，是视网膜的固有结构。两层之间连接疏松。神经层主要由三层神经细胞组成。由外向内依次为视细胞、双极细胞、节细胞。外层视细胞即感光细胞由视锥细胞和视杆细胞组成。视锥细胞主要分布在视网膜的中央部，能感受强光和分辨颜色，在白天或明亮处视物时起主要作用；视杆细胞主要分布于视网膜的周边部，只能感受弱光刺激，在夜间或暗处视物时起主要作用。中层为双极细胞，将来自感光细胞的神经冲动传导至内层的节细胞。内层节细胞的轴突向视神经盘处汇集，穿过脉络膜和巩膜后构成视神经。

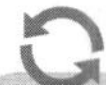
知识链接

视网膜脱离

视网膜脱离是视网膜的神经上皮层与色素上皮层的分离，两层之间有一潜在间隙，分离后间隙内所潴留的液体称为视网膜下液，脱离部分的视网膜无法感知光刺激，导致眼形成的视觉图像不完整或全部缺失。视网膜脱离的原因很多，有些类型多见于中年或老年人，近视居多，双眼可先后发病。发病的诱因和年龄、遗传、外伤等因素有关；有些类型多见于增殖性糖尿病视网膜病变，眼外伤，玻璃体长期积血，视网膜病变及全身疾病等。当视网膜发生部分脱离时，病人在脱离对侧的视野中出现固定的云雾状阴影。如果发生黄斑区脱离时，中心视力大急剧下降。脱离之前往往有先兆症状，在眼球运动时出现闪光。如果视网膜全脱离，视力减至弱光感或完全丧失。在视力减退前也常有视物变形，眼球运动时有物像震颤的感觉，由于眼内液更多地通过色素上皮进入脉络膜致使眼压偏低，偶也有眼压偏高的病例。当视网膜复位，视网膜下液吸收，眼压可恢复。

（二）眼球的内容物

包括房水、晶状体和玻璃体。这些结构透明无血管，具有折光作用。它们与角膜合称为眼的折光装置，可使物体在视网膜上形成清晰的物像（图 8-1）。

1. **房水** aqueous humor 为无色透明的液体（图 8-1、图 8-2），位于眼房内。房水由睫状体产生后，进入眼后房，经瞳孔至眼前房，又经虹膜角膜角进入巩膜静脉窦，最后汇入眼静脉。房水的功能是营养角膜和晶状体并维持正常的眼内压。

2. **晶状体** lens 位于虹膜与玻璃体的之间，呈双凸透镜状（图 8-1、图 8-2），无色透明、富有弹性、不含血管和神经。其功能具有折光作用。晶状体借睫状小带（晶状体悬韧带）系于睫状体。睫状小带由透明、坚硬、无弹性的纤维交错构成。晶状体的曲度随所视物体的远近不同而改变。当视近物时，睫状肌收缩，向前内牵引睫状突，睫状小带松弛，晶状体则由于本身的弹性而变凸，特别是前部凸度增大，屈光力度加强，使进入眼球的光线恰能聚焦于视网膜上。当视远物时，与此相反。随着年龄的增长，晶状体核逐渐增大、变硬、弹性减弱以及睫状肌逐渐萎缩，致使晶状体改变曲度的调节能力减弱，出现老视。

3. **玻璃体** vitreous body 是无色透明的胶状物质，表面被覆玻璃体膜（图 8-1、图 8-2）。位于晶状体与视网膜之间，约占眼球内腔的后 4/5，对视网膜起支撑作用，使视网膜神经层与色素上皮紧贴。若支撑作用减弱，易导致视网膜脱离；若玻璃体混浊，可影响视力。此外，玻璃体还具有折光功能。

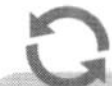
知识链接

青光眼、白内障、飞蚊症

青光眼是指眼内压间断或持续升高的一种常见疑难眼病。该病发病迅速、危害性大、随时可导致失明。在急性发作期 24～48 小时即可完全失明。青光眼是导致人类失明的三大致盲眼病之一，总人群发病率为1%，45岁以后为2%。各种类型的青光眼的临床表现及特点各不相同，应做到早发现、早治疗。

各种原因如老化、遗传因素、局部营养障碍、免疫与代谢异常、外伤、中毒、辐射等都能引起晶状体代谢紊乱，导致晶状体蛋白质变性而发生混浊，称为白内障，此时光线被混浊晶状体阻扰无法投射在视网膜上，导致视物模糊。多见于40岁以上，且随年龄增长而发病率增多。

飞蚊症一般是由玻璃体变性引起的，是一种自然老化现象，也即随着年纪老化，玻璃体会“液化”，产生一些混浊物。因而，飞蚊症正式的名称是“玻璃体混沌”或称“玻璃体浮物”。这些物体是漂浮在玻璃体当中，随着眼球的转动而移动，因如同蚊子在眼前飞舞，故称之为“飞蚊症”。绝大多数的飞蚊症并不影响正常的视觉功能，但若有大量或多片黑影出现，或并发畏光、疼痛、泪水分泌过多、视野缺损等现象，则有可能是严重眼疾（如视网膜脱离、玻璃体出血）的征兆。

二、眼副器

眼副器包括眼睑、结膜、泪器、眼球外肌等结构，有保护、运动和支持眼球的作用（图8-4）。

（一）眼睑

眼睑 palpebrae 位于眼球的前方（图8-4），分上睑和下睑，是保护眼球的屏障。上、下睑之间的裂隙称睑裂。睑裂两侧的上、下睑结合处分别称为内眦和外眦。睑的游离缘称睑缘，睑缘具有睫毛，有防止灰尘进入眼内和减弱强光照射的作用。如果睫毛长向角膜，则为倒睫，严重的可引起角膜溃疡、结瘢，导致失明。睫毛根部具有皮脂腺称睑板腺，分泌油状物，具有润滑睑缘、防止泪液外溢作用。当睑板腺阻塞时，可形成睑板腺囊肿（霰粒肿），当睑板腺化脓性感染时，临床上称为内麦粒肿。

眼睑由浅至深可分为5层：皮肤、皮下组织、肌层、睑板和睑结膜。睑的皮肤薄，皮下组织疏松，缺乏脂肪组织。肌层主要是眼轮匝肌睑部，该肌收缩闭合睑裂。在上睑还有上睑提肌，该肌以宽阔的腱膜止于上睑上部，可提起上睑。

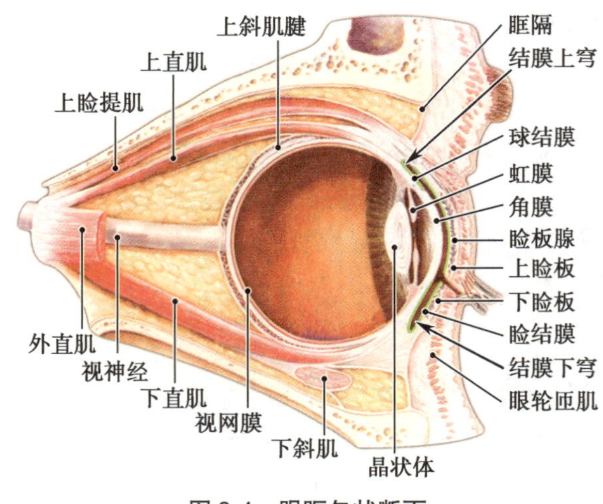

图8-4 眼眶矢状断面

（二）结膜

结膜 conjunctiva 是一层薄而透明、富含血管的黏膜（图 8-4），覆盖在眼球的前面和眼睑的内面。按所在部位可分为三部分：贴覆于上、下睑内面的部分是睑结膜，与睑板结合紧密。覆盖在眼球的前面的部分是球结膜，在近角膜缘处移行为角膜上皮。位于睑结膜与球结膜互相移行处是的部分结膜穹窿，其反折处分别构成结膜上穹和结膜下穹。当上、下睑闭合时，整个结膜形成囊状腔隙，称结膜囊。结膜各部的组织结构不完全相同，一般病变常局限于某一部位。如沙眼易发于睑结膜、结膜穹；疱疹则多见于角膜缘部的结膜和球结膜；炎症常引起结膜充血肿胀。

（三）泪器

泪器由泪腺和泪道组成。

1. 泪腺　位于眶上壁前外侧部的泪腺窝内，可分泌泪液，排泄管开口于结膜上穹的外侧部。泪液有防止角膜干燥和冲洗微尘的作用。此外，泪液含溶菌酶，具有灭菌作用。

2. 泪道　泪道包括泪点、泪小管、泪囊和鼻泪管（图 8-5）。泪点分上泪点和下泪点，是泪小管开口。泪小管是连结泪点与泪囊的小管，分为上泪小管和下泪小管。它们分别垂直向上、下行，继而几乎成直角转向内侧汇合在一起，开口于泪囊上部。泪囊位于眶内侧壁前部的泪囊窝内的膜性盲囊。上端为盲端，下部移行为鼻泪管。鼻泪管属膜性管道，其上部包埋在骨性鼻泪管中，下部在鼻腔外侧壁黏膜的深面，开口于下鼻道外侧壁的前部。

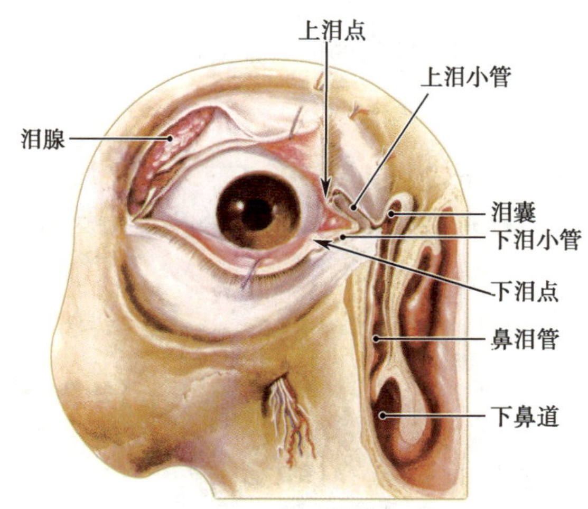

图 8-5　泪器

（四）眼球外肌

眼球外肌共有 7 块骨骼肌，包括 1 块上睑提肌、4 块直肌、2 块斜肌（图 8-6）。上睑提肌收缩可上提上睑，开大睑裂。上直肌收缩使瞳孔转向上内方。内直肌收缩可使瞳孔转向内侧，下直肌收缩可使瞳孔转向下内方。外直肌收缩可使瞳孔转向外侧。上斜肌肌收缩，使瞳孔转向下外方。下斜肌收缩可使瞳孔转向上外方。眼球的正常运动，是两眼数条肌协同作用的结果。当某一肌麻痹时，可出现斜视和复视现象。

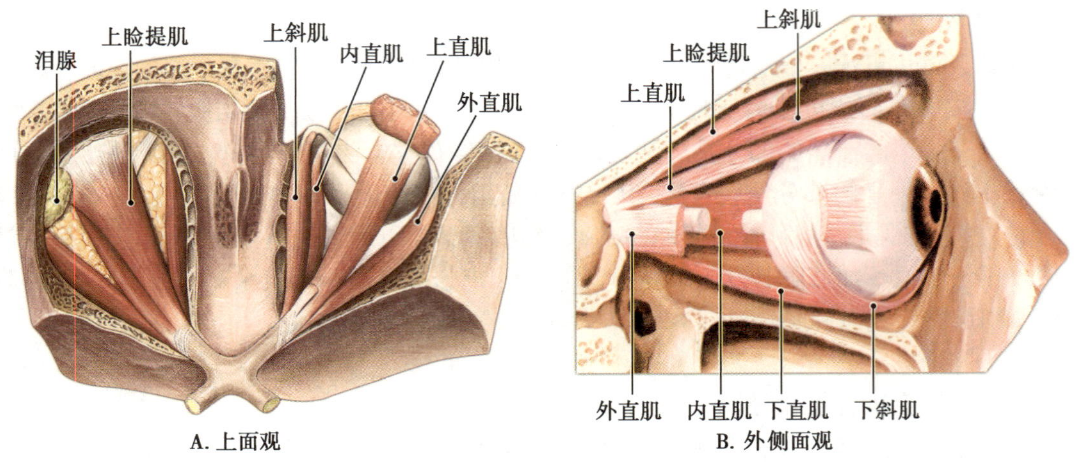

图 8-6　眼球外肌

三、眼的血管

（一）眼的动脉

眼动脉起于颈内动脉，在视神经的下方经视神经管入眶，分支分布于眼球、眼球外肌、泪腺和眼睑，其主要分支有视网膜中央动脉、脉络膜动脉等（图 8-7）。视网膜中央动脉是供应视网膜内层的唯一动脉。它自眼动脉发出后，分布至视网膜。临床上，用眼底镜可直接观察这些血管，他对动脉硬化和某些疾病的诊断有重要意义。

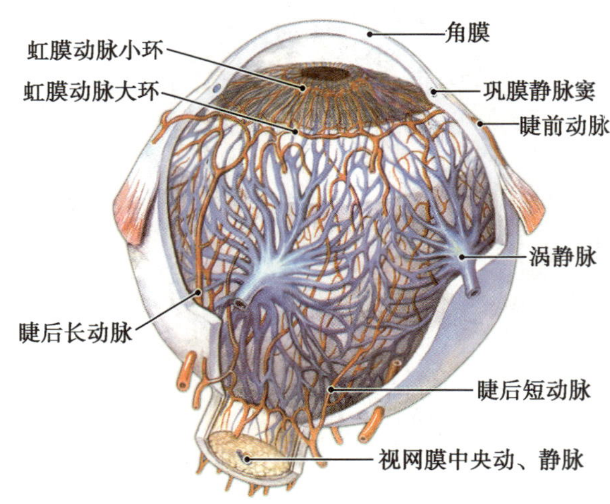

图 8-7　眼的动脉和静脉

（二）眼的静脉

眼球内的静脉以及眶内的其他静脉，最后均汇入眼上、下静脉。眼上静脉经眶上裂注入海绵窦。眼下静脉，收集附近眼肌、泪囊和眼睑的静脉血，分为 2 支，一支注入眼上静脉，另一支经眶下裂汇入翼静脉丛。

第二节 前庭蜗器

前庭蜗器 vestibulocochlear organ 又称位听器或耳，按部位结构可分为外耳、中耳和内耳。外耳和中耳负责收集和传导声波，是前庭蜗器的附属器。听觉感受器和位觉感受器都位于内耳。听觉感受器感受声波刺激，位觉感受器感受头部位置变动和运动速度变化的刺激（图 8-8）。

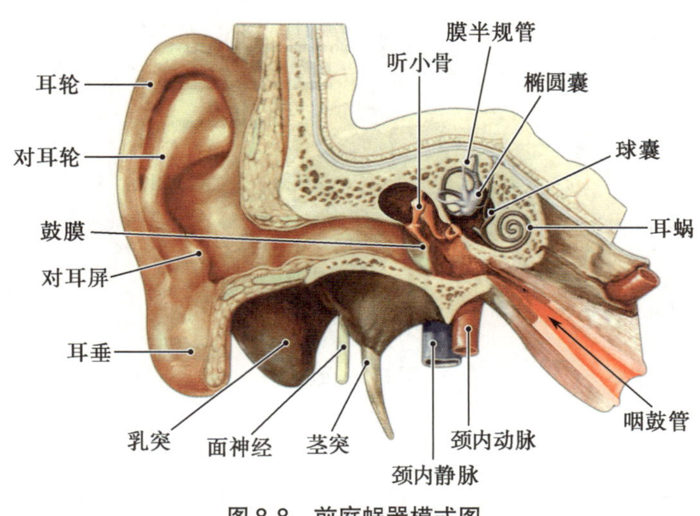

图 8-8 前庭蜗器模式图

一、外耳

外耳 external ear 包括耳廓、外耳道和鼓膜三部分。

（一）耳廓

耳廓位于头部的两侧，主要由弹性软骨和结缔组织构成，外覆皮肤，皮下组织少但神经血管丰富。耳廓下部仅含结缔组织和脂肪，称为耳垂，有丰富的神经血管，是临床常用采血的部位。耳廓主要功能是收集声波（见图 8-8）。

（二）外耳道

外耳道是从外耳门至鼓膜的弯曲管道，长约 2.0～2.5cm。外耳道外侧 1/3 为软骨部，内侧 2/3 为骨部，用来传递声波。两部交界处较为狭窄。外耳道呈“S”状，由外向内，其方向是先向前上、再向后、再斜向前下（图 8-9）。外耳道检查时，可向后上方牵拉耳廓，使外耳道变直，从而便于观察到鼓膜。

外耳道的表面覆盖一层皮肤，皮肤内含有丰富的感觉神经末梢、毛囊、皮脂腺及耵聍腺。皮肤和软骨膜结合紧密较薄，皮下组织少，当发生外耳道皮肤疖肿时，疼痛剧烈，并妨碍声波的传导。耵聍腺分泌的黄褐色黏稠物，称为耵聍。耵聍块可阻塞外耳道，影响听觉。

（三）鼓膜

鼓膜 tympanic membrane 位于外耳道底和中耳鼓室之间的椭圆形半透明薄膜，外侧面向前外下倾斜，与外耳道底呈约 45°的倾斜角，其功能是产生振动。小儿的鼓膜更为倾斜，几乎呈水平位。鼓膜中心向内凹陷，为锤骨柄末端的附着处，称鼓膜脐。鼓膜上 1/4 区域薄而松弛，称为松弛部，活体呈淡红色。鼓膜下 3/4 的区域坚实而紧张，称为紧张部，在活体呈灰白色。紧张部前下方有一个三角形的反光区，称光锥。临床上做耳镜检查时，常可窥见光锥，中耳的一些疾患可引起光锥改变或消失，严重时可致使鼓膜穿孔，影响听力（图 8-9）。

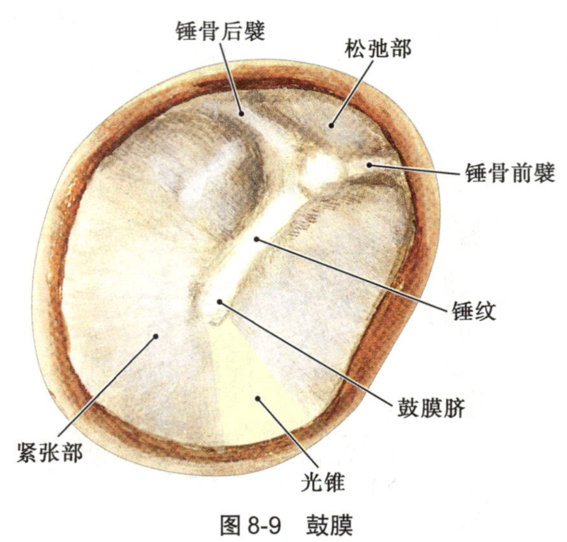

图 8-9 鼓膜

解剖与临床

外耳道检查的解剖学特点

外耳道是略呈“S”形的管道，外 1/3 先向上、向后弯曲；内 2/3 转为向前、向下走行。当用耳镜检查成人鼓膜时，需向后上牵拉耳廓使外耳道成一直线，从而可观察到鼓膜。婴儿因颞骨尚未骨化，其外耳道几乎全是软骨支持，短而直，鼓膜近乎水平位，检查时需将耳廓拉向后下方。

二、中耳

中耳 middle ear 由鼓室、咽鼓管、乳突窦和乳突小房 3 部分组成，大部分位于颞骨岩部内，是声波传导的主要部分，中耳向外借鼓膜与外耳道相隔，向内与内耳毗邻，向前内借咽鼓管通向鼻咽部。

（一）鼓室

鼓室 tympanic cavity 位于颞骨岩部内含气的不规则小腔。鼓室由 6 个壁围成，内有听小骨、韧带、肌、血管和神经等。鼓室的各壁及上述各结构的表面均覆盖有黏膜，此黏膜与咽鼓管和乳突窦、乳突小房的黏膜相延续。

1. **鼓室的壁** 鼓室的外侧壁大部分由鼓膜构成，故又名鼓膜壁；上壁分隔鼓室与颅中窝；下壁亦称颈静脉壁，仅为一薄层骨板，骨板将鼓室与颈静脉窝内的颈静脉球分隔；前壁也称颈动脉壁，即颈动脉管的后壁，此壁甚薄，借骨板分隔鼓室与颈内动脉；内侧壁又称迷路壁，即内耳的外侧壁，后上方有卵圆形孔，称为前庭窗，后下方有圆形的蜗窗，为第二鼓膜封闭，在前庭窗的后上方有面神经管，内有面神经，中耳的炎症或手术易伤及管内的面神经。后壁也称乳突壁，上部有乳突窦的开口，鼓室经乳突窦向后通入乳突内的乳突小房。中耳炎易侵入乳突小房而引起乳突炎。

2. **鼓室内的结构** **听小骨** auditory ossicles 有三块，由外侧向内侧依次排列为锤骨、砧骨和镫骨。由三块听小骨依次借关节形成听骨链。锤骨的锤骨柄连于鼓膜，镫骨底封闭前庭窗。当声波冲击鼓膜时，听小骨链相继运动，将声波的振动传入内耳（图 8-10）。运动听小骨的肌分别称为鼓膜张肌和镫骨肌。

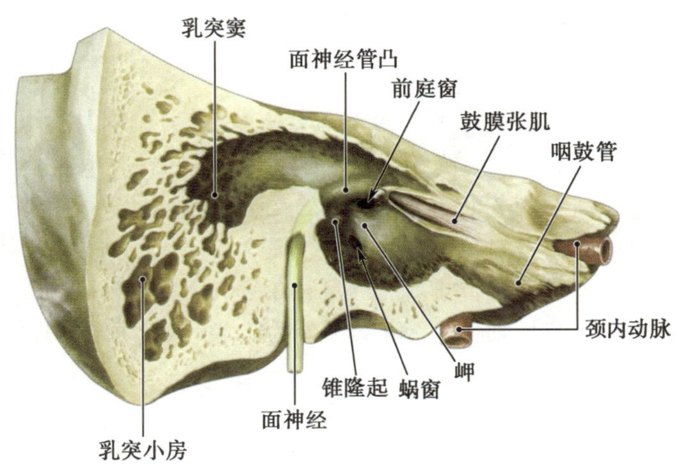

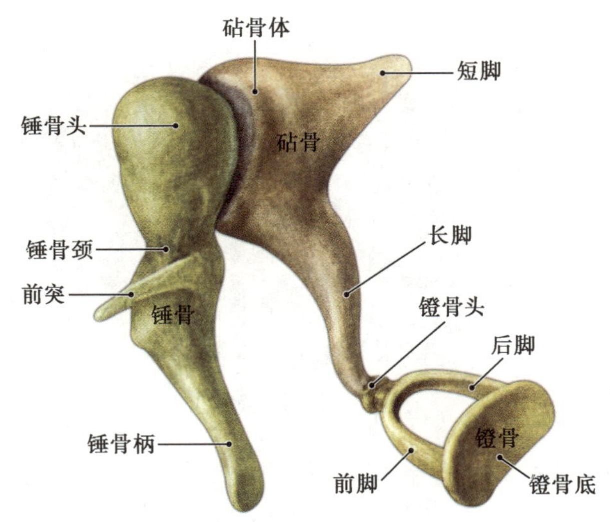

图 8-10 鼓室及听小骨

（二）咽鼓管

咽鼓管 pharyngotympanic tube 连通咽与鼓室的通道。其功能是使鼓室的气压与外界的大气压相等，以保持鼓膜内、外两面的压力平衡。

（三）乳突窦和乳突小房

乳突窦是连于鼓室和乳突小房之间的腔隙。乳突小房为颞骨乳突部内的许多含气小腔隙，腔内覆盖着黏膜，并与乳突窦和鼓室的黏膜相连续。故中耳炎可经乳突窦侵犯乳突小房而引起乳突炎。

知识链接

慢性化脓性中耳炎

慢性化脓性中耳炎可侵蚀破坏听小骨及鼓室壁的黏膜、骨膜和骨质，若向邻近结构蔓延可引起各种并发症，侵蚀鼓膜可致鼓膜穿孔，侵蚀内侧壁可致化脓性迷路炎，侵蚀面神经管可损坏面神经，向后蔓延到乳突窦和乳突小房，可引起化脓性乳突炎，向上侵蚀鼓室盖，可引起颅内化脓性感染。

三、内耳

内耳 internal ear 又称迷路，位于颞骨岩部的骨质内，是前庭蜗器的主要部分。由骨迷路和膜迷路两部分组成。膜迷路套于骨迷路内，是密闭的膜性管腔或囊。膜迷路内充满内淋巴，膜迷路与骨迷路之间充满外淋巴。内、外淋巴互不相通。

（一）骨迷路

骨迷路 bony labyrinth 是一套位于颞骨岩部，由腔和管组成的骨性管道系统。骨迷路由后外向前内侧沿颞骨岩部的长轴排列，依次可分为骨半规管、前庭和耳蜗，它们互相通连（图 8-11）。

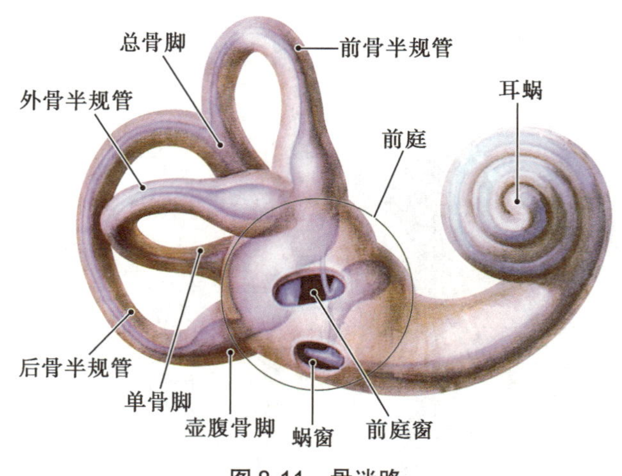

图 8-11 骨迷路

1. **前庭** vestibule 是位于骨迷路中部的椭圆形腔隙。前部有一大孔连通耳蜗，后上部有 5 个小孔与 3 个半规管相通，外侧壁上有前庭窗和蜗窗，前庭内容纳椭圆囊和球囊。

2. **骨半规管** bony semicircular canals 为三个相互垂直半环形的骨管。前骨半规管朝向上前外方；外骨半规管朝向后外侧；后骨半规管朝向后上外方，是三个半规管中最长的一个。每个骨半规管皆有两个骨脚连于前庭，其中一个骨脚膨大部称骨壶腹。前、外骨半规管共用一个骨脚，因此，3 个骨半规管只有 5 个孔开口于前庭后上部。

3. **耳蜗** cochlea 耳蜗位于前庭的前方，形如蜗牛壳，蜗顶朝向前外侧，蜗底向后内侧，耳蜗中央是由骨松质组成的蜗轴。耳蜗由蜗轴和蜗螺旋管构成，蜗螺旋管环绕蜗轴旋转约两周半。管腔底部较大，通向前庭，由蜗底行向蜗顶的管腔逐渐细小，以盲端终于蜗顶。蜗轴发出一薄骨片伸向蜗螺旋管内，称骨螺旋板。与骨螺旋板游离缘延续的纤维膜，称为基底膜，在骨螺旋板外缘上方，还有一斜向上方的膜，称为前庭膜。基底膜和前庭膜将蜗螺旋管分成 3 个部分，即前庭阶、蜗管和鼓阶（图 8-12）。前庭阶和鼓阶在蜗顶处借蜗孔相通，前庭阶的一端为前庭窗，由镫骨底封闭，鼓阶一端为蜗窗，由第二鼓膜封闭。

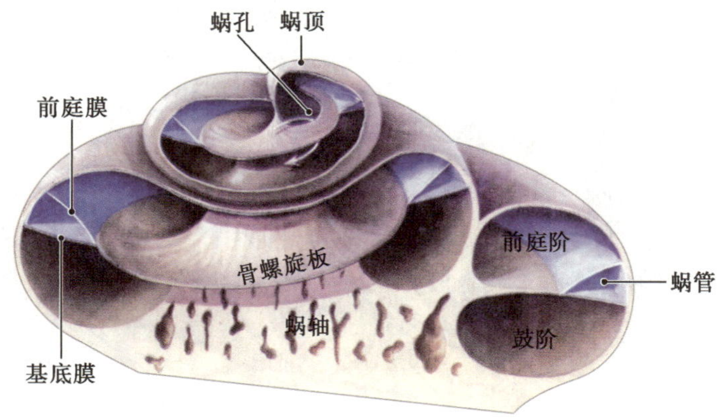

图 8-12 耳蜗纵切示意图

（二）膜迷路

膜迷路 membranous labyrinth 是由套在骨迷路内封闭的膜性小管和囊组成，与骨迷路形态相似但略小。由椭圆囊和球囊、膜半规管和蜗管组成（图 8-13）。它们之间相通连，其内充满内淋巴。骨迷路与膜迷路之间充满外淋巴，内、外淋巴互不相通。

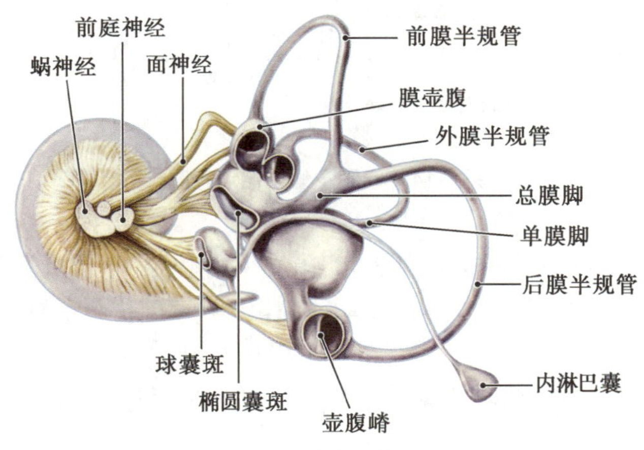

图 8-13 膜迷路模式图

1. **椭圆囊和球囊** 位于骨迷路的前庭部。椭圆囊呈椭圆形，在椭圆囊的后壁上有 5 个开口，与三个膜半规管相通连，前壁借椭圆球囊管连接球囊，球囊较椭圆囊小。在椭圆囊和球囊壁上都具有由感觉上皮构成的椭圆囊斑和球囊斑。均属于位觉感受器，感受头部静止的位置及直线变速运动引起的刺激。

2. **膜半规管** 位于同名骨半规管内，膜半规管的形态与骨半规管相似。在各骨壶腹内，膜半规管亦有相应膨大的膜壶腹。膜壶腹壁上有隆起的壶腹嵴，是位觉感受器，能感受头部变速旋转运动的刺激。

3. **蜗管** 蜗管位于蜗螺旋管内，蜗管盘绕蜗轴两圈半，其前庭端与球囊相连通，顶端细小，终于蜗顶，为盲端，故蜗管为盲管。在蜗管的水平断面上，呈三角形，有上壁、外侧壁和下壁。下壁为基底膜，膜上有螺旋器又称 Corti 器，是听觉感受器（图 8-14）。

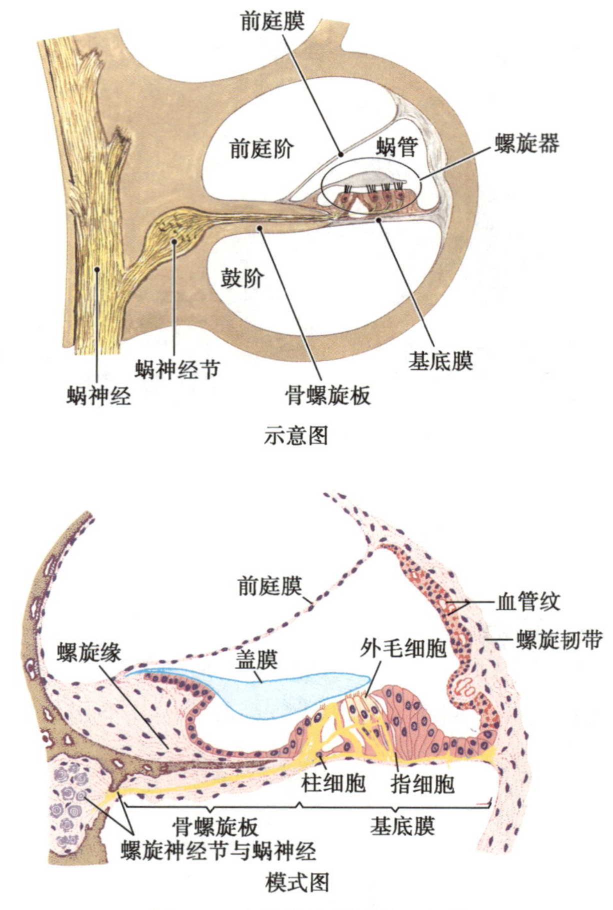

图 8-14 蜗管及螺旋器示意图

声波的传导：主要途径有两条，分别是空气传导和骨传导，正常情况下以空气传导为主。

空气传导的途径是声波进入外耳道振动鼓膜，经听骨链传至前庭窗，使得耳蜗前庭阶和鼓阶内的外淋巴振动，继而引起蜗管内的内淋巴振动，刺激基底膜上的螺旋器，产生神经冲动，冲动经蜗神经传至大脑皮质听觉区，产生听觉（图 8-15）。

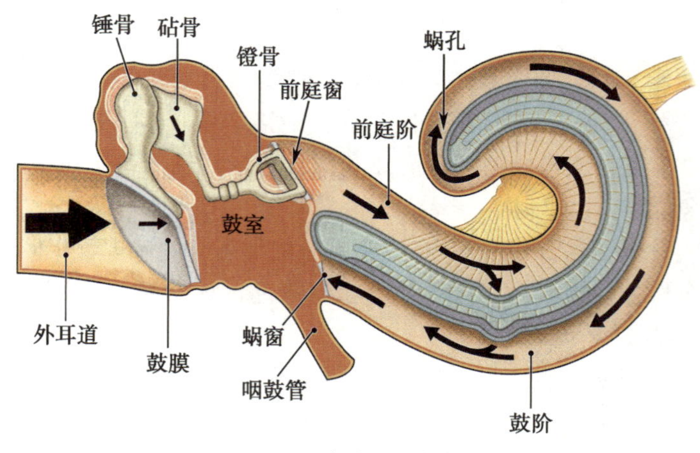

图 8-15 声波的空气传导

第三节 皮 肤

皮肤 skin 覆盖体表，占体重 16% 左右，成人皮肤的表面积平均为 1.7m^2，是人体最大的器官，皮肤由表皮和真皮构成。皮肤具有保护、吸收、排泄、感受刺激、调节体温等多种功能。

一、皮肤的微细结构

皮肤由表皮和真皮组成（图 8-16）。

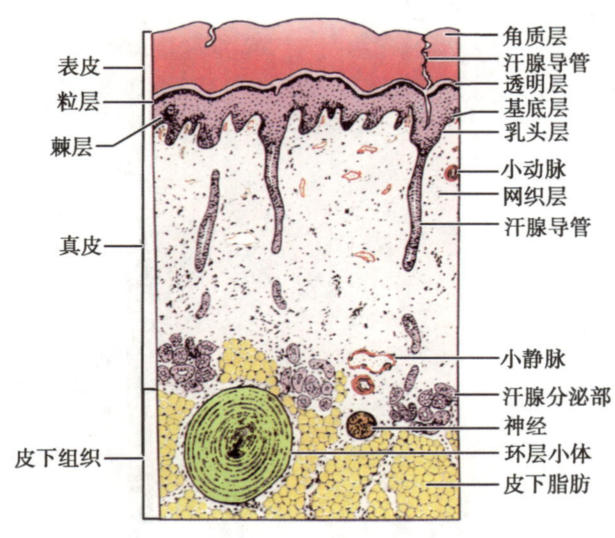

图 8-16 手指皮肤

（一）表皮

表皮 epidermis 是皮肤的浅层，由角化的复层扁平上皮构成，无血管分布。厚薄因部位而不同。手掌、足底皮肤最厚，体皮次之，头皮最薄。表皮从基底到表面一般可分为基底层、棘层、颗粒层、透明层和角质层。

基底层位于表皮的最深层，借基膜与真皮相连，为一层矮柱状或立方形细胞，此层细胞不断分裂，新生细胞不断向浅部推移、变形、角化，形成表皮其他各层，最后成为皮屑而脱落。基底细胞间夹杂一黑色素细胞，胞质内含有黑色素颗粒，可影响皮肤颜色。黑色素能吸收紫外线，保护深部组织免受辐射损伤。基底层细胞具有活跃的分裂增殖能力，故基底层又称为生发层。

棘层位于基底层浅面，由 4～10 层多角形的棘细胞组成。颗粒层位于棘层浅面，由 3～5 层扁平梭形细胞组成，含有大量嗜碱性透明角质颗粒。透明层位于颗粒层浅面，由 2～3 层更扁平透明细胞组成，细胞核、细胞器退化消失，含有角母蛋白。能防止水分、电解质、化学物质的通过。此层于掌、跖部位最明显。

角质层位于表皮最浅层，由数十层扁平无核的角质细胞构成，含有角蛋白，具有较强的耐摩擦和耐酸、耐碱等保护作用，是人体体表的一道天然屏障。

（二）真皮

真皮 dermis 位于表皮的深面，由致密结缔组织组成，分为乳头层和网状层。

乳头层借基膜紧邻基底层，结缔组织呈乳头状突向基底层，称真皮乳头。乳头层内含丰富的毛细血管、游离神经末梢、触觉小体等。真皮乳头扩大表皮与真皮的接触面，使两者连接牢固，并有利于表皮从真皮组织液中吸取营养。

网状层为乳头层深面较厚的致密结缔组织，与乳头层之间无明显界限，内有粗大的胶原纤维束交织成网，并有许多弹性纤维夹杂其间，使皮肤具有较大的弹性和韧性。网状层内含有较大血管、淋巴管和神经，以及毛囊、皮脂腺、汗腺和环层小体等。

皮下组织又称为浅筋膜，不属于皮肤，其纤维与真皮直接相连。皮下组织由疏松结缔组织和脂肪组织构成，脂肪组织的含量随年龄、性别和部位不同而有差异（见图 8-16）。

二、皮肤的附属器

皮肤的附属器包括毛发、皮脂腺、汗腺和指（趾）甲等（图 8-17）。

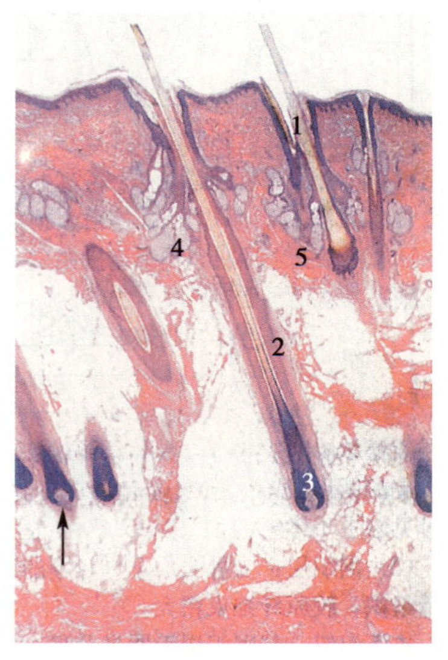

图 8-17　皮肤附属器模式图

1. 毛根；2. 毛囊；3. 毛球；4. 皮脂腺；5. 立毛肌；↑毛乳头

（一）毛发

毛发分毛干和毛根。毛干是露于体表，毛根在皮肤内，周围有毛囊包裹。毛根和毛囊末端形成的膨大称为毛球，是毛发的生长点。毛球底面凹陷，结缔组织和血管神经深入其内，称为毛乳头。毛乳头对体毛的生长有诱导和营养作用。毛囊一侧有斜行的平滑肌束，称为竖毛肌。竖毛肌一端连于毛囊，另一端连在真皮浅层，收缩时，可使毛发竖立。

（二）皮脂腺

皮脂腺位于毛囊和竖毛肌之间，其导管开口于毛囊上部。皮脂腺分泌皮脂，有滋润皮肤和保护毛发的作用。

（三）汗腺

遍布于全身皮肤，以手掌、足底为最多。汗腺为弯曲的单管状腺，分泌部位于真皮深部或皮下组织内，盘曲成团；导管细长，开口于皮肤表面。汗腺分泌汗液，有湿润表皮、调节体温、排出部分代谢产物等作用，并参与水和电解质平衡的调节。

位于腋窝、会阴等处皮肤内的汗腺，称为大汗腺。其分泌物浓稠呈乳状。有些人其分泌物经细菌分解后，产生特殊的气味，称为狐臭。

（四）指（趾）甲

指（趾）甲位于手指、足趾远端的背面，由表皮角质层增厚而成。其外露部分为甲体；埋于皮内的为甲根；甲体的深面为甲床；甲体周缘的皮肤皱襞为甲襞；襞、体之间的沟称为甲沟。甲根的深部，上皮基底层细胞分裂活跃，称为甲母基（质），是甲的生长点，拔甲时注意保护。

 **解剖与临床**

皮内注射和皮下注射

由于皮肤具有一定的吸收功能，故临床上可根据需要采用皮内注射和皮下注射药物的方法。皮内注射是把少量药液注入表皮与真皮乳头层之间，主要用于过敏试验和预防注射。皮下注射是把少量药液注入皮下组织，多用于治疗的给药途径和预防接种。两者的区别在于：皮内注射是打在皮肤组织内；皮下注射是穿过皮肤，打在皮肤与肌肉之间的皮下组织内。

（袁耀华　蒋孝东）

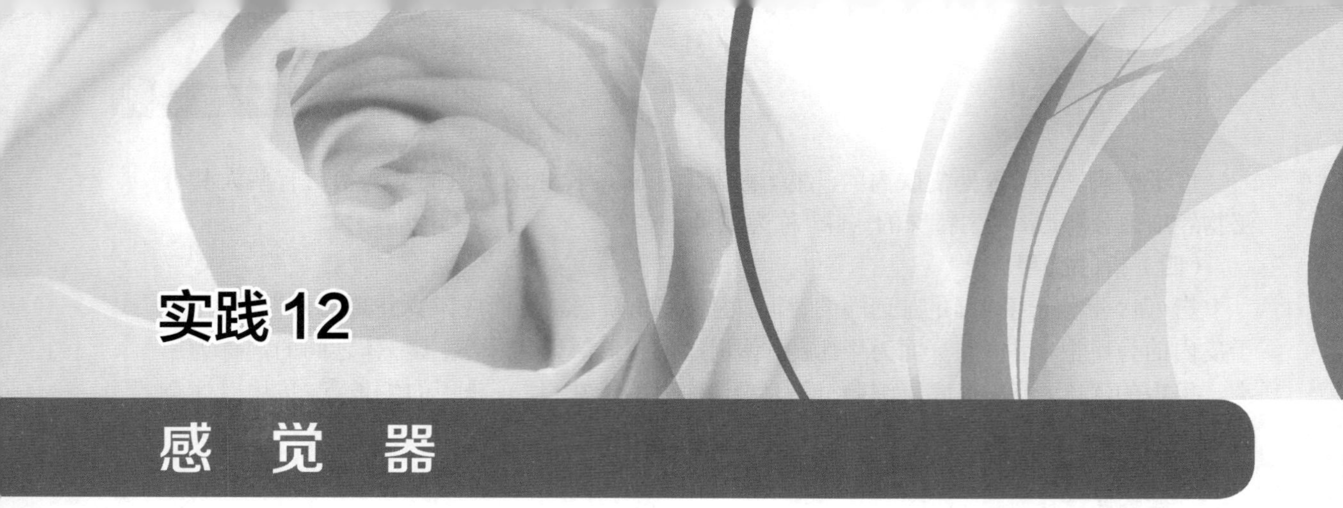

实践 12

感 觉 器

【实验目的】

1. 熟练掌握眼球内容物的组成、形态结构，眼房的位置、分部，房水的产生和循环途径，眼的屈光系统的组成。

2. 熟练掌握外耳的组成，外耳道的形态，幼儿外耳道、咽鼓管的特点。

3. 掌握听觉和位置觉感受器的位置和功能。

4. 熟悉眼球壁的构成、各部形态结构及其功能。

5. 学会声波的传导途径。

6. 学会眼副器的组成和功能，眼外肌的名称、作用。

7. 学会前庭蜗器的组成和各部的作用。

8. 学会皮肤的结构和附属器的组成和作用。

【实践器材准备】

1. 眼球放大模型和标本

2. 眼外肌放大模型。

3. 人体头面标本。

4. 猪或牛、羊眼标本。

5. 耳模型、内耳放大模型、听小骨放大模型、听小骨标本。

6. 颞骨的锯开标本和颞骨放大模型。

7. 挂图、多媒体音像资料。

8. 皮肤的结构模型。

【实践学时】 2 学时

【实践步骤】

（一）实践内容

1. 眼球

（1）眼球壁：角膜、巩膜、虹膜、睫状体、脉络膜、视网膜。

（2）眼球内容物：包括房水、晶状体和玻璃体。

（3）眼副器：眼睑、结膜、泪器、眼球外肌。

2. 耳

（1）外耳：耳廓、外耳道、鼓膜。

（2）中耳：鼓室、乳突小房、咽鼓管。

（3）内耳：骨迷路（骨半规管、前庭、耳蜗）。膜迷路（膜半规管、椭圆囊和球囊、蜗管）。

（二）方法

1. 在眼球标本和模型上，观察辨认眼球的组成、外形；眼球壁组成、结构，眼球内容物的组成、位置及形态结构。

2. 在标本上，观察辨认眼副器的形态结构体会其功能。

3. 在眼外肌标本和模型上，观察眼球外肌根据肌的位置走行描述其作用。

4. 在教师指导下学生观察牛、猪或羊眼正中矢状和冠状切开的标本，观察辨认眼球的形态结构。

5. 同一个小组同学互相观察对方的眼球，在活体上辨认眼球的外形，眼副器的组成、形态结构，转动眼球，体会眼球的运动和眼球外肌的作用。

6. 在前庭蜗器的模型上，观察前庭蜗器的组成，空气传导的途径。

7. 在模型上观察外耳道的分部、走行。同学之间互相检查体会观察鼓膜的方法。

8. 在中耳的模型和标本上，观察骨迷路和膜迷路的组成和形态结构。

9. 在皮肤的结构模型上，观察表皮和真皮的结构以及附属器。

10. 学生在观看标本和模型时也可结合挂图、结合多媒体资料学习。

【实验报告】

1. 记录眼球壁的形态结构，简述各部功能。

2. 记录前庭蜗器的形态结构，简述各部的功能。

3. 记录表皮和真皮的结构以及附属器。

（袁耀华　蒋孝东）

第九章

神经系统

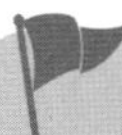

学习目标

1. 掌握神经系统的组成及常用术语。
2. 熟悉脊髓的位置、外形、内部结构及功能。
3. 熟悉脑及脑各部形态、内部结构与功能定位。
4. 了解脑和脊髓的被膜、血管及脑脊液循环。
5. 熟悉脊神经和脑神经的分布。
6. 了解神经系统的各种传导通路。
7. 学会利用神经系统理论知识，进行相关实践操作。
8. 具有应用神经系统理论知识分析、解决相关临床问题的能力。

导学

当我们在奔跑时，除了肌肉强烈收缩外，同时也出现呼吸加深加快、心跳加速、出汗等一系列的生理变化；当我们受到病原体微生物感染时，机体的体温就会升高，出现发热症状；当我们身处寒冷环境时，为维持机体温度，骨骼肌会不自主震颤，体内物质氧化速度加快，短时间内产热增加……以上现象说明：人体各系统的活动都不是孤立的，是神经系统统一调控完成的。

第一节 概述

神经系统 nervous system 是人体中结构和功能最复杂的系统，由数以亿万计相互联系的神经细胞和神经胶质细胞组成，神经细胞也称神经元，由胞体和突起两部分组成，是神经系统的基本结构和功能单位。神经系统使人体的活动能随时适应内、外界环境的变化，协调人体各系统器官的功能活动，使人体成为一个有机的整体，维持内环境的稳定，并使人体与不断变化的外界环境之间的相对平衡，以保证生命活动的正常进行。

一、神经系统的组成

神经系统按照部位分为中枢部和周围部，中枢部包括脑、脊髓，也称**中枢神经系统** central nervous system，周围部包括脑神经和脊髓神经，也称**周围神经系统** peripheral nervous system。与脑相连的神经，称为脑神经，共 12 对；与脊髓相连的神经称为脊神经，共 31 对。根据周围神经在各器官中分布的对象不同，又可把周围神经系统分为躯体神经和内脏神经。躯体神经分布于体表、黏膜、骨、关节和骨骼肌；内脏神经是脑神经和脊神经中分布于内脏、心血管、平滑肌和腺体的部分。在周围神经系统中，躯体神经和内脏神经都含有感觉神经和运动神经。感觉神经是将神经冲动自感受器传向中枢部，故又称传入神经；运动神经是将神经冲动自中枢部传向周围效应器（肌、腺体），故又称传出神经。内脏运动神经又分交感神经和副交感神经（图 9-1）。

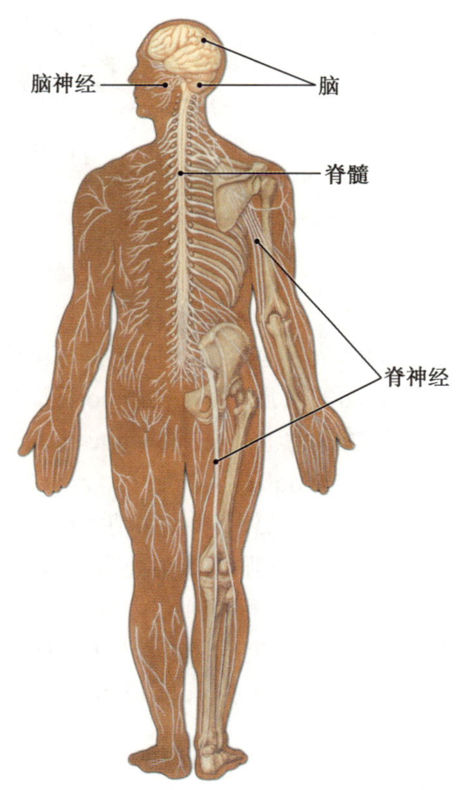

图 9-1　神经系统概况

二、神经系统活动方式

神经系统在调节机体的活动中，对内、外环境的各种刺激作出适宜的反应，这种调节过程称为反射 reflex，它是神经系统活动的基本方式。完成反射的结构基础是反射弧：包括 5 个部分，即感受器、传入（感觉）神经、神经中枢、传出（运动）神经和效应器（肌、腺体）（图 9-2）。反射弧的任何一部分损伤，反射就会出现障碍，复杂的反射活动，由多个中间神经元参与才能完成。

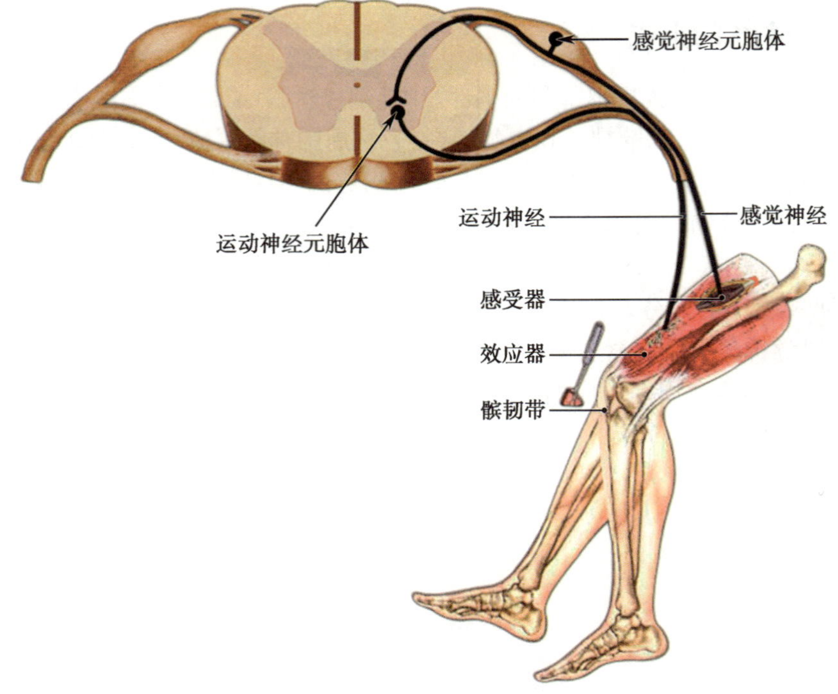

图 9-2 反射弧示意图

三、神经系统常用的术语

1. 灰质和白质 在中枢部，神经元胞体及其树突聚集的部位，在新鲜标本中色泽灰暗，称为**灰质** gray matter。大、小脑表面的灰质，称为**皮质** cortex，如大脑皮质。神经纤维在中枢部聚集的部位，在新鲜标本中色泽白亮，称为**白质** white matter，如脊髓白质。位于大脑和小脑的白质在皮质的深面，称为髓质 medulla。

2. 神经核和神经节 在中枢部皮质以外，形态和功能相似的神经元胞体聚集成团块或柱，称为**神经核** nucleus。在周围部，神经元胞体聚集处称**神经节** ganglion。

3. 纤维束和神经 在白质中，凡起止、行程和功能基本相同的神经纤维聚集在一起，称为**纤维束** fasciculus。神经纤维在周围部聚集形成束状结构，称为**神经** nerve。

4. 网状结构 在中枢部，神经纤维交织成网，灰质团块分散其中，这种结构称**网状结构** reticular formation。

 知识链接

神经干细胞

神经干细胞是指具有分化为各种神经细胞，且能自我更新并产生大量脑组织细胞的细胞群。神经系统疾病的主要病因是由神经细胞的形态或功能异常引起的，而神经干细胞则可针对性地纠正那些异常的神经细胞，可治疗脑外伤、脊髓损伤、脑梗死、脑血栓、早老性痴呆、帕金森病、脑退行性变或发育不全等疾病。神经干细胞还有很多其他用途，如有的科学家正在尝试用神经干细胞治疗因视神经损伤导致的失明，还可用于颅内肿瘤的基因治疗，或利用神经干细胞分泌抗癌药物。因此，神经干细胞的治疗潜力是难以估量的。

第二节 中枢神经系统

中枢神经系统包括位于颅腔内的脑和位于椎管内的脊髓，二者在枕骨大孔处相连接。

一、脊髓

（一）脊髓的位置和外形

脊髓 spinal cord 位于椎管内，全长约 42～45cm，上端在枕骨大孔处与延髓相连，成人脊髓的末端平第 1 腰椎体下缘（新生儿约平第 3 腰椎下缘）。脊髓呈前后略扁、粗细不均的圆柱形，全长有两处膨大，即颈膨大和腰骶膨大。脊髓末端变细，称脊髓圆锥，包裹脊髓的软脊膜自此向下延续为细长的终丝。

脊髓表面有 6 条纵行的沟裂。腹侧面有一条前正中裂和两条前外侧沟，背侧面有一条后正中沟和两条后外侧沟。前、后外侧沟内分别连有脊神经的前根和后根。后根上有一膨大的脊神经节。由前根与后根合成的脊神经，从相应的椎间孔穿出，腰、骶、尾部的脊神经根围绕终丝聚集成束，形成马尾（图 9-3、图 9-4）。

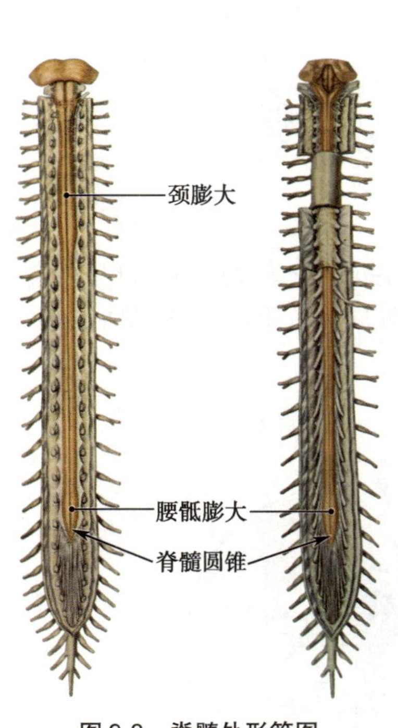

图 9-3 脊髓外形简图

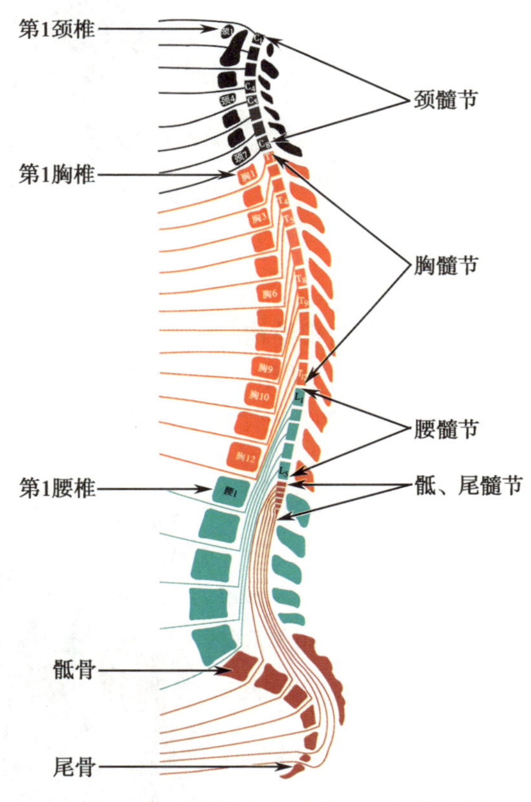

图 9-4 脊髓节段与椎骨的对应关系简图

脊神经有 31 对，每对脊神经相连一段脊髓，称一个脊髓节段。脊髓全长共分 31 个节段，即颈髓 8 节、胸髓 12 节、腰髓 5 节、骶髓 5 节、尾髓 1 节（图 9-5）。

解剖与临床

腰椎穿刺术

在胚胎发育的早期，脊髓占据椎管全长，每对脊神经都横行到相应的椎间孔出椎管。以后脊髓生长慢于椎管，因此，自胸段起，神经根需向下斜行到相应的椎间孔穿出。腰、骶、尾神经根几乎垂直下行，而形成马尾。成人第 1 腰椎以下已无脊髓，故临床上常在第 3、4 或 4、5 腰椎间进行穿刺。腰椎穿刺术是神经科临床常用的检查方法之一，对神经系统疾病的诊断和治疗有重要价值、简便易行，操作也较为安全；但如适应证掌握不当，轻者可加重原有病情，重者甚至危及病员安全。

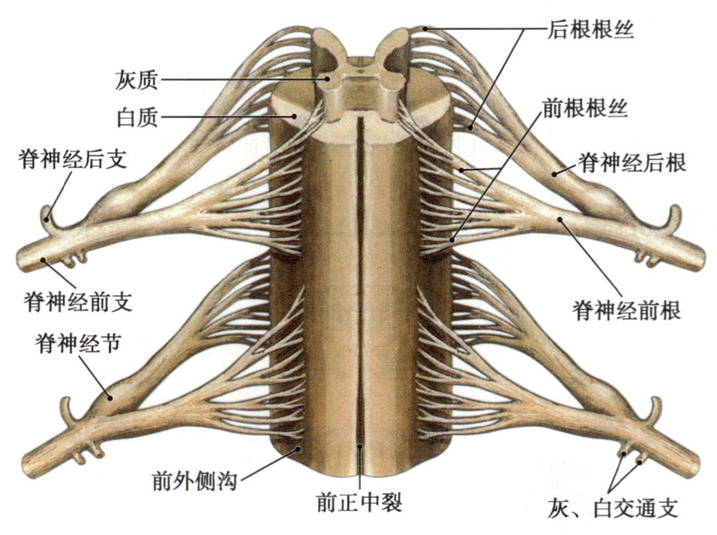

图 9-5 脊髓节段模式图

（二）脊髓的内部结构

脊髓由灰质和白质组成，各节段内部结构大致相似，在脊髓的横切面上，可见中央有一细小的中央管，围绕中央管周围是“H”形的灰质，灰质的外周是白质（图 9-5、图 9-6）。

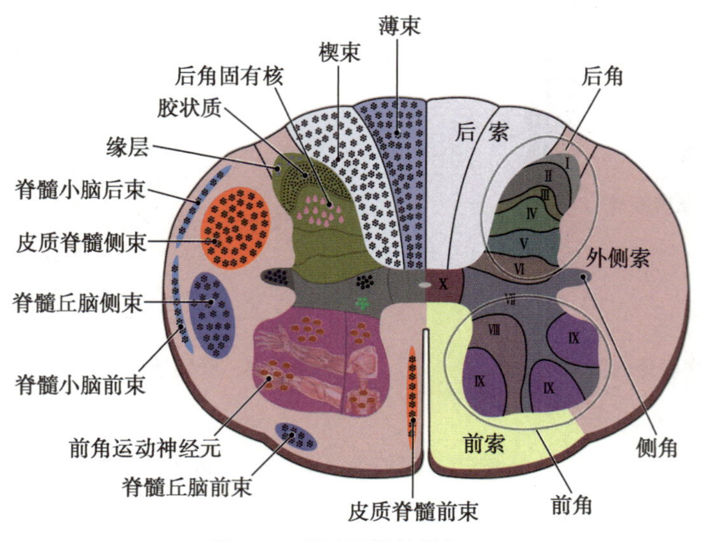

图 9-6 脊髓颈段的横切面

1. 灰质 每侧的灰质，前部扩大为前角（柱），由前角运动神经元组成，其轴突自前外侧沟穿出，组成脊神经前根；每侧的灰质，后部狭细为后角（柱），内含联络神经元，其树突接受脊神经后根的传入信息；其轴突进入白质，组成上行纤维束。在胸1至腰3脊髓节段的前后角之间有侧角（柱），内含交感神经元胞体，是交感神经的低级中枢，轴突进入脊神经前根，构成交感神经纤维；在骶髓2～4节段，相当于侧角的位置，内含副交感神经元胞体，称骶副交感核，是副交感神经的低级中枢，轴突进入脊神经前根，构成副交感神经纤维。

2. 白质 主要由纵、横行神经纤维束构成。每一侧脊髓白质由前外侧沟和后外侧沟为界分为3个索，前正中裂与前外侧沟之间为前索，前外侧沟与后外侧沟之间为外侧索，后外侧沟与后正中沟之间为后索。其中，上行（感觉）纤维束主要有薄束、楔束和脊髓丘脑束、脊髓小脑束和内脏感觉束；下行（运动）纤维束起自脑的不同部位，直接或间接止于脊髓前角或侧角。主要有皮质脊髓束、皮质核束、红核脊髓束、前庭脊髓束（图9-5、图9-6）。它们分别传导感觉性神经冲动和运动性神经冲动。固有束是紧贴灰质周围的短纤维束，起于脊髓止于脊髓，在脊髓不同节段之间起联络作用。

（1）**上行（感觉）纤维束**

薄束和楔束：薄束和楔束上行于后索，主要传导同侧躯体和四肢的本体感觉（肌、腱和关节等处的位置觉、运动觉和震动觉）和精细触觉（辨别两点之间距离和物体的纹理粗细等）的神经冲动。薄束在后索的内侧，传导同侧第5胸节以下的本体感觉和精细触觉的神经冲动；楔束在后索的外侧，传导同侧第4胸节以上的本体感觉和精细触觉的神经冲动。

脊髓丘脑束：脊髓丘脑束上行于前索、外侧索前半部，可分为脊髓丘脑侧束和脊髓丘脑前束。脊髓丘脑侧束传导对侧躯体、四肢痛、温觉的冲动。脊髓丘脑前束传导对侧躯体四肢粗触觉、压觉的冲动。

（2）**下行（运动）纤维束**

皮质脊髓束：皮质脊髓束起源于大脑皮质躯体运动区的锥体细胞，是最重要的下行纤维束，位于脊髓的前索内侧和外侧索后部，包括皮质脊髓侧束和皮质脊髓前束等。皮质脊髓束控制骨骼肌的随意运动。

（三）脊髓的功能

1. 传导功能 躯干、四肢与脑各级中枢间的联系都要通过脊髓，脊髓内上、下行的纤维束是脑与外周器官联系的桥梁。

2. 反射功能 经过脊髓的反射中枢就可以完成的反射，称为脊髓反射。但在正常情况下，脊髓反射是在脑的控制下进行的。脊髓反射可分为躯体反射（如膝反射）和内脏反射（如排尿反射、排便反射）。

二、脑

脑 brain 位于颅腔内，是中枢神经系统的高级部位。由端脑、间脑、脑干及小脑4部分组成。其中，中脑、脑桥、延髓合称为脑干（图9-7、图9-8）。中国成人脑的平均重量约为1400g。

（一）脑干

脑干 brain stem 是位于脊髓和间脑之间的较小部分，自下而上由延髓、脑桥和中脑3部分组成。下续脊髓，上接间脑，背面与小脑相连。延髓、脑桥和小脑之间有第四脑室，脑干表面附有第Ⅲ至Ⅻ对脑神经。

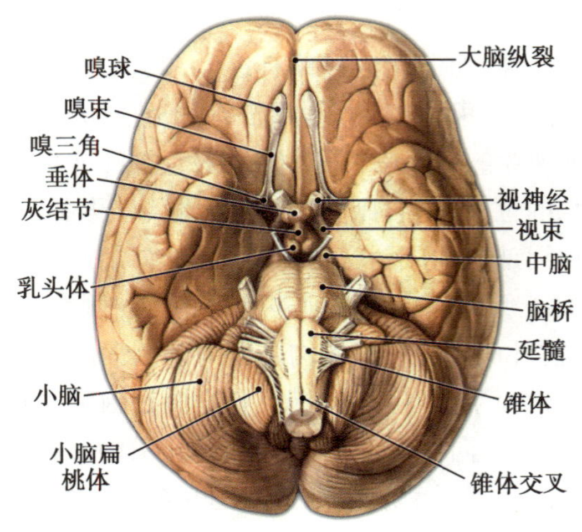

图 9-7 脑的底面

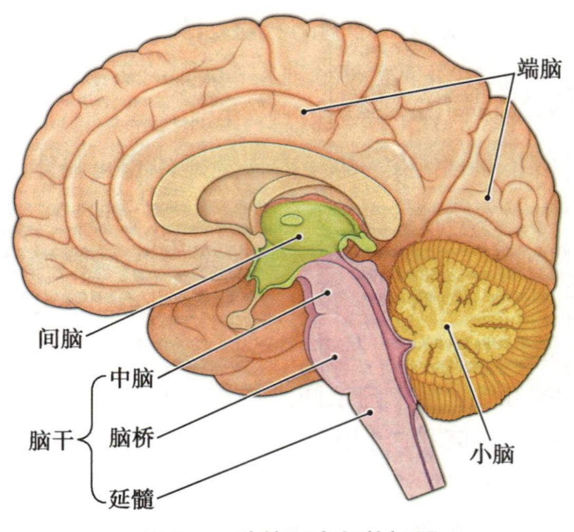

图 9-8 脑的正中矢状切面

1. **脑干的外形**

（1）腹侧面：**延髓** medulla oblongata 形似倒置的圆锥体，其下界平枕骨大孔与脊髓相连，上界在腹侧面与脑桥以延髓脑桥沟为界。其腹侧面上有与脊髓相连续的沟和裂，即前正中裂和前外侧沟。在前正中裂的两侧各有一纵行的隆起，称为锥体，其内有皮质脊髓束通过。在锥体的下端，皮质脊髓束的大部分纤维交叉，形成锥体交叉。有舌咽神经（Ⅸ）、迷走神经（Ⅹ）、副神经（Ⅺ）、舌下神经（Ⅻ）从延髓腹侧面穿出（图 9-9）。

脑桥 pons：脑桥位于脑干的中部，其腹侧面特别突出，称脑桥基底部，其正中的纵行浅沟称基底沟，容纳基底动脉。基底部向两侧延伸的巨大纤维束，称为小脑中脚（脑桥臂），其上面连有三叉神经（Ⅴ）根。延髓脑桥沟中由内侧向外侧依次有展神经（Ⅵ）、面神经（Ⅶ）、前庭蜗神经（Ⅷ）。

中脑 midbrain：中脑上接间脑，下连脑桥，腹侧有 1 对粗大的纵形隆起，称大脑脚，由来自大脑皮质的下行纤维束组成。两脚之间为深陷的脚间窝（图 9-9），动眼神经（Ⅲ）根由此出脑。

（2）背侧面：髓与脑桥在背侧面以髓纹为界，下半部形似脊髓，在后正中沟外侧有 1 对隆起，内侧的称薄束结节，外侧的称楔束结节，其深面分别有薄束核和楔束核。延髓背侧面上部与脑桥背侧面构成菱形窝，又称第四脑室底；中脑的背侧面有上、下两对圆形隆起，分别称上丘和下丘，其深面各含上丘核和下丘核，上丘是视觉反射中枢，下丘是听觉反射中枢（图 9-10）。下丘的下方连有Ⅳ滑车神经根（唯一从脑干背面发出的脑神经）。

2. **脑干的内部结构**

（1）**灰质**：脑干的灰质分散成彼此独立的团块状，以神经核的形式存在，其中与脑神经相连的称脑神经核，脑神经核又分为脑神经运动核和脑神经感觉核。不与脑神经相连，但参与组成各种神经传导路或反射通路的，称为非脑神经核，主要有薄束核和楔束核等（图 9-11）。

（2）**白质**：由大量的上、下行传导束和出入小脑的纤维构成，将间脑、小脑、脊髓等相互联系起来。上行的传导束主要有内侧丘系、外侧丘系、脊髓丘脑束、三叉丘脑束等；下行的传导束主要有皮质脊髓束和皮质核束等；出入小脑的纤维在脑干的背面集合成上、中、下 3 对小脑脚。

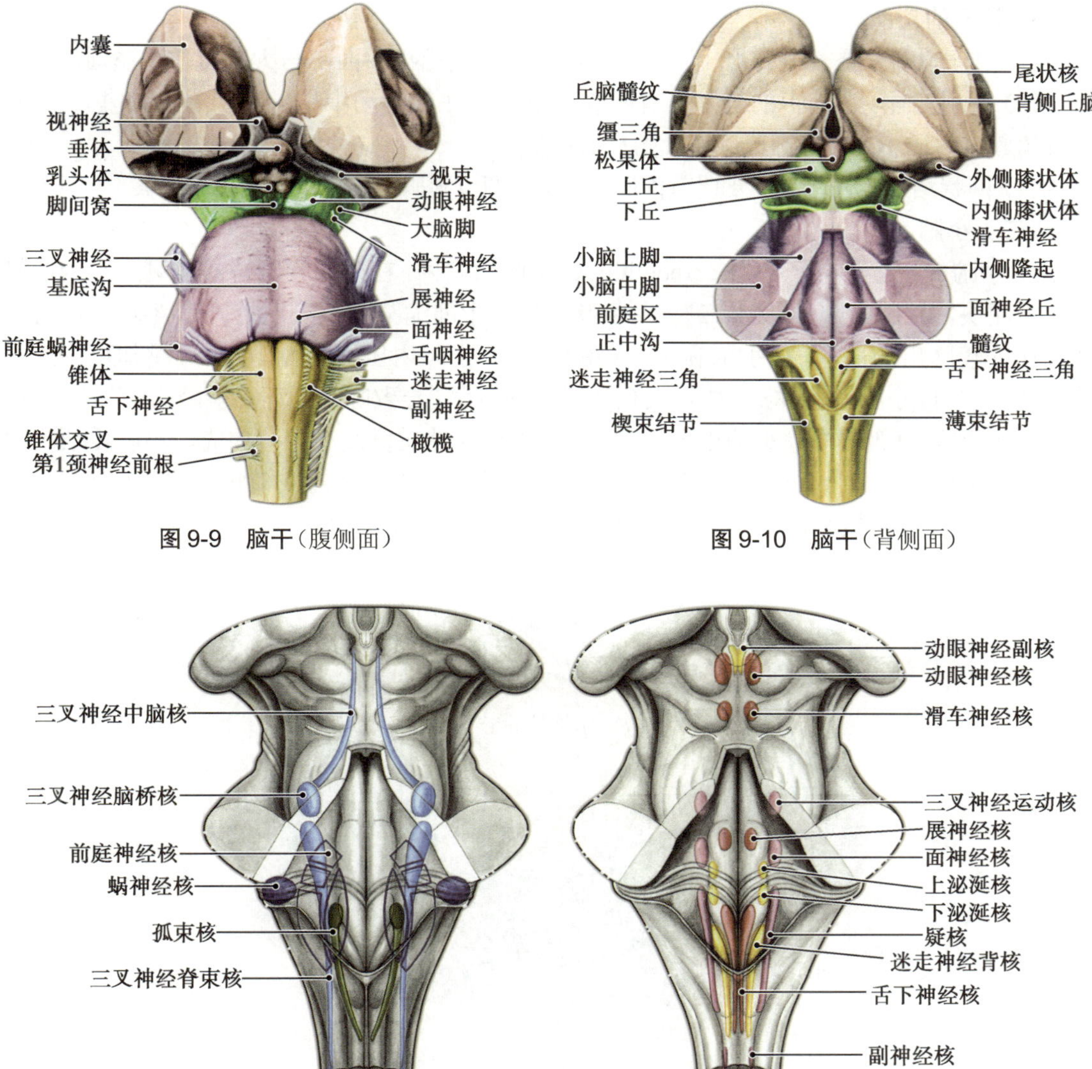

图 9-9 脑干（腹侧面）

图 9-10 脑干（背侧面）

图 9-11 脑神经核在脑干背侧面的投影示意图

1）**上行纤维束**

脊髓丘脑束　自脊髓上行至脑干，经内侧丘系背外侧，继续上行至丘脑。传导对侧躯干、四肢的痛、温、粗触和压觉的神经冲动。

内侧丘系　由薄束核、楔束核发出的上行纤维束，经内侧丘系交叉，折而上行，构成内侧丘系。传导对侧躯干、四肢的本体感觉和精细触觉的神经冲动。

三叉丘脑束　传导头面部的痛、温、触、压觉的神经冲动。

外侧丘系　起自蜗神经核，传导听觉冲动。

2）**下行纤维束**：锥体束是由大脑皮质发出的下行运动性纤维集束而成。锥体束可分为皮质脊髓束与皮质核束。皮质脊髓束管理躯体及四肢骨骼肌的随意运动；皮质核束管理头面部骨骼肌及咽喉肌的随意运动。

（3）**网状结构**：脑干中有一个非常广泛的区域，神经纤维纵横交错成网状，其间散布有大小不等、功能各异的神经细胞团块，称脑干的网状结构。

3. **脑干的功能**

(1) **传导功能**：脑干中的上、下行纤维束是脊髓、小脑、头面部与大脑皮质联系通道。

(2) **反射功能**：在脑干的延髓内有呼吸中枢和心血管活动中枢，合称“生命中枢”，脑桥内有角膜反射中枢，中脑内有瞳孔对光反射中枢。

(3) **网状结构的功能**：主要调节内脏活动，也调节睡眠、觉醒和意识状态等。

(二) 小脑

1. **小脑的位置外形　小脑** cerebellum 位于颅后窝内，在延髓和脑桥的背侧。小脑两侧有膨隆团块，称小脑半球（图 9-12）。两小脑半球的中间缩窄，称小脑蚓；小脑半球下面近枕骨大孔处较膨出的部分，称小脑扁桃体（图 9-13）。当颅内压增高时，小脑扁桃体可嵌入枕骨大孔，易形成小脑扁桃体疝（枕骨大孔疝），压迫延髓，导致呼吸循环功能障碍，危及生命。

2. **小脑的内部结构**　小脑由表面的皮质、深部的髓质以及小脑核构成。小脑皮质为位于小脑表面的灰质；白质在深面，称小脑髓体，小脑髓体内有数对灰质核团，称小脑核。有顶核、球状核、栓状核和齿状核等，其中最大的是齿状核（图 9-14）。

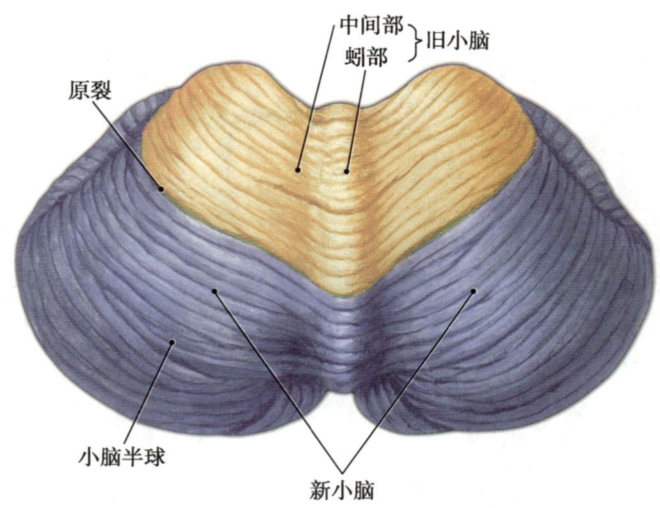

图 9-12　小脑的外形（上面）

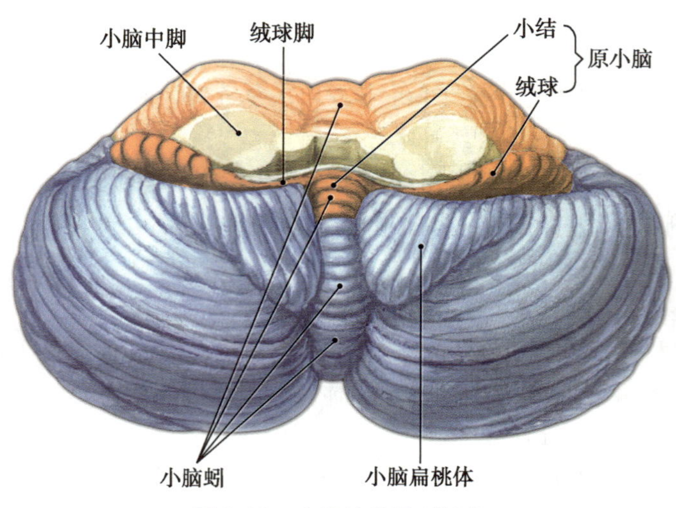

图 9-13　小脑的外形（前面）

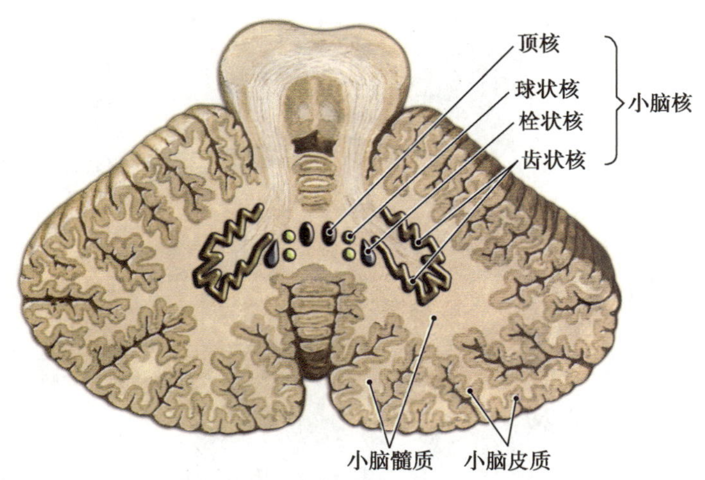

图 9-14 小脑的内部结构（水平切面）

3. **小脑的功能** 小脑可维持躯体平衡，调节肌张力、协调随意运动和精细动作。

4. **第四脑室** 位于小脑、延髓和脑桥之间的腔隙。呈四棱锥状。向上借中脑导水管与第三脑室相通，向下通脊髓中央管。在脑室底部（菱形窝）侧角及下角有孔，称外侧孔及正中孔，与蛛网膜下隙相通（图 9-8、图 9-10）。

 知识链接

共济失调与小脑性共济失调

人体姿势的保持与随意运动的完成，都与大脑、小脑、前庭系统、深感觉等有密切的关系。这些系统的损害将导致运动协调不良、平衡障碍等，这些症状体征称为共济失调。根据病变部位不同，共济失调可分为很多类型。一般称呼的“共济失调”，多特指小脑性共济失调，是由于小脑受到某种原因的损伤，引起受害者的肌紧张减退和随意运动的协调性紊乱，日常表现为行走不稳，步态蹒跚，动作不灵活，行走时两腿分得很宽，不能直线行走。肌张力的改变随病变可由降低而转变为痉挛状态，共济失调步态也可随之转变为痉挛性共济失调步态。随病情的进展，患者可表现起坐不稳或不能，直至卧床。目前尚无特效治疗方法，对症治疗可缓解症状。

（三）间脑

间脑 diencephalon 位于中脑和端脑之间，间脑除腹侧面的一部分露于表面以外，两侧和背面被大脑半球所包盖，其结构和功能非常复杂，是仅次于端脑的中枢高级部位。间脑主要由背侧丘脑、后丘脑和下丘脑等组成，两侧间脑之间的窄腔称第三脑室（图 9-15、图 9-16）。

1. **背侧丘脑** 又称丘脑，是间脑背侧的 1 对卵圆形灰质核团，外邻内囊，内邻第三脑室；内部被“Y”形的内髓板分成前核群、内侧核群和外侧核群。前核群与内脏活动有关；内侧核群是内脏和躯体感觉冲动的整合中枢；外侧核群后部的腹侧称腹后核（包括腹后内侧核和腹后外侧核），是躯体感觉传导通路的中继核（图 9-17）。

2. **后丘脑** 位于背侧丘脑后下方，包括内侧膝状体和外侧膝状体，分别与听觉和视觉冲动的传导有关（听觉、视觉传导通路的中继核）（图 9-17）。

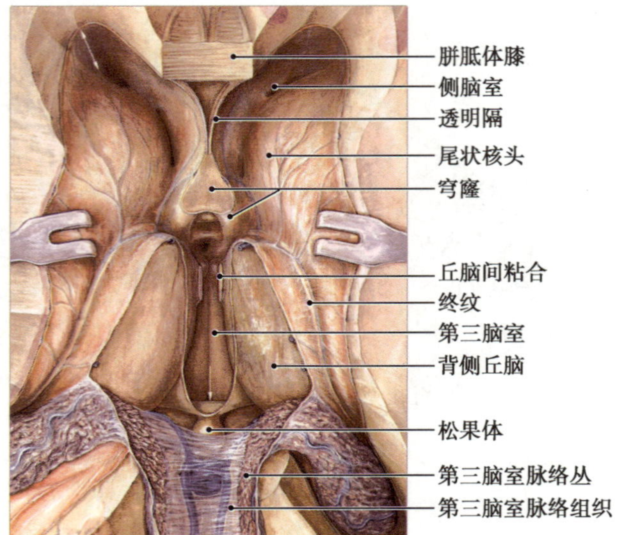

图 9-15 间脑（后上面）

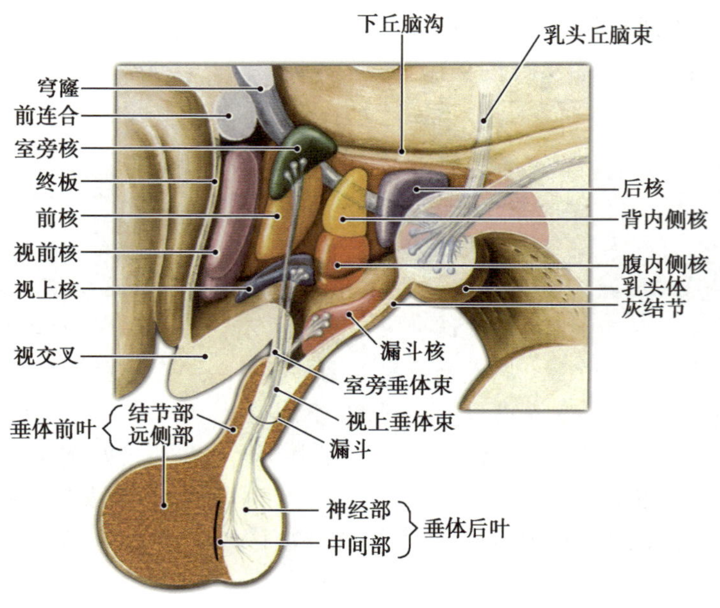

图 9-16 间脑（内面）

3. **下丘脑** 位于背侧丘脑的前下方，包括视交叉、灰结节、漏斗和乳头体等。视交叉前连视神经，向后延续为视束；漏斗末端连有垂体；乳头体是漏斗后方的 1 对隆起，与内脏活动有关。下丘脑结构较复杂，内有多个核群和复杂的纤维联系。下丘脑的视上核和室旁核能分泌血管升压素和催产素，分别沿视上垂体束和室旁垂体束运送到神经垂体贮存，并在适宜刺激作用下释放入血液（图 9-16）。下丘脑是神经内分泌中心，也是内脏活动的高级中枢，对机体体温、摄食、生殖、水盐平衡和内分泌活动等进行广泛调节。

4. **第三脑室** 位于间脑中央，为两侧丘脑和下丘脑之间的矢状狭窄腔隙，它的前方借室间孔与侧脑室相通，后方借中脑水管与第四脑室相通（图 9-10）。

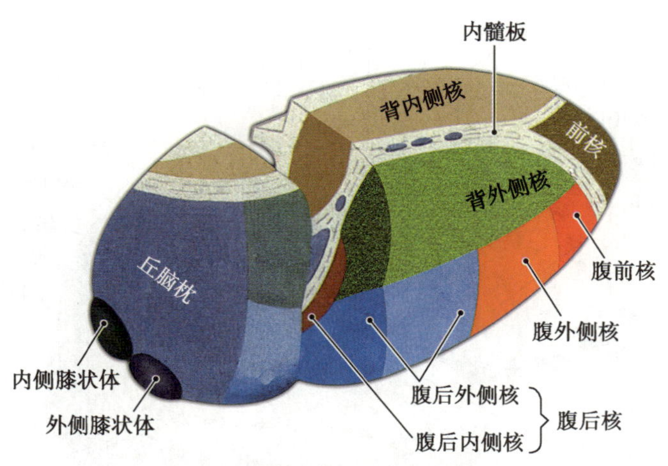

图 9-17 右侧背侧丘脑核团的立体示意图

（四）端脑

端脑 telencephalon 是脑的最高级部位，由左、右两侧大脑半球借胼胝体连接而成。胼胝体为连接左、右大脑半球的巨大纤维束板。大脑半球表面的灰质层，称大脑皮质，深部的白质又称髓质，位于白质内的灰质团块为基底核，大脑半球内的腔隙为侧脑室。左右大脑半球之间为纵行的大脑纵裂，大脑和小脑之间为大脑横裂。

1. 大脑半球的外形及分叶 大脑半球表面凹凸不平，凹陷处称大脑沟，沟之间的隆起称大脑回。每个半球有 3 个面，即上外侧面、内侧面和下面。

（1）**大脑半球的叶间沟**：每个大脑半球有三条主要脑沟，分别是中央沟、外侧沟和顶枕沟。中央沟位于大脑半球背侧面中央，自半球上缘中点稍后方，斜向前下方，几乎达外侧沟。外侧沟起自半球下面，行向后上方，至半球上外侧面的深沟。顶枕沟位于在半球内侧面后部自前下斜向后上（图 9-18、图 9-20）。

（2）**大脑半球的分叶**：大脑半球以 3 条大脑沟为标记，将每侧大脑半球分为 5 个叶。5 个叶分别是：额叶、顶叶、颞叶、枕叶和藏于外侧沟深部的岛叶。额叶在中央沟前方。顶叶在中央沟后方，顶枕沟前方。枕叶在顶枕沟后方。颞叶在外侧沟下方。岛叶在外侧沟的深处，被额、顶、枕、颞四叶所遮盖（图 9-19）。

2. 大脑半球重要的脑沟和脑回

（1）**上外侧面**：额叶上有与中央沟平行的中央前沟，两沟之间的脑回称中央前回。在中央前沟的前方有额上沟和额下沟，两沟上、下方及两沟之间的脑回分别称额上回、额下回和额中回。在顶叶，有与中央沟平行的中央后沟，两沟之间的脑回称中央后回。在颞叶外侧沟的下壁上，有数条斜行向内的短回称颞横回；在颞上沟和外侧沟之间还可见到颞上回。在外侧沟末端有一环行脑回称缘上回，围绕颞上沟末端的脑回称角回（图 9-18）。

（2）**内侧面**：在内侧面中部有向上略呈弓形的胼胝体，围绕胼胝体的上方有弓状的扣带回，位于扣带回中部上方有中央旁小叶，此叶是中央前、后回延续到内侧面的部分。在枕叶，还可见到距状沟。颞叶下面有枕颞沟，在此沟内侧并与之平行的为侧副沟，侧副沟的内侧为海马旁回，后者的前端弯曲，称为钩（图 9-20）。扣带回、海马旁回、海马和钩等大脑回合称边缘叶，边缘系统由边缘叶及与其联系密切的皮质及皮质下结构组成。边缘系统的功能较为复杂，除嗅觉功能外，主要参与和个体生存有关的摄食行为、情绪反应、学习与记忆、内脏功能以及生殖行为等的调节。

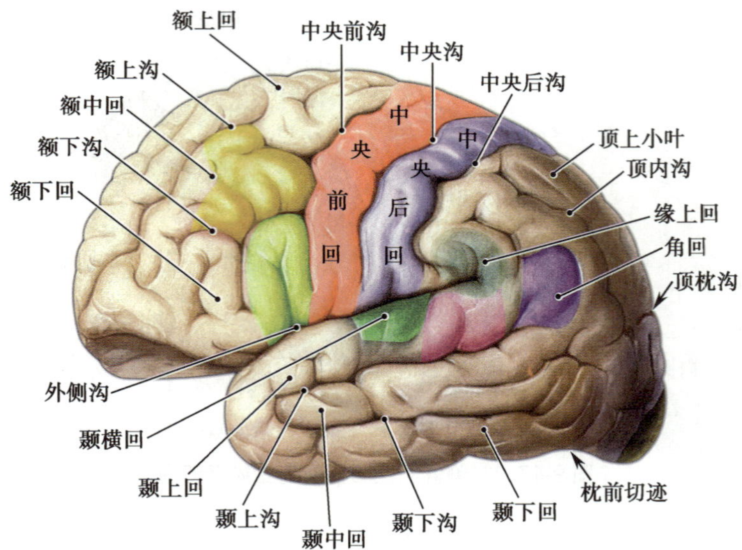

图 9-18 大脑半球的上外侧面

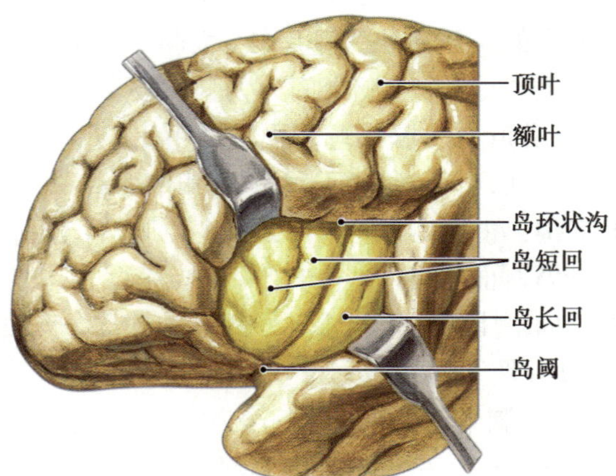

图 9-19 大脑的岛叶

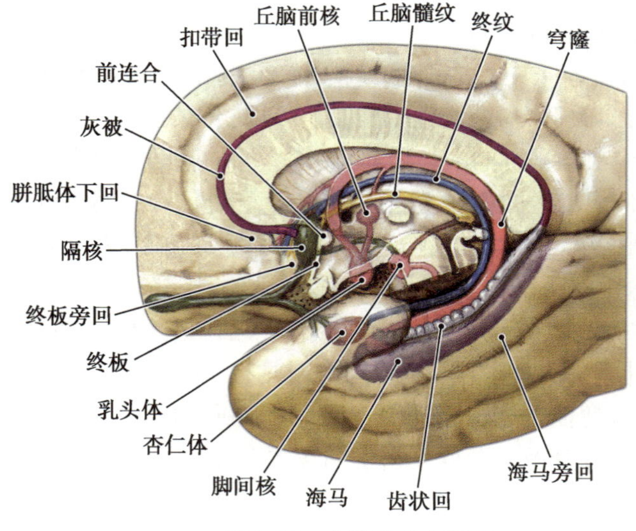

图 9-20 大脑半球内侧面

（3）**下面**：在半球下面的额叶内，有纵行的嗅束，其前端膨大为嗅球，后者与嗅神经相连。嗅球、嗅束参与嗅觉冲动的传导（图 9-7）。

3. **端脑的内部结构** 大脑半球的表层为灰质，称大脑皮质，表层下的白质称大脑髓质。包埋在髓质内的灰质团块为基底核。大脑半球内的腔隙称左、右侧脑室。

（1）**大脑皮质的功能定位**：脑皮质是脑的最重要部位，是运动、感觉的最高级中枢，是语言、思维等高级神经活动的物质基础。在大脑皮质的不同部位，完成某些反射的相对集中区域，称大脑皮质的功能定位，以下简要介绍 5 个重要的功能定位区。

1）**躯体运动区**：位于中央前回和中央旁小叶的前部，是控制躯体运动的最重要的区域。躯体运动区具有以下功能特征：上下倒置，但头面部是正置的；左右交叉，即一侧运动区支配对侧肢体的运动；支配身体各部分投影区的大小与各部形体大小无关，而取决于其功能的重要性和复杂程度（图 9-21、图 9-22、图 9-23）。

2）**躯体感觉区**：位于中央后回和中央旁小叶的后部，接受对侧半身的浅感觉和本体感觉冲动。身体各部感觉在躯体感觉区的投射特点是：上下倒置，但头面部是正置的；左右交

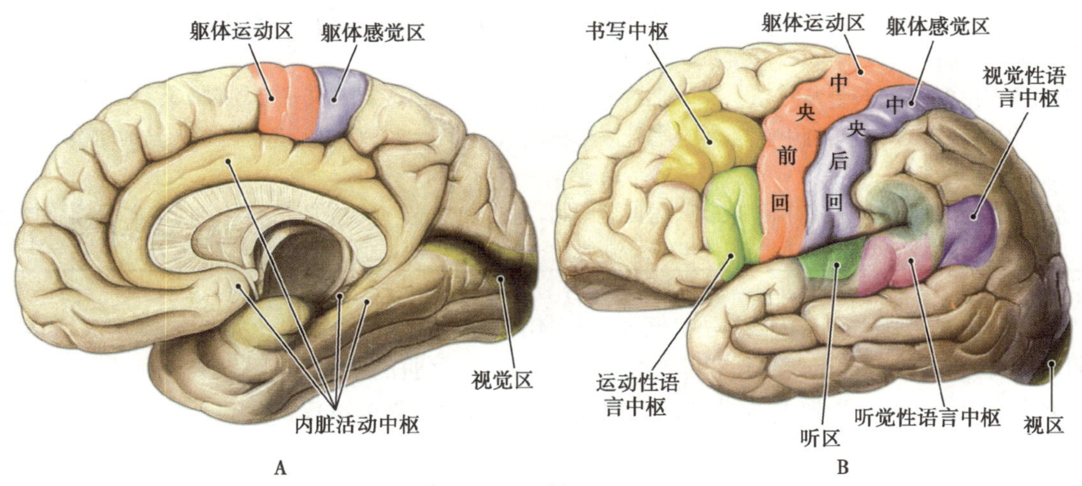

图 9-21 大脑半球的主要中枢

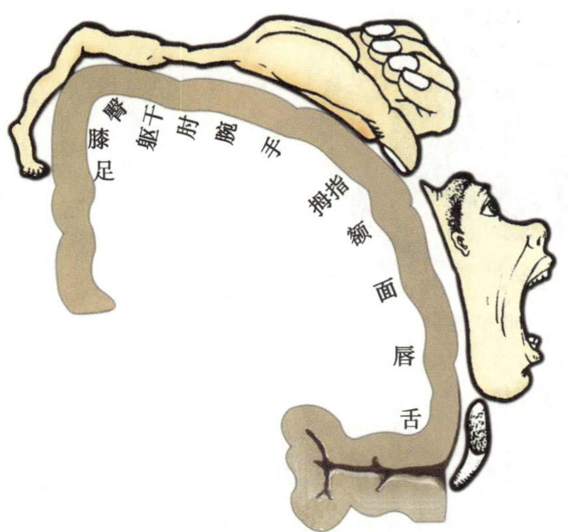

图 9-22 人体各部在躯体运动区的定位

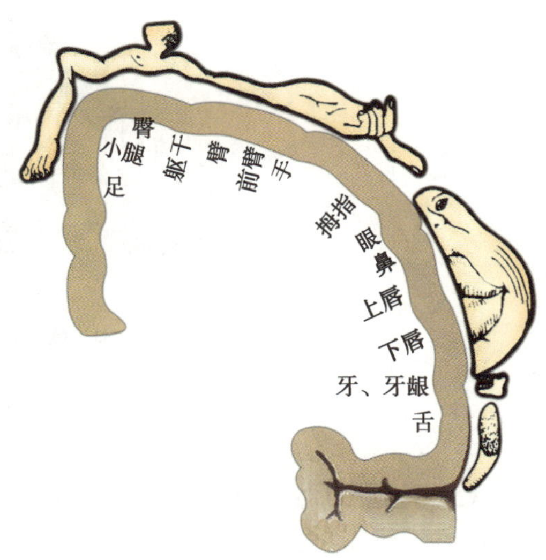

图 9-23 人体各部在躯体感觉区的定位

叉；身体各部分投射区的大小取决于该部感觉的敏感程度（图 9-21、图 9-23、图 9-25）。

3）**视区**：位于枕叶皮质距状沟的上、下方，一侧视觉区接受双眼同侧半视网膜的传入冲动，损伤一侧视区可引起双眼对侧视野偏盲（图 9-21）。

4）**听区**：位于颞横回。每侧的听觉区接受双侧耳蜗听觉感受器的传入冲动。因此一侧听觉中枢受损，不致引起全聋。

5）**语言中枢**：包括听觉性语言中枢、运动性语言中枢、视觉性语言中枢和书写中枢（图 9-21），分别管理听、说、（阅）读、写的语言功能。如果这些区域损伤，将引起相应的语言功能障碍（表 9-1）。

在人类进化发展过程中，脑的高级功能逐渐向一侧大脑半球集中，该侧大脑半球称为优势半球。大部分人的语言代表区的优势半球在左侧，称为语言优势半球。

表 9-1　语言中枢对照表

语言区	部位	损伤后果
听觉语言中枢	位于颞上回后部	此区受损后，患者虽能听到别人的话，但不能理解其意思，自己讲的话也不理解，所以不能正确回答问题和正常说话，称感觉性失语症
视觉语言中枢	位于角回	此区受损，视觉正常，但不能理解文字符号的意义，称失读症
书写中枢	位于额中回后部	若此区受损，患者手的运动正常，但写字、绘图等精细动作障碍，称失写症
运动性语言中枢	位于额下回后部	若此区受损，患者能发音，但不能说出有意义的语言，称运动性失语症

（2）**基底核**：包括尾状核、豆状核和杏仁体等。豆状核和尾状核合称纹状体。纹状体在调节躯体运动中起着重要作用，其主要功能是维持骨骼肌的张力，协调肌群的运动；杏仁体主要参与认知记忆、内脏与内分泌活动以及情绪的调节（图 9-24）。

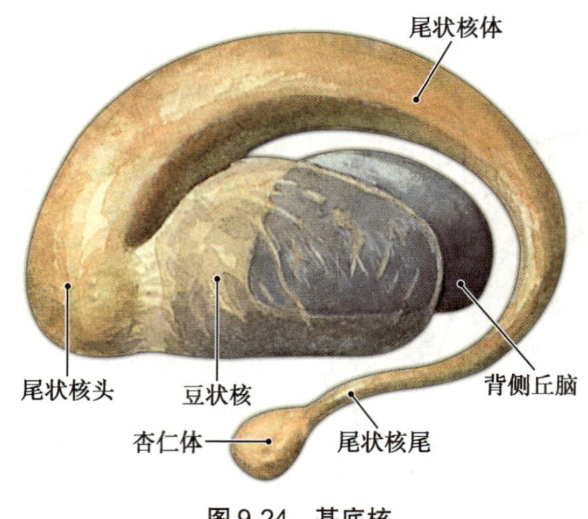

图 9-24　基底核

（3）**大脑髓质**：位于皮质深面，主要由大量神经纤维组成，脑半球内白质纤维束分为三类：联络纤维、连合纤维、投射纤维。联络纤维：联系同侧半球内各部分皮质的纤维，主要有弓状纤维、钩束、扣带。连合纤维：连接左、右大脑半球皮质的纤维，主要有胼胝体、前连合等。投射纤维：由联系大脑皮质与皮质下各中枢间的上、下行纤维组成，大部分通过内囊。

1）**内囊**：位于丘脑、尾状核和豆状核之间的上、下行纤维。在水平切面上，内囊呈向外开放的“>、<”，分为内囊前肢、内囊膝和内囊后肢（图 9-25）。

内囊前肢：位于豆状核与尾状核之间。

内囊膝：前、后肢会合部，有皮质核束通过。

内囊后肢：位于豆状核与丘脑之间，有皮质脊髓束、丘脑皮质束、视辐射、听辐射通过。

由于大脑皮质和皮质下各中枢间的上、下行纤维大部分参与内囊构成，因此，内囊的损伤会引起机体严重的功能障碍。如内囊广泛损伤时，患者可出现“三偏”症状。

内囊损伤（三偏综合征）
- 对侧半身随意运动障碍（锥体束损伤）
- 对侧半身感觉障碍（丘脑中央辐射损伤）
- 双眼视野对侧半的同向偏盲（视辐射损伤）

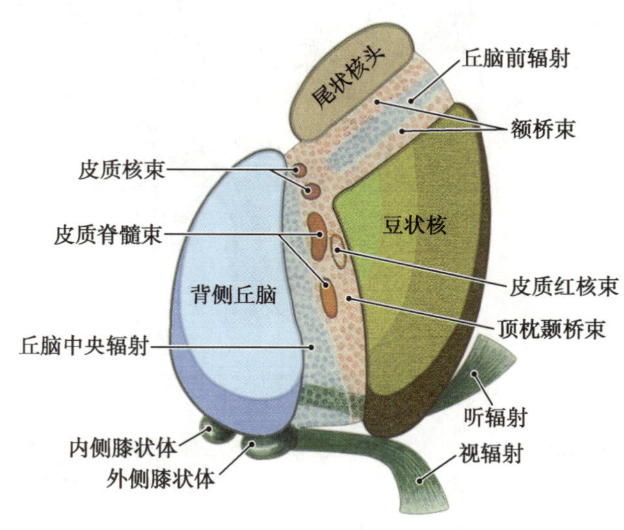

图 9-25 内囊模式图

2）**侧脑室**：位于大脑半球内，左、右各一。侧脑室借室间孔与第三脑室相交通（图 9-26）。

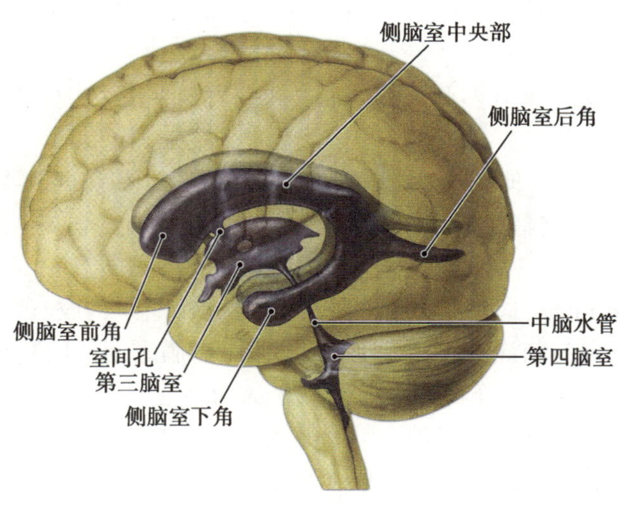

图 9-26 脑室投影

三、脑和脊髓的被膜

脑和脊髓的外面都包裹有3层被膜，由外向内依次为硬膜、蛛网膜和软膜。脑和脊髓的3层被膜在枕骨大孔处彼此延续，有支持、保护、营养脑和脊髓的作用。

（一）硬膜

1. **硬脊膜** spinal dura mater　由厚而坚韧的致密结缔组织组成，包裹着脊髓。向上与硬脑膜相延续；向下包裹终丝，下端附于尾骨。硬脊膜与椎骨骨膜之间的狭窄间隙，称硬膜外隙，间隙内为负压，内有脊神经根、静脉丛、脂肪等。硬膜外麻醉就是将药物注入此隙，以阻断脊神经根的传导（图9-27）。

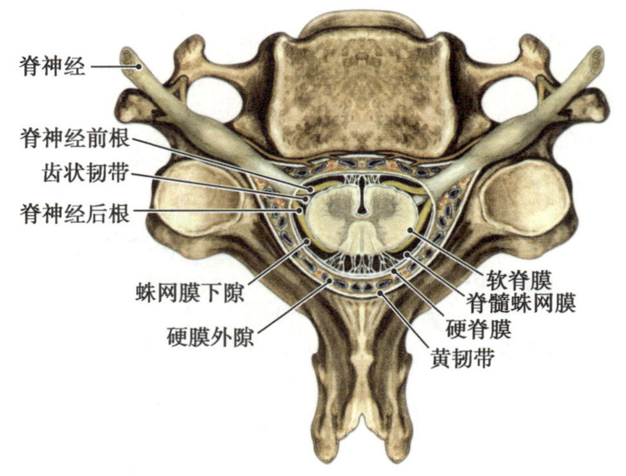

图9-27　脊髓的被膜（水平切面）

2. **硬脑膜** cerebral dura mater　硬脑膜坚韧且有光泽，分为内外两层，两层之间有丰富的血管和神经。外层为颅骨的内膜，内层在枕骨大孔的边缘与硬脊膜相延续。硬脑膜的两层在某些部位分开，形成含有静脉血的硬脑膜窦，收集脑的静脉血，主要有上矢状窦、下矢状窦、直窦、横窦、乙状窦和海绵窦。海绵窦位于蝶鞍两侧，为两层硬脑膜间的不规则腔隙，窦腔内侧壁有颈内动脉和展神经通过，窦腔外侧壁有动眼神经、滑车神经、眼神经和上颌神经通过。硬脑膜内层折叠形成若干突起，深入脑的裂隙中，起固定和承托作用，重要的有大脑镰和小脑幕（图9-28）。

（1）**大脑镰**：呈镰刀形伸入两侧大脑半球之间的大脑纵裂。上矢状窦位于大脑镰上缘，下矢状窦位于大脑镰下缘。

（2）**小脑幕**：形似幕帐，伸入大、小脑之间的大脑横裂。其前内侧缘游离形成小脑幕切迹。成对的横窦，位于小脑幕后外侧缘附着处的枕骨横窦沟处。

（二）蛛网膜

蛛网膜 arachnoid mater 紧衬于硬膜内面，由疏松结缔组织构成，薄而透明，缺乏血管和神经。脊髓蛛网膜向上与脑蛛网膜相延续，蛛网膜与软膜之间的间隙称蛛网膜下隙，蛛网膜下隙内充满脑脊液。蛛网膜下隙在脊髓末端扩大为终池，内容纳马尾，临床上常在第3、4或第4、5腰椎间进行腰椎穿刺，以抽取脑脊液或注入药物（图9-27）；蛛网膜下隙在小脑和延髓之间扩大形成小脑延髓池。脑蛛网膜在颅顶部形成颗粒状突起，并伸入上矢状窦内，称蛛网膜粒。脑脊液主要经蛛网膜粒渗入到上矢状窦内而进入血液循环。

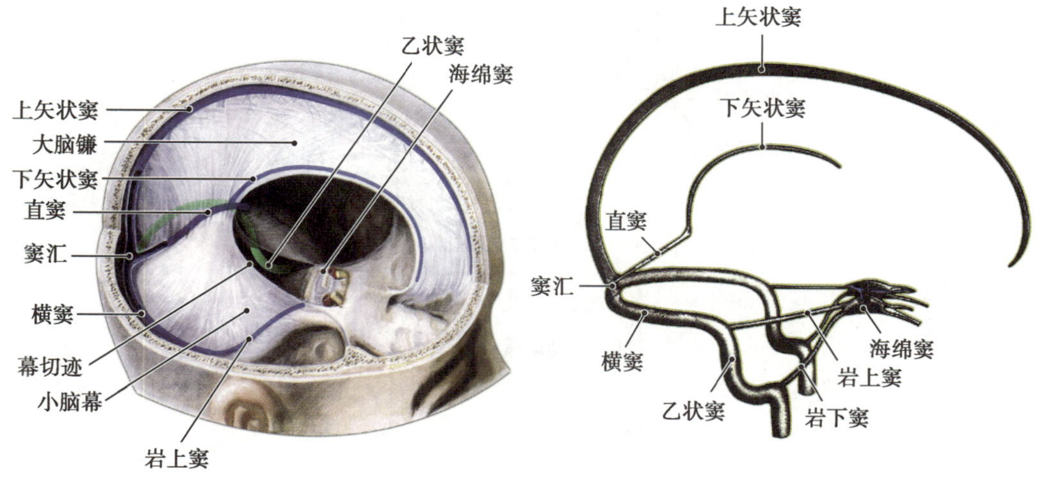

图 9-28 硬脑膜和硬脑膜窦

（三）软膜

软膜 pia mater 薄而富有血管和神经，覆盖于脑和脊髓的表面并伸入沟裂内，按位置分别称为软脑膜和软脊膜。在脑室附近，软脑膜及其血管与该部的室管膜上皮共同构成脉络组织，脉络组织的血管反复分支成丛，一起突入脑室，形成脉络丛，是产生脑脊液的主要结构。

四、营养脑和脊髓的血管

（一）脊髓的血管

1. **脊髓的动脉** 有两个来源，即椎动脉和节段性动脉。椎动脉发出脊髓前动脉和脊髓后动脉，脊髓前动脉始端是两条，合二为一，沿脊髓前正中裂下行至脊髓末端，左、右脊髓后动脉沿脊髓后外侧沟下行至 4、5 颈髓处合为一干，继续下行至脊髓末端。它们在下行的过程中借环绕脊髓表面的动脉冠吻合，并与节段性动脉（如颈升动脉、肋间后动脉、腰动脉等）的分支吻合，脊髓前、后动脉和动脉冠发出的分支进入脊髓内部，营养脊髓（图 9-29）。

2. **脊髓的静脉** 与动脉伴行，脊髓的小静脉汇合成脊髓前、后静脉，通过前后根静脉注入硬膜外隙的椎内静脉丛。

（二）脑的血管

1. **脑的动脉** 脑的动脉主要来自颈内动脉和椎动脉（图 9-30、图 9-31、图 9-32）。颈内动脉和椎动脉的分支有皮质支和中央支，皮质支分布于皮质和髓质浅层，中央支分布于髓质的深层、基底核、内囊和间脑等处（图 9-33）。

（1）**颈内动脉**：起自颈总动脉，经颈动脉管入颅腔，至视交叉外侧发出分支。主要分支有：大脑前动脉、大脑中动脉、后交通动脉和眼动脉，颈内动脉分支分布大脑半球的前 2/3 和部分间脑。

（2）**椎动脉**：起自锁骨下动脉，穿第 6 至第 1 颈椎横突孔，经枕骨大孔进入颅腔，左、右椎动脉在脑桥与延髓交界处合成一条基底动脉，基底动脉沿脑桥腹侧的基底沟上行，至脑桥上缘分为左、右大脑后动脉，借后交通动脉与颈内动脉吻合。椎动脉、基底动脉沿途发出分支，主要分布于大脑半球后 1/3（枕叶、颞叶的基底面）、脑干、小脑及丘脑（间脑后部）等处。

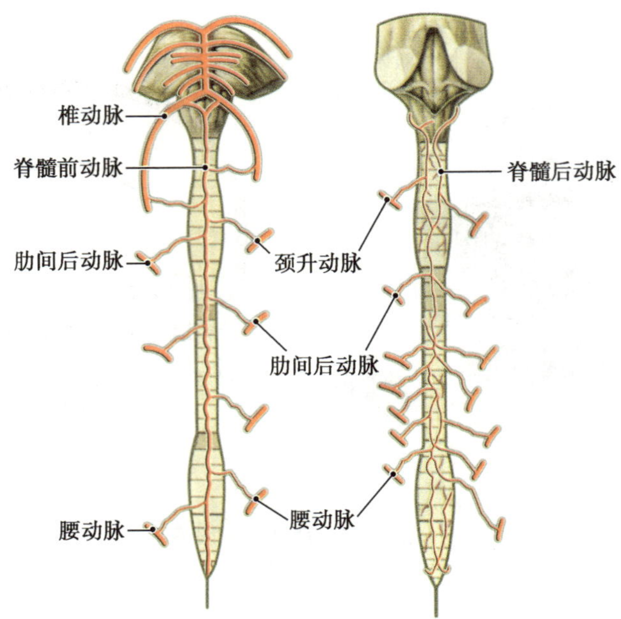

图 9-29 脊髓的动脉

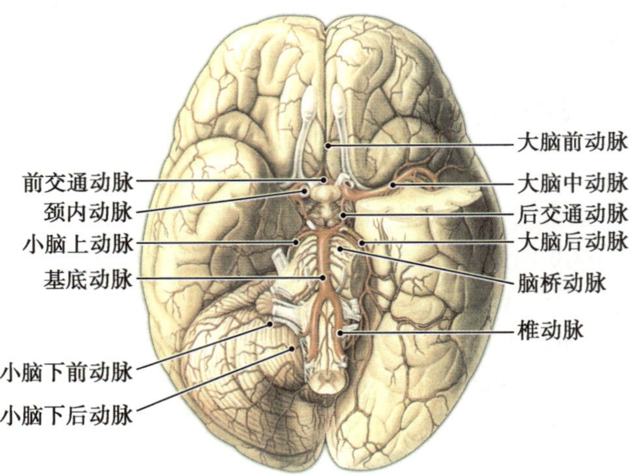

图 9-30 脑底动脉环

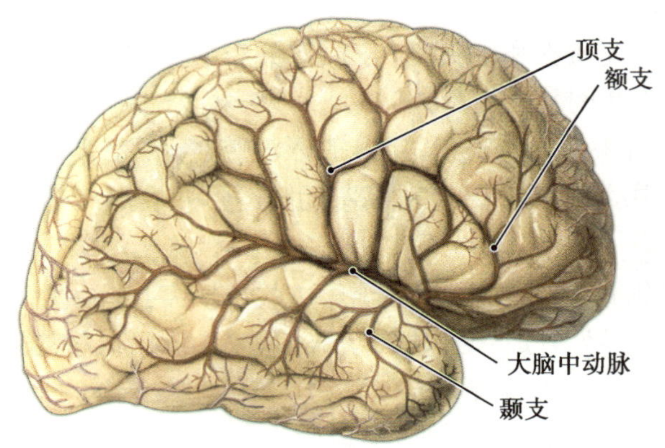

图 9-31 大脑半球外侧面的动脉

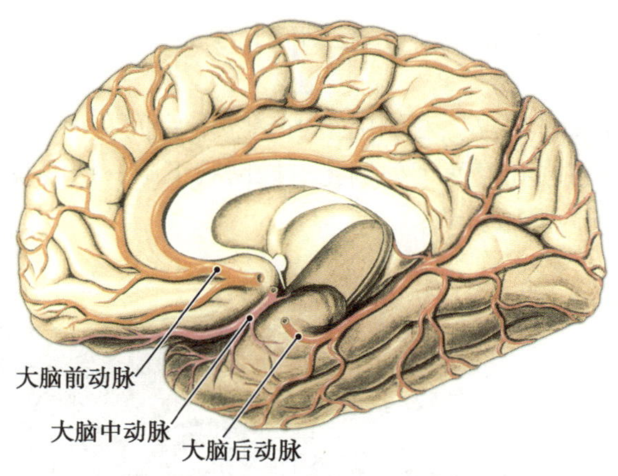

图 9-32 大脑半球示内侧面的动脉

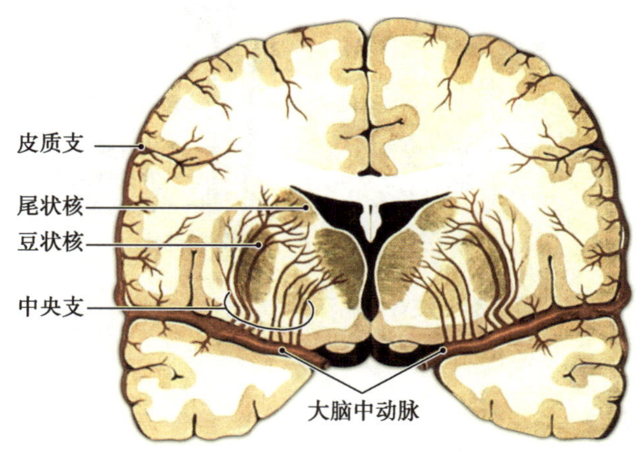

图 9-33 大脑中动脉的分支

（3）**大脑动脉环（Willis 环）**：位于脑底下方，环绕视交叉、灰结节及乳头体的周围，由两侧大脑前动脉起始段、前交通动脉、两侧颈内动脉末段、后交通动脉、两侧大脑后动脉吻合而成，当此环的某一处发育不良或被阻断时，可在一定程度上通过大脑动脉环使血液重新分配和代偿，以维持脑的血液供应（图 9-30）。

2. **脑的静脉** 脑的静脉不与动脉伴行，无瓣膜，有深、浅两组，两组之间吻合丰富。浅组收集脑皮质及浅部髓质的静脉血，直接注入邻近的静脉窦；深组收集大脑深部的髓质、基底核、间脑、脑室脉络丛等处的静脉血，汇成大脑大静脉后注入直窦。两组静脉都经硬脑膜窦回流至颈内静脉。

五、脑脊液的产生和循环

脑脊液 cerebral spinal fluid 是无色透明液体，成人总量平均约 150ml。对脑和脊髓起营养、缓冲、保护、运输代谢产物和调节颅内压等作用。脑脊液处于不断产生、循环和回流的平衡状态中。脑脊液主要由各脑室脉络丛产生，经室间孔流至第三脑室，经中脑水管流入第四脑室，经第四脑室正中孔和两个外侧孔流入蛛网膜下隙（小脑延髓池、终池），然后再流向大脑背面的蛛网膜下隙，经蛛网膜粒渗透到硬脑膜窦（主要是上矢状窦）内，回流入血液中（图9-34）。

脑脊液循环途径简示如下：左、右侧脑室（产生）→室间孔→第三脑室（产生）→中脑水管→第四脑室（产生）→正中孔及两个外侧孔→蛛网膜下隙→蛛网膜颗粒→硬脑膜窦（主要是上矢状窦）→回流入颈内静脉。

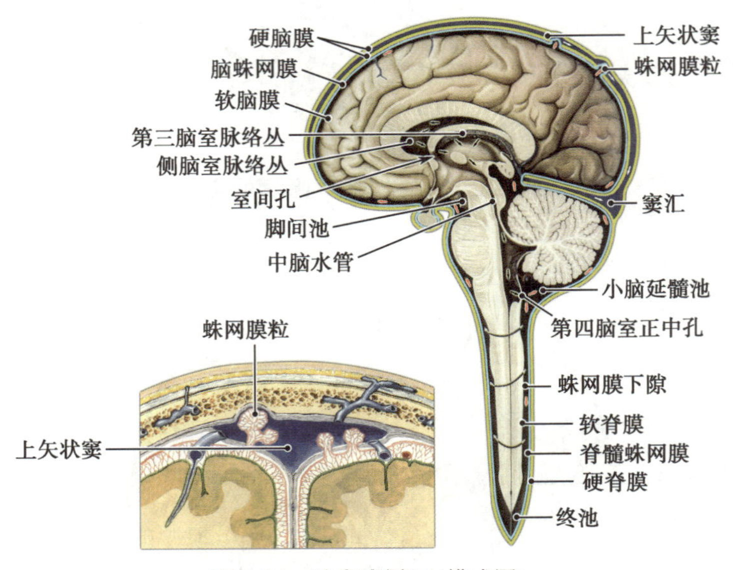

图9-34 脑脊液循环（模式图）

六、血和脑脊液屏障

血-脑屏障 blood-brain barrier 位于血液和脑组织之间，对物质通过有选择性阻碍作用，血液中多种溶质从脑毛细血管进入脑组织，有难有易，有快有慢，有些则完全不能通过，这种有选择性的通透现象，可使脑组织少受甚至不受循环血液中有害物质的损害，从而保持脑组织内环境的基本稳定，对维持中枢神经系统正常生理状态具有重要的作用。它的构成是：由脑和脊髓的连续毛细血管内皮及其细胞间的紧密连接、完整的基膜、周细胞以及星形胶质细胞脚板围成的神经胶质膜构成，其中内皮是血-脑屏障的主要结构。

 知识链接

颅内动脉瘤与治疗

颅内动脉瘤是指脑动脉内腔的局限性异常扩大造成动脉壁的一种瘤状突出，颅内动脉瘤多因脑动脉管壁局部的先天性缺陷和腔内压力增高的基础上引起囊性膨出，是造成蛛网膜下腔出血的首位病因。动脉瘤发病原因尚不十分清楚，主要的病因，有先天性因素、动脉硬化、感染、创伤等。此外还有一些少见的原因，如肿瘤、颅底异常血管网症、脑动静脉畸形、颅内血管发育异常及脑动脉闭塞等，也可伴发动脉瘤。治疗的方法主要有非手术治疗、手术治疗和特殊类型动脉瘤的治疗。

第三节 周围神经系统

一、脊神经

脊神经 spinal nerves 共 31 对，包括 8 对颈神经、12 对胸神经、5 对腰神经、5 对骶神经和 1 对尾神经。连于脊髓前外侧沟的前根和连于脊髓后外侧沟的后根，在椎间孔处合成一条脊神经。脊神经为混合性神经，一般前根由运动性神经纤维组成，后根由感觉性神经纤维组成。脊神经后根在椎间孔附近有椭圆形的膨大，称脊神经节（图 9-35）。

脊神经包括前支、后支、脊膜支和交通支等分支。后支细短，分布于项、背、腰、骶部深层肌及皮肤；前支粗大，分布于头颈、躯干前外侧及四肢的肌肉和皮肤等。人类胸神经前支保持节段性走行和分布，其余各部脊神经前支分别交织成丛，形成了 4 个脊神经丛，即颈丛、臂丛、腰丛和骶丛，由各丛再发出分支分布于相应区域。

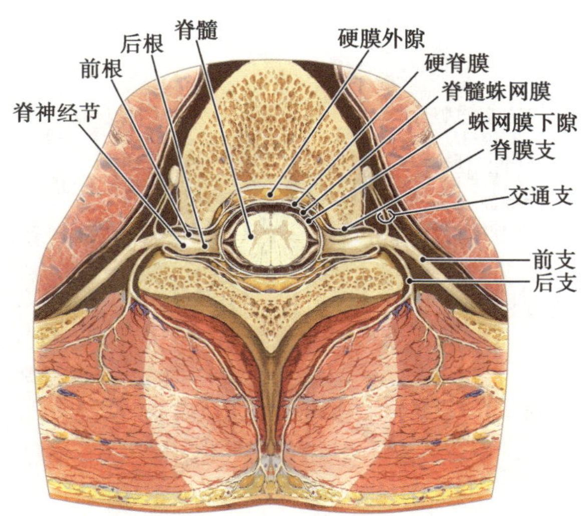

图 9-35 脊神经的组成模式图

（一）颈丛

颈丛由第 1 至 4 颈神经前支构成，位于胸锁乳突肌上部深面。颈丛主要分支有：

1. **皮支** 皮支粗大，位置表浅，较集中于胸锁乳突肌后缘中点附近浅出，分布于枕部、颈部、肩部及胸上部的皮肤，如：颈横神经、锁骨上神经、枕小神经、耳大神经。其浅出位置，是颈部浅层结构浸润麻醉的一个阻滞点（图 9-36）。

2. **膈神经** 膈神经是颈丛中最重要的分支。沿前斜角肌前下行，在锁骨下动、静脉之间经胸廓上口进入胸腔，经肺根前方，在纵隔胸膜与心包之间下行入膈肌。膈神经中的运动纤维支配膈肌，感觉纤维分布于胸膜、心包及膈下面的部分腹膜。右膈神经的感觉纤维还分布到肝、胆囊和肝外胆道的浆膜（图 9-37）。膈神经损伤的主要表现是同侧半膈肌瘫痪，引起呼吸困难。膈神经受刺激时可产生呃逆。

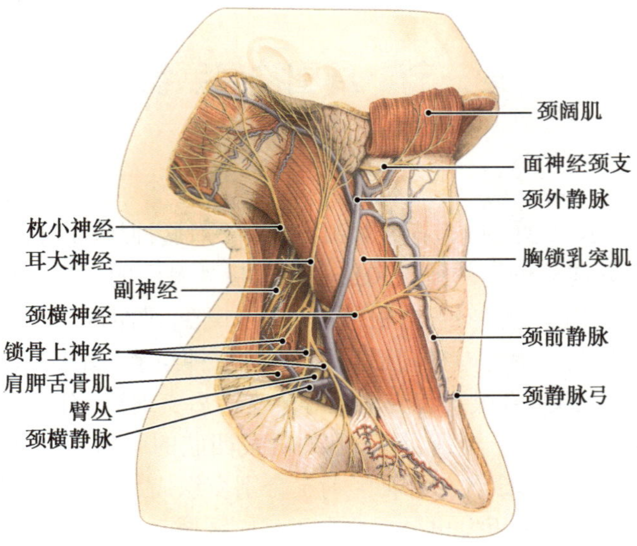

图 9-36 颈丛皮支

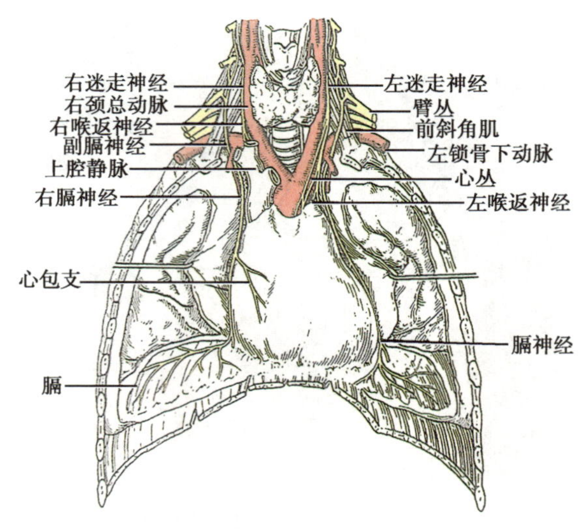

图 9-37 膈神经

（二）臂丛

臂丛由第 5 至 8 颈神经前支和第 1 胸神经前支大部分纤维组成，经锁骨下动脉上后方、锁骨后方进入腋窝，围绕腋动脉中段排列（图 9-38）。臂丛的主要分支有：

1．**肌皮神经** 向外下斜穿喙肱肌，经肱二头肌和肱肌之间下行，发出分支支配此三肌。终支在肘关节稍上方的外侧浅出，分布于前臂外侧皮肤（图 9-39）。

2．**正中神经** 沿肱二头肌内侧沟下行，由外侧向内侧跨过肱动脉，伴行至肘窝。在前臂正中下行，经腕入手掌。肌支分布除肱桡肌、尺侧腕屈肌和指深屈肌尺侧半以外的所有前臂前群肌以及附近关节，以及手掌外侧肌群；皮支分布于掌心、鱼际、桡侧三个半指的皮肤，正中神经损伤可形成“猿手”（图 9-39、图 9-41）。

3．**尺神经** 伴肱动脉内侧下行，至臂中部转向后下，穿尺神经沟，向下至前臂前内侧，至腕部，肌支支配前臂前群尺侧屈肌、手掌内侧和中间肌群；皮支分布于手背尺侧半和尺侧

两个半手指的皮肤，手掌尺侧半和尺侧一个半手指掌面皮肤，肱骨髁骨折时易损伤尺神经，形成“爪形手”(图9-39、图9-41)。

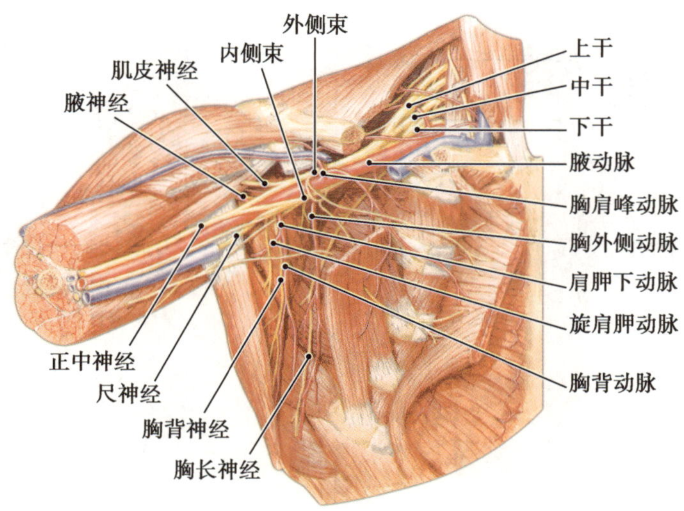

图9-38 臂丛的组成模式图

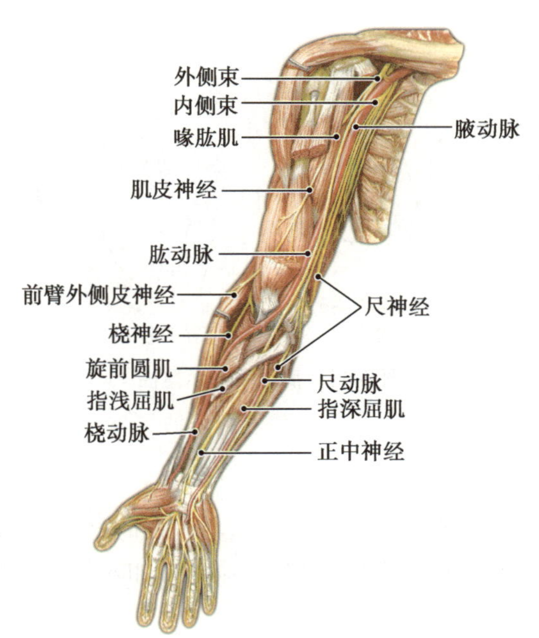

图9-39 肌皮神经、正中神经和尺神经后面(前面)

4. **桡神经** 沿桡神经沟并伴肱深动脉向外下行，在肱骨外上髁前方分为浅、深两终支，至前臂背侧和手背。肌支支配臂、前臂后肌群和肱桡肌；皮支分布于臂及前臂背侧面、手背桡侧半和桡侧两个半指背面的皮肤等(图9-40、图9-41)。肱骨干骨折易损伤桡神经，损伤后运动障碍主要表现为前臂伸肌瘫痪，不能伸腕、伸指，抬前臂时呈“垂腕征”。

5. **腋神经** 绕肱骨外科颈至三角肌深面，发出的肌支分布于三角肌和小圆肌；皮支分布于肩部、臂外侧区上部的皮肤(图9-40)。肱骨外科颈骨折，可致腋神经损伤，损伤后主要表现为三角肌瘫痪、萎缩，肩部失去圆隆外观，肩峰突出，形成“方肩”畸形。

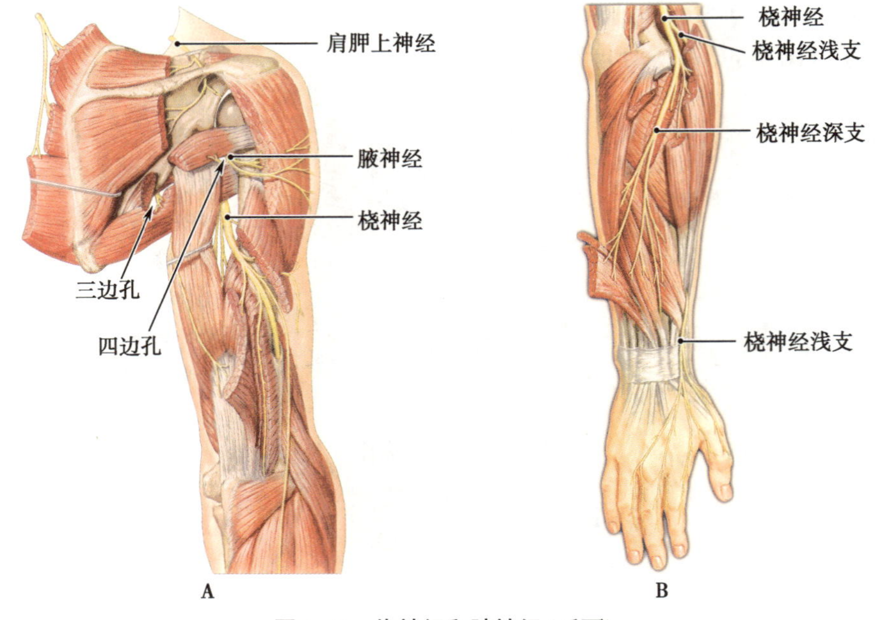

图 9-40 桡神经和腋神经（后面）

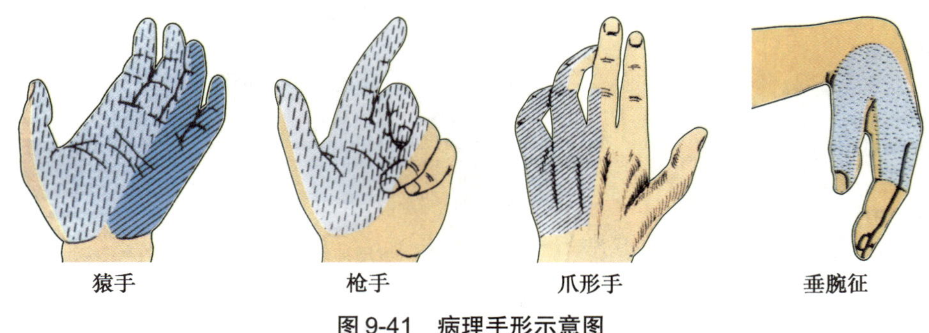

图 9-41 病理手形示意图

（三）胸神经前支

胸神经前支共 12 对，第 1 对大部分加入臂丛，一小部分分布于第 1 肋间。第 12 对胸神经大部分前支位于第 12 肋下方，故名肋下神经，小部分加入腰丛。第 1 至第 11 对各自走行于相应肋间隙中，称肋间神经。

胸神经肌支支配肋间肌和腹肌的前外侧群，皮支分布胸、腹壁皮肤以及胸膜和腹膜壁层，节段性分布最为明显，由上向下按顺序依次排列（图 9-42）。第 2 胸神经前支分布区相当胸骨角平面，第 4、6、8、10 胸神经前支，分别分布于乳头平面、剑突、肋弓、脐平面，第 12 胸神经前支则分布于脐与耻骨联合连线中点平面。临床常以节段性分布区的感觉障碍来推断损伤平面位置，也可用于硬膜外麻醉时判断麻醉平面。

（四）腰丛

腰丛由第 12 胸神经前支的一部分、第 1 至第 3 腰神经前支和第 4 腰神经前支的一部分组成。位于腰大肌深面，除发出分支支配髂腰肌和腰方肌外，还发出下列分支分布于腹股沟区及大腿的前部和内侧部。

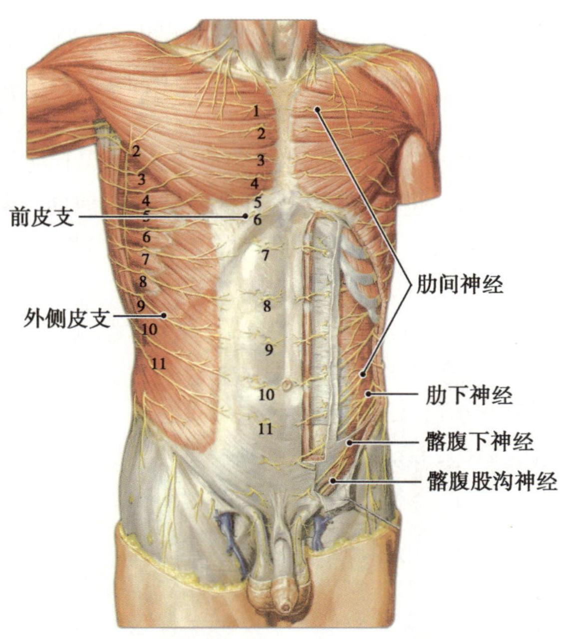

图 9-42 胸神经皮支在胸、腹壁的节段性分布

1. **髂腹下神经和髂腹股沟神经** 主要分布于腹壁肌、腹股沟区及下腹部皮肤，髂腹股沟神经还分布于阴囊或大阴唇皮肤（图 9-43）。

2. **股神经** 是腰丛最大分支，在腹股沟韧带中点稍外侧于股动脉外侧进入股三角区。肌支分布于髂肌、耻骨肌、股四头肌和缝匠肌。皮支分布于大腿及膝关节前面的皮肤。最长的皮支为隐神经，伴随股动脉下行，于缝匠肌下段后方浅出至皮下后，伴随大隐静脉沿小腿内侧面下行至足内侧缘，沿途分布于髌下、小腿内侧面及足内侧缘皮肤（图 9-44）。

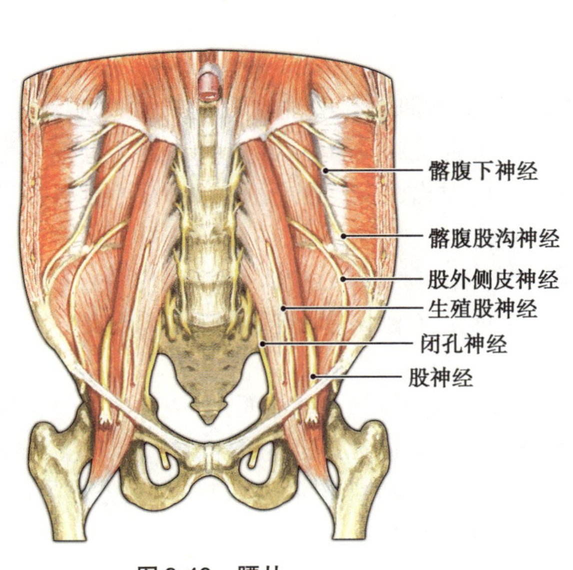

图 9-43 腰丛

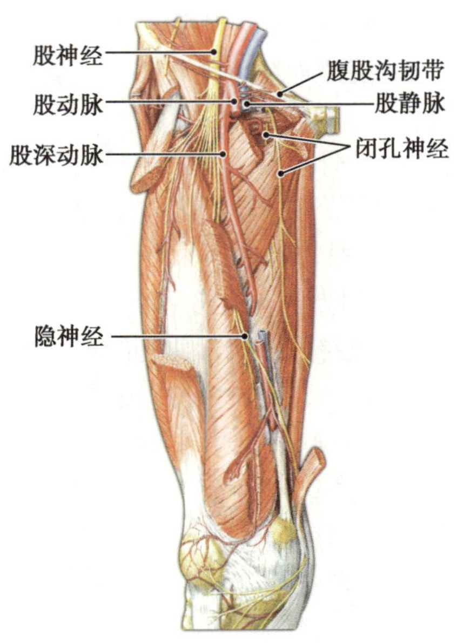

图 9-44 下肢神经前面神经（前面）

3. **闭孔神经** 自闭孔穿出，闭孔神经发出肌支支配闭孔外肌，长、短、大收肌和股薄肌等股内侧肌群。皮支分布于大腿内侧面皮肤和髋、膝关节（图 9-44）。

（五）骶丛

骶丛由第 4 腰神经前支一部分和第 5 腰神经前支合成腰骶干及全部骶神经和尾神经前支组成，是全身最大的脊神经丛。位于盆腔内，骶骨及梨状肌前面，髂血管后方。骶丛的分支有臀上神经、臀下神经、阴部神经、坐骨神经等（图 9-45）。

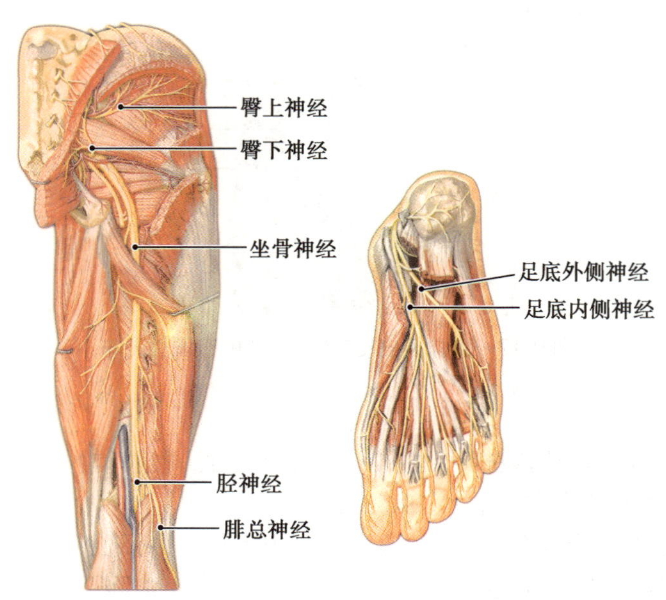

图 9-45 下肢神经后面神经（后面）

1. **臀上神经** 伴臀上血管经梨状肌上孔出盆腔，支配臀中、小肌和阔筋膜张肌。

2. **臀下神经** 伴臀下血管经梨状肌下孔出盆腔，支配于臀大肌。

3. **阴部神经** 伴阴部内血管出梨状肌下孔，分布于会阴部、外生殖器、肛门的肌肉和皮肤。

4. **坐骨神经** 是全身最粗大、最长的神经，经梨状肌下孔出盆腔后，位于臀大肌深面，在坐骨结节与大转子之间下行至股后区，在股二头肌长头深面下行，一般在腘窝上方分为胫神经和腓总神经两大终支。坐骨神经干在股后区发出肌支支配于股二头肌、半腱肌和半膜肌，同时发出分支分布于髋关节。

（1）**胫神经**：为坐骨神经本干的直接延续，伴随腘动脉及胫后动脉下行，经内踝后方入足底，分为足底内侧神经和足底外侧神经。胫神经肌支支配小腿后群和足底肌，皮支分布小腿后面和足底的皮肤（图 9-46）。

（2）**腓总神经**：沿腘窝上外侧下行，绕过腓骨颈向前下，达小腿前面，分为腓浅神经和腓深神经。腓浅神经在腓骨长、短肌与趾长伸肌之间下行，肌支支配小腿外侧群肌，皮支分布于小腿外侧、足背和第 2～5 趾背的皮肤。腓深神经与胫前动脉伴行，经踝关节前方达足背。分布于小腿前群肌、足背肌和第 1、2 趾相对缘的皮肤（图 9-46、图 9-47）。

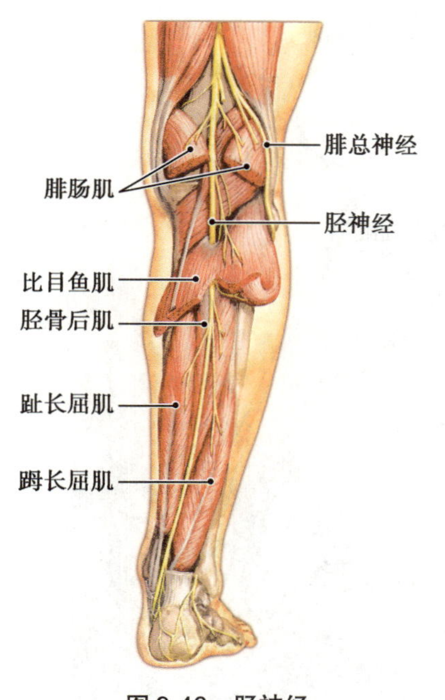

图 9-46 胫神经

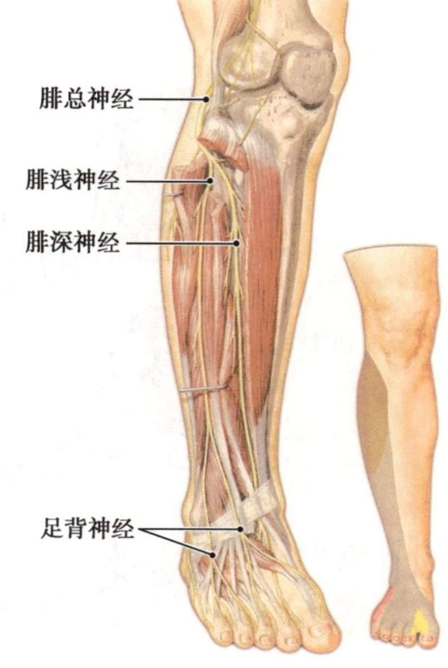

图 9-47 腓总神经

二、脑神经

脑神经 cranial nerves 有 12 对，与脑相连，按其顺序命名为：Ⅰ嗅神经、Ⅱ视神经、Ⅲ动眼神经、Ⅳ滑车神经、Ⅴ三叉神经、Ⅵ展神经、Ⅶ面神经、Ⅷ前庭蜗神经、Ⅸ舌咽神经、Ⅹ迷走神经、Ⅺ副神经、Ⅻ舌下神经。按其所含纤维的成分，可分为运动性神经、感觉性神经和混合性神经（图 9-48，表 9-2）。

（一）嗅神经

嗅神经为感觉脑神经，由鼻腔嗅黏膜内的嗅细胞中枢突聚集成嗅丝，即嗅神经，穿过筛孔连于嗅球传导嗅觉。颅前窝骨折时，可损伤嗅神经，造成嗅觉障碍。

（二）视神经

视神经为感觉性脑神经，传导视觉冲动。始于视网膜节细胞的轴突，在视神经盘处穿过巩膜后形成视神经。经视神经管入颅中窝，连于视交叉，再经视束连于间脑（图 9-49）。

（三）动眼神经

动眼神经为运动性神经，起于中脑的动眼神经核和动眼神经副核。动眼神经核发出躯体运动纤维，动眼神经副核发出内脏运动纤维（副交感纤维），两种纤维合并成动眼神经，出脑后穿行于海绵窦外侧壁上部，再经眶上裂入眶，分成上、下两支。上支较细小，支配上睑提肌和上直肌；下支粗大，支配下直肌、内直肌和下斜肌。动眼神经下支中的内脏运动纤维（副交感纤维），进入睫状神经节交换神经元，节后纤维进入眼球，支配睫状肌和瞳孔括约肌，参与调节反射和瞳孔对光反射（图 9-49）。

（四）滑车神经

滑车神经为运动性脑神经，起于中脑的滑车神经核，自中脑背侧出脑，经眶上裂入眶，支配上斜肌。

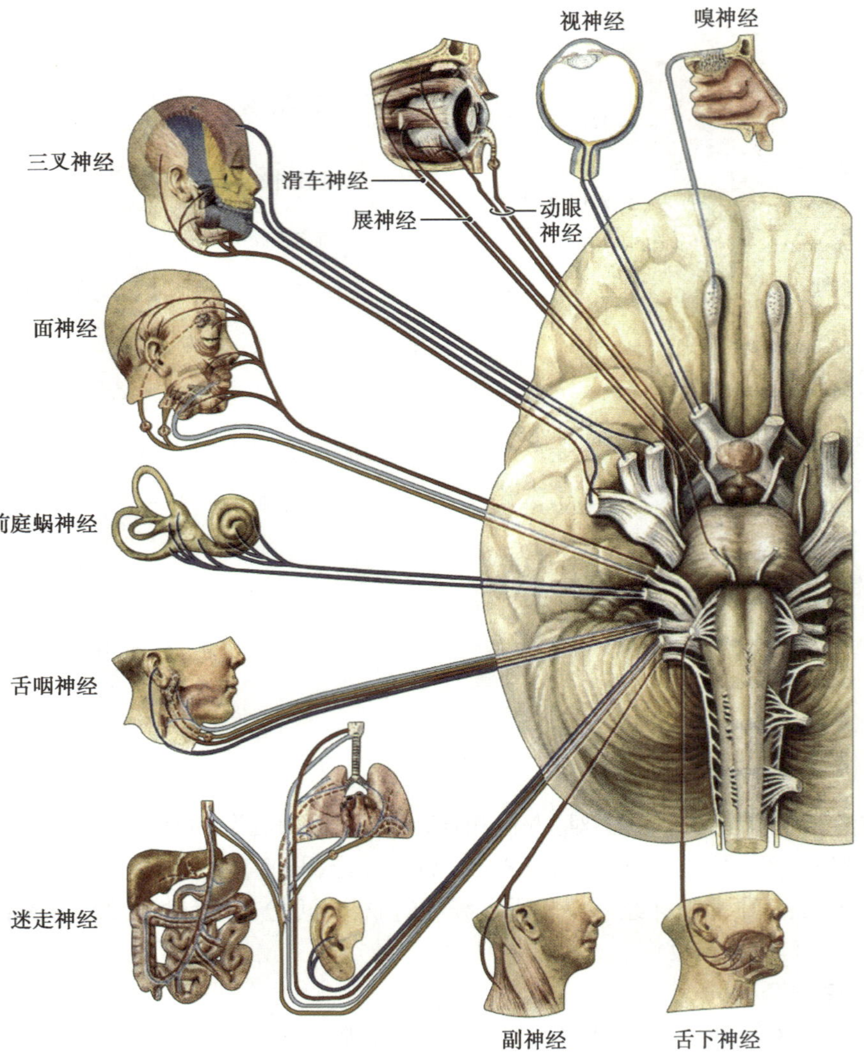

图 9-48 脑神经

表 9-2 脑神经简表

顺序名称	性质	出入颅的位置	连脑部位或核团	分布功能	损伤后的主要表现
Ⅰ嗅神经	感觉性	筛孔	端脑（嗅球）	嗅黏膜　嗅觉	嗅觉障碍
Ⅱ视神经	感觉性	视神经管	间脑（外侧膝状体）	视网膜　视觉	视觉障碍
Ⅲ动眼神经	运动性	眶上裂	动眼神经核	上、下、内直肌，下斜肌，上睑提肌	眼外下斜视，上睑下垂
			动眼神经副核	瞳孔括约肌，睫状肌	对光及调节反射消失
Ⅳ滑车神经	运动性	眶上裂	滑车神经核	上斜肌	眼不能向外下斜视
Ⅴ三叉神经	混合性	眼神经 眶上裂 上颌神经圆孔 下颌神经卵圆孔	三叉神经脊束核， 三叉神经脑桥核， 三叉神经中脑核	头面部皮肤，口腔、鼻腔黏膜，舌前 2/3 黏膜，牙及牙龈、眼球、硬脑膜 咀嚼肌	头面部皮肤、口鼻腔黏膜感觉障碍 咀嚼肌瘫痪、张口时下颌偏向患侧

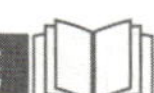

续表

顺序名称	性质	出入颅的位置	连脑部位或核团	分布功能	损伤后的主要表现
Ⅵ展神经	运动性	眶上裂	展神经核	外直肌	眼内斜视
Ⅶ面神经	混合性	内耳门到茎乳孔	三叉神经背束核 面神经核上泌涎核 孤束核	耳部皮肤、舌前2/3味蕾；面部表情肌、颈阔肌、茎突舌骨肌、二腹肌后腹；泪腺、下颌下腺、舌下腺及鼻腔和腭的腺体	感觉障碍；味觉障碍；额纹消失、眼不能闭合、口角歪向健侧、鼻唇沟变浅；分泌障碍
Ⅷ前庭蜗神经	感觉性	内耳门	脑桥（前庭神经核）（蜗神经核）	椭圆囊斑、球囊斑、壶腹嵴、螺旋器（听觉感受器） 平衡觉和听觉	眩晕、眼球震颤等，听力障碍
Ⅸ舌咽神经	混合性	颈静脉孔	疑核 下泌涎核孤束核 三叉神经脊束核	茎突咽肌、腮腺、咽、鼓室、咽鼓管、软腭、舌后1/3黏膜、颈动脉窦、颈动脉小球，舌后1/3味蕾，耳后皮肤	分泌障碍，咽后与舌后1/3感觉障碍、咽反射消失，舌后1/3味觉丧失
Ⅹ迷走神经	混合性	颈静脉孔	迷走神经核疑核 孤束核 三叉神经脊束核	胸腹腔内脏平滑肌、心肌、腺体，咽喉肌，胸腹腔脏器、咽喉黏膜，硬脑膜、耳廓及外耳道皮肤	心动过速、内脏运动障碍，发音困难、声音嘶哑、发呛、吞咽障碍
Ⅺ副神经	运动性	颈静脉孔	副神经核	咽喉肌、胸锁乳突肌、斜方肌	一侧胸锁乳突肌瘫痪，头无力转向对侧；斜方肌瘫痪，肩下垂、提肩无力
Ⅻ舌下神经	运动性	舌下神经管	舌下神经核	舌内肌和部分舌外肌	舌肌瘫痪、萎缩、伸舌时舌尖偏向患侧

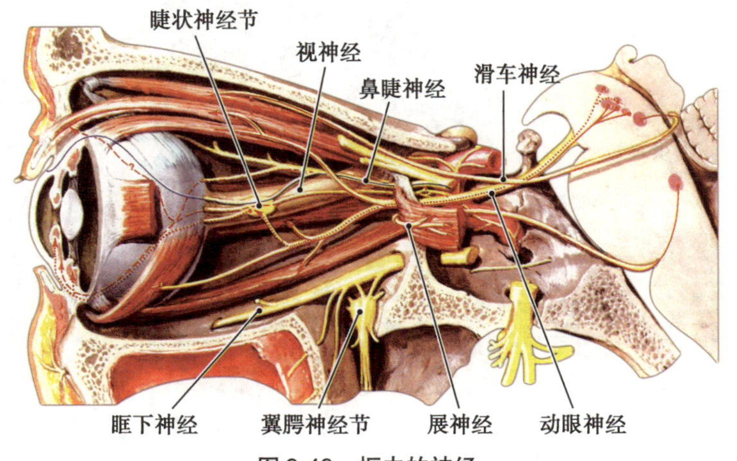

图9-49 框内的神经

（五）三叉神经

三叉神经为最粗大的混合性脑神经，大部分三叉神经以感觉神经纤维为主，胞体位于三叉神经节内，三叉神经节细胞的周围突组成三大分支，即眼神经、上颌神经、下颌神经（图9-50、图9-51）。

1. **眼神经** 为感觉神经，自三叉神经节发出后，经眶上裂入眶，分支分布于眶内、眼球、泪器、结膜、硬脑膜、部分鼻和鼻旁窦黏膜、额顶部及上睑和鼻背部的皮肤（图9-51）。眼神经一个分支经眶上切迹穿出，分布于额顶、上睑部皮肤，称眶上神经。“压眶反射”即压迫此神经。

2. **上颌神经** 为感觉神经，自三叉神经节发出后，经圆孔出颅，经眶下裂入眶，延续为眶下神经。上颌神经主要分布于上颌牙齿和牙龈、口腔顶和鼻腔及上颌窦黏膜、部分硬脑膜及睑裂与口裂之间的皮肤（图9-50、图9-51）。

3. **下颌神经** 为混合性神经。自卵圆孔出颅，感觉纤维分布于硬脑膜、下颌牙及牙龈、舌前2/3及口腔底黏膜、耳颞区和口裂以下皮肤；运动纤维支配咀嚼肌等（图9-50、图9-51）。

（六）展神经

展神经为运动神经，起于脑桥的展神经核，经眶上裂入眶，支配外直肌（图9-51）。

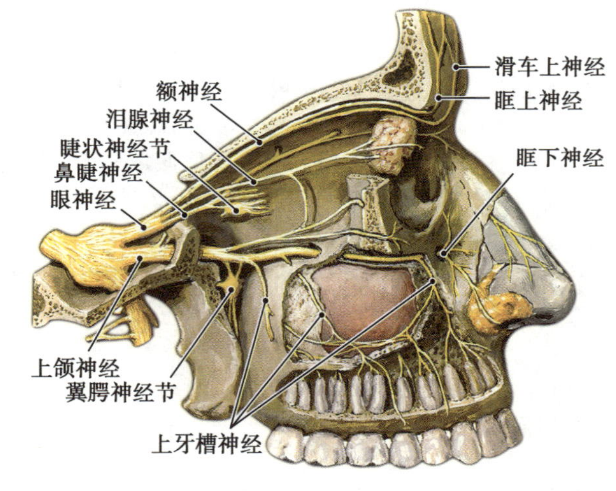

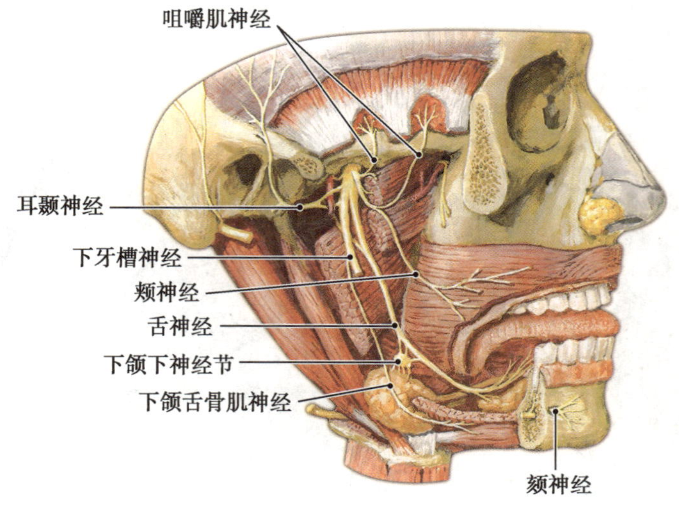

图9-50 三叉神经

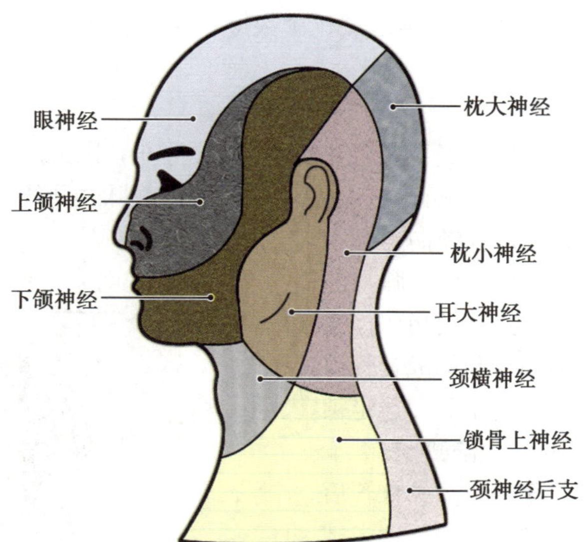

图 9-51 头面部皮神经分布示意图

（七）面神经

面神经为混合性神经，出脑后进内耳门，经内耳道，入面神经管，并发出鼓索进入鼓室，经茎乳孔出颅，分支分布于舌前 2/3 的味蕾，传导味觉冲动；支配下颌下腺和舌下腺、泪腺的分泌。运动神经由茎乳孔出颅后，穿腮腺到面部，支配面肌（图 9-52）。

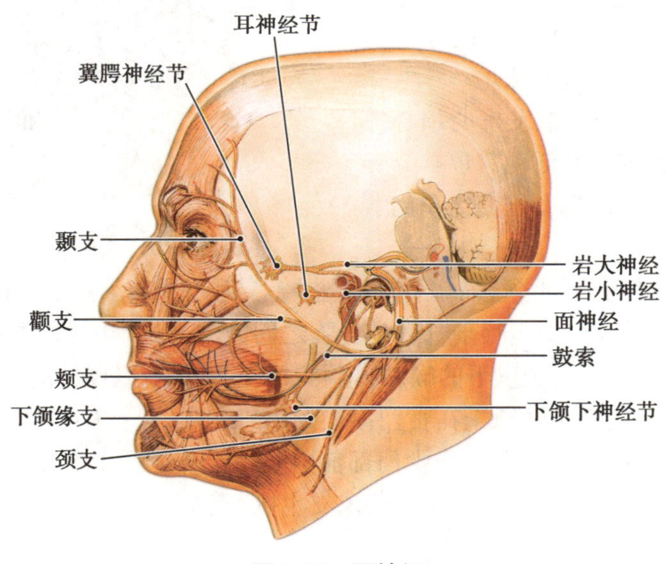

图 9-52 面神经

（八）前庭蜗神经

前庭蜗神经（位听神经）是感觉性脑神经。起自内耳，经内耳门入颅，进入脑干，包括传导平衡觉的前庭神经和传导听觉的蜗神经两部分组成。

（九）舌咽神经

舌咽神经是混合性脑神经。与迷走神经、副神经一同穿颈静脉孔出颅，其主要分支有：舌支为舌咽神经终支，分布于舌后 1/3 黏膜和味蕾，传导一般内脏感觉和味觉。咽支分布于咽肌及咽黏膜，接受咽黏膜的感觉传入，与咽反射有关。颈动脉窦支分布于颈动脉窦和颈动脉小球，将动脉压力变化和血液中二氧化碳浓度变化的刺激传入中枢，反射性的调节血压和呼吸。

（十）迷走神经

迷走神经为混合性脑神经，是脑神经中行程最长，分布范围最广的神经，它连于延髓橄榄的后沟，经颈静脉孔出颅腔。随颈内、颈总动脉与颈内静脉之间的后方下行，经胸廓上口入胸腔。在胸部，左、右迷走神经的走行和位置各异。左迷走神经在左颈总动脉与左锁骨下动脉之间下行至主动脉弓的前面，至左肺根的后方，在食管前面参与构成食管前丛，并向下延续成迷走神经前干。右迷走神经经右锁骨下动脉的前面，沿气管右侧下降，至右肺根后方，在食管后面构成食管后丛，在食管下端合成迷走神经后干。迷走神经前、后干向下与食管一起穿膈的食管裂孔进入腹腔（图 9-53）。

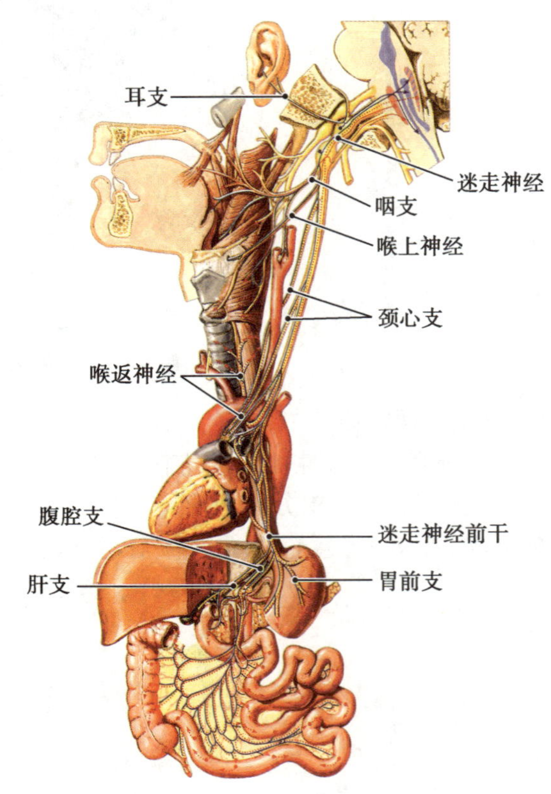

图 9-53 迷走神经

迷走神经在颈胸腹部的主要分支有：

1. **喉上神经** 起于迷走神经出颅处，在颈内动脉内侧下行，在舌骨大角水平分成内、外支。外支细小，支配环甲肌；内支为感觉支，分布于咽、会厌、舌根及声门裂以上的喉黏膜，传导一般内脏感觉及味觉。

2. **颈心支** 与颈交感节发出的颈心神经交织构成心丛，调节心脏活动。也有分支分布于主动脉弓壁内，感受血压变化和化学刺激。

3. **喉返神经** 右喉返神经绕右锁骨下动脉上行，返回颈部。左喉返神经绕主动脉弓上行，在颈部左、右喉返神经均走行于气管与食管之间的沟内，至甲状腺侧叶深面、环甲关节后方进入喉内。分布于声门裂以下的喉黏膜，同时支配除环甲肌以外的所有喉肌。

4. **胃前、后支** 迷走神经前干在贲门附近发出胃前支。沿胃小弯向右，分支分布于胃前壁，终末支以“鸦爪”形分支分布于幽门部前壁。迷走神经后干在贲门附近发出胃后支，沿胃小弯后面走行，分支分布于胃后壁。终末支也以“鸦爪”形分支分布于幽门部后壁。

（十一）副神经

副神经是运动性脑神经，经颈静脉孔出颅，此后加入迷走神经内，分支支配咽喉部肌、胸锁乳突肌和斜方肌。

（十二）舌下神经

舌下神经是运动性脑神经，经舌下神经管出颅，支配全部舌内肌和大部分舌外肌。

三、内脏神经

内脏神经分布于内脏、心血管、平滑肌和腺体，按其纤维性质和功能可分为内脏运动神经和内脏感觉神经。

（一）内脏运动神经

内脏运动神经调节内脏和心血管的运动以及腺体的分泌，通常不受意识控制，是不随意的，故又称为自主神经，分为交感神经和副交感神经两部分（图 9-54）。

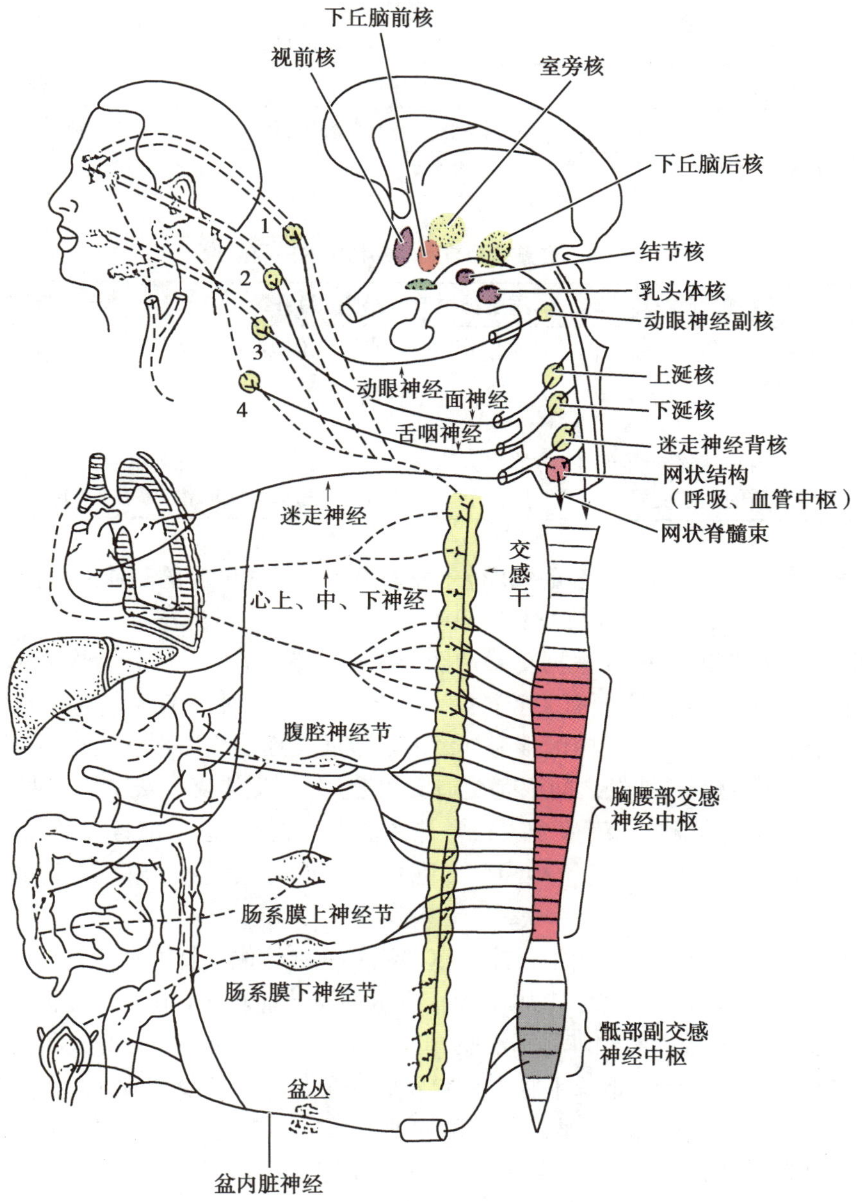

图 9-54 内脏运动神经概况

1. 睫状神经节；2. 翼腭神经节：3. 下颌神经节；4. 耳神经节

（————节前纤维；---------节后纤维）

内脏运动神经与躯体运动神经都受皮质及皮质以下各级中枢控制和调节，但二者在形态结构、分布范围和功能上都有较大不同（表 9-3）。

根据形态、功能和药理学的特点，内脏运动神经分为交感神经和副交感神经两部分（表 9-4）。

表 9-3 内脏运动神经与躯体运动神经的区别

	内脏运动神经		躯体运动神经
意识支配	不受意识支配		受意识支配
低级中枢至效应器神经元的数目	2个	节前神经元→节前纤维	只有1个神经元
		节后神经元→节后纤维	
分布形式	神经丛		神经干
纤维成分	交感纤维和副交感纤维		躯体运动纤维
支配的器官	平滑肌、心肌、腺体		骨骼肌

表 9-4 交感神经与副交感神经的主要区别

	低级中枢	周围神经节	节前、后纤维	分布范围
交感神经	脊髓灰质胸1至腰3节段的侧角	椎旁节 椎前节	节前纤维短节后纤维长	全身血管及胸、腹、盆腔内脏的平滑肌、心肌、腺体、立毛肌和瞳孔开大肌
副交感神经	脑干内副交感神经核、脊髓灰质的骶副交感核	器官旁节 壁内节	节前纤维长节后纤维短	胸、腹、盆腔内脏的平滑肌、心肌、腺体、瞳孔括约肌、睫状肌

1. **交感神经** 交感神经的低级中枢位于脊髓胸1至腰3节段的灰质的侧角。交感神经的周围部包括交感干、交感神经节及其发出的节后纤维、交感神经丛。

(1) 交感神经节和交感干：根据交感神经节所在位置不同，又可分为椎旁节和椎前节。椎前神经节位于脊柱前方，主要有腹腔神经节、肠系膜上、下神经节等。椎旁神经节位于脊柱两侧，每侧约21至26个，由同侧椎旁神经节借节间支连接成串珠状结构，称交感干。每个椎旁神经节与相应的脊神经之间都有交通支相连，分白交通支和灰交通支两种。白交通支是脊髓侧角发出有髓鞘的节前纤维，经脊神经前根、脊神经进入椎旁神经节，色泽白色，称白交通支；灰交通支是由交感干神经节细胞发出无髓鞘，且色泽灰暗的节后纤维返回至脊神经。

(2) 交感神经的纤维分布：由于低级中枢神经元的胞体位于脑干和脊髓内，交感神经节神经元的胞体位于周围部的神经节内，所以，交感神经节前较短，节后纤维较长，节后纤维支配头、颈、胸腔脏器、腹、盆腔脏器平滑肌、心肌、腺体、竖毛肌和瞳孔开大肌肉。

2. **副交感神经** 低级中枢位于脑干和脊髓骶部第2至4节段灰质的骶副交感核，由这些核的细胞发出的纤维即节前纤维。周围部的副交感神经节，位于器官的周围或器官壁内，称器官旁节和器官内节。副交感神经的分布则不如交感神经广泛，大部分血管、汗腺、竖毛肌、肾上腺髓质均无副交感神经分布。

（二）内脏感觉神经

心血管、内脏器官也有内脏感觉神经分布。这些器官的感受器接受各种刺激，经内脏感觉神经传入感觉中枢，产生内脏感觉。

内脏感觉的特点有：定位不准确，分辨能力差，发生缓慢，持续时间较长，只有剧烈活动才能引起感觉，对冷热、膨胀、缺血、炎症、扩张性刺激及牵拉性刺激十分敏感，而对切割、烧灼等刺激不敏感，常伴有明显的情绪活动和一些自主神经反应，例如，恶心、呕吐和心血管及呼吸活动的改变。

当某些内脏器官发生病变时，常在体表一定区域产生感觉过敏或痛觉，这种现象称为牵涉性痛。例如，心脏病变（心绞痛、心肌梗死）时，常在左胸前区及左臂内侧产生疼痛，有时也可牵涉到右臂或颈部，或有时以腹痛的形式出现；胆囊疾病疼痛发作时，患者可感觉右肩胛部疼痛；阑尾炎早期，常感觉脐周或上腹部疼痛；患胃溃疡或胰腺炎时，会出现左上腹和肩胛间的疼痛；肾结石时可引起腹股沟区的疼痛等。

第四节 脑和脊髓的传导通路

各种躯体感受器接收机体内外环境的各种刺激，产生神经冲动，神经冲动沿着传入神经元传导，经中枢神经系统各个部位，最后到达大脑皮质高级中枢，产生各种感觉。这种由感受器到大脑皮质的神经通路称感觉（上行）传导通路。同时，大脑皮质将各种感觉信息分析整合后，发出神经冲动，沿传出纤维，经脑干和脊髓的运动神经元到达躯体各种效应器，引起效应。这种由大脑皮质至效应器的神经通路称运动（下行）传导通路。传导通路是复杂反射弧组成中的传入和传出部分。主要的传导路有以下几种。

一、感觉传导通路

（一）躯干四肢本体觉和皮肤精细触觉传导通路

本体感觉又称深感觉，是指肌、腱、关节等运动器官本身在不同状态（运动或静止）时产生的感觉，包括位置觉、运动觉和震动觉。该传导通路还传导皮肤的精细触觉（如辨别两点距离和物体的纹理粗细等），又称深感觉传导通路（图 9-55）。

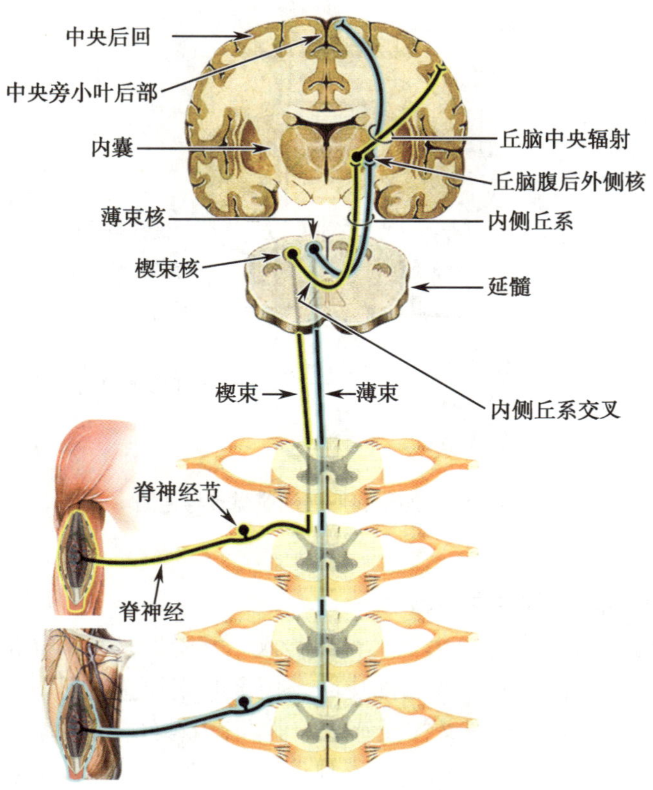

图 9-55 躯干和四肢的本体感觉传导路

本体感觉的感受器位于肌、腱、关节、皮肤，第一级神经元(假单级神经元)的胞体位于脊神经节内；周围突末梢分布于肌、腱、关节和皮肤的感觉器；中枢突经后根入脊髓同侧后索，组成薄束或楔束，上行止于第二级神经元——薄束核或楔束核，其内神经元胞体发出纤维，经丘系交叉，组成内侧丘系上行，止于第三级神经元——背侧丘脑腹后核，其内神经元胞体发出纤维，经内囊后肢投射到躯体感觉中枢——中央后回的上 2/3 和中央旁小叶的后部。

(二) 躯干四肢痛、温、粗触觉传导通路

躯干四肢痛、温、粗触觉和压觉传导通路，又称浅感觉传导通路。感受器是位于皮肤游离神经末梢、环层小体、触觉小体，第一级神经元(假单级神经元)的胞体位于脊神经节内，周围突末梢分布于皮肤痛、温、粗触觉感觉器；中枢突经后根入第二级神经元——脊髓后角，其内神经元胞体发出纤维斜升 1～2 脊髓节段，至对侧前索和外侧索，组成脊髓丘脑束上行，达第三级神经元——背侧丘脑腹后核，其内神经元胞体发出纤维，经内囊后肢投射到躯体感觉中枢——中央后回上 2/3 及中央旁小叶的后部(图 9-56)。

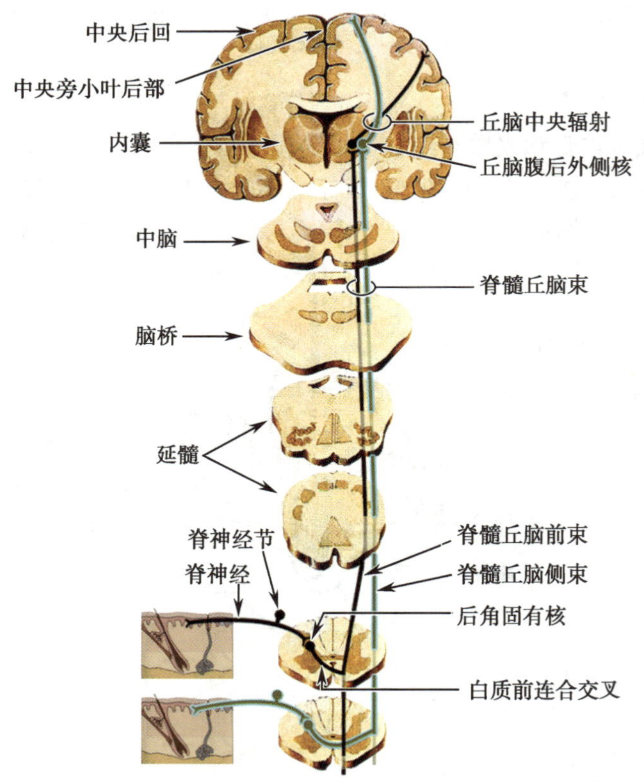

图 9-56 躯干和四肢浅感觉传导通路

(三) 头面部痛、温、触觉传导通路

头面部的痛、温、触、压觉主要由三叉神经传入。感受器是头部面浅感受器，第 1 级神经元为三叉神经节，其周围分布于头面部皮肤及口鼻黏膜的感受器，中枢突经三叉神经根入脑干；止于第 2 级神经元——三叉神经感觉核群，其内神经元胞体发出纤维交叉到对侧，组成三叉丘脑束，止于第 3 级神经元——背侧丘脑的腹后内侧核，其内神经元胞体发出投射纤维经内囊后肢，到中央后回下 1/3 部(图 9-57)。

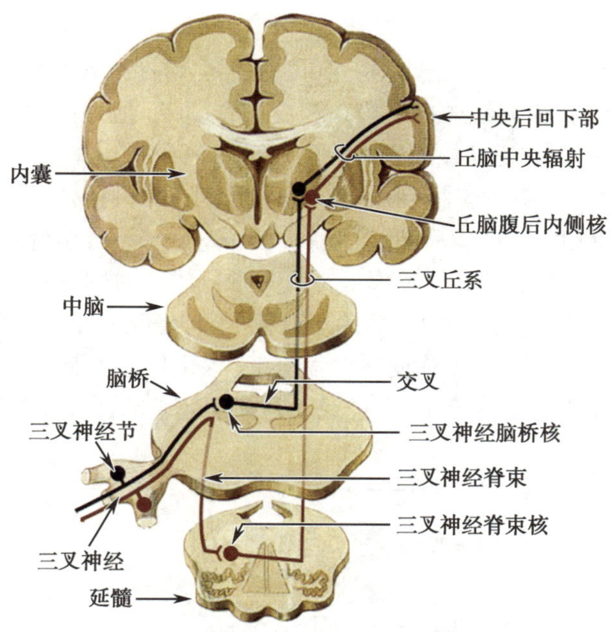

图 9-57 头颈部的浅感觉传导通路

（四）视觉传导通路

眼球视网膜感光细胞感受光线刺激，产生神经冲动，依次传递到第一级神经元——双极细胞和第二级神经元——节细胞（其轴突组成视神经），经视神经、视交叉、视束、第三级神经元——外侧膝状体，再到端脑距状沟两侧的视区中枢，产生视觉（图 9-58）。在视交叉中，来自视网膜鼻侧半的纤维左、右交叉，而颞侧半的纤维不交叉。所以每侧视束部由同侧颞侧半和对侧鼻侧半的纤维共同组成。视觉传导通路不同部位损伤，临床表现不同。如一侧视神经损伤，则患侧眼失明；如一侧视束损伤，则同侧鼻侧半视野和对侧颞侧半视野偏盲。

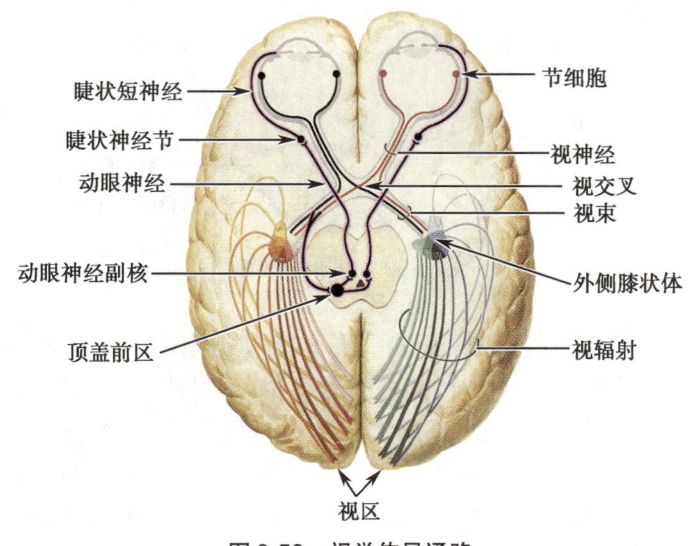

图 9-58 视觉传导通路

二、运动传导通路

运动（下行）传导通路包括锥体系和锥体外系。

（一）锥体系

锥体系管理骨骼肌的随意运动，由上、下两级运动神经元组成。上神经元的胞体位于大脑皮质运动中枢，其轴突组成皮质核束和皮质脊髓束，通过内囊下行，有一次交叉；下神经元的胞体在脑干的躯体运动核或脊髓前角运动细胞。

1. **皮质脊髓束** 由中央前回上、中部和中央旁小叶前半部皮质的锥体细胞（上神经元）轴突集合成皮质脊髓束，经内囊后肢、大脑脚、脑桥基底部下行至延髓锥体。在锥体下端，大部分的纤维交叉至对侧，形成锥体交叉。交叉后的纤维沿对侧脊髓侧索内下行，称皮质脊髓侧束，此束沿途终止脊髓各节段的前角运动细胞（下神经元），主要支配四肢肌。在延髓未交叉纤维在同侧脊髓前索内下行，称皮质脊髓前束，该束仅达上胸节，并经白质前连合逐节交叉至对侧，终止于前角运动神经元（下神经元），支配躯干和四肢骨骼肌的运动（图 9-59）。

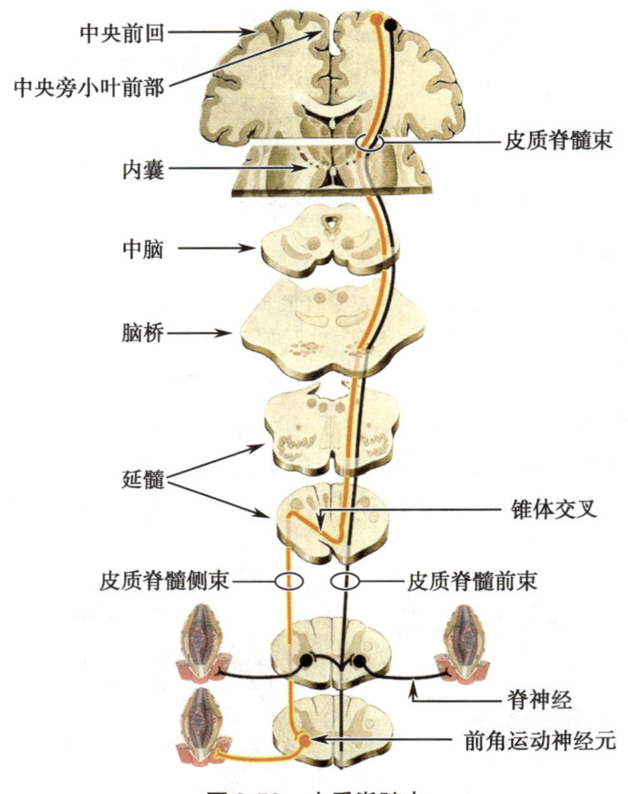

图 9-59 皮质脊髓束

2. **皮质核束** 皮质核束起自中央前回下部的锥体细胞，其轴突组成皮质核束，经内囊膝下行至脑干，大部分纤维终止于双侧脑神经运动核（动眼神经核、滑车神经核、展神经核、三叉神经运动核、面神经核支配面上部肌的细胞群、疑核和副神经脊髓核），小部分纤维交叉到对侧面神经核（支配面部肌的神经元细胞群）和舌下神经核，二者发出的纤维分别支配同侧面下部的面肌和舌肌。脑神经运动核轴突组成的脑神经躯体运动纤维，支配眼外肌、咀嚼肌、腭肌、咽肌、喉肌等（图 9-60）。

（二）锥体外系

锥体外系是锥体系以外支配骨骼肌活动的许多下行传导束的总称，起源于广泛的大脑皮质锥体外运动中枢。正常情况下，锥体外系和锥体系的活动协调一致，两者在运动功能

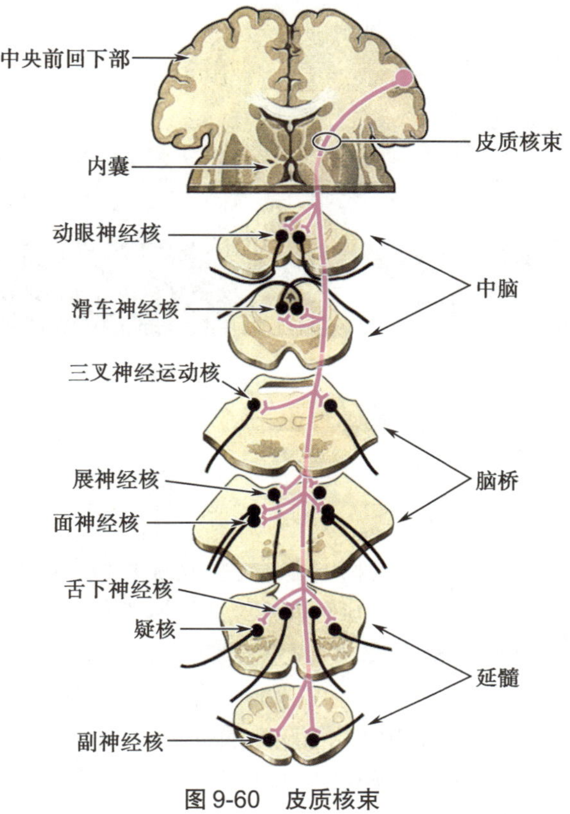

图 9-60　皮质核束

上相互依赖，不可分割。其功能主要有调节肌张力、协调肌群运动、维持体态姿势、协调锥体进行精细的随意运动。

知识链接

三叉神经痛

三叉神经痛是最常见的脑神经疾病，以一侧面部三叉神经分布区内反复发作的阵发性剧烈痛为主要表现，为原发性和继发性两种，继发性三叉神经痛包括脑部占位性病变和血管压迫，原发性三叉神经痛的病因及发病机制，至今尚无明确的定论。年龄多在40岁以上，以中、老年人为多，女性多于男性。该病的特点是：在头面部三叉神经分布区域内，发病骤发，骤停、闪电样、刀割样、烧灼样、顽固性、难以忍受的剧烈性疼痛。说话、洗脸、刷牙或微风拂面，甚至走路时都会导致阵发性时的剧烈疼痛。疼痛历时数秒或数分钟，疼痛呈周期性发作，发作间歇期同正常人一样。可通过药物（卡马西平、苯妥英钠）、手术（三叉神经及半月神经节封闭术、半月神经节经皮射频热凝治疗、微血管减压术）、治疗、针灸等方法治疗。

（袁耀华　蒋孝东）

实践13

中枢神经系统

【实践目的】

1. 熟悉脊髓、脑的位置、外形、分部；辨认脊髓、脑灰质和白质的位置及分部。

2. 熟悉脑干的组成、外形，第Ⅲ～Ⅻ对脑神经的连脑部位。

3. 熟悉小脑、间脑的位置、外形及功能，下丘脑的位置和组成、第三脑室、第四脑室的位置。

4. 熟悉大脑半球主要功能区、内囊及侧脑室的位置。

5. 熟悉脊髓、脑被膜的组成，硬膜外隙、蛛网膜下隙的位置、内容。

6. 熟练掌握脑脊液的产生及循环途径。

7. 了解颈内动脉、椎动脉的主要分支，大脑动脉环的位置及组成。

【实践器材准备】

1. 离体脊髓、脊髓横切面标本和模型。

2. 整脑标本和模型，脑正中矢状切面、冠状面、水平切面标本和模型。

3. 脑干、间脑标本和模型，电动脑干模型。

4. 小脑水平切面标本，基底核模型。

5. 脑室标本、模型，硬脑膜窦标本。

6. 脑血管标本和模型。

【实践学时】 2学时

【实践步骤】

（一）实践内容

1. 脊髓和脑　观察脊髓位置、外形，灰质、白质的位置及分部。观察脑的分部及各部位置。脑干的组成、外形，第Ⅲ～Ⅻ对脑神经的连脑部位；小脑的位置、外形；间脑的位置和分部、下丘脑的位置和组成；大脑半球主要功能区、内囊的位置。

2. 脊髓、脑的被膜、血管。

3. 各脑室的位置及沟通。

4. 脑脊液的产生及循环途径。

（二）方法

1. 脊髓和脑　取离体脊髓标本，观察脊髓的外形，颈膨大，腰骶膨大，脊髓圆锥及终丝。辨认前正中裂、后正中沟，前、后外侧沟及相连的脊神经根、脊神经节。在脊髓切面标本及模型上观察脊髓灰、白质的分部，脊髓中央管的位置。结合传导束的功能解释在脊髓半横断性损伤时会出现什么症状。取整脑标本和脑各种切面标本，观察脑的分部：延髓、脑桥、中脑、间脑、端脑和小脑。注意各部的位置关系。

（1）观察脑干标本和模型

①腹侧面：自下而上观察：a. 延髓：前正中裂、前外侧沟、锥体及锥体交叉。前外侧沟内有舌下神经。b. 脑桥：延髓脑桥沟，在此沟由内侧向外侧依次辨认展神经、面神经和前庭蜗神经。基底沟、基底动脉。脑桥向两侧逐渐变细连于小脑，在变细处寻找三叉神经根。c. 中脑：大脑脚、脚间窝及其内的动眼神经。

②背侧面：a. 延髓：在后侧沟内自上而下辨认舌咽神经、迷走神经和副神经根。在后外侧沟内、外侧寻找薄束结节和楔束结节，延髓上部形成的菱形窝下半。b. 脑桥：中下部敞开形成菱形窝的上半，脑桥上部缩细与中脑相连。c. 中脑：辨认上丘、下丘和滑车神经。

③利用脑神经核模型或电动脑干模型，观察脑干内部结构。结合与脊髓的纤维束联系解释在脑干半横断性损伤时会出现什么症状。

（2）观察离体小脑标本和模型

①观察小脑蚓、小脑半球、小脑扁桃体及第四脑室，结合小脑功能及其与脑干的关系解释共济失调、小脑扁桃体疝引起什么后果。

②观察间脑、脑干正中矢状切面标本或模型。

③观察间脑的位置、形态和分部，第三脑室的位置；背侧丘脑后下方的内侧膝状体和外侧膝状体。由前向后依次观察下丘脑的各组成部分。

（3）观察整脑标本

①大脑半球的外形：取大脑半球标本，辨认其上外侧面、内侧面和下面。依次观察：大脑半球的三条沟和五个叶：外侧沟、中央沟、顶枕沟、额叶、顶叶、枕叶、颞叶及岛叶。大脑半球各面的主要沟回：上外侧面的中央前沟，中央前回、额上沟、额下沟以及额上回、额中回、额下回；在顶叶辨认中央后沟、中央后回、缘上回、角回。在颞叶辨认额上回、额下回、额横回。内侧面的距状沟、扣带回、中央旁小叶、侧副沟、海马旁回和钩等结构。在下面观察嗅球和嗅束的位置。

②大脑半球的内部结构：大脑皮质：不同部位厚度的差别。基底核：豆状核、尾状核及杏仁体的形态及其与背侧丘脑的位置关系。大脑髓质：观察胼胝体、内囊等结构。侧脑室：观察侧脑室的形态及脉络丛。

2．脊髓和脑的被膜、血管

（1）观察切除椎管后壁的脊髓标本，由外向内逐层观察脊髓的硬脊膜、硬膜外隙、蛛网膜、蛛网膜下隙，注意观察终池。

（2）观察包有脑被膜的整脑标本。

部分硬脑膜内层与颅骨内面的骨膜相愈合，无硬膜外隙；辨认各硬脑膜窦；蛛网膜与软膜之间有蛛网膜下隙。软膜紧贴脑的表面，不易分离。

（3）观察脊髓血管色素灌注标本，分别寻找脊髓前、后动脉。

（4）观察脑的血管标本和模型。

（5）观察大脑中动脉、大脑前动脉、椎动脉及大脑动脉环的行程和分步。

3．观察各脑室的位置及沟通，脑脊液的产生及循环途径。思考：当脑脊液循环发生障碍时会产生什么结果。

【实验报告】

1. 记录大脑半球的沟、回和分叶。
2. 记录脑的组成。

实践14

周围神经

【实践目的】

1. 掌握颈丛、臂丛、腰丛、骶丛的位置、主要分支及分布。

2. 掌握胸神经前置的分布概况。

3. 熟悉脊神经的数目、分部、纤维成分和分支概况。

4. 熟悉12对脑神经的名称、性质，主要脑神经的分支和分布。

5. 了解交感神经，副交感神经的分布概况与规律。

【实践器材准备】

1. 脊神经标本或模型，头颈部神经标本和模型。

2. 上、下肢神经标本或模型。

3. 胸神经标本，腹下壁及腰部神经标本或模型。

4. 框内结构标本，三叉神经标本或模型。

5. 面部浅层结构标本或模型，切除脑的颅底标本。

6. 颈部深层的神经标本或模型，迷走神经核膈神经标本。

7. 自主神经标本，内脏神经模型。

【实践学时】 2学时

【实践步骤】

（一）实践内容

1. 脊神经的数目、分部、纤维成分和分支概况。

2. 颈丛、臂丛、腰丛、骶丛的位置、主要分支及分布。

3. 胸神经前支的走行及分布概况。

4. 12对脑神经的名称、性质，三尺神经、面神经、舌咽神经、迷走神经、舌下神经的分支与分布。

5. 交感神经、副交感神经的分布概况与规律。

（二）方法

1. 脊神经　重点观察脊神经标本以下内容：

（1）观察颈、胸、腰、骶和尾神经的对数及出椎管的部位，辨认各对脊神经分出的前、后支。

（2）观察脊神经丛和胸神经前支。

①颈丛：取头颈和上肢神经标本或模型，在胸锁乳突肌后缘中点寻找颈丛皮支，观察膈神经的形成和分布。

②臂丛：利用头颈部和上肢神经标本或模型，在锁骨中点后方寻找臂丛；在腋窝内观察和腋动脉的关系，进一步观察臂丛的主要分布，如尺神经、正中神经、桡神经、肌皮神经、腋神经的形成及分布。分析不同神经损伤时会引起哪些功能异常。

③胸神经前支：取胸神经标本或模型观察第1胸神经和第12胸神经前支分别与臂丛和腰丛的关系。寻认肋间神经和肋下神经的行程，注意其与肋间血管的关系。分析当脊髓不同部位外伤时会引起哪些部位神经支配异常。

④腰丛：取腹下壁、腰及下肢神经标本，在腰大肌的深面寻找腰丛的组成及分支。辨认髂腹下神经。可腹股沟神经、闭孔神经、股神经，追寻股神经的行程和分布。

⑤骶丛：取腹下壁、腰及下肢的神经标本，在盆腔内梨状肌的前方，观察骶丛的组成及臀上神经、臀下神经、阴部神经、坐骨神经的形成和分布。结合所学分析大腿及小腿的神经支配，不同神经损伤时会引起哪些功能异常。

2. 脑神经　重点观察以下脑神经：

(1) 视神经、动眼神经、滑车神经及展神经：取框内结构标本，逐一辨认各神经所支配的眼球外肌及观察其在框内的行程。

(2) 观察三叉神经标本：观察眼神经、上颌神经、下颌神经的形成、出颅部位及分布范围。

(3) 观察面部浅层结构标本：观察面神经的形成及在面部的分布。分析面神经不同部位损伤时会出现哪些临床表现。

(4) 观察颈部深层血管标本和模型：寻认穿入咽后肌的舌咽神经，在颈内、外动脉之前寻认颈动脉窦支。结合所学辨认舌的神经支配。

(5) 观察迷走神经标本：观察迷走神经的行程，分布范围。在舌骨下寻认呈弓状向前的舌下神经，分析损伤时对舌运动的影响。

(6) 观察胸、腹后壁标本：观察交感干的位置、组成及分支。结合挂图、模型观察交感干胸部发出的内脏大神经和内脏小神经。分析交感、副交感神经对全身器官的支配。

【实验报告】

1. 简述12对脑神经的名称、性质，三尺神经、面神经、舌咽神经、迷走神经、舌下神经的分支与分布。

2. 简述颈丛、臂丛、腰丛、骶丛的位置、主要分支及分布。

实践15

传导通路

【实践目的】

1. 了解躯干、四肢的本体觉和精细触觉传导通路。
2. 了解躯干、四肢的痛、温、触觉的传导通路。
3. 了解头面部的痛、温、触觉传导通路。
4. 了解视觉传导通路。
5. 了解运动传导通路。

【实践器材准备】

1. 本体觉传导通路模型。
2. 痛、温、触觉传导通路模型。
3. 视觉传导通路模型。
4. 运动传导通路模型。

【实践学时】 2学时

【实践步骤】

（一）实践内容

1. 躯干、四肢的本体觉和精细触觉传导通路。
2. 躯干、四肢的痛、温、触觉的传导通路。
3. 头面部的痛、温、触觉的传导通路。
4. 视觉传导通路。
5. 运动传导通路。

（二）方法

1. 躯干和四肢的深部感觉传导通路　由3级神经元组成。第1级神经元位于脊神经节内，其周围突分布至本体觉感受器和精细触觉感受器；中枢突入脊髓后索上升，其中，来自躯干下部和下肢的纤维在后索的内侧部排列形成薄束，来自躯干上部和上肢的纤维在后索的外侧部排列形成楔束（在第5胸节以下的后索中，薄束占据了全部位置而无楔束）。上行至延髓终止于薄束核和楔束核。由薄束核和楔束核发起第2级神经元，其轴突向前绕过中央灰质的腹侧，左右交叉，形成内侧丘系交叉。交叉后的纤维形成内侧丘系。止于背侧丘脑的腹后外侧核。由腹后外侧核起始为第3级神经元，其轴突经内囊后肢投射到大脑皮质中央后回的中、上部，中央旁小叶后部（3、2、1区）和中央前回。

2. 浅部感觉传导通路

（1）躯干、四肢的痛、温度和粗略触觉传导路：由3级神经元组成。第1级神经元为脊神经节细胞，其周围突分布感受器；中枢突经后根进入脊髓，终止于第2级神经元；第2级神经元胞体主要位于第Ⅰ、Ⅳ、Ⅴ层，它们发出纤维经白质前连合上行1～2个节段，然后交叉在对侧的外侧索和前索内上行，组成脊髓丘脑侧束和脊髓丘脑前束，终止于丘脑腹后外侧核。由丘脑腹后外侧核起始为第3级神经元，其轴突组成丘脑上辐射，投射到中央后回的中、上部和中央旁小叶后部（3、2、1区）。

（2）头面部的痛、温度和触觉传导路：由3级神经元组成。第1级神经元位于三叉神经节内，其周围突分布至头面部感受器，中枢突组成三叉神经感觉根，入脑桥，止于三叉神经脑桥核和三叉神经脊束核。由三叉神经脑桥核和脊束核起始为第2级神经元，其轴突大部分交叉至对侧组成三叉丘系，止于丘脑腹后内侧核。由丘脑腹后内侧核起始为第3级神经元，其轴突经内囊后肢投射到中央后回的下部。

3. 视觉传导路和瞳孔对光反射通路

（1）视觉传导路：由3级神经元组成。眼球视网膜上的双极细胞为第1级神经元。第2级神经元为节细胞，其轴突经视神经管入颅腔，形成视交叉后延为视束（在视交叉中，来自两眼视网膜鼻侧半的纤维交叉；来自视网膜颞侧半的纤维不交叉），多数纤维止于外侧膝状体。第3级神经元的胞体在外侧膝状体内，由外侧膝状体核发出纤维组成**视辐射** optic radiation，投射到端脑距状沟周围的视区皮质。

（2）瞳孔对光反射通路：自视网膜始，经视神经、视交叉达视束，视束的部分纤维经上丘臂至顶盖前区，与顶盖前区的细胞形成突触。顶盖前区为对光反射中枢，发出的纤维与两侧动眼神经副核联系，动眼神经副核发出的纤维经动眼神经进入眶内，止于睫状神经节，由睫状神经节发出的节后纤维支配瞳孔括约肌和睫状肌。

4. 听觉传导路　第1级神经元为位于蜗螺旋神经节内的双极细胞，其周围突分布于内耳的螺旋器；中枢突组成蜗神经，止于蜗神经前、后核（第2级神经元）。此二核发出的纤维横行越至对侧成外侧丘系。大部分纤维止于下丘（第3级神经元），由下丘发出纤维到达内侧膝状体（第4级神经元），自此发出纤维组成**听辐射** acoustic radiation，经内囊后肢投射到大脑皮质的听区——颞横回。

5. 运动传导通路

（1）皮质脊髓束：由2级神经元组成。中央前回上、中部和中央旁小叶前部的巨型锥体细胞和其他类型的锥体细胞以及额、顶叶部分区域的锥体细胞（第1级神经元）的轴突集合成皮质脊髓束，下行至延髓的腹侧部，约75%～90%的纤维交叉至对侧，交叉后的纤维继续在对侧脊髓外侧索内下行，称皮质脊髓侧束，逐节终止于脊髓前角细胞（第2级神经元），支配四肢肌；一小部分没有交叉而下行至同侧脊髓前索内，称为皮质脊髓前束终于脊髓前角细胞，支配躯干和四肢的骨骼肌运动。

（2）皮质核束：由2级神经元组成。主要由起源于中央前回下部等处的锥体细胞的轴突集合而成（第1级神经元），其纤维下行陆续分出至双侧脑神经运动核（第2级神经元）。面神经核下半和舌下神经核除外（只接受对侧支配）。

【实验报告】

1. 简述躯干、四肢的本体觉和精细触觉传导通路的组成及各级神经元胞体的位置，各传导通路纤维交叉部位。

2. 简述躯干、四肢的痛、温、触觉的传导通路的组成及各级神经元胞体的位置，各传导通路纤维交叉部位。

3. 简述皮质脊髓束组成及各级神经元胞体的位置，各传导通路纤维交叉部位。

4. 简述听觉传导路的特点，说明其感受器形态结构？

（袁耀华　蒋孝东）

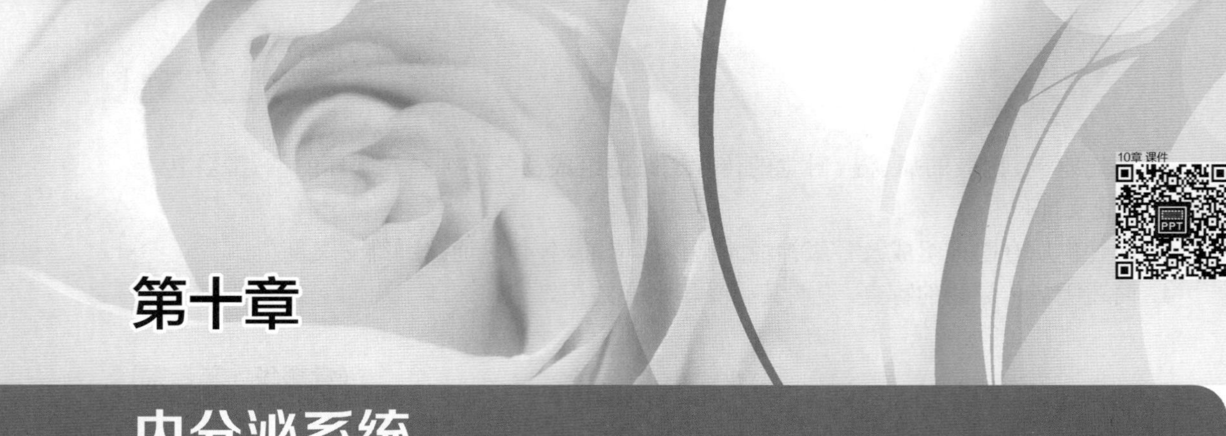

第十章

内分泌系统

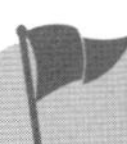

学习目标

1. 熟悉垂体的位置、分部和功能。
2. 熟悉甲状腺位置、细微结构和功能。
3. 熟悉肾上腺皮质的功能。
4. 了解甲状旁腺的位置和功能。
5. 了解肾上腺髓质的功能。
6. 学会应用内分泌系统的基本理论知识，分析并解决与内分泌相关疾病的能力。

导学

人们之所以能够正常有序的生活、学习和工作，是因为各器官、系统的功能活动能随机体内、外环境的变化及时进行调整以适应其变化，致使机体内环境始终处于动态平衡和相对稳定的状态，这种机体各功能发生适应性变化过程叫做生理功能的调节。生理功能调节的形式有神经调节、体液调节和自身调节三种，其中，执行体液调节功能的解剖结构是什么呢？就是今天我们学习的内分泌系统。

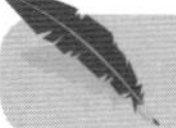

第一节　概　　述

一、内分泌系统的组成

内分泌系统 endocrine system 由**内分泌器官**（或内分泌腺）、**内分泌组织**和散在的**内分泌细胞**组成。内分泌器官指形态结构独立存在，数目有限，肉眼可见，如甲状腺、甲状旁腺、肾上腺、垂体、松果体和胸腺等（图 10-1）。内分泌组织和内分泌细胞是指具有内分泌功能的细胞以团块形式和散在个体细胞分布在其他组织、器官内，显微镜下可见，其分布范围、种类及功能目前是解剖学上研究的热点，如已基本研究清楚的胰腺的胰岛、睾丸内的间质细胞、卵巢内的卵泡细胞和黄体细胞等。

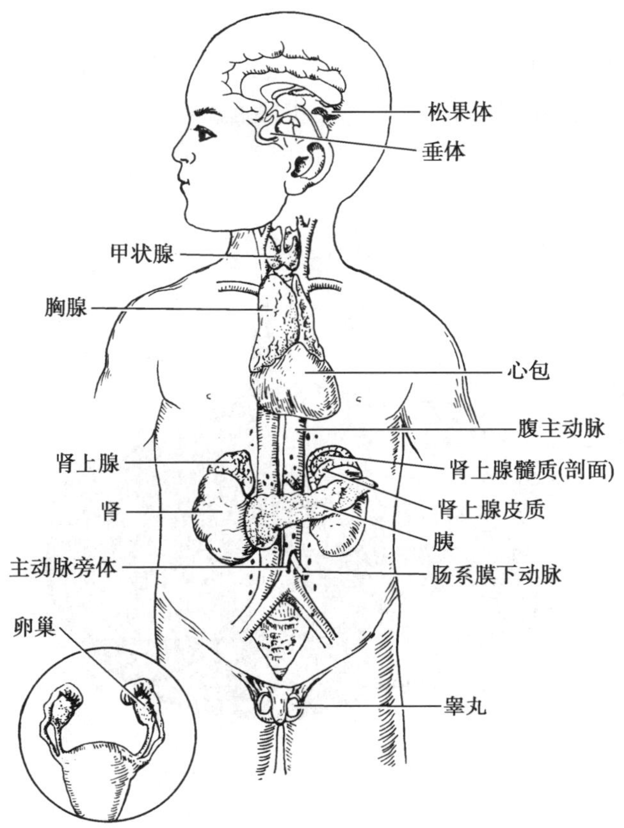

图 10-1 内分泌系统概况

二、内分泌系统的主要特点

内分泌系统的主要特点有：①相对外分泌腺而言，内分泌腺是无管腺。②具分泌功能的细胞排列多呈团状、条索状和滤泡状等。③血供非常丰富。④内分泌细胞分泌的物质称**激素** hormone，根据化学性质，可将激素分为**含氮激素**和**类固醇激素**两大类。⑤分泌的激素通过血液循环而作用于特定的**靶器官** target organ 或**靶细胞** target cell 为该系统发挥作用的主要形式，还有通过旁分泌、自分泌和神经分泌为辅的作用方式。⑥激素具有量微、生物效应大的特点，与神经调节相比，具有作用缓慢、广泛、持久的特点。

三、内分泌系统的功能

内分泌系统是机体的调节系统，与神经系统相辅相成，共同维持机体内环境的平衡与稳定，调节机体的新陈代谢和生长发育，并调控生殖和影响各种行为。

第二节 内分泌器官

一、垂体

垂体 hypophysis 位于颅中窝蝶骨体上垂体窝内，上借漏斗连于下丘脑，前上方与视交叉相邻，后依鞍背，两侧邻海绵体。垂体呈重约 0.5g 的椭圆形小体，一般女性较男性大，妊娠时更明显。

垂体可分为**腺垂体**和**神经垂体**两部分（图 10-2）。腺垂体由远侧部、结节部和中间部三部分组成；神经垂体由神经部和漏斗（包括正中隆起和漏斗柄）二部分构成。其中，我们通常把远侧部和结节部合称为垂体前叶，中间部和神经部合称垂体后叶。

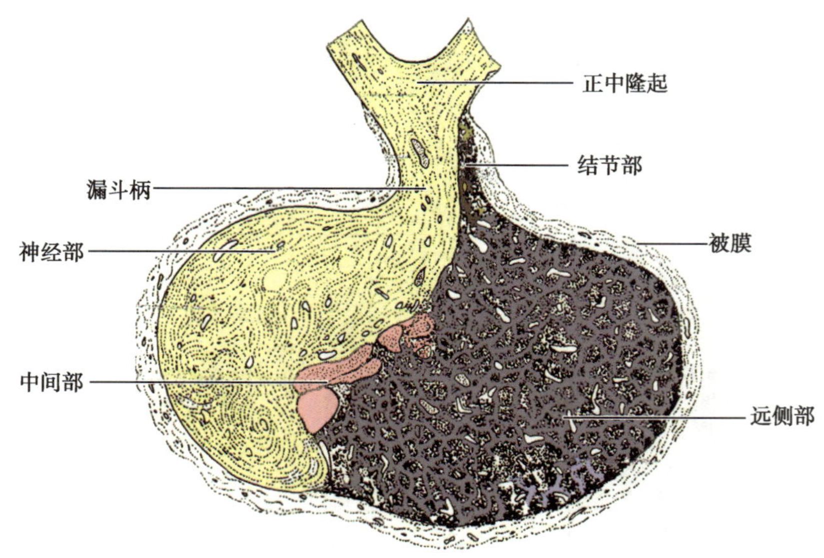

图 10-2　垂体的分部（矢状切面）

（一）腺垂体

腺垂体能分泌多种激素，其腺细胞在 H-E 染色标本中根据对染料的亲和力分为嗜酸性细胞、嗜碱性细胞和嫌色细胞三种（图 10-3），以远侧部最发达，中间部和结节部以嫌色细胞为主，嫌色细胞的功能目前还没研究清楚，可向嗜色细胞转化。

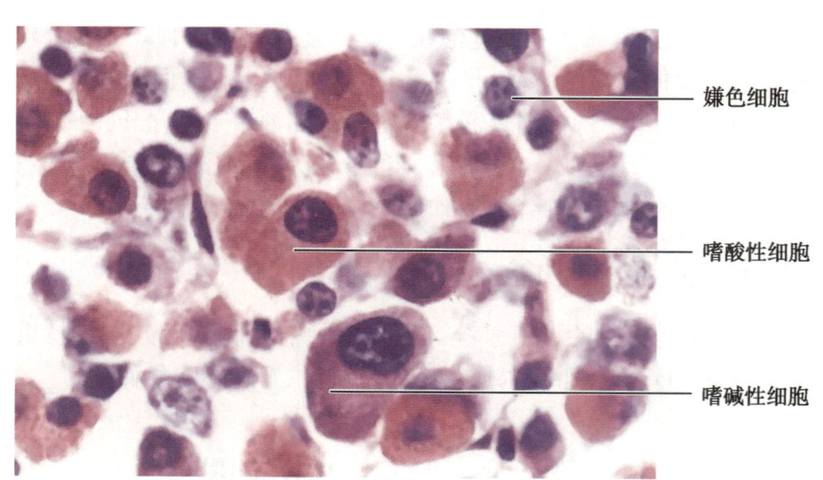

图 10-3　腺垂体远侧部（HE 染色）

1. 嗜酸性细胞　数量较多，呈圆形或椭圆形，胞质内充满嗜酸性颗粒，嗜酸性细胞分泌两种激素：①生长激素：对蛋白质、脂类和糖代谢中起着重要作用。尤能刺激骺软骨生长，使骨增长。②催乳激素：男女性的垂体均有此种细胞，在女性较多，促进乳腺发育和乳汁分泌。

2. 嗜碱性细胞　数量较嗜酸性细胞少，呈椭圆形或多边形，胞质内含嗜碱性颗粒，嗜碱性细胞分泌三种激素。①促甲状腺激素：促进甲状腺发育和甲状腺激素的合成与释放。②促肾上腺皮质激素和促脂素：前者促进肾上腺皮质束状带分泌糖皮质激素，后者作用于脂肪细胞，促进甘油三酯分解产生脂肪酸。③促性腺激素：包括卵泡刺激素和黄体生成素。卵泡刺激素在女性促进卵泡发育和卵泡细胞分泌雌激素，在男性则刺激生精小管的支持细胞合成雄激素结合蛋白，以促进精子的发生。黄体生成素在女性促进排卵和黄体的形成，在男性则刺激睾丸间质细胞分泌雄激素。此外，中间部的嗜碱性细胞分泌黑色素细胞刺激素，可促进两栖类黑色素生成。

（二）神经垂体

神经垂体主要由大量无髓神经纤维和胶质细胞（又称垂体细胞）组成，含有丰富的窦状毛细血管，无分泌激素的功能。神经垂体主要作用是储存和释放由下丘脑中视上核和室旁核分泌的抗利尿激素和缩宫素（别名催产素）。抗利尿激素促进肾远曲小管和集合管重吸收水，致使尿量减少，调节水盐代谢；其分泌量超过生理剂量时，可导致小动脉平滑肌收缩，血压升高，所以又称血管升压素。缩宫素可引起子宫平滑肌收缩，有利于胎儿娩出，并促进乳腺分泌。

知识链接

1. 在幼年时期，生长激素分泌不足可致垂体侏儒症；分泌过多引起巨人症。

2. 成年后生长激素分泌亢进则发生肢端肥大症。

3. 当儿童促性腺激素分泌亢进时，可发生性早熟；分泌低下则导致肥胖性生殖无能症。

4. 加压素和缩宫素统称垂体后叶素，临床上常常用来对咯血、呕血进行止血。

5. 垂体后叶素是由下丘脑神经内分泌细胞胞质中的分泌颗粒经下丘脑垂体束运输到达垂体神经部后储存并释放入窦状毛细血管，随血液循环到达靶器官和靶细胞发挥作用，所以说下丘脑和垂体神经部在结构和功能上都是一个整体。

二、甲状腺及甲状旁腺

（一）甲状腺

甲状腺 thyroid gland（图 10-4）位于喉和气管上部的两侧，呈“H”形，分左、右两侧叶及中间的甲状腺峡，有时自甲状腺峡向上伸出一细长的锥状叶。甲状腺位于颈前部，两侧叶位于喉下部与气管上部的侧面，甲状腺峡位于第 2～4 气管软骨环前方，上达甲状软骨中部，下至第 6 气管软骨环。甲状腺被气管前筋膜包裹而形成甲状腺假被膜（即甲状腺鞘），包裹甲状腺实质的外膜叫真被膜（即纤维囊），囊鞘间隙内有供给甲状腺的血管、神经和甲状旁腺，假被膜内侧增厚形成甲状腺悬韧带使甲状腺连于甲状软骨、环状软骨和气管软骨环，吞咽时甲状腺可随喉的活动而上、下移动。

甲状腺的真被膜伸入腺实质将其分成许多大小不等的小叶，每个小叶由许多**滤泡**和**滤泡旁细胞**组成（图 10-5）。滤泡由单层立方上皮细胞围成，滤泡腔内充满由滤泡上皮细胞产生的一种均质嗜酸性胶质，是一种糖蛋白。甲状腺滤泡上皮细胞的功能是合成和分泌甲状腺素，甲状腺激素包括四碘甲腺原氨酸（T_4）和三碘甲腺原氨酸（T_3），甲状腺激素的形成要经历合成、碘化、储存、重吸收、分解和释放等过程，广泛作用于机体多种细胞，其主要功能是促进机体的新陈代谢，提高神经的兴奋性，促进生长发育，尤对婴幼儿骨骼和神经系统的发育影响很大。滤泡旁细胞位于滤泡之间和滤泡上皮细胞之间，细胞稍大，分泌降钙素，可使血液中游离的钙离子浓度降低。

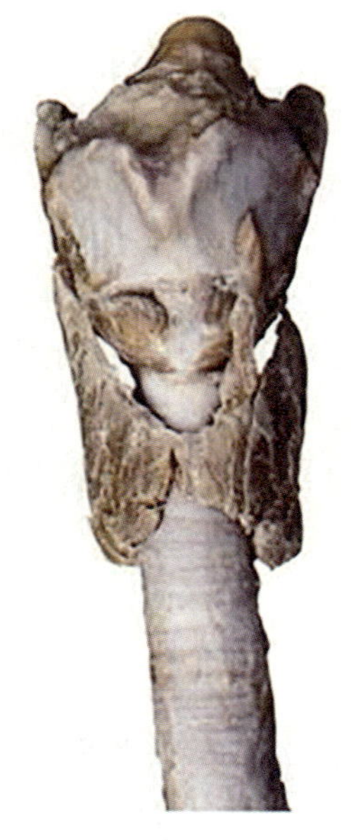

图 10-4 甲状腺（前面观）

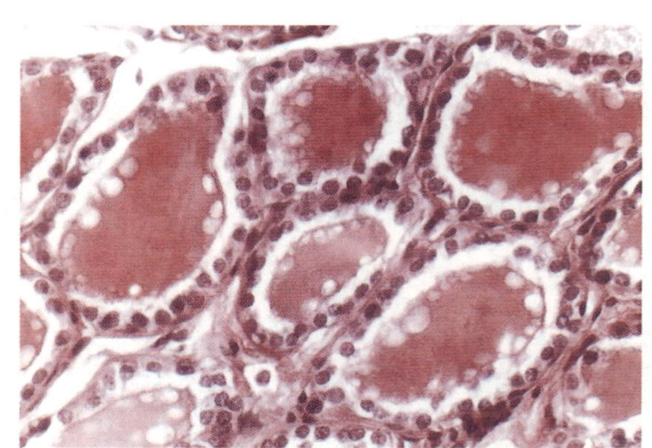

图 10-5 甲状腺（HE × 20）

（二）甲状旁腺

甲状旁腺 parathyroid gland 有上、下两对，位于甲状腺左、右叶的背面。腺表面包有薄层结缔组织被膜，形似扁椭圆形小体，色棕黄，似黄豆大小，其实质内的腺细胞有主细胞和嗜酸性细胞两种。占据主要成分的主细胞合成分泌甲状旁腺激素（又称升钙素），可使血液中游离钙离子浓度上升。随年龄增长而增多的嗜酸性细胞功能仍不清楚。

知识链接

1. 临床急救进行气管切开时，要避免损伤甲状腺峡。

2. 婴幼儿甲状腺功能低下，甲状腺激素分泌减少，不仅身材矮小，而且脑发育障碍，导致呆小症。

3. 甲状腺功能过高，分泌甲状腺激素过多，出现甲状腺功能亢进症。

4. 长期缺碘引起甲状腺细胞增生，导致地方性甲状腺肿大（俗称大脖子病）。

5. 甲状腺手术时，应注意保留甲状旁腺，如误切除了甲状旁腺，可使血钙降低，患者发生肌肉抽搐，甚至死亡。

三、肾上腺

肾上腺 suprarenal gland（图 10-6）位于脊柱两侧，左、右各一，紧贴两肾的内上端，平第11 胸椎高度，与肾共同包在肾筋膜内，属于腹膜外位器官。左肾上腺近似半月形，右肾上腺呈三角形。

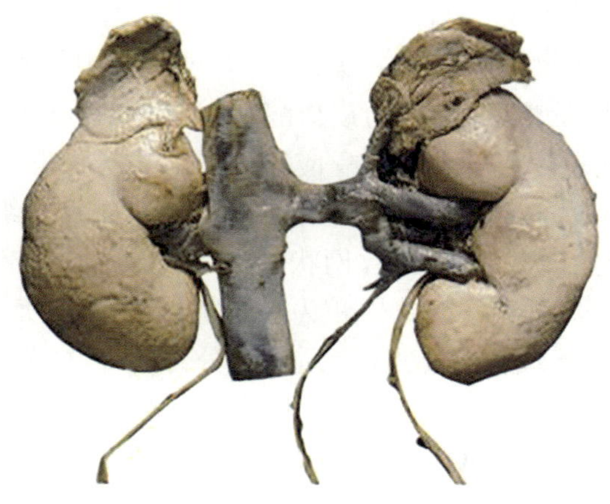

图 10-6 肾上腺(前面观)

肾上腺表面包以结缔组织被膜，其实质由周边的皮质和中央的髓质两部分组成(图 10-7)。

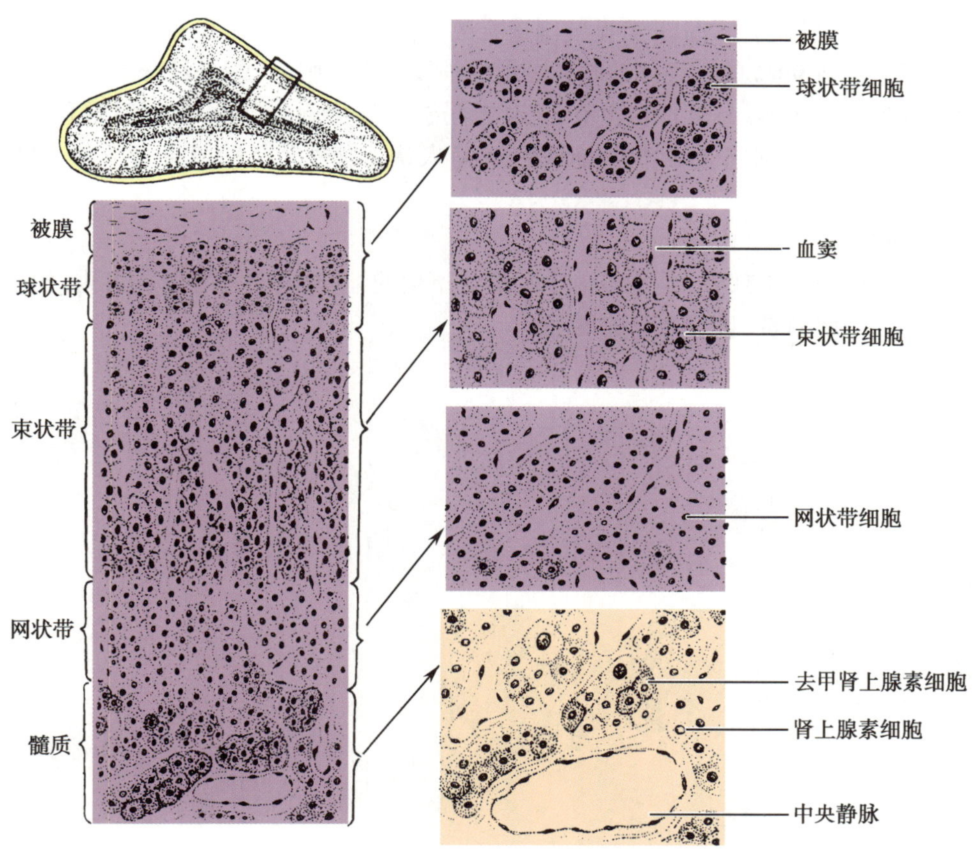

图 10-7 肾上腺示意图

肾上腺皮质约占肾上腺体积的 80%～90%，根据皮质细胞的形态结构和排列等特征，可将皮质分为三个带。①球状带。位于被膜下方，较薄，占皮质总体积 15%。细胞排列呈球团状，较小，呈矮柱状行或锥形，细胞团之间为窦状毛细血管和少量结缔组织，球状带细胞分泌盐皮质激素，如醛固酮，能促进肾远曲小管和集合管重吸收钠离子及排出钾离子。

②束状带。最厚，占皮质总体积 78%。细胞大，呈多边形，排列成单行或双行细胞索，索间为窦状毛细血管和少量结缔组织，在 H-E 染色标本中，胞质中的脂滴被溶解而色淡呈空泡状。束状带细胞分泌糖皮质激素，主要为皮质醇和皮质酮，可促使蛋白质和脂肪分解并变成糖（糖异生），并有降低免疫反应及炎症反应等作用。③网状带。紧靠髓质，占皮质总体积 7%。细胞索相互吻合成网，网间为窦状毛细血管和少量结缔组织，网状带细胞主要分泌雄激素，也可分泌少量糖皮质激素。此外，网状带和束状带还可分泌少量雌激素。

肾上腺髓质细胞以其胞质内含嗜铬颗粒为显著特点，髓质内还有少量的受交感神经调控的神经节细胞。根据嗜铬颗粒的特点，髓质细胞分为两种，①肾上腺素细胞。约占髓质细胞 80% 以上，分泌的肾上腺素使心率加快，肝脏和骨骼肌的血管扩张。②去甲肾上腺素细胞，分泌的去甲肾上腺素能使心跳加快，心肌收缩力增强，并使全身各器官的血管广泛收缩，血压增高。

四、其他内分泌器官或组织

（一）松果体

松果体为一椭圆小体，位于上丘脑缰连合的后上方，以细柄附于第三脑室顶后部。腺实质由占细胞总数 90% 的松果体细胞和少量的神经胶质细胞、无髓神经纤维组成。松果体细胞主要分泌褪黑激素，具有抑制生殖、抗衰老、抗紧张、增强免疫力、促进睡眠和调节昼夜节律等功能。松果体细胞分泌物钙化成脑砂，有人认为脑砂随年龄增长而增多，可能与衰老有关。

（二）胰岛

胰岛是胰的内分泌部分，是许多大小和形状不定的细胞团，散布在胰的各处，分泌的激素中最重要的是胰岛素，参与血糖的调节。

（杨继碧）

实践16

内分泌系统

【实践目的】

1. 熟悉垂体的位置、分部。
2. 熟悉甲状腺形态和甲状腺峡的位置。
3. 了解甲状旁腺的位置。
4. 了解左、右肾上腺外形差别与位置。

【实践器材准备】

1. 头颅正中矢状切面标本。
2. 垂体-下丘脑彩色模型。
3. 颈前区甲状腺局部解剖标本。
4. 甲状腺及甲状旁腺模型(连带喉与气管)。
5. 半人腹膜后隙器官模型(连带肾和肾上腺)。

【实践学时】 2学时

【实践步骤】

(一)实践内容

1. 观察垂体位置毗邻、外形、分部。
2. 观察甲状腺位置毗邻,特别是甲状腺峡部与气管的位置关系,外形特点。
3. 观察甲状旁腺与甲状腺的位置关系,甲状旁腺的外形与分布。
4. 观察左、右肾上腺外形差别,肾上腺与肾、腹膜的位置关系。

(二)实践方法

1. 垂体　利用头颅正中矢状切面标本,仔细观察垂体的上、下、前、后和两侧相邻器官或组织,特别注重垂体与下丘脑之间的联系观察,观察垂体位于垂体窝内的大小和外观形状。利用垂体-下丘脑彩色模型,仔细观察垂体分成两部分的比例大小,垂体的血供,垂体与下丘脑的联系。

2. 甲状腺和甲状旁腺　利用颈前区甲状腺局部解剖标本,仔细观察甲状腺上、下、后及两侧相邻器官,理解甲状腺与喉、气管的位置关系,特别观察甲状腺峡部与气管软骨环的关系,观察甲状腺的外形、大小与血供,观察甲状腺的固定与移动。利用甲状腺及甲状旁腺模型(连带喉与气管),再次加深对甲状腺、喉、气管三者位置的观察,观察甲状旁腺在甲状腺上的具体位置与外形、大小和分布。

3. 肾上腺　利用半人腹膜后隙器官模型（连带肾和肾上腺），观察肾上腺与肾、腹膜和脊柱之间的位置关系，观察左、右肾上腺外形的差别。

【实验报告】

1. 记录垂体的毗邻。
2. 记录甲状腺峡部的位置。
3. 从垂体、甲状腺、肾上腺所处解剖位置和所分泌激素的功能来看，总结出三者之间的联系。

（杨继碧）

附录 《解剖学基础》教学大纲

一、课程性质

《解剖学基础》是中等卫生职业教育护理（助产）学专业一门重要的专业核心课程。本课程的主要内容是正常组织结构，各系统器官的组成、位置、形态等。本课程的任务是使学生获取技能型护理专业人才所必需的人体形态、结构的基本知识、基本理论和基本技能，为进一步学习其他专业技能课程，提高专业素质，增强适应职业需求的能力，更好地从事临床护理和社区卫生工作打下一定的基础。本课程的同步和后续课程包括《生理学基础》《护理学基础》等。

二、课程目标

通过本课程的学习，学生能够达到下列要求：

（一）职业素养目标

1. 具有严谨求实的学习态度，科学的思维能力和创新精神；
2. 具有救死扶伤、爱岗敬业、乐于奉献、团结协作职业素质和良好的医德、医风情操；
3. 具有应用基础知识分析、解释生活现象和临床问题的能力。

（二）知识目标和技能目标

1. 掌握正常人体的组成；
2. 掌握正常人体主要器官的位置、形态和结构；
3. 熟悉正常人体主要器官的微细结构。
4. 熟练掌握正常人体重要的体表标志或主要器官的体表投影；
5. 熟练掌握临床常用穿刺部位、穿刺血管及急救止血部位的确认方法；
6. 学会正确辨认、描述正常人体主要器官的位置和形态结构；
7. 学会借助光学显微镜观察正常人体组织微细结构。

三、学时安排

教学内容	学时		
	理论	实践	合计
绪论	2	0	2
一、细胞与基本组织	6	4	10
二、运动系统	6	6	12
三、消化系统	6	2	8
四、呼吸系统	4	2	6

续表

教学内容	学时		
	理论	实践	合计
五、泌尿系统	4	2	6
六、生殖系统	4	2	6
七、脉管系统	8	4	12
八、感觉器	4	2	6
九、神经系统	12	6	18
十、内分泌系统	2	2	4
合计	58	32	90

四、课程内容和要求

单元	教学内容	教学要求	教学活动参考	参考学时	
				理论	实践
绪论	（一）解剖学基础的定义及其在护理、助产专业中的地位 （二）人体解剖学发展简史 （三）人体的组成与分部 （四）常用解剖学术语 （五）组织切片常用染色法 （六）学习解剖学基础的基本观点和方法	熟悉 掌握 掌握 了解 了解 了解	理论讲授 案例教学 多媒体演示	2	0
一、细胞与基本组织	（一）细胞 1. 细胞的化学组成和成分 2. 细胞的基本结构 （二）上皮组织 1. 被覆上皮 2. 腺上皮和腺 （三）结缔组织 1. 固有结缔组织 2. 软骨组织与软骨 3. 骨组织与骨 4. 血液 （四）肌组织 1. 骨骼肌 2. 心肌 3. 平滑肌 （五）神经组织 1. 神经元 2. 突触 3. 神经胶质细胞 4. 神经纤维 5. 神经末梢	 了解 熟悉 熟悉 了解 了解 熟悉 了解 了解 掌握 熟悉 了解 了解 熟悉 了解 熟悉 了解	理论讲授 案例教学 教学视频 多媒体演示	6	
	实践1 显微镜的构造、使用与被覆上皮 实践2 结缔组织 肌肉组织 神经组织	学会 学会	技能实践		4

续表

单元	教学内容	教学要求	教学活动参考	参考学时	
				理论	实践
二、运动系统	(一) 骨和骨连结 1. 概述 2. 全身骨及其连结 (二) 骨骼肌 1. 概述 2. 头肌 3. 颈肌 4. 躯干肌 5. 四肢肌	 熟悉 熟悉 了解 熟悉 熟悉 熟悉 熟悉	理论讲授 活体观察 标本观察 模型观察 案例教学 多媒体演示	6	
	实践3　躯干骨、颅骨及其连结 实践4　四肢骨及其连结 实践5　骨骼肌	熟练掌握 熟练掌握 熟练掌握	技能实践		6
三、消化系统	(一) 概述 1. 消化系统的组成 2. 胸部标志线和腹部分区 3. 消化管壁的结构 (二) 消化管 1. 口腔 2. 咽 3. 食管 4. 胃 5. 小肠 6. 大肠 (三) 消化腺 1. 肝 2. 肝外胆道系统 3. 胰 (四) 腹膜 1. 腹膜与腹膜腔的概念 2. 腹膜与脏器的关系 3. 腹膜形成的结构	 掌握 了解 熟悉 掌握 熟悉 熟悉 掌握 掌握 熟悉 掌握 掌握 熟悉 熟悉 了解 了解	理论讲授 活体观察 标本观察 模型观察 案例教学 多媒体演示	6	
	实践6　消化系统	熟练掌握	技能实践		2
四、呼吸系统	(一) 呼吸道 1. 鼻 2. 咽 3. 喉 4. 气管与主支气管 (二) 肺 1. 肺的位置和形态 2. 肺内支气管和支气管肺段 3. 肺的微细结构 4. 肺的血管 (三) 胸膜与纵隔 1. 胸膜与胸膜腔 2. 胸膜和肺的体表投影 3. 纵隔	 熟悉 熟悉 掌握 掌握 掌握 熟悉 熟悉 掌握 了解 了解	理论讲授 活体观察 标本观察 模型观察 案例教学 多媒体演示	4	
	实践7　呼吸系统	熟练掌握	技能实践		2

续表

单元	教学内容	教学要求	教学活动参考	参考学时	
				理论	实践
五、泌尿系统	（一）肾 1. 肾形态、位置和毗邻 2. 肾的剖面结构 3. 肾的被膜 4. 肾的微细结构 5. 肾的血液循环特点 （二）输尿管道 1. 输尿管 2. 膀胱 3. 尿道	 掌握 熟悉 了解 掌握 了解 熟悉 熟悉 掌握	理论讲授 活体观察 标本观察 模型观察 案例教学 多媒体演示	4	
	实践 8　泌尿系统	熟练掌握	技能实践		2
六、生殖系统	（一）男性生殖系统 1. 男性内生殖器 2. 男性外生殖器 3. 男性尿道 （二）女性生殖系统 1. 女性内生殖器 2. 女性外生殖器 （三）乳房和会阴 1. 乳房 2. 会阴	 熟悉 了解 掌握 熟悉 了解 熟悉 熟悉	理论讲授 活体观察 标本观察 模型观察 案例教学 多媒体演示	4	
	实践 9　生殖系统	熟练掌握	技能实践		2
七、脉管系统	（一）概述 （二）心血管系统 1. 心 2. 血管 （三）淋巴系统 1. 淋巴管道 2. 淋巴器官	掌握 熟悉 熟悉 了解 熟悉	理论讲授 活体观察 标本观察 模型观察 案例教学 多媒体演示	8	
	实践 10　心的位置、外形、传导系统和血管 实践 11　体循环血管和淋巴系统	学会 熟练掌握	技能实践		4
八、感觉器	（一）视器 1. 眼球 2. 眼副器 3. 眼的血管 （二）前庭蜗器 1. 外耳 2. 中耳 3. 内耳 （三）皮肤 1. 皮肤的微细结构 2. 皮肤的附属器	 熟悉 熟悉 了解 熟悉 熟悉 了解 掌握 了解	理论讲授 活体观察 标本观察 模型观察 案例教学 多媒体演示	4	
	实践 12　感觉器	学会	技能实践		2

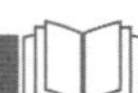

续表

单元	教学内容	教学要求	教学活动参考	参考学时	
				理论	实践
九、神经系统	(一)概述 1. 神经系统的组成 2. 神经系统活动方式 3. 神经系统常用的术语 (二)中枢神经系统 1. 脊髓 2. 脑 3. 脑和脊髓的被膜 4. 营养脑和脊髓的血管 5. 脑脊液的产生和循环 6. 血和脑脊液屏障 (三)周围神经系统 1. 脊神经 2. 脑神经 3. 内脏神经 (四)脑和脊髓的传导通路 1. 感觉传导通路 2. 运动传导通路	 熟悉 熟悉 掌握 熟悉 熟悉 了解 掌握 了解 熟悉 熟悉 熟悉 了解 了解	理论讲授 挂图演示 活体观察 标本观察 模型观察 多媒体演示	12	
	实践 13 中枢神经系统 实践 14 周围神经 实践 15 传导通路	学会	技能实践		6
十、内分泌系统	(一)概述 1. 内分泌系统的组成 2. 内分泌系统的主要特点 3. 内分泌系统的功能 (二)内分泌器官 1. 垂体 2. 甲状腺及甲状旁腺 3. 肾上腺 4. 其他内分泌器官或组织	 熟悉 熟悉 熟悉 了解 熟悉 了解	理论讲授 挂图演示 活体观察 标本观察 模型观察 多媒体演示	2	
	实践 16 内分泌系统	学会	技能实践		2

五、说明

(一)教学安排

本教学大纲主要供中等卫生职业教育护理、助产专业教学使用，第 1 学期开设，总学时为 90 学时，其中理论 58 学时，实践教学 32 学时。

(二)教学要求

1. 本课程对理论部分教学要求分为掌握、熟悉、了解 3 个层次。掌握：指对基本知识、基本理论有较深刻的认识，并能综合、灵活地运用所学的知识解决实际问题。熟悉：指能够领会概念、原理的基本含义，解释护理现象。了解：指对基本知识、基本理论能有一定的认识，能够记忆所学的知识要点。

2. 本课程重点突出以岗位胜任力为导向的教学理念，在实践技能方面分为熟练掌握和学会2个层次。熟练掌握：指能独立、规范地完成所学技能操作，并能熟练应用。学会：指在教师指导下能初步实施所学技能操作。

（三）教学建议

1. 本课程依据护理岗位的工作任务、职业能力要求，强化理论实践一体化，突出“做中学、学中做”的职业教育特色，根据培养目标、教学内容和学生的学习特点以及执业资格考核要求，提倡项目教学、案例教学、任务教学、角色扮演、情景教学等方法，利用校内外实训基地，将学生的自主学习、合作学习和教师引导教学等教学组织形式有机结合。

2. 教学过程中，可通过测验、观察记录、技能考核和理论考试等多种形式对学生的职业素养、专业知识和技能进行综合考评。应体现评价主体的多元化，评价过程的多元化，评价方式的多元化。评价内容不仅关注学生对知识的理解和技能的掌握，更要关注知识在临床、生活实践中运用与解决实际问题的能力水平，重视护理职业素质的形成。

中英文名词对照索引

B

C

D

H

J

P

Q

R

S

T

W

X

参考文献

1. 柏树令，应大君．系统解剖学．8版．北京：人民卫生出版社，2013.
2. 任晖，袁耀华．解剖学基础．3版．北京：人民卫生出版社，2015.
3. 窦肇华，吴建清．人体解剖学与组织胚胎学．6版．北京：人民卫生出版社，2010.
4. 邹仲之，李继承．组织学与胚胎学．7版．北京：人民卫生出版社，2010.
5. 王之一．解剖学基础．3版．北京：人民卫生出版社，2017.
6. 丁自海，范真．人体解剖学．6版．北京：人民卫生出版社，2013.
7. 丁文龙，王海杰．系统解剖学．3版．北京：人民卫生出版社，2016.